Fernanda Pedrina

Babys und Kleinkinder in Not

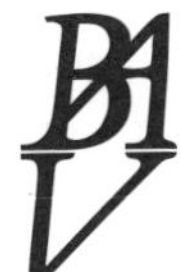

Babys und Kleinkinder in Not behandelt klinische Zustände der psychischen Belastung und Dekompensierung von jungen Kindern in ihren Familien und zeigt Möglichkeiten der psychotherapeutischen Hilfe auf.

In den ersten Lebensmonaten des Kindes stehen die krankmachenden Prozesse, die sich im engen gegenseitigen Austausch der primären Beziehungen abspielen, im Vordergrund. Dementsprechend ist die Eltern-Säugling/Kleinkind-Psychotherapie mit ihrem Fokus auf das aktuelle Geschehen in der Interaktion die Behandlung der Wahl. Mit zunehmendem Alter und der fortschreitenden Individuation zeichnen sich beim Kind unterscheidbare Krankheitsbilder ab, die individuelle und störungsspezifische Behandlungsansätze bedürfen, immer begleitet von anderen Formen des Einbezugs der Familie in die therapeutische Arbeit.

Psychotherapie in der frühen Kindheit ist ein relativ neues Fachgebiet. In seinen Anfängen in den 1980er Jahren bewirkten die aufmerksame phänomenologische Beobachtung und die Einfühlung (oder Gegenübertragung) eine erste intuitive Annäherung an die averbale emotionale Kommunikation mit dem Säugling. Die kommunikative Musikalität ist das Konzept, das auch heute noch die Berechtigung von Spontaneität und Improvisation in der Behandlungstechnik begründet, die im ersten Teil des Buches dargestellt wird. Die daran anschliessende, ausgiebige Forschung hat sowohl empirische Evidenz betreffend zahlreiche Aspekte der Entwicklung und ihrer Pathologie geschaffen (die die Grundlagen der aktuellen im DC: 0-5 festgelegten Nosologie bilden), als auch theoretische Konzepte weiterentwickelt, die das interdisziplinäre Wissen zu berücksichtigen trachten. Diese Arbeiten werden im zweiten Teil des Buches anhand spezifischer Störungsbilder eingehend dargestellt.

Fernanda Pedrina, PD Dr. med., Fachärztin für Kinder- und Jugendpsychiatrie und -psychotherapie, Psychoanalytikerin, Dozentin und Supervisorin. Mitbegründerin des Zentrums für Entwicklungspsychotherapie Zürich (2010). Veröffentlichungen u.a. zur psychoanalytischen Arbeit mit Kindern von 0 bis 3 Jahren und zur Psychotherapie mit Migranten. Ehem. Schweizer Präsidentin der GAIMH (deutschsprachige Gesellschaft für seelische Gesundheit in der frühen Kindheit). Bei Brandes & Apsel erschienen: *Mütter und Babys in psychischen Krisen. Studie zur postpartalen Depression* (2006).
www.babyundkleinkind.ch

Fernanda Pedrina

Babys und Kleinkinder in Not

Psychopathologie und Behandlung

Brandes & Apsel

Auf Wunsch informieren wir Sie regelmäßig mit unseren Katalogen *Frische Bücher* und *Psychoanalyse-Katalog*. Wir verwenden Ihre Daten ausschließlich für die Zusendung unserer beiden Kataloge laut der EU-Datenschutzrichtlinie und dem BDS-Gesetz.
Bitte senden Sie uns dafür eine E-Mail an info@brandes-apsel.de mit Ihrer Postadresse. Außerdem finden Sie unser Gesamtverzeichnis mit aktuellen Informationen im Internet unter: www.brandes-apsel.de sowie www.kjp-zeitschrift.de

1. Auflage 2020

DTP: Felicitas Alt, Brandes & Apsel Verlag
Umschlag: Brandes & Apsel Verlag, unter Verwendung eines Bildes von Monica Lombardi, ohne Titel, 2018
Druck: STEGA TISAK d. o. o., Printed in Croatia
Gedruckt auf einem nach den Richtlinien des Forest Stewardship Council (FSC) zertifizierten, säurefreien, alterungsbeständigen und chlorfrei gebleichten Papier.

Bibliografische Information der Deutschen Nationalbibliothek:
Die Deutsche Nationalbibliothek verzeichnet diese Publikation in der Deutschen Nationalbibliografie; detaillierte bibliografische Daten sind im Internet über www.ddb.de abrufbar.

ISBN 978-3-95558-272-2

Inhalt

Störungsspezifische Erkenntnisse und Behandlungsansätze

Einführung

Im Dezember 2016 erschien das neue Diagnosemanual für psychische Störungen in der frühen Kindheit DC:0-5.[1] Die Motivation für die Erstellung dieses Werkes war die Enttäuschung darüber, dass im wichtigen, kürzlich revidierten Referenzwerk DSM-5 entgegen den Erwartungen kaum eine Diagnose, die für den Bereich der frühen Kindheit relevant ist, berücksichtig wurde. Dies obwohl in den letzten 20 bis 30 Jahren im Bereich der Entwicklungspsychopathologie und der früh einsetzenden Psychotherapien zahlreiche relevante Forschungsergebnisse publiziert worden waren. Einzig die Posttraumatische Belastungsstörung mit dem Zusatz »für Kinder unter 6 Jahren« wurde als genügend validiert erachtet, um darin aufgenommen zu werden. Doch gerade für die Konsolidierung vorläufiger diagnostischer Konstrukte muss sich die weitere Forschung auf allgemein anerkannte Definitionen dieser Störungen stützen können. Die Redaktionsgruppe des DC:0-5 unter der Leitung von Charles H. Zeanah, die die Arbeit als dringlich notwendige Aktualisierung des seit 2005 im Gebrauch stehenden DC:0-3/R aufgleiste, hat dazu alle Mitglieder der WAIMH,[2] des Weltverbandes der Fachspezialisten im Bereich der Frühen Kindheit, per E-Mail eingeladen, ihre Erfahrungen mit diesem früheren Manual mitzuteilen, Verbesserungen anzuregen und auf Lücken hinzuweisen. 890 Kolleginnen und Kollegen[3] antworteten dem Aufruf. Zwei Jahre später wurde der erste Entwurf des revidierten Manuals, das sich wegen den tiefgreifenden Veränderungen als Neufassung entpuppte, erneut zur allgemeinen Kommentierung an WAIMH-Mitglieder und weitere Institutionen verschickt. Das fertige Werk stellt für diejenigen, die die Entwicklung des jungen Fachbereiches seit den 1980er Jahren verfolgt haben, eine spannende und aufregende Lektüre dar. Bekannte und neu hinzugetretene klinische Entitäten sind in einem logisch aufgebauten und umfassenden Klassifikationsschema geordnet, womit auch ein Spezialist auf die ihm entgangenen Fortschritte aufmerksam gemacht wird. Neben den durchgehend (mit einer einzigen Ausnahme) als

1 *DC Zero-to-five: Diagnostic classification of mental health and developmental disorders of infancy and early childhood,* herausgegeben von Zero to Three, Washington DC. Dt.: Zero to three: *DC:0-5. Diagnostische Klassifikation seelischer Gesundheit und Entwicklungsstörungen der frühen Kindheit.* Stuttgart 2019.

2 World Association for Infant Mental Health.

3 Im Text werden zur besseren Leserlichkeit abwechslungsweise weibliche und männliche Formen benutzt. Das Wort (Psycho)Therapeutin steht meist im Einklang mit der klinischen Realität in der weiblichen Form. Es sind stets beide Geschlechter gemeint.

Individualdiagnosen konzipierten Kategorien, wird die vom DMS-5 fallengelassene multiaxiale Struktur beibehalten, um die im frühen Alter unerlässliche Erfassung des Betreuungsumfeldes, des sozialen Kontextes, des Entwicklungsstandes und der körperlichen Verfassung des Kindes sicherzustellen (Pedrina, 2017). Trotz der kritisierten, noch nicht evidenzgestützten Diagnosen halten die Autoren selbstbewusst fest: »Wir müssen der Welt sagen, dass psychische Probleme schon in der frühen Kindheit vorkommen und dass es unsere Verantwortung ist, die negativen Auswirkungen, die sie auf die frühe Entwicklung haben, zu minimieren.[4]« (Risholm Mothander, 2016, S. 523–524) DC:0-5 war auch Anstoß für die Verfassung des vorliegenden Buches, indem es dazu ermutigte, neben der Thematik der Interaktions- und Beziehungsstörungen auch den individuellen kindlichen Störungsbildern gebührend Raum zu geben.

Das Buch ist in erster Linie für Psychotherapeuten gedacht, die sich mit der Behandlung von Störungen im Frühbereich befassen, entweder weil sie solche Behandlungen bereits durchführen oder weil sie sich darin ausbilden wollen. Es kann auch für andere Fachleute, die in Beratung und Begleitung von Familien mit Kleinkindern tätig sind, von Interesse sein, da es über Therapieindikationen und aktuelle Vorgehensweisen berichtet. Erwachsenentherapeuten können erfahren, wie komplex frühe Psychopathologien sind, wie viele Faktoren den weiteren Lebenslauf bestimmen und bei späteren therapeutischen Rekonstruktionen mitgedacht werden können. Der Schwerpunkt des Buches liegt in der Beschreibung psychischer Störungen und deren Behandlung. Dabei werden die übergeordneten Prinzipien der Beziehungsorientierung und Entwicklungsorientierung befolgt, die im ersten Teil des Buches eingehend behandelt werden. Das Kind kann in der Tat nicht unabhängig von seinem nahen Betreuungsumfeld und auch nicht losgelöst vom kulturellen Kontext, nach dem sich seine Familie richtet, gesehen werden. Dem wird Rechnung getragen, indem das Bild der frühen Eltern-Kind-Beziehungsstörung dargelegt wird, die Bedeutung der elterlichen Funktion sowie die Auswirkungen elterlicher Beeinträchtigungen erörtert werden und das Postulat eines kultursensitiven Vorgehens thematisiert wird. Das Kind ist aber auch von Anfang an ein Subjekt, das nicht nur mit seinen Bindungspersonen, sondern auch mit der weiteren Umwelt Austausch sucht und kommunizieren kann. Deshalb werden die frühe kommunikative Musikalität, die somatisch artikulierten Manifestationen von Stress, die sich entwickelnden Formen der vorsprachlichen und sprachlichen Kommunikation sowie des vorsymbolischen und symbolischen Spiels ebenfalls dargestellt. Diese dienen dem direkten Austausch der Therapeutin mit dem Kind, die dank dieser Erfahrung auch das Erleben der Eltern besser verstehen kann. Die einge-

4 »Clinicians need to tell the world that mental health problems in young children do exist and that it is our responsability to reduce their negative influence on early development.« (Übers. F. P.; Risholm Mothander, 2016, S. 523–524)

hende Erörterung der Äußerungen von Säuglingen und Kleinkindern, welche die noch eng verknüpften körperlichen, psychosomatischen, emotionalen und kognitiven Aspekte der Entwicklung widerspiegeln, will ein Gegengewicht zu der in der Praxis der Eltern-Kleinkind-Psychotherapie häufig vorherrschenden Aufmerksamkeit für die elterliche Kompetenz bzw. die elterliche Vorstellungswelt und Konflikthaftigkeit bilden. Um die stets vorhandene Angst der Eltern modulieren zu können, muss ja die Therapeutin in der Beurteilung des Kindes sicher ein.

Im zweiten Teil werden den wichtigsten Syndromen gemäß den DC:0-5-Definitionen je ein Kapitel gewidmet, in denen die vorhandenen Forschungsergebnisse zusammengefasst und in Hinblick auf ihre Bedeutung für die Klinik bewertet werden. Bezüglich der Therapie kommen auch hier die im ersten Teil aufgeführten Konzepte zur Anwendung. Bei einzelnen Störungsbildern werden sie aber von störungsspezifischen Interventionen ergänzt oder in eine übergeordnete multidisziplinär-integrative Strategie eingefügt. Am deutlichsten ist dies bei der gut untersuchten Posttraumatischen Belastungsstörung erfolgt, in der die Abfolge der Interventionen vom Verlauf der Traumareaktion und -verarbeitung vorgegeben wird und in der die Therapeutin von Anfang an eine aktiv gestaltende Haltung übernehmen muss. Auch neue Erkenntnisse zu Angststörungen und Depression sowie zu den Formen ihrer Weitergabe in der Interaktion mit erkrankten Eltern lassen künftige störungsspezifische Schwerpunkte der Therapie erahnen. Einen besonderen Stellenwert haben die neurologisch bedingten Entwicklungsstörungen inne, weil deren Studium eindringlich auf die früh noch vorhandene neurobiologische Plastizität hinweist und die Bedeutung von Früherfassung und Frühintervention – besonders bei den Autismus-Spektrum-Störungen – hervorhebt. Die Kapitel des zweiten Teiles decken anhand ausgewählter Beispiele die breite Palette der frühen Störungen ab; sie beschränken sich nicht auf die häufigsten Störungsbilder, die zum Aufsuchen einer Beratungsstelle führen, sondern nehmen auch die schweren oder selteneren Störungen in den Blick, mit denen wir in der Zusammenarbeit mit Kinderkliniken oder Kindesschutzbehörden konfrontiert werden. Diese Kapitel können als einzelne Essays, je nach Bedarf und Interesse, gelesen werden.

Jedes Kapitel enthält ein entsprechendes ausführliches Fallbeispiel. Die Darstellung ist praxisorientiert: Es wird über Symptome und über Informationen der Eltern oder Betreuer; ebenso werden die emotionalen Ausdrücke der an der Sitzung beteiligten Personen und die bei der Therapeutin ausgelösten Gefühle und Gedanken chronologisch notiert. Zwischengeschaltete Kommentare legen die handlungsleitenden Hypothesen der Therapeutin offen. Der Bericht ist wenig geglättet und nicht primär als Illustration der behandelten Theorie gedacht; er beinhaltet möglicherweise Brüche und schwer einzuordnende Beobachtungen, die den Leser anregen, sich alternative Interventionen und dementsprechend einen anderen Verlauf der Therapie auszudenken.

Mit diesem Vorgehen wird versucht, die Bedeutung der persönlichen und unverwechselbaren Begegnung eines Therapeuten mit seinem Patienten – Baby, Kleinkind und Familie – und die Rolle der Kreativität in diesem Austausch zu unterstreichen, der zu komplex ist, als dass er mit einfachen Therapieanweisungen angeleitet werden kann. Manualisierte Therapien sind für die Forschung nötig und deren Ergebnisse beeinflussen und verbessern die Arbeit in der Praxis. In der Arbeit mit Familien mit Säuglingen und Kleinkindern bleibt aber die Praxis der Ort, wo sich immer noch viele offene Fragen aufdrängen und erst in der persönlichen therapeutischen Involviertheit Antworten finden. In den Anfängen der Eltern-Kind-Psychotherapie waren das Wahrnehmen von Lücken im theoretischen Verständnis und die Intuition für eine der Situation angemessene Handlung unerlässlich, um das enge Korsett der klassischen psychoanalytischen Entwicklungspsychologie und Behandlungstechnik zu sprengen. Dadurch konnten beim Baby und Kleinkind die Vorgänge der psychischen Strukturierung und die noch wenig bekannten frühen interpersonalen und psychodynamischen Prozesse situativ präziser und mit Rücksicht auf das interdisziplinäre Arbeitsumfeld neu bestimmt werden. Heute verfügen wir in Teilbereichen über solides evidenzbasiertes Grundlagenwissen; Intuition ist weiterhin wichtig, um den noch nicht umfassend erschlossenen Fachbereich weiterzubringen.

In der Wahl der Überschrift vieler Kapitel kommt die Orientierung an den Diagnosen, welche statisch die zu einem gegebenen Zeitpunkt erfassten Symptome widergeben, zum Ausdruck; die Ausführungen zu den jeweiligen therapeutischen Hypothesen und Interventionen sind hingegen prozessorientiert. Zwischen beiden Sichtweisen besteht ein gewisses Spannungsverhältnis, das sich im Laufe der kindlichen Entwicklung unterschiedlich konstelliert. In den frühesten Lebensjahren steht die Prozessorientierung im Vordergrund: Interaktionsauffälligkeiten und kindliche Symptome verändern sich häufig schnell und lassen auf einen günstigen Verlauf hoffen, in dem die Diagnosestellung sich erübrigt. Mit der Zeit, insbesondere nach der Mitte des zweiten Jahres, sind psychische Störungszeichen beim Kind stabiler und deutlicher von Beziehungsbelastungen abzugrenzen. Individuelle Diagnosen werden für die Therapieindikation relevanter, wobei die Therapeutin sorgfältig die allenfalls nicht optimale Betreuungs- und Umgebungssituation einschätzen und gewichten muss, um eine unbegründete und potenziell stigmatisierende Zuschreibung der Störung bei dem Kind zu vermeiden. Hilfreich für den Umgang mit den unterschiedlichen Haltungen in Bezug auf diagnostische Festlegung bzw. therapeutische Prozesse ist die in der Einleitung des DC:0-5 in Erinnerung gerufene gegenseitige Abgrenzung der drei Konzepte Abklärung, Diagnose und Fallbeschreibung (oder Fallkonzept[5]). Während der Abklärungsprozess

5 In der angelsächsischen Literatur ist der Begriff »case formulation« seit Längerem verbreitet.

sich auf die Erhebung der Anamnese, der klinischen Untersuchung und eventuell ergänzenden Tests bezieht, teilt die Diagnose die erhobenen Befunde dem passenden Syndrom zu, womit der Austausch mit anderen Fachpersonen und der Zugang zum vorhandenen Wissen ermöglicht wird. Die Fallbeschreibung erzählt die individuelle Geschichte der Entstehung des Störungsbildes, seine Verbindung mit körperlichen Zuständen und mit der interaktiven, familiären und sozialen Dynamik, seinen Bezug zum Entwicklungsstand und den inneren Prozessen der psychischen Strukturierung; danach richten sich die psychoanalytischen Hypothesen und das therapeutische Vorgehen (Pedrina, 2017).

Die Behandlungsgrundsätze, die in diesem Buch formuliert werden, schreiben sich im Kontext der psychoanalytisch orientierten Verfahren ein und haben sich während meiner fast 40-jährigen Praxistätigkeit in der Auseinandersetzung mit den Patienten einerseits und der sich entfaltenden Forschungs- und klinischen Literatur zu diesem Thema andererseits weiterentwickelt. Die wichtigsten Arbeiten und Autoren, die diese Entwicklung beeinflusst haben, möchte ich nachfolgend erwähnen. *René Spitz* hat mit seinen Untersuchungen an heimplatzierten Säuglingen eine der ersten Beschreibungen der frühkindlichen Psychopathologie publiziert, nämlich die Folgen von emotionaler Deprivation. Seine Arbeit hat die Verbesserung der Heimbetreuung eingeleitet. Die psychotherapeutische Arbeit mit dem psychosomatisch erkrankten Baby selbst hat *Donald Winnicott* im Kontext seiner pädiatrischen Praxis initiiert. Seine eingehende Theoretisierung der mütterlichen Fürsorge, der Mutter-Kind-Beziehung und der Bedeutung von Spiel und Kreativität in der frühen Entwicklung und in der Therapie ist grundlegend und bis heute inspirierend. Als Pionierin der kombinierten Eltern-Säugling-Psychotherapie gilt *Selma Fraiberg*, Psychoanalytikerin und Sozialarbeiterin, die mit ihrer »Therapie in der Küche« das Behandlungssetting wesentlich erweitert hat und die Eltern-Kind-Beziehung als Fokus der therapeutischen Intervention bestimmt hat. Ihr Buch *Clinical studies in infant mental health: the first year of life* (1980) stellt die erste umfassende Darstellung der Behandlungstechnik für die frühe Kindheit dar. Mit dem berühmt gewordenen Bild der Gespenster in der Kinderstube, mit dem Fraiberg die negative Auswirkung unbewusster elterlicher Konflikte auf die Befindlichkeit und Entwicklung des Babys (und deren Aufhebung bei gelingender Deutung) beschrieb, hat sie eine überzeugende Botschaft im zunehmend interdisziplinär vernetzten Fachgebiet hinterlassen. Die Psychoanalyse, die sich in dieser Zeit mit der Konkurrenz anderer Therapieschulen konfrontiert sah und an Bedeutung verlor, konnte sich im Bereich der frühen Kindheit wegen dieses fassbaren Hinweises auf unbewusste Vorgänge halten und war stets akzeptiert – auch weil sie sich als entwicklungsfähig erwies. Fraiberg z. B. nimmt an keiner Stelle Bezug auf das von der Psychoanalyse damals verworfene Konzept von *John Bowlby* der Bindung und auf die inzwischen wissenschaftlich ausgebaute Bindungstheorie. Doch mit der Rezeption der Säuglingsforschung und der

Anerkennung der Bedeutung phänomenologischer Beobachtungen für ein vertieftes Verständnis der kindlichen Entwicklung wurde die Bindungstheorie allmählich integriert. Ein wichtiger Beitrag in diese Richtung lieferte der Psychoanalytiker und Säuglingsforscher *Daniel Stern* mit seiner innovativen Konzeptualisierung der frühen Selbstentwicklung im Kontext der Bindungsbeziehung. Die Folgen dieser neuen Auffassung auf die Therapie stellte er im Buch *The matherhood constellation: a unified view of parent-infant-psychotherapy* (1995) dar. Von ihm stammt die Beschreibung der zahlreichen Feedback-Schleifen, die im Beziehungsgeflecht zwischen Mutter, Vater, Kind und Therapeut/in stattfinden sowie die behandlungstechnische Idee des »port of entry«. Gemäß dieser können therapeutische Interventionen bei verschiedenen, an der Sitzung anwesenden Personen oder direkt bei der Interaktion ansetzen sowie in verschiedenen Modalitäten erfolgen, da die Wirkung jeder Intervention sich im ganzen interpersonalen dynamischen System ausbreitet. Für den zunehmenden interdisziplinären Austausch und dessen Internationalisierung waren in der Folge die Kongresse der WAIMH ein wichtiger Treffpunkt. In Deutschland entstanden die ersten sogenannten Baby-Ambulanzen in Anlehnung an die von *Hanuš und Mechthild Papoušek* 1991 gegründete »Münchner Sprechstunde für Schreibabys«, die sich zunächst auf einem aus der Forschung der vorsprachlichen Kommunikation entwickelten Behandlungsmodell stützte; später wurde es mit systemischen und psychodynamischen Elementen ergänzt. Aus dieser Geschichte ist die für Deutschland kennzeichnende Betonung der Regulationsstörungen in der frühen Pathologie und der interaktiven Regulation als Therapieansatz zu erklären – im Unterschied zur angelsächsischen, stärker psychoanalytisch geprägten Tradition, die von vornherein Beziehungsstörungen mit ihren manifesten und latenten, emotionalen Komponenten thematisiert hat. Im später von *Manfred Cierpka* und *Eberhard Windaus* herausgegebenes Buch *Psychoanalytische Säuglings-Kleinkind-Eltern-Psychotherapie* (2007) wird der Fokus auf die Einschätzung der elterlichen Struktur gelegt, da in der therapeutischen Erfahrung inzwischen deutlich geworden war, wie sich der Eltern-Kind-Therapieverlauf bei Eltern mit Persönlichkeitsbeeinträchtigungen schwieriger gestaltete als bei neurotisch depressiven Eltern. Ebenfalls ab den 1990er Jahren wurde derweil in den USA die Forschung zu den Posttraumatischen Belastungsstörungen und den komplexen Traumafolgestörungen auch im Kleinkindesalter aufgenommen, nachdem in der entsprechenden Forschung bei Erwachsenen bedeutende und therapieleitende Einsichten gewonnen worden waren. Das nächste wichtige Behandlungsbuch zur frühen Kindheit, *Psychoterapy with infants and young children* (2008),[6] hat die amerikanische Psycho-

6 Dt.: Dies.: *Psychotherapie mit Babys und Kleinkindern. Die psychodynamische Behandlung der Auswirkungen von Stress und Trauma auf die frühe Bindung*. Frankfurt a. M., 2015.

analytikerin *Alicia Lieberman* mit der Juristin und Kindeschutzexpertin *Patricia van Horn* verfasst. Der Untertitel *Repairing the effects of stress and trauma on early attachment* brachte klar die Bedeutung der Bindungsbeziehung im Kontext traumatischer Ereignissen zum Ausdruck. Die Beeinträchtigung von Bindung wurde quasi als Paradigma für das Verständnis fast aller frühen psychischen Störungen dargestellt und deren Wiedergutmachung, sei es mit den primären Bezugspersonen oder mit zugewandten Pflegepersonen, als zentrales therapeutisches Ziel erklärt. In den Beschreibungen der stattfindenden Prozesse wurden die Konzepte der reflexiven Funktion der Eltern und der Entwicklung der Mentalisierungsfähigkeit beim Kind eingeführt, die *Peter Fonagy, Mary Target und Mitarbeiter* in ihren entwicklungspsychologischen, ebenfalls auf die Bindungstheorie stützenden Forschungen ausgearbeitet hatten. Lieberman bekannte sich als erste psychoanalytisch orientierte Baby-Spezialistin auf das multitheoretische Hintergrundwissen des Faches und auf den Einbezug von Interventionen aus anderen Schulen in die Behandlung. Dies ist z. B. im Umgang mit akuten Traumatisierungen, bei denen Hilfe zur Selbstregulation und zur Wiederherstellung der kognitiven Kohärenz zuerst anstehen, offensichtlich nötig. Das von Lieberman & van Horn vorgestellte Therapiekonzept für posttraumatische Störungen begründet neu einen störungsspezifischen Zugang auch im Frühbereich. Alle zitierten Behandlungswerke (bis auf Lieberman & van Horn) gehen von den jeweils neuesten Entwicklungen in der Entwicklungspsychologie und -psychopathologie aus, welche die zur Gesundheit oder zu beeinträchtigten Zuständen führenden Prozesse schildern, und formulieren allgemein anwendbare Regeln, wie diese Prozesse positiv in Richtung der Genesung oder einer günstigeren Entwicklung des Kindes und der Familie beeinflusst werden können. Im vorliegenden Buch wird dieser Ansatz im ersten Teil befolgt. Im zweiten Teil wird darüber hinaus – als neue Sichtweise, die u. a. der Ausweitung der Untersuchung bis auf das Alter von fünf Jahren und der damit einhergehend zunehmenden Bedeutung der individuellen Psychopathologie geschuldet ist – das aktuelle Wissen über die wichtigsten, in der frühen Kindheit auftretenden Syndrome erkundet und es werden störungsspezifische Ansätze oder Schwerpunkte identifiziert, die neben der grundsätzlichen Ausrichtung auf die Unterstützung der nahen Beziehungen des Kindes und auf die richtige Einschätzung seines aktuellen Entwicklungspotenzials berücksichtigt werden sollten.

Grundsätze der Psychotherapie in der frühen Kindheit

Kommunikative Musikalität

Grundlagen der averbalen Kommunikation in der frühen Kindheit

Eine grundsätzliche Eigenschaft der Eltern-Baby-Psychotherapie, die diese am auffälligsten von der therapeutischen Arbeit mit Erwachsenen abhebt, ist die Flexibilität der psychischen Situationen, die im Beziehungsnetz von Kind, Eltern und Therapeut zur Darstellung kommen und sich schnell verwandeln. In der verwandelten Lage zeigt sich manchmal ein weiterer Aspekt des Problems, das die Familie zur Konsultation bewogen hat; und im Laufe der gleichen Sitzung und im Kontext neuer Transaktionen kann sich dann wieder eine weitere Veränderung ergeben. Der therapeutische Prozess erhält so ein Tempo, das dem Therapeuten kaum Zeit lässt, um die Entwicklung zu reflektieren und mögliche Interventionen abzuwägen.

Eine zweite Eigenschaft, die zum Gefühl beiträgt, dass alles schnell abläuft, hängt mit der Tatsache zusammen, dass der Therapeut in diesem Setting der Wahrnehmung eines regen Austausches von Gesten, Blicken, Tönen, mimischen Ausdrücken ausgesetzt ist, wie es im Dialog zwischen Erwachsenen und Säuglingen typisch ist. Zuweilen nimmt er selber daran teil. Es ist die Ebene der Interaktion, die in den Behandlungen in der frühen Kindheit eine zentrale Rolle spielt. Die Erfassung von Stimmungen und Gefühlen geschieht auf eine unmittelbare Weise und drängt den Therapeuten gewissermaßen zu einer Reaktion, viel mehr als es im vergleichsweise kontrollierten, weitgehend auf der verbalen Ebene ablaufenden Austausch mit Erwachsenen der Fall ist.

In den klinischen Berichten der Pioniere der Eltern-Kleinkind-Therapien sind solche Szenen festgehalten, zusammen mit der Verwunderung über die überraschende Wende, die durch eine kaum gezielte Intervention ausgelöst wurde.

Das folgende Beispiel stammt aus einer Fallgeschichte von Serge Lebovici über einen 13-monatigen Jungen mit schwerer Einschlafstörung (Lebovici, 1983: S. 310–312). Im Gespräch hatte sich herausgestellt, dass unter den Eltern Spannungen in Bezug auf den Platz und die Bedeutung des Kindes in der Paarbeziehung bestanden. Die Szene, die hier im Fokus steht, begann damit, dass Mutter und Therapeut damit beschäftigt waren, den unruhigen Säugling zu besänftigen. Dabei wurde u. a. ein Guck-guck-Spiel aufgeführt, bei dem der Therapeut den Schal der Mutter verwendete, um das Gesicht des Jungen zu bedecken. Es gelang ihm, ihn zu beruhigen. Er involvierte die Mutter in das Spiel. Am Schluss wandte sich das Kind vom Therapeuten ab, suchte die Nähe der Mutter und richtete sich auf ihrem Schoß ein. Nach einer Weile, angesichts des anmutigen Bildes, fragte der Therapeut die Mutter, ob sie manchmal singe, um das Baby zum Schlafen zu bringen. Sie bejahte es. Er lud sie ein, ein Wiegenlied zu singen. Das tat die Mutter auf ergreifende Weise. Lebovici kommentierte: »Ich würde es verstehen, wenn jemand an der Stelle des kleinen Schlaflosen sein möchte.«[7] Die Mutter war berührt. In dem Moment verließ das Kind den Schoß der Mutter, holte ihren Schal vom Tisch, wo er lag, begab sich in eine Ecke des Behandlungszimmers, breitete den Schal am Boden aus, legte sich darauf und schlief ein. Fortan – »wie in anderen ähnlichen Fällen«, sagt Lebovici – schlief das Kind jeden Abend problemlos ein. In der nachträglichen Reflexion des Geschehens formulierte der Autor folgende psychodynamische Hypothese: Als Katalysator der Veränderung wirkte, dass dem sich an die Mutter klammernden Kind (und der Mutter selbst) die Realität des Elternpaars szenisch erlebbar gemacht wurde.

Als weiteres Beispiel,[8] bei dem die Wahrnehmung eines stummen Ausdruckes im Zentrum steht, möchte ich einen Ausschnitt aus einer eigenen Fallgeschichte – meiner ersten Eltern-Baby-Behandlung – darstellen (Pedrina, 1984). Die Eltern suchten Rat, als ihr knapp sechsmonatiges Baby wegen eines infizierten Ekzems in Spitalpflege war. Sie schilderten den wechselvollen Verlauf seiner Neurodermitis und ihre Überforderung beim letzten Rückfall. Andreas kratzte sich ständig, und die Eltern waren nur noch damit beschäftigt, ihn davor abzuhalten. Beim Hausbesuch nach der Spitalentlassung bot Andreas in den Armen der Mutter ein beeindruckendes Bild. Er war völlig immobil, wie eingepanzert in seiner rauen Haut. Er schaute mich an – ohne mich zu sehen: mit großen Augen, als würde er nur aus Augen bestehen; mit einem hohlen Blick, der so wirkte, als würde ich durch ihn hindurch die leere Wand dahinter sehen; mit einem Blick, der auch traurig wirkte. Er lächelte nicht, er beschäftigte sich nicht mit dem vor ihm liegenden Spielzeug. Beim Versuch, sich mit ihm abzugeben, wurde er schnell mürrisch und begann sich zu kratzen. Er kam mir unendlich allein vor. Ich wurde gleich an das Bild von René Spitz zur anaklitischen Depression, einer heute obsoleten diagnostischen Bezeichnung, das ich lange zuvor gesehen hatte, erinnert (Spitz, 1965). Andreas schien aber doch seine Umgebung wahrzunehmen: Er lächelte kurz, als der Vater hereinkam, und als das Nachbarskind kurz vorbeischaute, schien er an dessen lebendigen Aktionen kurz interessiert zu sein, bevor er sich wie-

7 Im Original: »Je comprends qu'on pourrait aimer être à la place du petit insomniaque.«

8 Alle Personen sowie deren persönliche Daten und Kontexte in den Falldarstellungen sind nach nationalen und internationalen Standards und Vereinbarungen für wissenschaftliche Fachpublikationen von den Autorinnen anonymisiert worden. Die Autorinnen versichern, dass kein Interessenkonflikt mit Dritten besteht.

der zu kratzen begann. Ich ließ mich fortan von seinem Blick leiten, der eine aktive Annäherung untersagte. In der zweiten Sitzung fand eine für den Therapieverlauf entscheidende Begegnung mit Andreas statt: Ich entdeckte wie ich mit ihm spielen konnte. Ich nahm eine Geste auf, nämlich seinen flüchtigen Blick, mit dem er meinen fallenden Bleistift verfolgte; ich wiederholte die Handlung, ohne ihn zu bedrängen, und reichte ihm schließlich den Stift, den er entgegennahm. Das Spiel – oder die Begegnung, das Nicht-mehr-Alleinsein – beruhigte ihn allmählich, vergnügte ihn sogar, und er vergaß, sich zu kratzen. Im weiteren Therapieverlauf wurde der Aspekt der mütterlichen Depression deutlich – das mögliche Gegenstück der kindlichen Erfahrung des Alleinseins.

Flexibilität, schnelles Tempo, verwirrende Vielfalt von Wahrnehmungen: Es ist nicht verwunderlich, dass diese Eigenschaften ihren Stempel auf die Behandlungstechnik aufdrücken. In diesem Aufsatz, in dem es um kommunikative Musikalität gehen wird, möchte ich einen behandlungstechnischen Begriff einführen, den ich seit Beginn der therapeutischen Beschäftigung mit Babys anwende und der in der Literatur auch von anderen Autoren aufgegriffen wurde: die Improvisation.[9] Sie ermöglicht und leitet das unaufschiebbare Handeln in einer komplexen Situation. In der Anfangszeit der interaktionsorientierten Mutter-Baby-Therapien hatte ich das Glück, an der äußerst produktiven Phase der europäischen Musik der 1980er Jahre zwischen Jazz, Rock und neuer Musik teilzuhaben, die sich an der Rezeption des amerikanischen Free Jazz anschloss. Kollektive Improvisation war damals der Weg, um zu neuen Ausdruckformen und Hörerlebnissen vorzustoßen. Hier konnten sich auch nicht professionelle Musiker mit bescheidenen Fähigkeiten beteiligen. Nicht die technische Perfektion, eher das Einbringen einer musikalischen Idee war gefragt. Aus den Erfahrungen in diesem Umfeld konnte ich wertvolle Anregungen für den Umgang mit Babys erhalten.[10] Wie in der Musik der Puls, fließt in der Sitzung in gewissen Phasen der Beziehungsprozess dahin, vorwärts drängend, so dass – will man dabei bleiben – man einfach aufsteigen und mitmachen muss. Fällt man raus, kann man nicht zurückspulen, sondern muss von Neuem bei der nächsten Gelegenheit ansetzen. Willkürlich ist das nicht, jeder Teilnehmer bietet das an, was er hat. In der Musik sind es Phrasen aus dem eigenen vorbewussten Repertoire; in der Psychotherapie wählt der Therapeut Gesten und Sätze, die aus der eigenen therapeutischen Erfahrung stammen, und das Kind Ausdrücke,

9 Explizit wird das Thema von Sebastian Leikert und Jörg Scharff mit Bezug auf Jazz-Musik behandelt (Leikert & Scharff, 2013), insbesondere im Kapitel »Improvisation in der Musik und im psychoanalytischen Dialog«.

10 Ich bin meinen damaligen Lehrern in der Zürcher WIM – Werkstatt für improvisierte Musik, www.wimmusik.ch – Irene Schweizer, Urs Vörkel und Peter K. Frei für viele Einsichten betreffend der Haltung bei dieser Art des Musizierens dankbar. Spätere Impulse erhielt ich von Musikerinnen und Musikern, die ich als Mitwirkende im Zürcher Konzertveranstaltungskollektiv Fabrikjazz kennenlernen durfte.

die zu seinem altersentsprechenden kommunikativen Repertoire gehören. Das Tempo erzwingt, dass man handelt, bevor man überlegen kann. Der Therapeut ist auf seine Spontaneität angewiesen, die auch dazu helfen soll, eine spontane Geste des Babys identifikatorisch als Gesprächsangebot zu erkennen. Die »spontane Geste« (»spontaneous gesture«), die sich in Form von Bewegungen, Blicken oder Tönen zeigen kann, ist ein Begriff der Theorie der Kreativität von Winnicott, auf den er in verschiedenen Schriften eingegangen ist (Winnicott, 1971; Davis & Wallbridge, 1981). Für ihn ist diese Geste eines primären Impulses des Individuums, der einen Widerstand sucht, um dadurch zu sich selbst zu finden; die Art des Zusammenspiels mit dem Anderen bewirkt, dass es sich anerkannt und lebendig fühlt – oder aber überwältigt und sich damit zur Überanpassung und Selbstentfremdung gezwungen sieht. Dem Therapeuten kommt gemäß diesem Gedanken eine enorme Verantwortung zu. In der Improvisation kann man Fehler – verpasste Gelegenheiten, misslingende Dialoge – begehen, doch beim neuen Versuch wieder eine Chance erhalten. Die Interaktionsforschung bestätigt, dass dies auch bezüglich dem Austausch mit dem Kind gilt. Um die eigene therapeutische Kompetenz weiterzuentwickeln, sind der nachträgliche Rückblick und das Nachdenken notwendig.

Die Inspiration durch ein anderes Fach war in der Anfangszeit der Eltern-Baby-Therapien, als die Erfahrungen in diesem Setting neu und die theoretische Ausarbeitung ungenügend waren, sehr hilfreich. Wahrscheinlich greift jeder Therapeut auf eigene persönliche Erfahrungen zurück, die ihm die Bedeutung von Spontaneität und Improvisation in der Kommunikation veranschaulichen und den Zugang dazu erleichtern.[11] Inzwischen haben sich die Kenntnisse zur frühen Entwicklung beträchtlich erweitert und das Verständnis für die in der Gruppe Eltern-Kind-Therapeut involvierten psychotherapeutischen Prozesse vertieft. Die wichtigsten Arbeiten, die zum aktuellen Bild der frühesten Kommunikation beigetragen haben, werden im Folgenden dargestellt und anschließend Überlegungen zu deren klinischen Anwendung anhand einer Fallgeschichte ausgeführt.

---

11 Daniel Stern berichtet im Vorwort seines Buches *Der Gegenwartsmoment* über seine anregende Zusammenarbeit mit einer Gruppe von Choreographen und Tänzern in New York (Stern, 2004), was er im Buch *Ausdrucksformen der Vitalität* weiter ausführt (Stern, 2010).

Erste Annäherungen – Tanz und Intersubjektivität

Die ersten Erklärungen für die besondere Instabilität der psychischen Verfassung in der Zeit um die Geburt eines Kindes griffen auf Konzepte betreffend der individuellen Entwicklung von Mutter und Kind zurück. Donald Winnicott hat die postpartale Phase der Mutter mit einem Psychose-ähnlichen Zustand verglichen (Winnicott, 1956). Daniel Stern hat in seinem Konzept der Mutterschaftskonstellation die vitalen Themen, mit denen sich eine Mutter in dieser von Veränderungen geprägten Zeit auseinandersetzt, ausgearbeitet und diese sensible Phase auf Monate bis Jahre erstreckt (Stern, 1995, S. 171ff.). Auf der Seite des Kindes wurde auf die rasche Abfolge von körperlichen und psychischen Entwicklungsschritten und auf die häufig dramatisch auftretenden und sich rasch auflösenden Entwicklungskrisen hingewiesen. Bemerkenswerterweise wurde diesbezüglich im therapeutischen Bereich früh festgestellt, dass die besagte Flexibilität ab dem 18. Monat, d. h. beim Auftreten der Sprache und der damit bekundeten höheren psychischen Strukturierung des Kindes, deutlich nachlässt und »Wunderheilungen« nicht mehr so leicht zustande kommen (z. B. Debray, 1987).

Eine neue Perspektive ergab sich aus der Interaktionsforschung und aus der Integration interaktionsorientierter Ansätze in der Behandlungstechnik. Dabei kam der Beobachtung des stattfindenden Austausches zwischen dem Kind und dem erwachsenen Gegenüber mit der mikroanalytischen Auswertung von videographierten Aufnahmen eine zentrale Rolle zu. Die erstaunliche Abstimmung zwischen den Äußerungen des Babys und den Antworten der Mutter (und umgekehrt) leiteten eine fruchtbare Forschung der vorsprachlichen Kommunikation in ihrer Einbettung in den frühen Beziehungen ein. Hanus und Mechthild Papoušek untersuchten die akustischen Aspekte der Kommunikation als Vorläufer der Sprachentwicklung. Sie beschrieben das kreative Erproben der stimmlichen Möglichkeiten des Säuglings bis hin zur Silben- und Wörterbildung (»baby talk«), sie charakterisierten die stimmlichen und melodischen Eigenschaften des »motherese«, der eigentümlichen Sprechweise von Eltern mit Babys, und dokumentierten die gegenseitige Nachahmung (M. & H. Papoušek, 1981). Sie konnten beweisen, dass die Verhaltensanpassungen der Eltern von den ersten Stadien an zu finden sind und nach universell vorhandenen Mustern ablaufen. Zudem erfolgen ihre Reaktionen so schnell, dass die entsprechende Informationsverarbeitung reflexiv, d. h. nicht bewusst ablaufen muss. Dies brachten diese Autoren mit dem Begriff der »intuitiven elterlichen Kompetenz« zum Ausdruck, wofür sie eine genetische und psychobiologische Grundlage annahmen (H. & M. Papoušek, 1987).

Colwyn Trevarthen fiel besonders die rhythmische Qualität in der Koordination der Bewegungen im Mutter-Kind-Dialog auf, die auf ihn als Tanz wirkten. Er zeigte, dass auch das Kind die Bewegungen der Mutter antizipieren kann, sodass seine Gesten zuweilen wie diejenige eines Dirigenten aussehen, dem die Mutter folgt. Die Bewegungen haben ein Ziel und drücken eine Absicht aus, die jeder beim Anderen aufgrund der eigenen gespeicherten motorischen Erfahrung ab den frühesten Integrationsstufen erkennt (Trevarthen, 2006). Ein wichtiger Begriff, der in diesem Zusammenhang entstand und sich zunächst im englischsprachigen Raum durchsetzte, ist Intersubjektivität.[12] Trevarthen sah diese schon beim Neugeborenen wirksam. Die in der sozialen Kommunikation benötigte Fähigkeit, die Reaktion des Anderen vorauszusehen, bedeutet gemäß seiner Theorie, dass das Baby in der Lage sein muss, dem Anderen zumindest rudimentär persönliche Bewusstheit und Intentionalität zu signalisieren – dies ist Subjektivität. Zudem muss es in der Lage sein, die Subjektivität des Anderen wahrzunehmen und sich dem anzupassen in einem Prozess der Abstimmung der Absichten – dies ist (primäre) Intersubjektivität (Trevarthen, 1979).

Daniel Stern schenkte den Gefühlen, die den Bewegungen und Lauten innewohnen, besondere Aufmerksamkeit und beschrieb das Phänomen der affektiven Einstimmung (»attunement«) (Stern, 1985). Seine ersten Beispiele bezogen sich auf das Alter um die acht bis neun Monate und betrafen Szenen, bei denen Mutter und Kind sich in gestischer und vokaler Abstimmung gemeinsam über etwas Drittes verständigten. Ein Mädchen streckt sich zunehmend erregt in Richtung eines interessanten Spielzeugs aus und stößt ein erfreutes und erlösendes »aaah!« aus, als es es erreicht; die Mutter schaut zu, realisiert, was los ist, flattert mit Händen und Oberkörper mit ähnlicher Aufregung synchron mit dem »aaah!« und freut sich über die Errungenschaft mit ihrer Tochter (ebd., S. 140). Solche Szenen drücken Momente der Intersubjektivität zwischen Akteuren aus, die im Vergleich zu jüngeren Babys deutlicher als eigenständige Subjekte erkennbar sind. Trevarthen spricht in diesem Kontext von sekundärer Intersubjektivität. Stern entwarf seinerseits eine Theorie der Selbstentwicklung, die ebenfalls frühe Kompetenzen beim Säugling erfasst. Er schrieb ihm ab dem dritten Monat ein Gefühl von Kernselbst zu, das zwei Seiten hat: ein Gefühl von »self vs. other« (Selbst in Abgrenzung zum Anderen) sowie ein Gefühl von »self with other« (Selbst mit dem Anderen). Ersteres bringt die Möglichkeit ins Blickfeld, dass Babys sich mit sich selber beschäftigen und auch so die Integration ihrer psychophysiologischen Potenziale unterstützen. Ein origineller Beitrag Sterns war die Herausarbeitung der sogenannten Vitalitätsaffekte, die er in Anlehnung an musikalische Begriffe beschrieb. Die verwendeten Adjektiven erfassen Kraft, Gerichtetheit, zeitliche Kontur – kurz die Dynamik – einer Geste, die unabhängig vom Inhalt zum Ausdruck kommt: aufwallend, pulsierend, explodierend, gleitend u. a. m. In der oben referierten Szene wird die Einstimmung durch Vitalitätsaffekte hergestellt, indem das

12 Das Wort Intersubjektivität wurde im Gebiet der Säuglingsforschung durch die Sprachentwicklungsforscherin Joanna Ryan (1974) eingeführt.

erregte Ausrufen des Mädchens von der Mutter mit anderen Körperbewegungen – transmodal – beantwortet wird, die die gleiche Intensität und den gleichen zeitlichen Verlauf aufweisen.

Die als Boston Change Study Group bekannte interdisziplinäre Arbeitsgruppe, an der auch Stern teilnahm, ging der Frage nach, welche Rolle solche frühen Beziehungsprozesse, die dem prozeduralen, impliziten Beziehungswissen zugeordnet wurden, in der Psychotherapie mit Erwachsenen spielten. Ein Befund dieser Gruppe war die Ausarbeitung von Begegnungsmomenten (»present moments«), in denen sich das Gefühl der unmittelbaren Teilnahme am Gefühl des Anderen einstellt im Sinne der Intersubjektivität. Darin sind vergangene Beziehungsmuster aktiviert und können in einem kreativen Prozess der Gegenseitigkeit erweitert werden. Diese Momente seien wesentlich in Hinblick auf den therapeutischen Wandel (Lyons-Ruth, 1998). In den ersten Lebensmonaten, in denen der realen Interaktion eine große Bedeutung zukommt, kommen solche Zustände häufiger als in späteren Jahren vor. Möglicherweise trägt dieser Umstand zur regen Dynamik der frühen Entwicklung sowie zur geschilderten ausgesprochenen Flexibilität klinischer Situationen in Eltern-Kind-Therapien bei.

Colwyn Trevarthen spricht, wenn es um die Vorgänge der primären Intersubjektivität geht, von »companionship«[13] – nicht von Beziehung und schon gar nicht von Bindungsbeziehung. Er betont damit, dass beim Kind von Anfang an ein Streben nach sozialem Austausch, unabhängig vom Bedürfnis nach zugewandter, verlässlicher Fürsorge und nach Schutz, festzustellen ist (Trevarthen, 2001). Das Kind ist fähig, Kontingenz der kommunikativen Antworten auszuhandeln, und strebt nach freudigem Spiel, in dem es sein Durchsetzungsvermögen erproben kann. Früh reagiert es mit negativen Gefühlen, wenn ihm kontingente Antworten vorenthalten werden (wie im »still-face«-Experiment). »Companionship« ist Ausdruck einer allgemeinen Bereitschaft, Beziehungen einzugehen, und wird als Basis und komplementär zur später einsetzenden, dyadisch fundierten Entwicklung von Bindungsbeziehungen betrachtet. Eine Bestätigung der Aussage, dass Babys sozialen Kontakt auch außerhalb der Motivation, physische Versorgung und Schutz zu erhalten, suchen, lieferten Jane Selby und Benjamin Bradley mit ihrer spannenden Untersuchung von Baby-Triaden (Selby & Bradley, 2003). Drei Säuglinge im Alter zwischen sechs und zehn Monaten wurden in ihren Buggys im Kreis platziert, sodass sie miteinander gestisch, vokal und mit Blicken kommunizieren und sich zuweilen auch mit den Füßen gegenseitig berühren konnten. Sie wurden während zehn bis 15 Minuten nach Weggang der Eltern beobachtet und ihre Interaktionen

13 »Companion« wird mit Begleiter, Gefährte, Kamerad ins Deutsche übersetzt. »Companionship« bedeutet in Bezug auf Babys: Zusammensein mit einem Gefährten bzw. eine noch nicht verfestigte kameradschaftliche Beziehung.

nach einer mehrstufigen, videoanalytischen und hermeneutischen Methode ausgewertet. Daraus beschrieben sie zunächst vier unterschiedliche Positionen, die die Babys zu Beginn des Dialogs einbringen: (1) in Trennungstrauer (z. B. ein Baby schaut auf die Türe, wo die Mutter verschwunden ist, und kaut am Zipfel seiner Jacke); (2) bereit zum Spiel; (3) entspannt ohne Bedürfnisse und (4) gefangen zwischen inneren und äußeren Ansprüchen (z. B. ein Baby wechselt zwischen sehnsüchtigen Blicken zur Türe und Neugier gegenüber der Aktivität der anderen beiden). Als nächstes beschrieben sie die Entwicklung des Dialogs, die sich an der Transformation der Bedeutung einzelner Gesten ablesen lässt. Eindrückliches Beispiel ist die Fortsetzung der Szene mit dem Baby, das am Zipfel herumkaut: Ein anderes Kind findet dies interessant und versucht in mehreren Anläufen, die Aktion nachzuahmen; das kauende Kind wird darauf aufmerksam, interessiert sich seinerseits für das Geschehen und hält kurz inne; das nachahmende Kind hält ebenfalls inne; das alles wird wiederholt und wird zum gemeinsamen Spiel, die Trauer ist überwunden. Außer den Austausch zu zweit haben die Autoren zahlreiche Aktionen erfasst, die auf supradyadische Kommunikation hinweisen. Offensichtlich zeigt sich dies im stimmlichen Bereich, aber es ist auch am Einsatz transmodaler Fähigkeiten zu erkennen. Ein Baby ist z. B. in einem Blickdialog mit einem zweiten Kind involviert und berührt zugleich rhythmisch mit dem Fuß das dritte. Es sind zudem Ansätze einer Dynamik in der Babygruppe erkennbar, indem einzelne Kinder selektiv persönliche Zuneigung zu einem der beiden Kameraden zeigen und das ausgeschlossene Kind sein Missfallen kundtut.

Erfassung und Definition von kommunikativer Musikalität

Die Theorie der kommunikativen Musikalität entstand aus der Zusammenarbeit von Colwyn Trevarthen mit dem australischen Musiker und Musikwissenschaftler Stephen Malloch. Bei der Visionierung einzelner Interaktionsaufnahmen ertappte sich Malloch dabei, mit dem Fuß den Puls zu schlagen – eine automatische Geste, die ihn in Begleitung menschlicher Sprache noch nie überfallen hatte. Er erkannte, dass sich Mutter und Kind musikalisch auf einen gemeinsamen Puls einstellten. Dies war der Anstoß, um ausgewählte Archivaufnahmen von Trevarthen mit den in der Musik verwendeten Methoden (Computerspektrometrie, Aufzeichnung von Tonhöhen und Klangqualitäten) neu zu analysieren (Malloch, 1999). Er definierte dabei Puls, Qualität und Narrativ als die wesentliche Parameter, die die Musikalität des vorsprachlichen Dialogs charakterisieren.

- Puls ist die regelmäßige Abfolge von diskreten Verhaltenselementen (Bewegung, Töne) im Zeitverlauf, durch deren Erzeugung und Wahrnehmung Menschen ihre Kommunikation koordinieren können und die ihnen erlaubt, zu antizipieren, was sich zwischen ihnen als nächstes ereignen wird.
- Qualität bezieht sich auf die Modulierung der vokalen und motorischen Ausdrücke im Zeitverlauf, wie sie durch Änderungen in Klang, Tonhöhen, Lautstärke oder Richtung und Intensität der Bewegung zum Ausdruck kommt. Sie vollzieht sich häufig, wie von Stern bereits beobachtet, transmodal.
- Puls und Qualität tragen zusammen zur Bildung von narrativen Sequenzen bei, die emotionale Teilhabe und Intentionalität beinhalten. Diese Sequenzen sind in der Regel kurz (weniger als eine Minute) und lassen einen typischen Ablauf erkennen, mit einer einführenden Phase der gegenseitigen Suche nach Einstimmung, einer Phase des beginnenden Austausches in zunehmender Intensität bis hin zum erregten Höhepunkt und anschließend der Auflösung.

Das Wort Musikalität im Kontext von Interaktionen mit Babys hat eine spezifische Bedeutung, die sich von dessen Verwendung in Bezug auf die sich kulturell entwickelten Musiktraditionen und auf die Affinität für diese unterscheidet. Kommunikative Musikalität verweist auf die angeborenen menschlichen Fähigkeiten, die die Erzeugung von Musik und dessen Anerkennung möglich machen. Sie umfasst nicht nur Musik, sondern alle menschlichen Aktivitäten, die als »temporal arts« (zeitgestützte Künste –Tanz, Theater u. a.) bezeichnet werden. Viele der an diesem Thema arbeitenden Forscher vermuten eine psychobiologische Basis der von ihnen beschriebenen frühen kommunikativen Vorgänge und finden Unterstützung in neueren Befunden der Neurowissenschaften. Trevarthen hat die Hypothese eines zentralen, pulsgebenden neurologischen Netzwerkes formuliert, das die menschlichen Bewegungen koordiniert und steuert. »Wir können in unseren Beziehungen und in den sozialen Gruppen kooperieren nur dank der sympathetischen Harmonisierung und Synchronisierung mit diesem pulsgebenden Zentrum – indem wir zusammen tanzen.« (Malloch & Trevarthen, 2009, S. 8)

Interessanterweise hat Bradley ebenfalls seine früheren Aufnahmen über die Kommunikation in Baby-Triaden mit den von Malloch entwickelten computergestützten Methoden nochmals analysiert (Bradley, 2009). Er unterschied in der Folge gerichtete Vokalisierungen, die der enthusiastischen Involvierung im sozialen Austausch entsprechen, gegenüber dem selbstvergessenen Vokalisieren in Momenten des Time-out. Bradleys Untersuchung bestätigte, dass koordinierte vokale Äußerungen im Sinne dialogischer Sequenzen sowohl im Duo als auch im Trio stattfinden. Das gegenseitig bezogene

Vokalisieren gründet eindeutig in Sympathie; auch Sequenzen mit alternierenden vokalen Äußerungen und solche mit komplexen, nicht chorisch geführten Aushandlungen kommen vor. Im Allgemeinen zeigen sich sechs- bis neunmonatige Kinder als fähig, im Laufe ihrer Transaktionen supradyadische sozioemotionale Bedeutungen zu schaffen. Eine weitere Erkenntnis fügte die Untersuchung von Christina Papaeliou hinzu, die Vokalisierungen von neun- bis elfmonatigen Säuglingen in der Interaktion mit einer Bezugsperson einerseits und beim Manipulieren eines Gegenstandes andererseits verglich (Papaeliou & Trevarthen, 2006). Bei der musikalischen Analyse ließen sich die Muster der sogenannten kommunikativen gegenüber der investigativen Vokalisierungen klar unterschieden. Erstere haben eine höhere Frequenz, deutlichere Frequenzschwankungen und sind kürzer, d. h. sie zeugen von größerer emotionaler Involvierung als die nachdenklich wirkenden ruhigeren Laute des explorierenden Kindes, die es möglicherweise dabei helfen, die stattfindenden kognitiven Prozesse zu organisieren.

Effekte von kommunikativer Musikalität in der Entwicklung

Musikalität bedient das Bedürfnis nach Gesellschaft (»companionship«), sie gibt der Kommunikation eine Form und verleiht ihr Schwung und Lebendigkeit. Musikalität verleiht Emotionen Ausdruck, die beim sich Einstimmen in einen gemeinsamen Prozess der gegenseitigen Verständigung zwischen Kind und Bezugsperson über die jeweiligen Absichten ergeben und den sozialen Austausch regulieren. Es handelt sich um »relationale Emotionen«, die sich von jenen unterscheiden, die Hunger, Schmerz, Befriedigung u. ä. in der Pflegebeziehung signalisieren. Früh werden Gefühle von Stolz, wenn eine Errungenschaft gefeiert wird, oder von Zurückhaltung, Scham oder Misstrauen, wenn eine Äußerung nicht ankommt oder Missfallen erzeugt, erkennbar. Entlang diesen Emotionen findet die Regulation von Bezogenheit, von Nähe und Distanz statt. Den Grad der Aufmerksamkeit regelt hingegen die Bereitschaft, in Kontakt mit Anderen oder aber getrennt, bei sich zu sein. Die frühen von Emotionen gestalteten Narrative der Baby-Dialoge sind der Anfang des kulturellen Lernens, das am Ende des ersten Lebensjahres mit der Fähigkeit, sich mit der Bezugsperson über etwas Drittes zu verständigen, den nächsten, wichtigen Schritt vollzieht (Trevarthen, 2001).

Im Umfeld der hier vorgestellten Forschungsrichtung sind interdisziplinär verschiedene weitere Untersuchungen durchgeführt worden, die Bedingungen und Auswirkungen der frühen musikalischen Abstimmung oder deren Ausbleiben beleuchten. Ellen Dissanayake (Dissanayake, 2009), die die adaptive Funktion von Musik und Kunst beforscht, argumentiert phylogenetisch und zeichnet nach, dass die auftauchenden Fähigkeiten des Gedächtnisses und zur Voraussage die in bedrohlichen Umfeldern lebenden Menschen damals dazu ermächtigt haben, gegen die Unsicherheit etwas zu unternehmen. Die von ihnen eingesetzten Rituale und Zeremonien, die auf den Mechanismen der kommunikativen Musikalität gründen, mögen dem Gruppengefühl und der Zuversicht, dass die Gruppe die Herausforderungen bewältigen kann, Auftrieb gegeben haben und somit emotionalen Trost gespendet haben. Diese Autorin meint, dass auch heute Menschen seit dem frühesten Alter Trost in der behavioralen und emotionalen Koordination mit anderen finden. Kommunikative Musikalität erfüllt auch die Funktion der Angstbewältigung, und zwar lange bevor die besser bekannte Verarbeitung der gefahrsignalisierenden Wahrnehmungen durch kognitives Einordnen und Verstehen stattfinden kann.

Die im Bereich Musik tätigen Kognitionsforscher Ian Cross und Iain Morley gehen von der Auffassung aus, dass Musik ein universelles menschliches Verhalten ist, das sie auf sehr ähnliche Weise wie die Säuglingsforscher charakterisieren (Cross & Morley, 2009). Einige Aspekte ihrer Theorie sind für die frühen Entwicklungsstufen besonders interessant. Musikalische Phrasen drücken Absichten aus, sie haben Bedeutung, sind aber auch immer mehrdeutig. Die Autoren sprechen von »schwebender Intentionalität«. Musik neigt dazu, andere einzubeziehen, genauer: sie in Bewegung zu setzten. Dies geschieht durch Wahrnehmung und (intuitiv erfolgende oder kognitiv gesteuerte) Übernahme eines regelmäßigen Pulses aus einer von einer anderen Person produzierten Sequenz rhythmischer Ereignisse – wie auch Malloch auf anderem Weg nachgewiesen hat. Bei der so angebahnten Beziehungsaufnahme und auch bei der Gruppenbildung scheint musikalische Ambiguität sehr vorteilhaft zu sein, da sie es erleichtert, Bedeutungen auszuhandeln. Vorübergehend kann sie sogar paradoxe Standpunkte nebeneinander stehen lassen. Sie stärkt damit kameradschaftliche Beziehungen und Gruppenkohäsion. In der späteren Phase der Sprachentwicklung, in der Bedeutungen schärfer definiert werden, trägt die musikalische Komponente der Kommunikation dazu bei, soziale und kognitive Flexibilität zu etablieren.

Andere Arbeiten untersuchen die veränderte Prosodie der Sprache und des dialogischen Engagements in klinischen Situationen, u. a. bei depressiven Müttern (Marwick & Murray, 2009), bei Müttern mit Borderline-Störung (Gratier & Apter-Danon, 2009), bei Eltern mit Kindern, die später als autistisch diagnostiziert wurden (Garry et al., 2015). Auf diese spezifischen klinischen Bilder wird hier nicht weiter eingegangen, da sie den Rahmen dieser Arbeit sprengen.

Kommunikative Musikalität und klinische Anwendungen

Die Theorie der Intersubjektivität hat zu einer eigentümlichen therapeutischen Ausrichtung, der relationalen Psychotherapie, geführt. Die spezifische Ausarbeitung der musikalischen Aspekte in der Kommunikation als diagnostischer Fokus und als therapeutisches Mittel kommt in der Literatur aber noch selten vor, und dies vorwiegend in der Erwachsenenpsychotherapie (z.B. Leikert, 2011). In einer interessanten Fallanalyse zeigt Judith Pickering auf, wie die Wahrnehmung bestimmter akustischer Merkmale in der Sprache ihrer Patientin früh das Wiederauftauchen traumatischer Erinnerungen signalisierte, indem diese sich vom in gegenseitiger Einstimmung stattfindenden, improvisierenden vokalen Dialog während der kreativen Verarbeitung von Kindheitserinnerungen abhoben (Pickering, 2015). In der Eltern-Baby-Therapie hat Björn Salomonsson die kommunikative Musikalität, wie sie Stern und Trevarthen konzeptualisiert haben, aufgegriffen (Salomonsson, 2011). Im Falle von schweren Traumata kommt die ganze Breite der körperlich-funktionellen Auffälligkeiten als verkörperte Kommunikation ins Blickfeld. Bei Salomonsson und auch im nachfolgend vorgestellten Fall geht es jedoch um weniger gravierende Beziehungsstörungen, die die Kindsentwicklung gefährden, ohne eine bereits im Körper eingeschriebene Fehlentwicklung erkennen zu lassen. In solchen Fällen kann das Schwanken des Babys zwischen bedrängter Anspannung und unbekümmertem spielerischen Austausch, wie es in den meisten Beratungsfällen vorkommt, in seinen jeweiligen musikalischen Ausdrucksformen leichter erfasst und mit gleichen Mitteln beeinflusst werden.

Behandlungstechnisch verdienen im stets mehr als zwei Personen zählenden Setting der Eltern-Baby-Therapie zwei Aspekte der kommunikativen Musikalität besondere Aufmerksamkeit. Zum einen geht es um die Neigung des Babys, mit jeder Bezugsperson in Kontakt treten zu wollen. Auch der Therapeut darf und soll direkten Kontakt mit dem Baby aufnehmen; es gibt einen Spielraum für Beziehungen außerhalb denjenigen mit den vertrauten Bezugspersonen. Es ist nicht müßig, dies auszusprechen, weil viele Therapeuten mit gutem Grund sich aus Respekt vor der Intimität der Familie zurückhalten. Es kommt nicht selten vor, dass der verbale Austausch mit den Eltern die Interaktion mit dem Baby verdrängt, wenn der Therapeut sich nicht ausdrücklich darum bemüht und sich bevorzugt auf die gewohnte Gesprächsebene unter Erwachsenen begibt. Natürlich muss die Kontaktnahme zum Baby mit Bedacht erfolgen; der Therapeut darf nicht den Eltern den Eindruck vermitteln, dass der Austausch mit ihnen weniger wichtig ist, er muss ihr Bedürfnis nach Unterstützung und Autonomie einschätzen können und keine Konkurrenzgefühle entstehen lassen. Bei der emotionalen Einstimmung mit dem Baby kann er, wenn er taktvoll vorgeht, Beruhigung bewirken und die Gelegenheit erhalten, die wechselnden Gefühle des Kindes zu verstehen und den Eltern zu vermitteln.

Der zweite Aspekt betrifft die supradyadische Qualität musikalischer Aufführungen und die dadurch bewirkte Unterstützung der Gruppenkohäsion. Gruppenkohäsion ist ein wichtiger Begriff in der Gruppentherapie. Sie beschreibt ein unmittelbares Gefühl des momentanen Zustandes der Gruppe, das eine Orientierung für die therapeutischen Interventionen bedeutet. Angestrebt ist eine mittlere Kohäsion, in der sich das Gespräch unter Gruppenmitgliedern flexibel gestaltet; bei zu engem Zusammengehen wird Denken unmöglich, beim Auseinanderdriften aus anderen Gründen ebenfalls. Auch in Gruppen mit Müttern und Babys bewirken Momente mittlerer Kohäsion neue Einsichten bei den Müttern und positive Entwicklungen bei den Babys und ihren vielfältigen Interaktionen (Pedrina, 2006).

Musikalität im Herstellen des Kontaktes mit dem Baby, Auswirkung des musikalischen Austausches auf die Gruppenkohäsion, dadurch angestoßene Veränderungen im Therapieverlauf: dies sind die Schwerpunkte in der folgenden Falldarstellung.

Fallbeispiel Anaïs, sieben Monate

Frau B. wurde mir von der Beratungsstelle für Mütter überwiesen, an die sie sich in Not gewandt hatte. Nachdem sie zu Hause von ihrem Partner bedroht und aggressiv angefasst worden war, fürchtete sie eine Gewalteskalation. Spannungen unter ihnen würden bestehen, seit sie eine gemeinsame Tochter haben. Sie berichtete, dass beim Vater Gedanken über seine unglückliche Kindheit auftauchen würden, die ihn überforderten. Als ich die Familie für eine Terminvereinbarung anrufe, meint Frau B., die den Anruf entgegennimmt, dass sie einen Termin für den Partner, Herrn A., abmachen muss. Sie nimmt aber gerne meinen Vorschlag an, eine erste Sitzung mit ihm zusammen wahrzunehmen, falls dies auch ihm passen würde.

Die Belastung des Vaters

An der ersten Sitzung erzählt zunächst Frau B., wie alles schwierig geworden ist, seit Anaïs da ist. Herr A. bestätigt diese Sicht. Bald stellen sich beide als ein sehr verliebtes Paar vor, das sich nach der guten Zeit vor der Krise zurücksehnt. Herr A. war seit Kurzem aus Liebe in die Schweiz gezogen, war mit Sorgen um Ausbildung und soziale Integration beschäftigt und fühlte sich noch nicht vorbereitet, um die Verantwortung für ein eigenes Kind zu übernehmen. Frau B., in der Schweiz berufstätig und gut integriert, wollte auf keinen Fall die Schwangerschaft abbrechen. Die aktuell relevanten Spannungen, die häufig in Streit ausarten, werden so beschrieben: Frau B. fühlt sich allein gelassen, der Partner kommt viel zu spät nach Hause (er arbeitet zurzeit als Barmann). Sie hat Angst, er sei mit seinem Motorrad verunfallt, oder sie denkt, er halte sich mit anderen Frauen auf. Herr A. fühlt sich seinerseits zu Hause ausgeschlossen. Er kann auch bei der Kindspflege nichts beitragen: Er schafft es nicht einmal, das Kind zu beruhigen. Er wird vom Kind nicht wahrgenommen und vermisst bei seinen Kontaktversuchen die Unterstützung seiner Frau. Als Vater möchte er für die Familie sorgen, hat aber keine richtige Stelle und kann noch nicht gut genug deutsch. Herr A. drängt darauf, seine Situation ausführlich zu besprechen: Er sei derjenige, der Hilfe brauche!

Zur zweiten Sitzung kommen wieder beide. Herr A. will seine Geschichte erzählen, da sie vielleicht der Grund aller Schwierigkeiten sei. Seine Mutter war als 18-Jährige mit ihm schwanger, verheimlichte die Schwangerschaft und gab ihn nach der Geburt zur Adoption frei. Nach einem Jahr holte ihn eine Verwandte, die davon erfahren hatte, in die Familie zurück. Danach wuchs er bei seinen Eltern auf, die in einem heruntergekommenen Quartier, geprägt von Drogen und Gewalt, lebten. Diese Zeit, in der er sich vernachlässigt erlebte und sich allein durchkämpfen musste, beschäftigt ihn heute wieder. Mit acht Jahren wurde er fremdplatziert. Er erlebte eine gute Zeit in einer wohlwollenden Familie. Als Jugendlicher in einer betreuten Wohngruppe verlor er aber den Halt und verpasste den ordentlichen Schulabschluss. Er jobbte mit wenig Ausdauer an verschiedenen Stellen, bis er Frau B. kennenlernte und ihr in die Schweiz folgte. Herr A. fragt mich: »Können Sie verstehen, dass ich Zurückweisungen nicht ertrage?« Frau B. hört zu. Sie kennt die Geschichte und betont, wie tapfer sich ihr Partner immer wieder aus schwierigen Lebenslagen herausgekämpft hat und wie sehr sie an ihn glaubt. Und doch ist die Angst spürbar, dass er es diesmal nicht schaffe.

Kommentar: Die Angst, dass der instabile Vater bei der erneuten ernsthaften Lebensbelastung die Kontrolle verlieren könnte, schwingt hier mit. Mutter und Vater sehen die Ursache der familiären Schwierigkeiten in der belasteten Vergangenheit des Vaters, der auch für sich selber Hilfe sucht. Ich zögere jedoch, ihn gleich als Patienten anzunehmen, und möchte die Abklärung mit einer Beobachtung der familiären Interaktion ergänzen. Die Eltern nehmen den Vorschlag an, den ich damit begründe, dass sie beide die Spannungen in Zusammenhang mit der Geburt von Anaïs gestellt hatten.

Musikalische Interaktion in der Triade

Nun vergeht ein Monat bis zum passenden Termin zu viert. Anaïs ist acht Monate alt, als ich sie zum ersten Mal sehe. Sie wird auf den Boden gesetzt; die Eltern setzen sich auf Kissen neben ihr. Sie schaut vage herum, ausweichend, nimmt nur kurz Blickkontakt auf. Weil sie unsicher sitzt, wird sie bald auf den Rücken gelegt. Die Eltern berichten derweil von den letzten Tagen mit ihr. Schnell stellt sich eine ungemütliche Situation ein. Der Vater erträgt nicht, dass Anaïs ein wenig Unmut kundtut, und interveniert sofort hektisch. Das Kind wird noch unruhiger, der Vater versucht, sie nun intrusiv und ungeschickt zu besänftigen. Er spricht eindringlich von oben her kommend zu ihr, d.h. so, dass er und Anaïs sich kopfüber ansehen. Er sagt zu mir: »So ist es eben, sie beachtet mich nicht. Was soll ich tun?« Ich merke, wie sich Frau B. zurücknimmt und fast abwesend wirkt. In Anbetracht der Unbeholfenheit des Vaters, frage ich mich, warum sie nichts sagt. Ich wende mich an sie: »Was meinen Sie dazu?« Frau A. bestätigt nur: »So ist es: Wenn wir beide zusammen mit Anaïs sind, werde ich sofort nervös.«

So wie die Eltern Anaïs hingelegt hatten, befinde ich mich ihr gegenüber zwischen Mutter und Vater, beide ziemlich seitlich von ihr, besonders der Vater fast hinter ihr. Ich suchte schon während des Gesprächs den Blickkontakt mit ihr. Anaïs scheint während meinem kurzen Austausch mit dem Vater, der mit »Was soll ich tun?« endet, ein wenig von seinem Druck entlastet zu sein, ihre Unruhe und das wehleidige Klagen lassen nach. Ich sage ihr: »Es muss auch für dich ungemütlich sein, wenn Mama und Papa so gestresst sind.« Das sage ich in einem singenden Ton, auf ihre Töne achtend, begleitet von sanften Kopfbewegungen, in der Art, wie man mit Achtmonatigen spricht, und so, dass die Eltern sich nicht daran stören. (Ich möchte darauf hinweisen, dass es eine Gratwanderung ist, eine Anpassung an die Baby-Sprache zu leisten, die Suche nach Einstimmung ausdrückt, ohne anbiedernd zu sein: kulturelle Empfindlichkeiten sind hierbei unterschiedlich.[14]) Dann wende ich mich dem Vater zu, ohne den Kontakt mit Anaïs aufzugeben. Ich lade ihn mit einer Geste ein, sich auf meine Seite hinzubewegen: »Für Anaïs könnte es leichter sein, mit Ihnen Blickkontakt aufzunehmen, wenn Sie sie von hier aus anschauen.« Herr A. nimmt meine Anweisung gleich auf und übernimmt meine ruhige Weise, mit Anaïs umzugehen. Ich wende mich derweil der blockierten Mutter zu, die mir mehr Sorge bereitet als der Vater. Ich lade sie ein, sich über das Nervös-Sein zu äußern. Allmählich kommt ein Austausch zwischen Mutter und Vater über ihre Befindlichkeit während der Interaktion mit dem Kind zustande. Beide wenden sich vorübergehend von Anaïs ab. Ich bleibe mit meiner Aufmerksamkeit bei ihr und sehe, dass sie – nun bei sich und sich selber beruhigend – einen Bändel ihrer Kleidung in den Mund nimmt. Hier hakt der Vater wieder ein: »Sehen Sie? Anaïs nimmt alles in den Mund! Was meinen Sie? Ich muss das doch verbieten.« Die Mutter ist gleicher Meinung und ergänzt: »Ja, Anaïs ist sehr autonom, sie möchte nicht mehr Brei essen, sie nimmt alles mit den Händen aus dem Teller und steckt es in den Mund. Das ist doch nicht gut, sie könnte sich verschlucken.« Anstatt einer direkten Antwort, lenke ich nun die Aufmerksamkeit beider Eltern auf die Szene. Anaïs fühle sich jetzt wohl. Der Vater sagt aber nochmals, dem Frieden nicht trauend: »Aber meist kommt nichts

14 Obwohl die Forschung zeigt, dass »motherese« in allen Kulturen mit ähnlichen Charakteristika vorkommt, gibt es kulturelle Unterschiede: Ich empfinde zum Beispiel die Anpassung an das Baby-talk in entsprechenden Aufnahmen von amerikanischen Kollegen als extrem übertrieben.

von ihr zurück.« Ich rate ihm, als Ergänzung zur »face-to-face«-Position, die er bereits positiv erlebt hat, dass er versuchen soll, länger auf ihre Reaktion zu warten und nicht gleich selber aktiv zu werden. Am Ende der Sitzung sind Frau B. und Herr A. entspannt und dankbar.

Kommentar: Schon kurz nach Beginn der Sitzung tritt die triadische Interaktion auf, die der Klage des Vaters entspricht: Er findet keinen Kontakt mit der Tochter und seine Frau lässt ihn im Stich. Sie sind in einem Teufelskreis gefangen. Das hastige Trösten des Vaters bindet ihn in einer chaotischen dyadischen Beziehung mit dem Kind ein, in der beide sich isolieren, und bewirkt den Rückzug der Mutter. Der Vater spricht aufgeregt, die Mutter antwortet auf meine Frage in einem trockenen Ton. Ich empfinde, dass die Gruppe auseinanderfällt, dass keine Kohäsion besteht. Ein Gedanke, der mir Orientierung gibt, ist: Was kann ich tun, um das Gruppengefühl wieder anzubahnen? Weil das Kind sozusagen mir vorgelegt wurde und der Vater mich dazu einlädt, wende ich mich Anaïs zu. Bei der Kontaktnahme mit ihr suche ich die emotionale Einstimmung durch die Wahrnehmung ihrer körperlichen und stimmlichen Äußerungen und drücke mich selber so (musikalisch) aus. Sobald sie mir wieder einbezogen zu sein scheint, wende ich mich der Mutter zu. Die Kommunikation in der Gruppe kommt allmählich in Gang. Als die Eltern mich später nach einer erzieherischen Meinung fragen, ziehe ich es vor, sie zunächst auf die positiven Veränderung der Stimmung in der gemeinsam erlebten Szene aufmerksam zu machen und wie wertvoll es war, dass sie diese Frage gemeinsam erörtern konnten.

Neue Wege für Eltern und Kind

Bei der nächsten Sitzung zu viert zwei Wochen später berichten die Eltern, dass sich die Stimmung in der Familie völlig verändert hat. Sie waren mit Anaïs eine Woche im Urlaub und alles ging sehr gut. Ich kann beobachten, dass Herr A. mit größerer Selbstverständlichkeit mit der Tochter umgeht als zuvor. Es ist eine eindrückliche Wende in ihrer Interaktion. Er sagt, heute habe sie lange geschlafen, es sei jetzt eine Mahlzeit fällig. Die Mutter nickt. Ich hole den geeigneten Sessel für Anaïs. Nun wechseln sich die Eltern beim Füttern ab. Der Vater benimmt sich immer noch etwas zu aufgeregt, er macht Faxen, um das Kind zum Essen zu animieren. Frau B. sagt dazu: »Sie amüsieren sich.« Unerwartet fährt sie fort: heute will auch sie etwas von ihrer Geschichte sagen, damit ich die Situation besser verstehe. Ihr Problem ist die extreme Eifersucht. Sie könne damit andere zur Weißglut treiben. Ihren vorherigen Partner hat sie einmal so provoziert, dass er mit einem Messer auf sie losgegangen ist. Frau B. hatte zwar eine »normale« Kindheit; vor wenigen Jahren erfuhr sie aber, dass in der Großfamilie, in der sie aufwuchs, ihre Cousinen sexuell missbraucht wurden. Vielleicht hänge ihr generelles Misstrauen in nahen Beziehungen damit zusammen, mit den merkwürdigen Momenten, die sie damals nicht entziffern konnte. Mit Herrn A. ging es gut, solange sie mit ihm zusammen ausgehen konnte. Seit sie Mutter ist und zu Hause bleiben muss, denkt sie immer, dass er nach der abendlichen Arbeit fremdgehe.

Kommentar: Die unkomplizierte Betreuung des Kindes, die ich beobachte, drückt eine Episode der guten (mittleren) Kohäsion der Gruppe aus. Nicht nur die alltäglichen Handlungen gehen einfach vor der Hand, beide Eltern können freier denken und sich mitteilen. Diesmal kommen die Belastungen in der Biographie der Mutter und die Auswirkungen ihrer exzessiven Eifersucht ans Licht, die meines Erachtens für die Dekompensierung des Partners mitbestimmend sind. Es erschließt sich ein neues Verständnis des Geschehens in der Familie. Natürlich ist nach diesen wenigen Sitzungen nicht alles gelöst. Im weiteren Verlauf treten Streite im Paar vor allem dann wieder auf, wenn Herr A. nicht gemäß den getroffenen Abmachungen nach Hause kommt. Er anerkennt seine Instabilität und beginnt eine Einzeltherapie. Aber die Beziehung zum Kind ist nicht mehr ein Problem; ich beobachte in der Zeit unserer Zusammenarbeit unauffällige Interaktionen zwischen Eltern und Anaïs und beim Kind Entwicklungsfortschritte. Es sieht so aus, wie wenn die schlechten Erfahrungen mit dem Vater, der sich beklagte, dass er nie mit ihr in Kontakt treten konnte, in AnaÏs keine so tiefen Spuren hinterlassen haben und dass sie die im Umgang mit der Mutter geübte Fähigkeit erhalten hat, auf ein neues Beziehungsangebot einzugehen.

Zusammenfassung und abschließende Bemerkung

Im Konzept der kommunikativen Musikalität sind die motorischen, sensorischen, stimmlichen Aspekte der frühen Kommunikation zusammengefasst, deren Funktionsweise sich aus der komplexen Interaktion zwischen der menschlichen neurophysiologischen Ausstattung und der hochspezifischen Zuwendung durch soziale Partner ergeben hat. Kommuniziert werden Absichten, die in gegenseitigen Prozessen abgestimmt werden, und zwar maßgeblich durch die Affekte vermittelt, die in den körperlich verankerten Ausdrücken vom jeweils anderen wahrgenommen werden.

Die affektive Verständigung ist eine Gegenwartserfahrung und geschieht augenblicklich. Dies hat zur Annahme einer von Anfang an vorhandenen, primären Intersubjektivität geführt. Diese Verständigungsebene bleibt lebenslang erhalten und untermauert die differenzierteren und reiferen Kommunikationsmöglichkeiten, die im Laufe der Sprachentwicklung überhandnehmen.

In der therapeutischen Arbeit mit Babys und ihren Eltern nehmen die Formen der präverbalen Kommunikation einen großen Raum ein. In diesem Kapitel wurde die Bedeutung der Musikalität bei der gegenseitigen Suche nach Kontakt herausgehoben und mit einem Beispiel veranschaulicht. Besonders erwähnenswert sind zwei Punkte:

- Das Baby ist bereit, mit jedem lebendigen Partner in Austausch zu treten. Der Therapeut soll mit Respekt vor der privilegierten Position der Eltern den direkten Kontakt suchen.
- Der Austausch mit dem Baby ist eine sichtbare und hörbare Aufführung, die nicht nur auf die Bezugsperson, sondern auf alle Anwesenden (supradyadisch) einwirkt. Gemeinsames Miterleben begründet Gruppenkohäsion.

Die Komplexität der Mini-Dramen, die im Mehrpersonensettings solcher Therapien stattfinden, und ihre unmittelbare Fortsetzungen verlangen nach Reaktionen, die nicht lange überlegt werden können. In der Falldarstellung wird ersichtlich, dass an vielen Stellen der Therapeut so oder auch anders hätte intervenieren können. Die Sitzung hätte einen ganz anderen Verlauf nehmen können und eine unterschiedliche Darstellung oder Auswahl der zugrundeliegende Konflikte zu Tage gebracht. Das einzige Kriterium, das den Therapeuten in seinem Wirken bestätigt, ist, dass der Kommunikationsfluss offen weitergeht. Der Therapeut muss spontan handeln und lässt sich von den »spontanen Gesten« des Kindes leiten. In dieser Situation ist die Haltung der Improvisation, wie sie am Anfang des Aufsatzes dargelegt wurde, inspirierend und hilfreich: auf den Puls einsteigen und mitspielen, nachträglich reflektieren, um mit Erfahrung eine bessere, improvisierende Therapeutin zu werden. Frances Thomson-Salo und Campbell Paul haben in der Tradition Winnicotts dafür den schönen Ausdruck »free to be playful« erfunden – sich frei fühlen und spielen (Thomson-Salo et al., 1999).

Frühe Eltern-Kind-Beziehung und ihre Störungen

Entwicklungs- und beziehungsorientierte Behandlungstechnik in der Eltern-Säugling/ Kleinkind-Psychotherapie

Das menschliche Baby kommt mit einer grundsätzlichen Bereitschaft zur sozialen Kommunikation auf die Welt. Wegen seiner im Vergleich zu anderen Säugetieren unreifen Ausstattung ist es auf soziale Partner angewiesen – einerseits für Schutz vor ungünstigen Umwelteinflüssen und für die Befriedigung basaler biologischer Bedürfnisse, andererseits für die Entfaltung seines psychischen Potenzials in Hinblick auf seine spätere aktive Teilnahme am gesellschaftlichen Leben. Für die dabei involvierten Austauschprozesse ist die Entwicklung einer vertrauten, zuverlässigen Beziehung mit einigen Erwachsenen, die sich ihm gegenüber verpflichten (meistens sind es die Eltern und wenige weitere Hauptbezugspersonen), zentral. Diese frühe Erkenntnis hat seit den Arbeiten von John Bowlby und anderen in den 1950er Jahren zur Definition und Erforschung von Bindung und Bindungsbeziehungen sowie zur Beschreibung verschiedener günstiger und weniger günstigen Bindungsmodalitäten geführt (Bowlby, 1969; Ainsworth et al., 1978; Main & Salomon, 1986). Sich mit den gleichen Bezugspersonen wiederholende Interaktionserfahrungen erleichtern dem Kind das Erkennen bestimmter Beziehungssituationen und geben ihm ein Gefühl der Sicherheit, die es dazu befähigen, neue Interaktionsweisen und Objekte zu explorieren. Bindungsbeziehungen sind personalisiert; darin schlägt sich auf unverwechselbare Art die Aushandlung zwischen den früh ausgeprägten Eigenheiten eines Kindes und dem intuitiven Anpassungsverhalten seiner Eltern ihm gegenüber nieder. Für die kindliche Entwicklung ist dabei der Aspekt der interaktiven Regulation von großer Bedeutung, der Art und Weise wie Eltern ihrem Kind bei der Festigung und Weiterentwicklung seiner Selbstregulationsfähigkeit beistehen.

Die entwicklungsfördernde Wirkung der interaktiven Regulation im Kontext der frühen Eltern-Kind-Beziehung hängt von vielen Faktoren ab und kann somit aufgrund verschiedener Schwierigkeiten nicht befriedigend zum Tragen kommen oder versagen. Folge davon sind Dekompensierungen, die an psychischen und/oder somatischen Symptomen beim Kind oder bei den Eltern und/ oder auch an der Dysfunktion der Eltern-Kind-Beziehung selbst erkennbar sind. Wenn in solchen Situationen Psychotherapeuten angerufen werden, ist ihr erstes Behandlungsinstrument ebenfalls die Beziehung. Der Spielraum der Therapie wird von der anzustrebenden therapeutischen Allianz mit den Eltern definiert. Im Therapieverlauf wird der Therapeut in seinem Fühlen, Denken und Handeln Teilnehmer der stattfindenden transaktionalen Prozesse. Ziel seiner Interventionen ist, bei Kind und Eltern das Vertrauen in der Tragfähigkeit und Kreativität ihrer gegenseitigen Beziehung wiederherzustellen.

In den folgenden Ausführungen werden zuerst Kenntnisse zu den Selbstregulierungsprozessen des Säuglings und zu den Pflege- und Betreuungsleistungen der Eltern vorgestellt, die im Kontext ihrer Interaktionen seine neurobiologische und sozioemotionale Regulation unterstützen. Dann wird die typische Beziehungsdynamik mit ihrer positiven und negativen Gegenseitigkeit erörtert, letztere ein Grundmechanismus, der zur Entstehung von Beziehungsstörungen führt. Die diesbezügliche, nach DC:0-5 neue Diagnostik unterscheidet sich deutlich von der bisherigen Klassifikation und bemüht sich um operationalisierbare Definitionen, die hoffentlich die bisher spärliche Forschung anregen. Für den deutschen Sprachraum herausfordernd ist der Verzicht auf Regulationsstörung als diagnostischer Begriff: Sie wird in mehreren anderen, enger definierten Kategorien untergebracht. Abschließend werden einige Grundlagen der entwicklungs- und beziehungsorientierten Behandlungstechnik der Eltern-Säugling/Kleinkind-Therapie erörtert und mit Fallbeispielen illustriert.

Das Behandlungssetting der Eltern-Kind-Therapie ist typisch für das erste und das frühe zweite Lebensjahr und ist dann auch die erste Wahl. Nach dem 18. Monat, mit der zunehmenden Autonomie des Kindes und dem Auftreten der Sprache, können einerseits therapeutische Interventionen und Behandlungssetting auf die deutlichere psychische Strukturierung des Kindes Bezug nehmen und erweitert bzw. nach Bedarf variiert werden. Andererseits nehmen ab diesem Zeitpunkt die Labilität psychischer Zustände und die Flexibilität psychischer Prozesse, die zuvor manchmal wundersame Heilungen möglich machten, sowohl beim Kind als auch bei den Eltern deutlich ab. Die zusätzlichen therapeutischen Schwerpunkte bei den älteren Kleinkindern werden in einem separaten Kapitel behandelt.[15]

Neurologische Entwicklung des Säuglings und seine Selbstregulation

Seit den bahnbrechenden Untersuchungen der experimentellen Säuglingsforschung ab der Mitte des letzten Jahrhunderts hat sich in Fachkreisen interdisziplinär das Bild eines kompetenten Säuglings etabliert (Dornes, 1993; Stone et al., 1973). Er kann ab Geburt visuelle und auditive Wahrnehmungen bereits differenziert verarbeiten, und so z. B. bald den Blick auf die Gesichts-

15 Siehe Kapitel »Spiel und Kreativität«.

züge seiner Bezugsperson fokussieren oder die Stimme der Mutter erkennen. Auch die anderen Wahrnehmungsmodalitäten sind früh funktionsfähig: Der Säugling erkennt den Geruch der Muttermilch, zeigt Geschmackspräferenzen, reagiert differenziert auf Berührungen. Die ab Geburt unterscheidbaren Verhaltenszustände (»behavioral states«) – vom Zustand des tiefen Schlafes über das Schläfrig-am-aufwachen-Sein, über wache Aufmerksamkeit bis hin zum erregten Schreien – bezeugen, dass der Neugeborene nicht einfach seiner Umwelt ausgesetzt ist, sondern bereits über eine innere Struktur verfügt. Seine biologische Ausstattung befähigt ihn, Kontakt mit einem sozialen Partner aufzunehmen und ansatzweise die Interaktion mitzugestalten. So kann er mit seinem kommunikativen Verhalten die Zuwendung hervorrufen, auf die er angewiesen ist, oder aber sich bei Überforderung vom Anderen abwenden.

Die frühe Entwicklung des Neugeborenen ist maßgeblich von der Entwicklung des Gehirns und des Nervensystems geprägt, die in der Fötalzeit einsetzt, bis im zweiten Lebensjahr eine rasche Entfaltung erfährt und erst in der Adoleszenz eine relativ endgültige Ausgestaltung erreicht. Die schnelle Zunahme der Gehirnmasse ist am zunehmenden Kopfumfang erkennbar. Strukturell ist sie auf die Zunahme von Nervenzellen und Synapsen, die Nervenzellen und neuronale Zentren miteinander verbinden, und auf die Myelinisierung um die Axone, die die neuronale Leitungsgeschwindigkeit steigern, zurückzuführen. Primitive Reflexe, die bei der Geburt auslösbar sind (Saugreflex, Greifreflex, Stützreaktion u. a.) und das Überleben sichern, verschwinden allmählich, wenn kortikal gesteuerte kontrollierte Motorik möglich wird (Roth & Strüber, 2014, S. 153–159). Die beschriebene Entwicklung ist genetisch festgelegt, Umweltfaktoren beeinflussen aber z. B. die Ausprägung bestimmter synaptischer Verbindungen oder die Dicke der Myelinisierung (Als et al., 2004). Dies unterstreicht die Bedeutung des sozialen und emotionalen Austausches mit dem Säugling von Anfang an.

In den ersten drei Lebensmonaten ist der Säugling vorwiegend damit beschäftigt, physiologische Funktionen und Verhalten den extrauterinen Bedingungen anzupassen. Eine gewisse Kompetenz in der Selbstregulation ist Voraussetzung dafür, dass das Baby eine genügende Spanne der Aufmerksamkeit aufrechterhalten kann, um sich dadurch in einen bedeutenden Austausch mit der Bezugsperson einzulassen. Die anstehenden Anpassungsaufgaben befolgen eine vorgegebene, scheinbar hierarchische Sequenz, d. h. die Regulierung eines Bereiches muss gelingen, bevor der nächste Bereich angegangen werden kann.

1. Zunächst muss das Baby sein autonomes System organisieren, sodass die Atmung regelmäßig wird, die Temperatur konstant gehalten wird und die unwillkürlichen Schreckbewegungen (»startles«) reduziert werden.

2. Dann wird es dazu übergehen, sein motorisches System zu regulieren. Die Bewegungen werden kontrollierter, Nebenbewegungen unterdrückt und der Muskeltonus auf die kommenden motorischen Leistungen – beginnend vom Nacken bis hin zu den Füßen – eingestellt.
3. Sodann organisiert das Baby seine Verhaltenszustände so, dass es zu einem voraussehbaren Schlafrhythmus mit längerem Nachtschlaf kommt. Zudem muss es mit dem Stress, der mit dem interaktionellen Austausch verbunden ist, umgehen können, sei es mit Selbstberuhigungsstrategien oder indem es dem Betreuer sein Unbehagen und Hilfebedürfnis signalisiert.
4. Nun kann sich das Baby auf das soziale Verhalten konzentrieren, d.h. vor allem eine längere Aufmerksamkeitspanne aufrechtzuerhalten und die Fähigkeit, eine Interaktion zu initiieren bzw. zu beenden, weiterzuentwickeln (Prechtl & Beintema, 1977; Nugent et al., 2007).

Bereits diese basale Organisierung der Selbstregulation wird mit Hilfe zugewandter Bezugspersonen realisiert. Im ersten Monat sind kurze Aufmerksamkeitsphasen in face-to-face-Interaktionen möglich; im zweiten Monat sind beim Kind bereits verschiedene emotionale Gesichtsausdrücke wie Interesse, Konzentration, Vergnügen erkennbar; im dritten Monat kann das Kind in einem längerdauernden spielerischen Austausch lächeln und gurren und tritt damit in die Phase des intensiven emotionalen Austauschs ein. Mit der beginnenden Bindungsbeziehung geht die ihr inhärente interaktiven Regulation einher.

Die ersten Monate nach der Geburt sind für die unerfahrenen Eltern häufig eine Zeit des Sich-Vorantastens und Suchens, wie sie die Bedürfnisse ihres Babys erkennen und zu seinem Wohlbehangen beitragen können. Durch die Vorgänge der Elternschaftsentwicklung sind sie auf die bevorstehende Pflege- und Betreuungsaufgabe vorbereitet, sie sind aufopferungsbereit und sensibilisiert und sie handeln z.T. geleitet von biologisch angelegten intuitiven elterlichen Kompetenzen (Papoušek & Papoušek, 1987). Günstig ist es, wenn sie (bewusst und unbewusst) auf gute eigene Erfahrungen der frühen Kindheit zurückgreifen können. Belastende Vorerfahrungen können sich hingegen störend auswirken (Fraiberg, 1980). Unmittelbar nach der Geburt kann auch die Enttäuschung an unausgesprochenen spezifischen Erwartungen der Eltern am zukünftigen Kind bei der Konfrontation mit dem »realen« Baby die Anpassung erschweren (Soulé, 1982). Häufig suchen junge Eltern Rat, früher bei den eigenen Eltern, heute auch öfter bei Fachpersonen. Für letztere, und auch für Psychotherapeuten, die zur Behandlung früher Krisen zugezogen werden, sind die Kenntnisse betreffend die Entwicklung der frühen Selbstregulation notwendig, um die stattfindenden Prozesse zu unterstützen. Die gemeinsame Beobachtung des kindlichen Verhaltens und dessen Kommentierung helfen den Eltern, es zu bewerten und angstfrei darauf einzugehen; damit werden die kindliche Entwicklung und zugleich die Eltern-Kind-Beziehung gestärkt.

Nicht alle Neugeborene kommen gleich gut organisiert auf die Welt. Es lassen sich deutliche Unterschiede bezüglich der Reaktivität und Selbstregulation beobachten, die das kindliche Temperament ausmachen. Die dazugehörigen Eigenschaften bleiben über die Zeit erhalten und werden von emotionalen Erfahrungen wenig tangiert. Die Temperamentforscher unterscheiden drei Gruppen von Kindern: Die einfachen Kinder (40 %) weisen regelmäßiges Verhalten, eine hohe Anpassungsfähigkeit an Neuem und häufig positive Stimmungen auf. Die schwierigen Kinder (10 %) zeigen Unregelmäßigkeiten in den biologischen Funktionen, passen sich langsam an Neuem an, ziehen sich schnell zurück und haben häufig negative Stimmungen. Die langsam auftauenden Kinder (15 %) haben Mühe im Umgang mit Neuem und bezüglich der Stimmung, jedoch auf weniger ausgeprägte Weise als die schwierigen. Viele Kinder passen in keine dieser Kategorien (Roth & Strüber, 2014, S. 177–181). Diese Unterschiede sind bei der Bewertung der elterlichen Klagen und Überforderungserscheinungen und bei der Prognose zu berücksichtigen, um die richtige Form der Unterstützung anbieten zu können. Von Eltern »temperamentvoller« Babys, wie auch von Eltern frühgeborener oder somatisch kranker Kinder, wird sehr viel Anpassung und Geduld verlangt; selbstsichere und tragfähige Eltern können dies leichter leisten als belastete Eltern.

Interaktive Regulation – emotionale Entwicklung, Entwicklung der psychischen Struktur

Fähigkeit zur emotionalen Regulation als Entwicklungsziel

Mit der längerdauernden Aufmerksamkeitsspanne ab dem dritten Lebensmonat wird der Austausch zwischen Säugling und Eltern intensiver und persönlicher. Dazu setzt das Baby nach wie vor all seine Sinne und Ausdrucksweisen ein: Gehör und Stimme, Blicke, taktil-kinästhetische Wahrnehmung und Gesten, Geruchsinn. Von zentraler Bedeutung wird die *Entwicklung der Emotionen*, die in diesem Alter eine interpersonale kommunikative Funktion haben und die Bezugspersonen zu angemessenen, regulierenden Handlungen anleiten sollen. Der Säugling drückt sie mit spezifischen Konfigurationen von Mimik, Gestik, Blickverhalten, stimmlichem Klang aus, womit der face-to-face-Dialog zunehmend wichtig wird. Am Anfang kennt er nur Unbehagen, Wohlbehagen und Interesse; daraus differenzieren sich aus den Erfahrungen mit der gegenständlichen und menschlichen Umwelt Ekel, Überraschung, Neugier (im ersten Monat), Freude (spätestens im zweiten Monat), Traurigkeit, Ärger (mit drei bis vier Monaten) und Furcht (mit sechs bis acht Monaten). Diese Emotionen schlagen sich in inneren neuronalen Mustern nieder, die einerseits den mimischen Gesichtsausdruck und andererseits die entsprechende interpersonale Erfahrungssequenz abbilden. Dieser Teil der emotionalen Entwicklung steht also in engem Zusammenhang mit der Art und Weise, wie die Bezugspersonen – insbesondere die vertrauteste Bindungsperson – die kindlichen Affekte aufnehmen und spiegeln. Nicht nur die neurologische Reifung, sondern vielmehr die soziale Erfahrung in Verbindung mit den sich entfaltenden Gedächtnis- und kognitiven Fähigkeiten treibt nun die Entwicklung voran. Weitere wichtige Emotionen, wie Stolz, Scham, Schuldgefühl, Verlegenheit, Neid, Verachtung, treten später auf. Die Fähigkeit zur Empathie, nämlich der Erfahrung an der Gefühlslage oder Absicht eines Anderen teilzuhaben und sie dadurch zu verstehen, kann erst entstehen, wenn das Kind sich selbst klar erkennen kann (gemäß Spiegelbildreaktion etwa ab Ende des zweiten Lebensjahres) und es auch Emotionen verstehen kann. Neben Erfahrungen mit den Eltern sind dann auch solche mit dem weiteren sozialen Umfeld prägend (Denham, 1998).

Neben der Differenzierung des Erlebens und des Ausdrückens von Emotionen ist der zweite wesentliche Aspekt dieser Entwicklung das *Emotionsverständnis*. Gemäß der Säuglingsforschung zeigen Babys schon früh ihre Fähigkeit, Gesichtsausdrücke des Gegenübers sowohl bezüglich der Qualität als auch der Intensität zu unterscheiden. Ebenfalls früh lässt sich beobachten, dass sie eine bestimmte Reaktion von ihrem Interaktionspartner erwarten bzw. durch unerwartete Reaktionen verstört werden. Im Guck-guck-Spiel wird ihre Erwartung an eine freudvolle Interaktion deutlich. Mit dem »social referencing« um den neunten bis zehnten Monat wenden sie den Blick auf ihre Bezugsperson, um an ihrem Gesichtsausdruck eine zustimmende Erlaubnis für ihr Tun oder aber ein ängstlich getöntes Verbot abzulesen. Im Laufe des zweiten Lebensjahrs nimmt die Benennung von Gefühlen und von deren Bezug zu Situationen seitens der Eltern zu, bis hin zur Verbalisierung emotionaler Erfahrungen. Mit der Zeit internalisiert das Kind solche Begriffe und Zusammenhänge, und erst dann beginnt es, selbstständig seine eigenen Gefühle als Signale zu erkennen, ihre Bedeutung zu verstehen und sie als Ausgangspunkt für die Bewältigung der eingetretenen Situation zu nutzen. Die Entwicklung des Verständnisses von Emotionen bei sich und anderen sowie der Fähigkeit zur emotionalen Regulation wird das zentrale Thema des Vorschulalters sein und wird bis nach der Adoleszenz weitergehen (Denham, 1998).

Die Anfänge der emotionalen Kompetenz des Babys sind in seiner Art, sich einer überfordernden Interaktion zu entziehen, zu suchen: Es kann den Blick vermeiden, den Kopf abwenden, Abwehrbewegungen machen. In leichten Stresssituationen können körperliche Belastungszeichen auftreten, die sich nach einer gewissen Zeit legen. Das Baby kann Selbsttröstungsstrategien entwickeln, wie z.B. an seiner Hand nuckeln. Bei größerem Stress ruft es mit Zeichen des Unwohlseins die Zuwendung durch die betreuende Person hervor.

Nach einigen Monaten erhalten die engeren Bezugspersonen eine besondere Bedeutung; bei Stress sucht nun das Kind gezielt und mit reicheren Ausdrucksmitteln die Nähe und Hilfe dieser Bindungspersonen. Mit der Zeit kann es Vorstellungen von Auseinandersetzungen mit stressauslösenden Situationen, die es mit deren Hilfe gemeistert hat, internalisieren und damit seine Fähigkeit zur Selbstregulation erweitern. Die als individuelle Fähigkeit aufgefasste emotionale Regulation wird als komplexer, in der Verarbeitung von inneren und äußeren Einflüssen stattfindender Prozess definiert, bei dem emotionale Reaktionen registriert, bewertet und in Hinblick auf das Erreichen eines Zieles angepasst werden. Sie bildet den Kern der sozialen Kompetenz.

Entwicklung der psychischen Struktur

Interaktive Regulation kann aus der Sicht der Emotionsforschung als Prozess der Sozialisierung von emotionaler Ausdrucksfähigkeit und Emotionsverständnis beschrieben werden. Die psychoanalytische Entwicklungspsychologie, die in den letzten Jahrzehnten unter Einbezug der Ergebnisse der Säuglingsforschung ausgearbeitet wurde, besagt, dass sich beim Kind derweil im frühen Beziehungsaustausch wichtige Schritte der psychischen Strukturierung vollziehen. Unter psychischer Struktur versteht man in der psychologischen Literatur[16] das ganzheitliche Gefüge psychischer Dispositionen, eine Art Selbstorganisation, die das Verhalten und Erleben des Individuums formt und einen zeitüberdauernden Stil begründet (OPD-KJ, 2003, S. 17–19). Ihre Grundlage ist neurobiologisch vorgespurt und ist sehr früh mit den Temperamenteigenschaften fassbar. Ihre Weiterentwicklung unterliegt fortwährend Umwelteinflüssen und wird als dynamischer Prozess beschrieben. Dieser verläuft nicht linear, sondern kennt sowohl Momente umfassender Integration als auch Rückschläge und Neuausrichtungen. Er lässt sich zunehmend als Persönlichkeitsentwicklung auffassen, die bis zur Adoleszenz relativ stabile – neben noch unstabilen, anpassungsfähigen Aspekte beinhaltet. Wichtige Komponenten der psychischen Struktur, die sich in den ersten Lebensjahren ausbilden, sind: Selbstgefühl, Selbst-Objekt-Differenzierung, kommunikative Fähigkeiten, Affekt- und Impulskontrolle, Konfliktbewältigung und Abwehrstrategien (ebd., S. 123ff.). Beim Säugling ist das Gefühl eines Kernselbst ab dem Alter von zwei bis drei Monaten vorhanden, wie Daniel Stern aufgrund seiner umfangreichen Beobachtungen ableiten konnte. Phänomene der geteilten Aufmerksamkeit im letzten Drittel des ersten Lebensjahres, wie z. B. die Zeigegeste, signalisieren, dass das Kind sich selbst vom Anderen unterscheiden kann, dass es sich als Subjekt (subjektives Selbst) und den Anderen als Objekt erlebt

16 In der psychoanalytischen Literatur wurde und wird der Strukturbegriff in verschiedenen anderen Auffassungen verwendet.

(Stern, 1985). Dieser Leistung liegt der Aufbau von Erfahrungsschemata zugrunde, mit denen das Kind sich und die Außenwelt erfassen kann; Stern nennt sie RIGs (»representations of interactions that have been generalized«) diese frühen Interaktionsrepräsentationen, die auf einen Handlungsvollzug gründen, prozedural gespeichert werden und durch weitere ähnliche Interaktionen modifiziert und bereichert werden (ebd.; auch in: du Bois & Resch, 2005, S. 74–75). Wie die Interaktionsforschung gezeigt hat, verlaufen viele Interaktionen unglücklich; die Wiedergutmachung in folgenden Interaktionen ist ein wichtiger Bestandteil einer positiven Entwicklung. Dies bedeutet, dass schon früh das Kind Frustrationen, Ängste und Konflikte erlebt. Je nach Entwicklungsstand stehen ihm primitive und reifere Mechanismen der psychischen Abwehr zur Verfügung. Im ersten Lebensjahr sind es eher nur »Abwehrreaktionen«, wie Flucht, Erstarren, Aggression (Fraiberg, 1982), später können Kinder ihr Omnipotenzgefühl mit Projektionen, Leugnung und Spaltung sowie anderen nach außen gerichteten Abwehrmanövern aufrechterhalten. Damit eine realitätsbezogene Konfliktlösung gelingt, sind sie auf den Austausch mit ihren Betreuern angewiesen, die mit ihnen um Verständnis der Situation und um eine gewisse Anpassung ihrer Verhaltensweisen ringen. Bindungs- und Trennungserfahrungen lassen die ersten wichtigen Auseinandersetzungen zwischen Versorgungswunsch und Autarkie, zwischen Kontrolle und Unterwerfung hervortreten; im zweiten Jahr stehen Autonomie- und Selbstwertkonflikte im Vordergrund, dann zunehmend auch Neid- und Loyalitätskonflikte. Die psychische Struktur des Kindes wächst durch zunehmende Differenzierung und Integration repräsentativer Schemata, die mit den hinzukommenden Möglichkeiten der symbolischen und sprachlichen Erfassung eine immer schärfere Trennung von Phantasie und Wirklichkeit ermöglichen (du Bois & Resch, 2005, S. 109). Eine Sichtweise, die auch die intrapsychischen Vorgänge ins Blickfeld nimmt sowie die Beachtung der gemäß kindlicher Entwicklung jeweils möglichen Organisationsstufe, gibt dem Therapeuten die Möglichkeit, sich während des therapeutischen Dialogs Gedanken darüber zu machen, was das Kind bewegt, wie es mit den beunruhigenden Situationen zurechtkommt und wie es in seiner Erfahrung begleitet und unterstützt werden kann.

Rolle der Eltern in den ersten Lebensjahren des Kindes

Grundsätzlich besteht zwischen Erwachsenem und Kind eine *asymmetrische Beziehung*. Der Erwachsene verfügt über eine komplexe Innenwelt, die ihn zu kreativen Leistungen und zur Bewältigung von neuen Herausforderungen befähigt; er verfügt über Erinnerungen, die das Gefühl seiner Kontinuität sichern, und über mannigfaltige soziale Erfahrungen. Das Kind bringt die Bereitschaft zum sozialen Austausch mit und beginnt erst, seine innere Welt mit den notwendigen Antworten des Erwachsenen aufzubauen. Es ist anfänglich in großem Maße von seinen engsten Bezugspersonen abhängig und wächst allmählich zu einer relativen Autonomie heran. Der Beitrag der Eltern in dieser Zeit ist hochspezifisch den frühen Kommunikationsmöglichkeiten des Kindes angepasst und verändert sich dementsprechend.

Sie schreiben dem Baby Emotionen aufgrund ihrer Gesichtsausdrücke zu. Sie fühlen sich in seine emotionale Erfahrung ein und geben ihr einen Sinn. Sie identifizieren sich mit ihm und handeln so, dass sie gemeinsam zu einem Ziel kommen. In den ersten Wochen steht das Erzielen von Wohlbefinden im Vordergrund. Mutter oder Vater stellen fest, ob das Baby Hunger hat, nasse Windeln hat, von grelles Licht oder Lärm gestört ist, und tun das Nötige, um es zu befriedigen. Sie vermuten, dass das Baby erschrocken ist oder Angst hat, und können es beruhigen, weil sie sich auch abgrenzen können, die Gefahr einschätzen können und selbst keine Angst haben. Mit den Konzepten von »holding« und »containing« haben klassische psychoanalytische Autoren wie Donald Winnicott und Wilfred Bion mit unterschiedlichen Betonungen die diesbezügliche komplexe Leistung der Eltern beschrieben (Bion, 1962; Winnicott, 1960/1965). Eltern beleben die vom Kind angestrebten Interaktionen, indem sie die damit verbundene Aufregung mit Stimme und Gesten betonen und ihr eine Form geben. Sie gestalten mit ihm »contours of excitation«, die Vitalitätsaffekte zum Ausdruck bringen – nach Daniel Stern dynamische Hüllen, die sich noch vor der Differenzierung der Emotionen ausbilden und ihnen dann Kraft und Lebendigkeit verleihen (Stern, 2010). Beim etwas älteren Säugling – etwa ab dem neunten Monat – stimmen sich die Eltern in gefühlsvollen synchronen Interaktionen ein: nicht nur um am kindlichen Erleben teilzuhaben, sondern auch um es zu lenken. Auch der Begriff der emotionalen Einstimmung (»attunement«) wurde von Stern eingeführt: Er beschreibt, wie Eltern auf eine dynamische Äußerung ihres Kindes aufsteigen, diese meist in einer anderen Modalität begleitend fortsetzen (z. B. unterstreichen sie eine Bewegung des Kindes mit der Stimme), dabei aber auch auswählen, welche Handlungen sie unterstützen und welche sie eher missbilligen oder ignorieren wollen (Stern, 1985). In der weiterführenden Theorie von Peter Fonagy und Mitarbeitern erhält die schon früher einsetzende nicht-perfekte Spiegelung eines Affektes – die sogenannte »markierte Affektspiegelung« – durch die Mutter die wichtige Funktion, dem Kind zu signalisieren, dass sie etwas darstellt, das seinem Gefühl ähnelt, und dass das doch nicht das Gleiche ist. Dies stellt einen wesentlichen Beitrag an die Entwicklung von Repräsentanzen dar (Fonagy et al., 2002). Als nächster Schritt merken die Eltern, dass das Kind nun mit ihnen die Aufmerksamkeit für ein gemeinsam beobachtetes Objekt teilen kann und wecken gegenseitig das Interesse dafür mit Zeigegesten (Tomasello, 1995). Im Laufe des zweiten Lebensjahres findet der Austausch immer mehr im Spiel und durch Sprache statt. Eltern unterstützen dadurch ihre Kinder beim Erweitern ihrer symbolischen Vorstellungen und ihrer Fähigkeit, Absichten und

Gedanken von Mitmenschen zu verstehen; ebenso wie sie mit ihren autonomen Strebungen umgehen und ihnen Grenzen setzen können. Mit dem Konzept der Mentalisierung werden die Prozesse bezeichnet, die das Kind dazu führen, mit vier bis fünf Jahren sich und andere als Menschen anzuerkennen, welche durch mentale Akte Bewusstseinsinhalte hervorbringen, die ihr Verhalten steuern (»theory of mind«). Sie können damit im sozialen Austausch die Perspektive der Anderen einnehmen und über sich selbst reflektieren. Entscheidend für das Gelingen dieser Entwicklung ist, dass die Eltern selbst über diese Fähigkeit verfügen, die als »reflexive Funktion« bezeichnet wird (Fonagy et al., 2002).

Dynamik der frühen Interaktion und Beziehung – positive und negative Gegenseitigkeit

Kommunikationsorientierte Interaktionsforscher haben, gestützt auf eingehenden videographischen Analysen, die Phänomenologie des frühen Mutter-Kind-Dialogs ausführlich beschrieben. Zentral ist dabei der Begriff der Gegenseitigkeit, der die ständigen, in schneller Folge auftretenden, auf die Bezugsperson bezogenen Aktionen und Reaktionen erfasst, die der gemeinsam angestrebten Regulation dienen (Papoušek, 2004). Ein Kreis der *positiven Gegenseitigkeit* ergibt sich, wenn das Baby Unmut bekundet und die Mutter aus ihrer intimen Kenntnis des Kindes heraus z. B. versteht, dass es nach Kontakt sucht. Sie wendet sich ihm zu; das Baby beginnt sich zu beruhigen; die Mutter fühlt sich auf dem guten Weg, gewinnt Vertrauen in ihre Kompetenz und macht ihren Dialog interessanter und verführerischer. Das Baby ist nun gebannt und antwortet mit einem Lächeln; die Mutter freut sich. Das Baby ist am Ende seiner Aufmerksamkeitsspanne und zieht sich zurück, die Mutter folgt ihm. Spiralen der *negativen Gegenseitigkeit* werden als Teufelskreis bezeichnet. Das Kind weint, die unsichere Mutter wird ängstlich, weiß nicht, was ihm fehlt, reagiert hastig und gibt ihm die Brust; das Kind wird etwas unruhiger, schafft es nicht, die Brustwarze in den Mund zu nehmen; die Mutter wird noch unsicherer, kriegt Herzklopfen, handelt ungeschickt; das Kind fühlt sich zunehmend verloren und schreit verzweifelt. Am Schluss sind Mutter und Kind im Stresszustand, jeder für sich; sie warten auf die Erschöpfung der Stressreaktion oder suchen Hilfe bei Dritten; im schlimmeren Fall verliert die Mutter die Selbstkontrolle.

Um die Ursachen solcher Teufelskreise aufzuspüren, soll nicht nur die beobachtbare Interaktion, sondern die Beziehung(en) in ihrer Komplexität, mit Einschluss der Persönlichkeit und der Psychodynamik der involvierten Beziehungspartner, herangezogen werden.[17] Auf Seiten der Eltern können eine

17 Der Ausdruck Interaktion bezieht sich vornehmlich auf den beobachtbaren kommunikativen Austausch zwischen Säugling und Betreuungsperson; Beziehung bezeich-

durch Ängste oder Depression getrübte Stimmung, psychische Konflikte sowie Konflikte mit dem sozialen Umfeld, rigide Persönlichkeitszüge, Beeinträchtigungen durch somatische Krankheiten u. a. m. ihre Fähigkeit, sensitiv auf das Kind einzugehen, einschränken. Belastete Eltern haben häufig negative oder verzerrte Vorstellungen über ihr Kind oder über ihre Beziehung mit ihm; sie sind unter Umständen nicht in der Lage, darüber nachzudenken, was im Kind emotional vorgeht und wie sie gemeinsam mit den gefühlsauslösenden Situationen umgehen könnten. Elterliche Repräsentanzen und reflexive Fähigkeit, mit ihren Wurzeln in der jeweiligen Vorgeschichte, sind wichtige Aspekte in problematischen Eltern-Kind-Beziehungen, die der Therapeut im psychotherapeutischen Gespräch erfassen und beeinflussen kann. Auf Seiten des Kindes können ein schwieriges Temperament, sensorische Verarbeitungsstörungen, Frühgeburtlichkeit, körperliche Beeinträchtigungen oder Krankheiten u. a. m. die Beziehung zu den Eltern zum Entgleisen bringen. Vor allem wenn diskrete Symptome, die sich nicht klar zuordnen lassen, bei Eltern zu Selbstzweifeln und Inkompetenzgefühlen führen, ist die diagnostische Einschätzung durch den Therapeuten entscheidend.

Der Grundsatz der Gegenseitigkeit gilt auch für das Zusammenspiel zwischen der realen Wahrnehmungs- und Handlungsebene und der intrapsychischen Welt. Teufelskreise ergeben bei regelmäßigen Wiederholungen bei Kind und Eltern Repräsentanzen von Interaktionen, die in ähnlichen Ausgangslagen reaktiviert und verstärkt werden. Unter dem Begriff der *transgenerationalen Transmission* wurden Aspekte der psychischen Verfassung von Kindern untersucht, die eine enge Korrespondenz zu derjenigen ihrer Eltern haben. So wurde z. B. nachgewiesen, dass Bindungsmuster weitergegeben werden: Aus den mittels dem AAI (Adult Attachment Interview) erfassten Bindungsrepräsentationen[18] von Müttern ließ sich zuverlässig die zukünftige Bindungsqualität ihrer Kinder voraussagen (Fonagy et al., 1991). Spätere Arbeiten zeigten aber, dass letztere nicht als definitive Prägung aufzufassen ist, sondern als Pfad, sodass je nach Lebensumständen Veränderungen möglich sind. Besonders breit diskutiert wird die Weitergabe traumatischer Erfahrungen.[19] Die Pioniere der Eltern-Säugling-Psychotherapie konnten aufzeigen, wie vergangene unverarbeitete belastende Erfahrungen in der Zeit nach der Geburt eines eigenen Kindes bei Eltern wieder aufbrechen können und sich auf spezifische Weise in Verzerrungen der Eltern-Kind-Interaktion manifestieren können. Es handelt

---

net ihren intersubjektiven Austausch unter Einbezug seiner latenten und unbewussten Komponenten.

18 Repräsentation bezeichnet in der klassischen Psychologie eine Vorstellung, die dem konkreten Inhalt eines Gedankens entspricht. Als Repräsentanz wird in der Psychoanalyse eine affektbesetzte Vorstellung bezeichnet, die Erinnerungsspuren der Wahrnehmung von Selbs und Objekt sowie damit verbundene Fantasien enthält.

19 Siehe auch Kapitel zu den komplexen Traumafolgestörungen.

sich dabei um die »Gespenster in der Kinderstube«, die eine Wiederinszenierung jener besonderen Konfliktsituationen bewirken (Fraiberg et al., 1975). In dieser wichtigen Arbeit schilderten die Autorinnen die Behandlung der 5½-monatigen Jane und ihrer Mutter, die von den Sozialdiensten als ablehnend (»a rejecting mother«) beschrieben wurde und sich selbst mit dem Gedanke befasste, das retardiert wirkende Kind zur Adoption freizugeben. Der Wendepunkt in der Therapie ereignete sich in einer Szene, in der Jane bei der Entwicklungsuntersuchung plötzlich begann heiser und unheimlich zu weinen. Ihre Mutter gab nach einem flüchtigen Versuch das Trösten auf, wirkte zusehends abwesend und mit sich selbst beschäftigt. Die Therapeutinnen ließen sich von der Frage leiten, warum die Mutter das Weinen ihres Babys nicht höre und stießen auf ihre Erinnerungen, wie sie als Kind von den Eltern in Stich gelassen und vernachlässigt worden war. Die Behandlung setzte fortan auf den Aufbau einer therapeutischen Beziehung mit der Mutter, die ihr den früher vermissten emotionalen Halt gab und bei ihr das Vertrauen weckte, ihrem Baby etwas geben zu können. Vier Monate später war Jane ein gesundes Baby, das mit seiner stolzen Mutter freudig interagierte. Die in der frühen Eltern-Kind-Interaktion erfassbaren und gut behandelbaren »Gespenster« stellen jedoch nicht den einzigen Weg der Transmission dar. Unausgesprochene Erwartungen oder für das Kind herausfordernde rätselhafte, geheimnisträchtige Situationen in Zusammenhang mit der Familiengeschichte können sich ebenfalls negativ auswirken und auch später Symptome verursachen. Transgenerationale Weitergabe kann zudem auf unbewussten Wegen auch über mehrere Generationen stattfinden, wie die therapeutische Arbeit mit Kindern von Holocaustüberlebenden ab den 1960er Jahren aufgedeckt hat.

Frühe Eltern-Kind-Beziehungsstörung – Symptom oder klinische Entität? Die neue diagnostische Einteilung im DC:0-5

Jede Krankheit und Auffälligkeit des Verhaltens und der psychischen Entwicklung des Säuglings/Kleinkindes kann häufig von Auffälligkeiten bis hin zu Störungen der Eltern-Kind-Beziehung begleitet sein. Die Beziehungsstörung – in den Klassifikationsmanualen DC:0-3 und 0-3/R in der Achse II klassifiziert, im deutschen Sprachraum auch als Regulationsstörung bezeichnet – in das Zentrum der Diagnostik der frühen Kindheit zu stellen, hat sich aus der Sicht der internationalen Forschung nicht bewährt. Die Schwierigkeit, diese interpersonale Störung zu operationalisieren und sie in einem auf Individualdiagnostik ausgerichteten fachlichen Umfeld zu positionieren, hat sich darin manifestiert, dass in den letzten Dekaden kaum Forschung unter diesem Titel stattgefunden hat. So begründet die interdisziplinäre Herausgebergruppe des neuen Manuals DC:0-5 ihre neue Ausrichtung (Zeanah & Lieberman, 2016). Die Eltern-Kind-Beziehungsstörung ist trotz mangelnder Berücksichtigung in der Forschung relevant und wird deshalb als klinische Entität in die Achse I genommen, allerdings in einer enger definierten Form: als *»beziehungsspezifische Störung der frühen Kindheit«* (ZTT, 2016, S. 134ff.).[20] Wesentlich ist die neue Bedingung, dass sich die Symptomatik der Beziehungsstörung spezifisch nur in Bezug auf eine der Betreuungspersonen zeigt. Wesentlich ist auch die allgemein für Störungsdiagnosen verlangte Bedingung der Beeinträchtigung der Befindlichkeit des Kindes, seiner Entwicklung oder Lernfähigkeit und/oder der negativen Einwirkung im Leben der Familie. Hingegen wird offen gelassen, mit welcher Art von Symptomatik sich das Unbehagen des Kindes manifestiert. Das können Essverweigerung, Schlafstörungen, Ängstlichkeit, Aggression, oppositionelles Verhalten oder andere unangepasste Verhaltensweisen der Bezugsperson gegenüber sein. Kinder mit extremen Formen von Bindungsstilen haben ein höheres Risiko, von dieser Beziehungsstörung betroffen zu sein.

Wenn die Störung in mehreren Beziehungen des Kindes festgestellt wird, dann könnte es an einer am Kind festzumachenden Symptomatik liegen, die einer kindlichen Störungsdiagnose zugewiesen werden kann. Das ist der Fall bei vielen Schlaf-, Schrei- und Essstörungen, die bis dahin im deutschen Sprachraum als Regulationsstörungen diagnostiziert wurden.[21] Andernfalls sollen die Zeichen gestörter Beziehungen in der neuen Achse II aufgeführt werden, in der differenziert die Beiträge der Betreuungspersonen bzw. des Kindes an die mangelnde gegenseitige Anpassung erfasst und ebenso die Qualität des weiteren Umfeldes abgebildet werden. Die Achse II beinhaltet, im Unterschied zu früheren Versionen, keine kategoriale Diagnose mehr; bei eindeutiger Belastung soll sie trotzdem die Indikation zur therapeutischen Intervention begründen.

20 »relationship specific disorder of infancy/early childhood«.

21 Im DC:0-5 wird auf Regulationsstörung als diagnostische Kategorie verzichtet. Anlass zu Missverständnissen war die Tatsache, dass im Englischen »regulation disorder« sich auf eine Störung der sensorischen Verarbeitung bezog. Die Annahme dieser Revision auch im deutschen Sprachraum würde der internationalen Verständigung und der Vergleichbarkeit von Forschungsergebnissen dienen.

Behandlungstechnik der psychoanalytisch fundierten Eltern-Säugling-Therapie

Behandlungssetting – therapeutische Haltung

Es ist nicht allen Eltern und Zuweisern bekannt, dass bei psychischen Belastungen in Familien mit Säuglingen und sehr jungen Kleinkindern eine Eltern-Kind-Therapie die Therapie der Wahl ist. Dieses Angebot muss deshalb häufig klar ausgesprochen werden, möglichst beim Erstkontakt, auch wenn die Sorge ursprünglich als Überforderung der Mutter formuliert wird. Die Einladung an die erste Sitzung wird am besten an Mutter und Vater mit Baby gerichtet und bedeutet zugleich eine erste Strukturierung des Behandlungsrahmens. Manchmal, v.a. bei Angehörigen anderer Kulturen, kann der Einbezug weiterer involvierten Familienmitglieder erwogen werden. In Situationen, in denen der Vater nicht teilnehmen kann, soll ihn die Therapeutin stets mitdenken und wenn nötig seine Funktion oder die an ihn gerichteten Erwartungen thematisieren. Priorität hat das Bestreben, eine *therapeutische Allianz mit den Eltern* aufzubauen, weil sie die Befugnis haben, den Auftrag zur Therapie zu erteilen, und sie können sie abbrechen, wenn sie sich ungerecht behandelt oder enttäuscht fühlen.

Der Kliniker wird in der Regel mit einer Symptomatik des gestörten Austausches zwischen Mutter und Säugling konfrontiert, deren Ursachen und Umstände nicht auf der Hand liegen. Behandlungstechnisch ist es wichtig, zunächst ein breites Spektrum an Hypothesen offen zu lassen und eine *neutrale Position – mit gleicher Distanz* gegenüber den Interaktionspartnern – einzunehmen. Der Laie ist dazu geneigt, im Konfliktfeld schnell Stellung zu nehmen, meist auf Seiten des »armen Kindes«: Es liegt wohl an den Eltern, wenn etwas schief geht – so hört man häufig. Die Therapeutin muss lernen, die heftigen Gefühle, die das Beobachten spannungsgeladener Interaktionen mit einem Baby auslösen, ohne vorschnelles Urteil auszuhalten. Dabei können sowohl intrusives oder plagendes Verhalten der Eltern, als auch nerventötendes Nörgeln des Kindes den Wunsch, sich mit der einen bzw. anderen Seite zu solidarisieren, wecken. In einer eindrücklichen Falldarstellung erzählt Rosine Debray, wie viel Überwindung es sie gekostet hat, sich mit einem 13-monatigen Kind abzugeben, dessen Hauptsymptom ständiges Erbrechen war, das also üblen Geruch verbreitete (Debray, 1987, S.94). Das Bild der schnell ablaufenden Kreise der Gegenseitigkeit hilft, die Vorstellung aufrechtzuerhalten, dass sowohl der Beitrag der Mutter als auch jener des Kindes als Grund der Dekompensierung denkbar sind. Ein weiteres Argument spricht sehr für die Position, gegenüber Mutter und Kind die gleiche Distanz zu halten: Eltern, die wegen Beziehungsproblemen mit dem Kind die Beratung aufsuchen, stellen sich meist selber die quälende Frage der eigenen Schuld. Diese verlangt nach einer ehrlichen Verarbeitung. Selten ist eine schnelle Entlastung möglich. Dies ist der Fall, wenn eine zuvor unerkannte Krankheit beim Kind festgestellt wird; die Erkennung von leichten Auffälligkeiten der neurologischen Entwicklung seitens der Therapeutin bedeutet eine wichtige Weichenstellung, weil sie unnötigen Selbstanklagen der Eltern Einhalt gebietet. Häufiger steht eine Versöhnung der Mutter mit den überhöhten Erwartungen an sich selbst an; eine zu schnelle Bestätigung ihrer »Schuld« mit dem vermeintlich tröstenden Satz: »Ihr Baby macht es ganz gut«, wäre in solchen Fällen u. U. unerträglich. Eine Grenze für die unparteiische Haltung der Fachpersonen bildet der Tatbestand der Kindesmisshandlung, der zu Kindesschutzmaßnahmen zugunsten des Kindes verpflichtet.

Erste Interventionen – »Ports of entry«

Die Therapeutin ist nun mit der Gruppe von Mutter und/oder Vater mit ihrem Baby oder Kleinkind konfrontiert und kann sich den ersten Beziehungssequenzen aussetzen. Wie aus der obigen Beschreibung der Beziehungsdynamik ableitbar, stehen für die erste Intervention viele Möglichkeiten zur Verfügung. Daniel Stern hat diese klinische Situation deutlich herausgearbeitet (Stern, 1995, S. 11ff.; s. auch Pedrina, 2016a, 2016b). Die Therapeutin kann mit der Mutter reden, ihre Vorstellungen hinterfragen, Bezüge zwischen der aufgeführten Interaktion und einer ungünstigen, anamnestisch begründeten Beziehungsneigung verbalisieren. Sie kann die Mutter zu einer Handlung dem Kind gegenüber ermutigen oder sie daran hindern. Sie kann selber in der Interaktion aktiv werden und z. B. ein Spiel zwischen Mutter und Kind anstoßen. Sie kann, wenn es opportun ist und nachdem sie sich der Toleranz der Eltern versichert hat, selbst mit dem Kind etwas tun und mit ihm sprechen. Auch die intensive Selbstreflexion der Therapeutin über ihre Interventionen und deren Folgen während der Behandlung wirkt sich auf den Verlauf aus. Stern nennt »port of entry« – Eintrittstor – das Element des Systems, das sich während der Sitzung der klinischen Aufmerksamkeit aufdrängt und sich am ehesten für den Einstieg der Therapeutin in das Beziehungsnetz der Behandlung eignet. Es kann sich dabei um eine Bemerkung der Mutter handeln, um die Beobachtung eines winzigen Details der Interaktion oder auch nur um ein irritierendes Gefühl, das sich bei der Therapeutin breitmacht (Stern, 1995, S. 119ff.).

Intersubjektivität

Die Anwesenheit des Babys bewirkt, dass ein Teil der Kommunikation in der therapeutischen Gruppe sich auf die averbale Ebene verlegt. Die Therapeutin wird im interpersonalen Kommunikations- und Beziehungsumfeld um das Baby involviert, sie setzt sich den vorherrschenden averbalen Anteilen der emotionalen Kommunikation aus und nimmt selbst daran teil. Momente der *Intersubjektivität in der therapeutischen Beziehungen* sind unverzichtbar, um sich das Verständnis der Problematik zu erschließen. Als zu Rat gezogene Fachperson muss sie auch die Fähigkeit haben, sich abzugrenzen und das Miterlebte mit Hilfe des im Fachbereich erarbeiteten Wissens zu verstehen und Handlungsoptionen abzuwägen. In der psychoanalytischen Orientierung ist die Aufmerksamkeit für Gesprächsinhalte und für Aspekte des Beziehungserlebens, die auf die unbewusste intrapsychische Dynamik verweisen, wichtig, da sie den Weg für allfällige Deutungen angeben. Es werden Eindrücke zur Persönlichkeit und dem Niveau der psychischen Strukturierung bei den Eltern gesammelt, die für die Einschätzung ihrer eventuellen Mitwirkung als Co-Therapeuten hilfreich sind. Ebenso wird die Strukturentwicklung beim Kind verfolgt und insbesondere die für es grundlegende Entwicklung der Bindung mit eventuell gegenüber Mutter und Vater spezifischen Bindungsqualitäten beobachtet. Das nahe Miterleben des frühen Austausches des Babys mit seiner Umwelt birgt die Gefahr, dass Eltern sich dieses persönlichen Privilegs beraubt fühlen. Es könnte Neid gegenüber der fremden Person aufkommen, die beansprucht, etwas besser zu verstehen und zu handhaben als sie selbst. Für die Therapeutin ist es sehr wichtig, stets vor Augen zu haben und gelegentlich mitzuteilen, dass sie eine vorübergehende Erscheinung in einer Familie ist, welche situativ und zeitlich beschränkt Unterstützung braucht. Aktiver und mit weniger Sorge, Neid zu erregen, darf sie in den extremen Fällen handeln, in denen Eltern noch gar nicht in der Lage sind, ihre Elternfunktion aufzunehmen. Häufig wird die Rolle der Therapeutin mit derjenigen einer wohlwollenden Großmutter verglichen, die stets das Wohlergehen der ganzen jungen Familie anstrebt.

Reinszenierungen und therapeutische Aufführungen

Anders als in Therapien mit älteren Patienten spielt die konkrete – aus Gesten, Berührungen, gesanglichen Einlagen oder Spiel bestehende – Gestaltung der Interaktion, die Eltern und Kind vorführen, eine große Rolle. In Anlehnung ans Theater spricht man von *interaktiven Inszenierungen*. Schon die Dialoge, die zur emotionalen Regulierung dienen, entsprechen kleinen Szenen, die im Verlauf bereichert und variiert werden. Wenn zwischen Mutter und Kind eine Spannung wegen einer neuen Situation entsteht, z. B. aus einer unverstandenen kindlichen Frustration, feiern beide die Verständigung und Problemlösung, die sich in einer neuen Form der Interaktion konkretisiert hat. Letztere ist sozusagen eine Uraufführung und schreibt sich in einer progressiven Erzählung ein. Auch Therapeutinnen haben die Macht, gute Interaktionen mit einem Kind zu erfinden, neue Aufführungen anzuregen. Es gibt aber auch gestörte Interaktionen, die sich unverändert wiederholen und sich eher hemmend oder verzerrend auf die Entwicklung auswirken. Es handelt sich dabei um Reinszenierungen dysfunktionaler Interaktionen, die meistens mit unbewussten elterlichen Konflikten in Verbindung stehen oder dadurch fixiert werden. Die Therapeutin kann, indem sie solche Reinszenierungen vorsichtig kommentiert, die Eltern auf adäquatere Reaktionen aufmerksam machen und bindungsfördernd wirken. Günstig ist es, wenn sie zugleich auch Ansätze guter Interaktionen bemerkt, die sie unterstützen kann.

Deutungen und Unterstützung der elterlichen Reflexiven Funktion

Das Erkennen der einer belasteten Interaktion zugrundeliegenden Konflikte begründet den deutenden Ansatz in der Eltern-Säugling-Therapie. Zutreffende Deutungen, bei denen klar wird, wie das Kind eine aufgezwungene Rolle in einer Konfliktkonstellation eines Elternteils oder in der familiären Erzählung übernehmen musste, haben wegen der regen positiven Rückkoppelungen im frühen Eltern-Säugling-Beziehungssystem eine befreiende Wirkung. Allerdings beginnen im zweiten Jahr eingeübte Beziehungsmuster stabiler zu werden. Die von verschiedenen Autoren ausgearbeitete reflexive Funktion der Eltern wird dann zum zentralen Faktor für die weitere Entwicklung des Kindes. Die Eltern darin zu unterstützen, sich Vorstellungen über ihr Kind und von dem, was in ihm vorgeht, zu machen, ist der Kern des mentalisierungsbasierten therapeutischen Ansatzes (z.B. Slade, 2005; Slade et al., 2005). In der Art und Weise, wie der reflektierende Austausch geschieht, unterscheiden sich die Betreuer entsprechend ihrer Persönlichkeit und ihren Neigungen. Eine besondere Charakterisierung der elterlichen Haltung in dieser Zeit kann in Anlehnung an die Bindungsentwicklung und in Kenntnis der diesbezüglichen Befunde der Bindungsforschung formuliert werden: Eltern nehmen einerseits das Bedürfnis des Kindes wahr, geschützt und getröstet zu werden; andererseits merken sie, dass das Kind, das sich in emotionaler Sicherheit fühlt, seine Umwelt explorieren will, und unterstützen es dabei. Sie schwanken also situativ zwischen einer schützenden, Regression tolerierenden Haltung und einer fördernden, Progression unterstützenden Haltung. Obwohl das Zumuten neuer Abenteuer eher dem väterlichen Erziehungsstil, während das schnelle schützende Eingreifen dem mütterlichen Erziehungsstil zugeschrieben wird, sind beide Haltungen sowohl beim Vater als auch bei der Mutter vorhanden und wichtig. Im klinischen Kontext fallen eher die rigiden Ausprägungen solcher Haltungen auf, bei denen ein Elternteil vielmehr eigene Impulse oder Ängste befolgt, als dass er auf das Erleben des Kindes Rücksicht nimmt. Die Therapeutin sucht dann den Weg, um sensibel z.B. eine intrusive Mutter/einen Vater auf die dadurch eingeschränkten Ausdrucksmöglichkeiten des Kindes aufmerksam zu machen oder um einer anderen Mutter aufzuzeigen, dass die Unmutsreaktion des Kindes mit der Überforderung an der zu hoch gestellten

Aufgabe in Zusammenhang steht. Auf jeder Entwicklungsstufe geht es darum zu erkennen: Was wäre der gerade notwendige nächste Schritt des Kindes, der von einer kleinen Hilfestellung profitieren kann, ohne dass ihm die Freude an der selbstständigen Entdeckung der Welt genommen wird (dafür gibt es das schöne englische Wort »scaffolding«[22])? Mit zunehmendem Alter sind auch emotionale Zustände des Kindes wahrzunehmen, die nicht aus der aktuellen Situation entstehen, sondern Ausdruck des sich entfaltenden Innenlebens sind. Ein auffälliges Stimmungsbild oder gestörtes Verhalten kann von der Trennung von einer vertrauten Person in der Krippe herrühren oder von anderen Erlebnissen, die den Betreuern entgangen sind bzw. als unbedeutend empfunden wurden. Die Therapeutin kann auch diesbezüglich die Eltern darauf hinweisen.

Der direkte Austausch mit dem Säugling und Kleinkind

Je nach Phase und Ausprägung der Bindungsbeziehung wird die fremde Therapeutin vom Kind zuweilen kritisch untersucht; der direkte Austausch mit ihm ist aber meistens möglich. Immer deutlicher kann es seine Absichten und Enttäuschungsreaktionen auch der weniger vertrauten Person zu erkennen geben, sodass diese in einen ähnlich asymmetrischen Dialog mit ihm eintreten kann, wie es die Eltern intuitiv tun, in dem es um das Aushandeln von Schutz, Förderung, und Autonomie geht. Einerseits stellt die Identifikation der Therapeutin mit dem Baby eine Quelle von Informationen dar, die in der Möglichkeitsform den Eltern gegenüber verbalisiert werden können; andererseits, wenn es die Umstände erlauben oder aber verlangen, kann sich die Therapeutin auf eine zu Ende geführte kleine Beziehungsepisode einlassen, die ähnlich wie andere Interventionen in das Beziehungssystem einfließt, hoffentlich als positiver Impuls.

Abschluss

Viele Eltern-Säugling-Psychotherapien sind Kurztherapien, sie dauern zwischen fünf und zehn Sitzungen. Dies vor allem, wenn die Intervention früh geschieht, die Eltern grundsätzlich in der Lage sind, die elterliche Funktion auszuüben, und das Kind nicht schwer somatisch oder neurobiologisch beeinträchtigt ist. Da das Ziel die Wiederherstellung einer schützenden und förderlichen Eltern-Kind-Beziehung ist, dürfen Therapien auch dann abgeschlossen werden, wenn die Symptome noch nicht ganz verschwunden sind, sondern von den Eltern als normale Herausforderung wahrgenommen werden. Zu lange Behandlungen stören die berechtigte Autonomie und Intimität der Familie und können demotivieren, Hilfe wieder zu holen, wenn eine erneute Krise aus-

22 Dt.: ein (Bau-)Gerüst aufschlagen.

brechen würde. Alternativ können Sitzungen »à la demande« (nach Bedarf) angeboten werden, im Wissen dass unsichere Eltern sich jeweils durch neue Entwicklungsschritte des Kindes überfordert fühlen. Therapien mit mehrfach belasteten Familien mit Säuglingen/Kleinkindern können hingegen lange dauern. Der Setting, d. h. die Form der Begegnungen und deren Frequenz werden dann von der Situation diktiert.

Zwei klinische Fallbeispiele

Die anfänglich nötige diagnostische Offenheit wird an zwei Beispielen illustriert, in denen der Behandlungsverlauf ganz unterschiedliche Hintergründe bezüglich dem kindlichen Temperament, der mütterlichen Kompetenz und der jeweiligen sozialen Einbettung enthüllt. Zwischengeschaltete Kommentare werden die handlungsleitenden Hypothesen der Therapeutin offenlegen.

Fallbeispiel Mara, drei Monate

Die Mütterberaterin rät der erschöpften Frau M., sich an die Mutter-Kind-Therapeutin zu wenden. Ihr Kind hat seit der Geburt sehr viel geschrien und wenig geschlafen. Nun fühlt sich die Mutter zurückgeworfen in dem Zustand, den sie bei einer früheren Depression erlebt hatte, und hat begonnen, sich mit pflanzlichen Antidepressiva zu behandeln. Frau M. ist Mitte dreißig, es handelt sich um ihr erstes Kind.

Mütterliche Erschöpfung und übermäßig involvierte Mutter-Kind-Beziehung

Zur ersten Sitzung kommen – gemäß meiner Absprache mit der Mütterberaterin – beide Eltern mit dem Kind. Mara schläft im Kinderwagen. Frau M. berichtet mit leiser Stimme und wirkt bedrängt. Herr M. fragt mich, ob er näher bei seiner Frau sitzen darf, rückt dann seinen Sessel so, dass er ihr die Hand halten kann. Frau M. äußert zögerlich und stockend, dass sich Mara in letzter Zeit etwas beruhigt habe; trotzdem findet sie keinen Zugang zu ihr. Sie selbst kann kaum noch schlafen und steht schon übermüdet auf, sie hat Angst vor dem bevorstehenden Tag, hat zittrige Beine und ihre Gedanken drehen sich im Kreis. Herr M. kommt ihr zur Hilfe und erzählt von der Geburt, die sehr schwer war und mit hohem Blutverlust einherging. Am Anfang musste er bei der Betreuung von Mara viel übernehmen und kennt von dieser Zeit, wie es ist, keinen Bezug zum Baby zu finden. Nach sechs Wochen hat es bei ihm aber plötzlich »Klick« gemacht; seither fühlt er sich dem Kind nahe und hat Freude an ihm. Ich frage die Mutter, ob sie aus ihrer Sicht über die Zeit um die Geburt sprechen möchte. Frau M. beginnt mit der Schilderung der frühen Schwangerschaft, mit den Blutungen, die eine vorübergehende Spitalbehandlung erforderten, und dann der hartnäckigen Übelkeit. Derweil erwacht Mara und beginnt in ihrem Wagen, ohne Sicht zu uns Erwachsenen, zu »plaudern«. Die Eltern fühlen sich anscheinend im Gespräch mit mir verpflichtet und reagieren auf das zufriedene Plaudern nicht. Ich sage, dass sie Mara zu uns nehmen können, wenn sie wollen. Der Vater tut es, nimmt sie auf den Schoß und kümmert sich um sie, sodass seine Frau weitererzählen kann. Mara hält er meist mir zugewandt; ich sehe, dass sie mit großen neugierigen Augen die Szene beobachtet. Auf meinen Kommentar dazu, sagt Herr M.: »Sie ist seit der Geburt so, sie hat von Anfang an so in die Welt geschaut.« Manchmal nimmt er das Kind auf die Schulter, manchmal gibt er sich kurz mit ihm ab. Jedenfalls bleibt Mara die ganze Sitzung ruhig und lässt zu, dass wir uns mit der Sorge der Mutter beschäftigen.

Bei der Geburt, erzählt diese, gab es einen schweren Dammriss. Sie sah nur kurz das gesunde Baby, musste dann in den Operationssaal gebracht werden. Danach fühlte sie sich extrem müde und war der Situation mit dem schreienden Baby nicht gewachsen. Sie ist in einen Erschöpfungszustand geraten und hat bis jetzt keine Freude am Kind. Frau M. sagt weiter, dass sie in der späten Adoleszenz eine Depression hatte und zwar in Zusammenhang mit einem Auslandaufenthalt. Sie hat das Heimweh damals durchgestanden, brauchte aber Medikamente. Sie hat heute noch eine enge Beziehung zu ihrer Mutter und ihren Geschwister. Frau M. teilt diese Angaben wie aus Pflicht mit, scheint aber diesem Thema nicht mehr Raum geben zu wollen. Sie will eher einen Weg finden, wie sie aus der physischen Erschöpfung rauskommen kann. Beim Besprechen der Schlafsituation wird klar, dass sie sich vom Baby nicht distanzieren kann: Mara schläft bei ihr im Bett, die Mutter wird bei jeder Regung wach bzw. wacht bei ihr und grübelt. Die gute Verfassung von Mara, die das Gespräch zeitweise mitverfolgt, gibt mir Gelegenheit zu zeigen, dass dieses Kind – wie bei der anfänglichen Plauderszene – bereits so gut entwickelt ist, dass es, wenn es kein dringendes Bedürfnis verspürt, eine Zeit lang selbst die Welt erkunden und auf die Bezugsperson warten kann. Offenbar – kommentiere ich für die Eltern – hätten sie trotz dem vielen Schreien auch vieles richtig gemacht. Wir erörtern dann mit der Mutter, wie es ihr am besten gelingen kann, Pausen von der ständigen Beschäftigung mit dem Kind zu finden, das ja auch gut akzeptiert, vom Vater und vielleicht für beschränkte Zeit auch von anderen betreut zu werden. Das könnte tagsüber sein – hier denkt Frau M. an Hilfe durch ihre Mutter – oder nachts, indem der Vater eine Nacht die Betreuung übernimmt und sie nicht im gleichen Raum wie Mara schläft. Des Weiteren erörtern wir auch die Möglichkeit einer stationären Mutter-Kind-Behandlung.

»Es ist doch keine Interaktionsstörung«
Zur zweiten Sitzung drei Wochen später kommt Frau M. allein mit dem Kind. Mara – jetzt vier Monate alt – ist in ihrem Wagen hellwach und schaut mich lange ernst an; dann untersucht sie vorsichtig das Gesicht der Mutter; dann schaut sie wieder mich an und lächelt diskret. Ich kommentiere der Mutter, wie Mara bei ihr Sicherheit gesucht und gefunden hat, bevor sie der Fremden getraut hat. Wir richten uns auf den Kissen am Boden ein. Bald sagt Frau M., dass es ihr besser gehe, weil Mara ruhiger geworden ist. Sie schläft jetzt vom Abend bis fünf Uhr morgens durch, und auch am Tag schreit sie weniger. Ich bin verblüfft von der großen Änderung und frage die Mutter, ob sie einen Grund dafür sieht. Sie meint, Mara hat sich verändert, nicht sie; man kenne ja die Dreimonatskoliken, die seien vermutlich vorbei. Und doch fügt sie hinzu, dass sie die Situation etwas klarer sieht: Das Gefühl von Leere, das sie zeitweise befällt, ist ihr eigenes Problem »und nicht ein Interaktionsproblem«. Der Alltag mit Mara geht besser, die Leere verspürt sie jetzt eher, wenn Mara schläft. Frau M. kommt auf die Depression am Ende ihrer Adoleszenz zurück, die sich lange Zeit hingezogen hat und sich erst verflüchtigt hat, als sie ihren Mann kennengelernt hat. Ich verbalisiere, dass sie offenbar damals Mühe hatte, sich von ihrer Familie zu trennen und sich in einer autonomen Position zurechtzufinden. Sie pflichtet bei und ergänzt: Je mehr sie Heimweh hatte, desto eher zog sie sich zurück. Ich frage, ob eine ähnliche Reaktionsart auch in der postpartalen Zeit im Spiel war, nämlich in einer Phase, in der sie sich besonders hilfsbedürftig erlebte und zudem einem Baby sehr nahe war, das ebenfalls auf seine eigene Weise besonders hilfsbedürftig ist. Sie überlegt kurz und sagt: »Ja, das leuchtet mir ein.« Mara lässt sich während unserem Gespräch leicht beschäftigen. Nun wenden wir uns mehr ihr zu. Vielleicht, meine ich, wird Mara einen besseren Weg zur Autonomie finden: Ich erinnere an die Szene am Anfang der Sitzung, als sie von der Mutter beim Untersuchen der fremden Person gut begleitet wurde. Wir besprechen, wie sie bei anderen Trennungen, z. B. wenn die Großmutter zu Besuch kommt, unterstützt werden kann. Frau M. sagt, sie habe weniger Angst vor dem Tag mit Mara, eher vor dem Alleinsein, sie hofft deshalb, ihre Arbeit bald wieder aufnehmen zu können. Sie denkt offenbar nicht mehr, sich an das Kind zu klammern.

Es folgen zwei weitere Sitzungen. Frau M. fühlt sich in der Beziehung zum Kind jetzt sicherer, sie hat Freude, dass Mara auf sie reagiert und dass sie sie versteht. Die kürzlich erfolgte Untersuchung durch die Kinderärztin bestätigte sie darin, dass sich Mara trotz dem schwierigen Start mit dem vielen Schreien gut entwickelt. Ich beobachte einen eher zurückhaltenden und ruhigen, aber aufmerksam abgestimmten Austausch zwischen Mutter und Kind. Auch die Mutter fühlt sich seltener einsam. Ich erfahre, dass sie häufiger zu ihren Eltern geht und sich dort zur Erholung hinlegen kann, wenn sich Mara mit den Großeltern einlässt.

Frau M. weiß, dass sie noch nicht ganz aus der Krise ist; sie möchte aber alleine weitermachen, mit dem guten Gefühl, dass ihr Kind nicht mehr betroffen ist.

Kommentar: Grund der Zuweisung waren exzessives Schreien und eine Schlafstörung des Kindes. In der ersten Sitzung teilt die Mutter eindrücklich ihren Erschöpfungs- und depressiven Zustand mit. Sie interagiert kaum mit dem Baby und berichtet zugleich, wie sehr sie an ihm klebt – eine schuldbeladene wechselhafte Dynamik, die typischerweise bei leichten Depressionen auftritt. Zugleich ist eine eingespielte gute Beziehung zwischen dem Vater und einem Kind, das eine gute Selbstregulationsfähigkeit aufweist, zu beobachten. Die überraschend positive Wende in der Verfassung der Mutter nach dieser Sitzung deutet auf eine relativ gut strukturierte Persönlichkeit mit guter Reflexionsfähigkeit hin. Wirksame Faktoren waren z. T. die neurobiologische Reifung des Babys, das in der Interaktion mit dem Vater und vielleicht anderen Bezugspersonen gute Unterstützung fand; aber sicher auch die von der Mutter unterschätzte Änderung ihrer Vorstellungen zur Beziehung zum Kind. Einen Beitrag dazu hat das Miterleben der Inszenierung der kindlichen Kommunikationsfähigkeit und der Eltern-Kind-Beziehungen und deren Kommentierung während der ersten Sitzung gegeben, obwohl es immer eine Gratwanderung ist, das Positive zu zeigen, ohne das Fehlende vermissen zu lassen. »Es ist keine Interaktionsstörung«, sagt die Mutter; d. h. sie befürchtete, dass es eine sei, dass sie mit ihrer Unfähigkeit, einen Bezug zum Kind zu finden, an seinem Unwohlsein schuld sei. Die bedrückende Wirkung dieser Vorstellung ist ein möglicher Beitrag zur postpartalen Depression. Nun findet eine Entwirrung statt, die Mutter erkennt die Krise als persönliche Dekompensation, die mit ihrer unbefriedigend gelösten Autonomieproblematik zu tun hat. Dass sie diese selbstständig angehen will, ist zu respektieren, da damit auch gesagt wird: »Ich kann selber mit meinem Kind zurechtkommen.« Dies ist eine Autonomiegeste, die im fragilen Gleichgewicht der postpartalen Anpassung wertvoll ist. Das Ziel, die Beziehung zwischen dem Kind und seiner Mutter zu verbessern und tragfähig zu machen, ist erreicht. Die Nachricht, dass die Mutter nun Freude am Kind hat, ist ein zuverlässiges Zeichen, dass sie ihre eigenen, noch ungelösten Probleme genügend gegenüber den Anforderungen der Mutterschaft abgrenzen kann.

Fallbeispiel Mathias, sechs Monate

Frau D. ruft auf Rat ihrer Mütterberaterin an. Sie ist Mutter eines sechsmonatigen Kindes und möchte für es gesund bleiben. Sie sei sehr impulsiv, könne sich selber und die Wirkung ihres Verhaltens schlecht einschätzen. Sie lebt in einer schwierigen Situation: Sie ist seit Kurzem aus dem Ausland zurück in der Schweiz und befindet sich in Trennung von ihrem Ehemann, der dort verblieben ist. Frau D. ist in Not und möchte bald einen Termin, ausdrücklich ohne Kind, für sich allein.

Angst, dem Kind Schaden zuzufügen

Bei der ersten Begegnung berichtet Frau D., dass sie nervös ist und alle anschreit, Mutter und Onkel, bei denen sie gegenwärtig wohnt. Sie hat Angst, dass sie auch ihr Kind anschreien und sogar schütteln und schlagen könnte. (Später verrät sie, dass sie auch Angst hatte, die Behörde würde ihr das Kind wegnehmen.) Ich versuche zu eruieren, ob Frau D. über die Gefährlichkeit und die Folgen des Baby-Schüttelns informiert ist; wir erörtern Reaktionen und Verhaltensweisen, die sie befolgen soll, damit diese Tätlichkeiten nie stattfinden.

Frau D. beruhigt sich ein wenig. Sie erzählt nun, warum sie so nervös ist. Das habe mit ihrer gescheiterten Ehe zu tun. Sie hatte damals ihren künftigen Ehemann, einen um mehrere Jahre älteren Mann aus dem Herkunftsland hrer Eltern, der sich vorübergehend bei Bekannten in der Schweiz aufhielt, vor einigen Jahren kennengelernt. Sie selber ist in der Schweiz aufgewachsen. Sie wurde lange von ihm angebetet, bis sie sich auf die Beziehung einließ. Der Mann musste aber plötzlich wegen eines Todesfalles in die Heimat zurückkehren, um das Familiengeschäft zu übernehmen, und sie folgte ihm. Die Ehe war von Anfang an schwierig: Frau D. fand sich in einer abgelegenen Gegend, mit einer extrem eingeschränkten und minderwertigen Frauenrolle inmitten familiärer Konflikte wieder. Sie fühlte sich wie eine Sklavin behandelt. Sie weinte viel, harrte aber aus. Erst nach der Geburt ihres Sohnes, die ihr vor Augen führte, wie isoliert sie war, beschloss sie, sich vom Ehemann zu trennen. Die Rückkehr wurde durch seine Bitten und Drohungen begleitet, die noch andauern. Frau D. fürchtet, er könne ihren Sohn entführen lassen.

Die nächsten zwei Sitzungen mit Frau D. allein sind geprägt vom Bericht der ambivalenten Versöhnungsversuche seitens des fernen Kindsvaters, von ihrem Ringen mit Hassgefühlen ihm gegenüber und von Gedanken, wie sie ihm den Kontakt zum Kind abschneiden könne.

Mathias' Essproblematik

Frau D. hatte bereits erwähnt, wie wild und willensstark ihr Sohn sei. Nun nimmt sie ihn unvermittelt zur Sitzung mit, weil sie ein akutes Problem mit der Fütterung hat. Mathias ist gerade im Kinderwagen eingeschlafen und lässt so der Mutter Zeit, ihre Sorge zu schildern. Sie hat so viele Regeln und Ernährungspläne aufgestellt, dass es mir schwerfällt, mir das Kind beim Essen vorzustellen. Frau D. erkundigt sich zu jeder Einzelheit der Ernährung im Internet, sie möchte alles gut und naturnah machen. Sie misstraut allen Beratern, die sie bisher konsultiert hat, da diese immer ungenaue Auskünfte gegeben hätten, und hat bereits zweimal den Kinderarzt gewechselt.

Mathias erwacht. Als erstes hat er eine Schreckreaktion: Er reißt die Augen auf und zittert am ganzen Körper. Frau D. stürzt sich auf ihn und spricht ihm hastig zu: »Du brauchst keine Angst zu haben, ich bin ja da.« Sie nimmt ihn dann auf den Schoß und setzt ihn so, dass er mir zugewandt ist. Mathias schaut mich weiterhin ununterbrochen mit aufgerissenen Augen an. Ich handle vorsichtig, begrüße ihn. Die Mutter sagt, dass er bei Kontakten mit Fremden gewöhnlich lange Zeit bei ihr bleiben müsse. Ich zeige ihm dann eine farbige Rassel; erst nach längerem Betrachten nimmt er sie in die Hand. Nun setzt ihn die Mutter auf den Boden. Mathias sitzt wackelig, zweimal fällt er zur Seite. Er wird ein wenig unruhig. Frau D. reagiert schnell, sie holt eine Flasche mit Wasser hervor und versucht, sie ihm von hinten in den Mund zu geben. Mathias verweigert die Flasche und wehrt sich, bis die Mutter aufgibt. Ich mache sie auf die unbequeme Sitzlage des Kindes aufmerksam und suche mit ihr eine bessere Lösung: Soll er gestützt werden? Soll er lieber liegen? Er wird auf den Rücken gelegt, worauf er zufrieden beginnt, das Drehen zu üben – auf den Bauch und zurück. Ich weise Frau D. auf diese Errungenschaft hin, die vor dem sicheren Sitzen zustande kommt. Im weiteren Gespräch zur Ernährung versuche ich der Mutter, analog der Episode betreffend der motorischen Entwicklung, aufzuzeigen, wie wichtig es ist, auch beim Essen sich an den Zeichen des Kindes zu orientieren, anstatt zu streng die Anweisungen der Berater zu befolgen.

In einer weiteren Sitzung mit Mathias zeigt er sich weniger schreckhaft, zeitweise sogar neugierig und aktiv, während die Mutter tendenziell zu schnell eingreift und auf aufregende Weise mit ihm spielt. Sie berichtet, dass sie es beide bei der Babymassage miteinander gut hatten. Das einzige Problem bleibt die Ernährung, da sich Mathias häufig weigert und am liebsten selbstständig essen möchte. Ich lade beide zu einer Sitzung mit einer Mahlzeit ein.

Die Mahlzeit findet in großer Hektik statt. Frau D. klagt über Rückenschmerzen und möchte ein Schmerzmittel von mir; derweil ruft ihr Onkel an, der für sie einen Arzttermin organisiert hat. Dann äußert sie Sorgen um ihre jüngere Schwester, die eine Prüfung ablegen muss und schlecht vorbereitet ist. All diese Gedanken teilt sie mir mit, während sie am Füttern ist. Mathias ist desinteressiert, die Mutter fahrig. Ich leite sie an, sich auf Mathias zu konzentrieren, zu beobachten und zu warten, bis er Interesse am Löffel mit Brei zeigt. Das funktioniert eine kurze Weile, dann steigern sich beide in einen Machtkampf. Frau D. ist enttäuscht, dass Mathias diesen Brei nicht nimmt. Gestern hätte er in zehn Minuten einen ganzen Topf einer industriell produzierten Babymahlzeit aufgegessen, während er ihren mit Liebe und Kenntnis zubereiteten Brei verschmäht. Sie regt sich über die Mütterberaterin auf, die ihr sagt, sie soll es lockerer nehmen. Als nächsten Schritt planen wir, die allgemeinen Ratschläge des Essensregeln-Merkblattes[23] durchzunehmen, wobei sie daraus das entnehmen könne, was ihr eher entspreche.

23 In Anlehnung an die Essensregeln in: von Hofacker et al., 2004, S. 191.

Frau D., allein, über Probleme vor der Ehe und Perspektiven nach der Rückkehr

Bei einer nächsten Sitzung kommt Frau D. wieder allein. Das Füttern geht jetzt besser, aber sie muss vor allem Ablenkungen einsetzen, was nicht ideal ist. Sie berichtet diesmal hauptsächlich über die Druckversuche des Ehemannes und die wirksamen Gegendrohungen durch ihre eigene energische Mutter. Es folgen Gedanken über die Gestaltung ihres Lebens als Alleinerziehende in der Schweiz. Soll sie wieder arbeiten? Wer würde das Kind betreuen in dieser Zeit? Wie kann sie selbstständiger von ihrer Mutter werden, die Fremdbetreuung misstrauisch ablehnt?

Einige Mühe kostet es Frau D., »etwas Persönliches« anzuvertrauen. Es handelt sich um Schwierigkeiten in den Beziehungen zu ihrer Ursprungsfamilie, die aus politischen Gründen aus der Heimat geflüchtet ist, als sie fünfjährig war. Sie ist offensichtlich an die bedingungslose Solidarität, die in der frühen Migrationszeit notwendig war, gebunden. Das Auseinanderfallen dieser Großfamilie während ihrer Adoleszenz hat sie tief verunsichert, sie hat damals Selbstvertrauen und Selbstsicherheit verloren. Frau D. beginnt nun rückblickend zu realisieren, wer wen ausgenützt hat, wer auf Kosten anderer in der Schweiz reich und angesehen geworden ist. Sie sucht ihre eigene Position in einem konfliktbeladenen Familiengeflecht, in dem das Ansprechen von vergangenen Vorfällen nur Wut auslöst und Verletzungen auffrischt.

Mathias ist zehn Monate alt; neue Möglichkeiten in der Mutter-Kind-Interaktion

Frau D. bringt wieder Mathias mit. Das Füttern ist kein Problem mehr, seit sie und die Großmutter entdeckt haben, dass er während der Mahlzeit am Tisch und nicht im Hochstuhl sitzen will. Jetzt steht die Schwierigkeit beim Wickeln im Vordergrund: Mathias winde sich weg wie ein Fisch. Sie schildert, sich selbst anklagend, dass sie zu wenig mit ihm spiele. Spielen bedeutet für sie, ihn kitzeln, zum Lachen bringen, an ihm riechen, ihn küssen, erregen. Als die Mutter dies erzählt, sitzt sie im Sessel; ich sitze bei Mathias am Boden neben einer Kiste mit einfachem Spielzeug. Ich lade sie ein, ebenfalls am Boden zu sitzen und zu erkunden, ob wir andere Arten des Spielens finden können, die sich für das wachsende Kind besser eignen. Als Mathias eine Rassel aus der Hand der Mutter nimmt und sie länger manipuliert, kommentiere ich die Handlung. Frau D. staunt: »Auch das ist Spiel?«

Die Unruhe beim Wickeln sehe ich selber, als Mathias am Ende der Sitzung frische Windeln braucht. Hier stößt die Technik der Mutter von größtmöglicher Ablenkung an Grenzen. Ich bin neben ihr und leite nach einer Weile die Mutter an, mit Blick und Gespräch den Kontakt zu Mathias zu suchen. Das funktioniert besser. Frau D. bedankt sich für die Anregung.

Es folgen einige Sitzungen mit Mutter und Mathias. Er beginnt zu kriechen, er ist energievoll und etwas ungesteuert. Spielzeug nimmt er nur als Wurfobjekte wahr; zu Hause wirft er Küchenutensilien, wenn er sie ergreifen kann. In einer Sitzung (zwölfmonatig) versuche ich, ihn bei seinem ziellosen Herumkriechen mit dem Guck-guck-Spiel abzufangen und damit intersubjektive Bezogenheit herzustellen. Beim nachfolgenden Spiel mit Holzklötzchen versuche ich, sein Interesse am Turmbau zu wecken: er schaut zu, freut sich am Lärm, wenn er den Turm kaputtschlägt, wartet aber geduldig, bis ich es wieder aufgebaut habe. Am Schluss der relativ unruhigen Stunde habe ich erstmals den Eindruck, dass mich Mathias persönlich wahrnimmt: Er winkt mir zum Abschied deutlich zu. Später geht es im Spiel darum, Spielzeuge gemäß ihrer Beschaffenheit symbolisch einzusetzen, z. B. Tasse und Löffel. Die Mutter sagt, Mathias behandle zu Hause Puppen anders als Holzklötze. Und weiter: Mathias mache ihr jetzt bei der Hausarbeit nach, anstatt alles wegzuwerfen.

Frau D.s Selbstentwicklung

Frau D. hat nun eine Arbeit in einem Büro an einem Tag in der Woche aufgenommen. Mathias wird dann von Frau D.s Mutter betreut. Es stellt sich bald heraus, dass Mathias mit seinem ungestümen Verhalten die Großmutter überfordert. Wir beginnen, über die nötige ergänzende extrafamiliäre Betreuung zu sprechen. Frau D. hält an ihrem Plan, sich ein eigenes Einkommen zu sichern, fest und kann ihre traditionstreue Herkunftsfamilie dazu bringen, die zuvor bekämpfte Krippenbetreuung zu akzeptieren.

Bei meiner Nachfrage zwei Jahre später erfahre ich von Frau D., dass sie mit ihrem Kind in einer eigenen Wohnung wohnt, eine gute Stelle hat, dass Mathias sich in der Krippe gut eingelebt hat und ruhiger geworden ist.

Kommentar: Mutter und Kind sind am Anfang der Behandlung in einem Ausnahmezustand. Die Mutter ist aufgeregt und auch verängstigt im Kontext ihrer turbulenten Erfahrung mit der Ehe. Das Kind zeigt anfänglich eine Schreckhaftigkeit, die vermuten lässt, dass es zuvor wenig Halt oder gar traumatisierende Episoden erlebt hat. Die weitere Entwicklung bringt beiden Beruhigung, aber beide nagen noch an nicht schnell lösbaren Schwierigkeiten. Die Behandlung schwankt so zwischen Sitzungen mit der Mutter, die Unterstützung bei der Neueinrichtung ihres Lebens als Alleinerziehende braucht, und Mutter-Kind-Sitzungen, in denen die Entwicklung bzw. Rehabilitation des Kindes und die Verbesserung der mütterlichen Einfühlung im Fokus stehen.

Bei der Mutter werden Konflikte aus ihrer Jugendzeit, die die Abgrenzung gegenüber der Ursprungsfamilie verhindert und die missglückte Partnerwahl bedingt haben, wiederbelebt und verarbeitet. Das Kind, das offenbar unter den Spannungen und Unzulänglichkeiten seiner familiären Umgebung in den ersten Lebensmonaten gelitten hat, verliert im sich beruhigenden neuen Umfeld seine Schreckhaftigkeit und beginnt sich auf Beziehungen einzulassen. Mit Verspätung kommt es zum symbolischen Spiel und zur beginnenden motorischen und emotionalen Regulierung. Bemerkenswert ist die Wandelbarkeit seiner Belastungssymptomatik – zuerst Schreckreaktionen, dann Essverhaltensprobleme, dann motorische Unruhe bis Hyperaktivität. Dies spricht dafür, dass seine Problematik sich noch nicht in dysfunktionalen Verhaltensmodi und rigiden Repräsentanzen festgeschrieben hat. Die therapeutische Unterstützung der Mutter geschieht realitätsnah, den Notfällen ihres momentanen Beziehungslebens folgend. Sie ist von den vielen Baustellen der praktischen und psychischen Umstellungen, die bei der beginnenden Mutterschaft anstehen, herausgefordert. Um ihr Autonomiebedürfnis zu respektieren, werden ihr nicht Ratschläge, sondern mögliche Vorschläge zur Auswahl gegeben. Im Spiel wird die bessere Wahrnehmung des Kindes als reale und eigenständige Person vorgelebt, die sie – gemäß meiner Einschätzung einer eingeschränkten Mentalisierungsfähigkeit – besser aufnehmen kann als umfassendere Verbalisierungen und Deutungen. Die Behandlung hat zur Stabilisierung und zu einer positiven Wende beigetragen.

An diesem zweiten Beispiel ist ersichtlich, wie sich, neben der chaotischen Situation im sozialen Umfeld, die ungenügend ausgebildete reflexive Funktion der Mutter belastend auf die Kindsentwicklung auswirkte. Vermutlich erkannte sie zu wenig, wie gewisse Gewaltepisoden auf das Baby einwirkten, oder war nicht in der Lage, ihm danach wieder Sicherheit zu vermitteln. Am Anfang der Therapie zeigte sich ihre Einschränkung in der unempathischen und z. T. intrusiven Art der Betreuung des Sohnes. Später kam dies in der unbeholfenen Art, mit ihm zu spielen, zum Ausdruck. In solchen Situationen lässt sich die Therapeutin selbst mit ihrer Spontaneität und Risikobereitschaft auf den averbalen Austausch mit dem Säugling/Kleinkind ein und bietet von Anfang an sowohl im Umgang mit ihm als auch mit der Mutter ihre eigene Reflexionsfähigkeit an. In manchen Fällen, wie hier, findet eine gewisse Veränderung bei der Mutter statt, sodass das Kind zusammen mit den Anregungen, die es in einer guten Krippe erhält, eine bessere Perspektive erhält. In anderen ähnlichen Fällen sind längerdauernde therapeutische oder sonderpädagogische Begleitungen nötig.

Spiel und Kreativität

Kommunikation bei zunehmender Symbolisierungs- und Mentalisierungsfähigkeit

In der Psychologie wird Spiel als eine Tätigkeit aufgefasst, die freiwillig und durch intrinsische Motivation zustande kommt und normalerweise mit Freude und Erholung verbunden ist.[24] Namhafte Forscher haben sich ab der Wende zum 20. Jahrhundert mit dem Phänomen Spiel befasst. Sie alle haben versucht, dem Spiel einen Platz im Rahmen eines allgemeinen Verständnisses des psychischen Lebens zuzuweisen. Die verschiedenen Erklärungsansätze zeigten eine große Varianz: Spiel diene u. a. zur Wunscherfüllung, zur Entladung aggressiver Impulse, zur Befriedigung eines Nachahmungsinstinktes, als Training für das ernste Leben, als Phantasie zur Erhaltung des Selbstwertes – laut dem berühmten Entwicklungspsychologe Jean Piaget ein Zeichen dafür, dass das Phänomen schwer zu verstehen ist.[25] Die meisten damaligen Autoren gingen davon aus, dass Spiel ein menschliches Attribut sei. Ganz deutlich positionierte sich dagegen der niederländische Kulturhistoriker Johan Huizinga, dessen Buch *Homo ludens* die weitere Theorieentwicklung stark prägte (Huizinga, 2015 [1944]). Darin untersuchte er die Rolle des Spieles in allen Bereichen der Kultur. Er hielt fest, dass auch Tiere spielen. Der erste Satz dieses Buches ist für Babytherapeuten anregend: »Spiel ist älter als Kultur, denn Kultur […] setzt doch auf jeden Fall eine menschliche Gesellschaft voraus, und die Tiere haben nicht auf die Menschen gewartet, dass diese sie erst das Spielen lehrten.« Babys sind nicht von Anfang an kulturelle Wesen, sie wachsen in unsere Kultur hinein, sofern sie von uns in unserer Gesellschaft aufgenommen werden und den Prozess der Enkulturation durchlaufen, der sich in den ersten Lebensjahren im interpersonalen Austausch vollzieht (Tomasello, 1999). Babys spielen aber von Anfang an, und wir erleben gemeinsames Spielen mit ihnen als eine Art von Kommunikation, die über die Mitteilung eines physiologischen Bedürfnisses hinausgeht.

Spiel ist ein grundlegendes Merkmal des Lebens, sodass es aus verschiedenen Sichtweisen in seinen zahlreichen Erscheinungsformen untersucht wird.

---

24 https://en.wikipedia.org/wiki/Play_(activity) [Stand 31. Juli 2018], Definition in Anlehnung an Huizinga, 2015 [1944].

25 Jean Piaget in *Play, dreams and imitations* (1962), zitiert in https://en.wikipedia.org/wiki/Play_(activity) [Stand 31. Juli 2018].

Außer Psychologen und Kulturtheoretiker beschäftigen sich auch Philosophen, Soziologen, Ökonomen, in neuerer Zeit u.a. Spieltheoretiker und Neurowissenschaftler mit dem Thema. Ich beschränke mich auf Aspekte des Spiels, die im Kontext der psychotherapeutischen Arbeit von Bedeutung sind. Spiel ist in der Kindertherapie die Hauptform, in der sich der Dialog zwischen Therapeut und Patient entfaltet. Im symbolischen Spiel gewährt das Kind dem Therapeuten durch seine Darstellungen Einblick zu dem, was es beschäftigt; darauf kann sich ein sprachlicher Dialog entfalten. Weniger beleuchtet in der psychotherapeutischen Literatur ist das Spiel mit Kleinkindern in der Zeit, in der die symbolische Funktion am Entstehen und noch nicht stabil ist. Auf dieser Stufe kann sich der Therapeut dem Kind annähern, indem er sich durch seine Spielimpulse mitreißen lässt und die gemeinsam aufgeführten Inszenierungen empathisch miterlebt. Eine Antwort auf die Botschaften des Kindes wird je nach seiner Aufnahmebereitschaft durch eine Verbalisierung (»in Worte fassen«) stattfinden oder wird in der spielerischen Aushandlung enthalten sein; auf entsprechend unterschiedliche Weise entwickelt sich der Dialog weiter. Hier wird auf das therapeutische Spiel mit Kleinkindern eingegangen, die an der Schwelle des symbolischen Spiels stehen, d.h. mit Spielgegenständen hantieren und den Eindruck erwecken, dass sie mit ihrer Tätigkeit Gedanken verbinden, und verfolgt dessen Ausgestaltung bis in das fünfte Lebensjahr, d.h. bis zu dem Alter, in dem ein durch sprachliche Kompetenz und Selbstreflexion gekennzeichneter Austausch möglich ist.

Im Folgenden werden zuerst die Formen, in denen sich Spiel entsprechend alterstypischer Merkmale dem Therapeuten präsentiert, vorgestellt. Dann werden die psychoanalytischen Theorien zum Spiel beschrieben, die als unverzichtbare Orientierung zum Verständnis des zuweilen schwer entschlüsselbaren Spielgeschehens in der klinischen Arbeit dienen. Sie stellen zugleich die Bedeutung und Funktion des Spiels in der normalen kindlichen Entwicklung dar und weisen dadurch den Weg für therapeutische Interventionen. Im Zentrum stehen die zwei Konzeptualisierungen, die am detailliertesten ausformuliert wurden: diejenige von Donald Winnicott, die im 1971 posthum erschienen Buch *Playing and reality* umfassend dargestellt ist (Winnicott, 1971), und die »Playing with reality«-Theorie von Peter Fonagy und Mary Target, die 1996 erstmals in zwei Artikeln publiziert wurde (Fonagy & Target, 1996; Target & Fonagy, 1996). Obwohl die jüngere Theorie, welche aktuelle entwicklungspsychologische Kenntnisse integriert, eine Vertiefung und Erweiterung der Winnicott'schen Ansichten bedeutet, ist die Auseinandersetzung mit diesem Autor immer noch lohnend, da er Aspekte behandelt, die später nicht mehr thematisiert wurden und in der klinischen Anwendung wichtig sind. Ein eigener Abschnitt wird der wichtigen Rolle der Eltern im Spiel gewidmet, dank deren Vermittlung das

Kind seine Vorstellungswelt entfalten und mit sozial geteilten Vorstellungen abgleichen kann.[26]

Wie das Spiel als Kommunikations- und Interventionsmittel in der Therapie eingesetzt werden kann, wird am Schluss anhand der Behandlung eines 2½-jährigen Mädchens, das spielunfähig war – nach Winnicott ein ernstzunehmendes Symptom psychischen Leidens –, ausgeführt. Die zunehmende Bedeutung des Spiels im direkten Austausch zwischen Kind und Therapeut ab dem zweiten bis dritten Lebensjahr schlägt sich in neuen Formen des Behandlungssettings nieder. Damit gehen auch Änderungen von Therapieinhalten und Therapiezielen einher. Deshalb werden einleitend der Übergang vom für die frühe Entwicklungszeit klassischen Setting der Eltern-Kleinkind-Psychotherapie zur anschließend freieren, situativ begründete Settingwahl sowie die veränderten inhaltlichen Schwerpunkte erörtert.

Behandlungssetting und Entwicklungsstand

Bis Mitte des zweiten Lebensjahres des Kindes findet Psychotherapie im Format der Eltern-Säugling/Kleinkind-Therapie statt. Gelegentlich sind weitere Personen, die maßgeblich in die Betreuung des Kindes involviert sind, einbezogen. Nur wenn das Kind nicht bei seinen Eltern aufwächst, sind andere Formate zu erwägen, wobei stets die überragende Rolle der primären Bezugspersonen, die eine zeitlich intensive, zuverlässige und vertrauliche Beziehung anbieten können, im Auge behalten wird. Ziel der therapeutischen Intervention ist die Unterstützung und Verbesserung der Beziehung des Kindes mit den Hauptbezugspersonen. Zentrale Inhalte dieser frühesten Therapien sind einerseits die Entwicklungsbegleitung und andererseits gegebenenfalls die Klärung von emotionalen Verstrickungen bis hin zur Deutung reaktivierter transgenerationaler Konflikte bei den verunsicherten bzw. durch frühere Belastungen fehlgeleiteten Eltern.

Schon früh beobachteten Eltern-Baby-Therapeuten, dass nach dem 18. Monat sich die manchmal lärmigen klinischen Interaktionsstörungen und Symptomatologien des Kindes nicht mehr so schnell auflösen ließen wie in der Zeit zuvor. Dies wurde in Zusammenhang mit dem Auftreten der Sprache als Ausdruck einer sich bereits differenzierten und konsolidierten psychischen Struktur des Kindes gesehen. Zudem wurde auch bei der Mutter eine relative Festigung der Persönlichkeit mit der Integration der mütterlichen Identität festgestellt. In den Therapien lassen Kinder neue Bedürfnisse

26 Frühere Arbeiten der Autorin zum Thema Symbolisierung und Mentalisierung in: Pedrina, 1992, 2002, 2011. Ein Teil dieses Aufsatzes wurde in Pedrina, 2019, veröffentlicht.

erkennen, die sich nicht mehr auf den Kontext der engsten Beziehungen beschränken, und geben Einblick in ihre persönlichen Erfahrungen mit den Anderen und mit der Welt. Mit fortschreitendem Alter tritt ihr Drang, neue Erfahrungen zu machen, zu lernen und Autonomie zu gewinnen, hervor. Nun ist die Kompetenz des Therapeuten im Ausloten der kommunikativen Möglichkeiten des Kindes und im Erkunden seiner inneren Welt, insbesondere im Spiel, gefragt. Außerdem kann die Exploration des Erlebens der Eltern und der Konflikte, die ihre Erziehungshaltung beeinflussen, nicht wie früher im Rahmen der Sitzungen mit dem Kind stattfinden. Das therapeutische Ziel hat neben der Besserung oder Wiederherstellung der Beziehung des Kindes zu den wichtigen Bezugspersonen auch eine individuelle Komponente, nämlich die Unterstützung seiner Individuation und seiner Fähigkeit, ohne Verlust der Spontaneität mit den Herausforderungen der realen Welt zurechtzukommen. Weniger Gewicht kommt den Zusammenhängen zwischen den elterlichen Konflikten und den aktuellen Schwierigkeiten mit dem Kind zu. Dementsprechend wird ab 1½ bis zwei Jahren das Therapiesetting flexibel der jeweiligen klinischen Situation angepasst. Denkbar sind weiterhin Eltern-Kind-Sitzungen alternierend mit separaten Elterngesprächen. Aber auch individuelle Kleinkind-Therapie alternierend mit gemeinsamen Sitzungen oder auch nur mit begleitenden Elterngesprächen, wie dies bei Vorschulkindern üblich sind, können zum Einsatz kommen. In manchen Fällen sind eventuell unterstützende Elterngespräche allein indiziert (Lieberman & van Horn, 2008, S. 65–68). Bei extrafamiliär untergebrachten Kindern sind Formate anzustreben, die sowohl den Therapiebedarf des Kindes befriedigen als auch die Begleitung der Personen, die für seine nahe Betreuung und für die Sicherung seines Lebensrahmens verantwortlich sind, zu gewährleisten.[27]

Formen und Inhalte des spielerischen Austausches in der frühen Kindheit

In der psychotherapeutischen Sitzung erleben wir das Spiel je nach Alter des Kindes, seinem Entwicklungsstand, seiner Belastung und je nach klinischer Situation anders. Mit den Jüngsten handelt es sich um einen *averbalen Austausch*, der aus Blicken, Tönen, Berührungen besteht. Etwas später stellt das einfache und aufregende Guck-guck-Spiel, das mit Verschwinden und Wiedererscheinen einhergeht, eine reiche emotionale Sequenz von Verwirrung-Überraschung-Freude. Schon früh setzen wir kleine Spielzeuge ein, die alternierend vom Kind und von der Therapeutin z. B. angestoßen, zum Erklingen gebracht, hin und her gereicht werden. Die Spielepisoden dienen dem Kind der Erfor-

27 Eingehende Erörterungen dazu im Kapitel »Bindungsstörungen«.

schung des Gegenstandes und der Verständigung mit der Therapeutin zugleich und können als *funktionelles Spiel* bezeichnet werden.[28] Im Laufe des zweiten Lebensjahres tauchen die ersten sprachlichen und nicht-sprachlichen Symbole auf. Die Benutzung von Wörtern markiert den Beginn des Aufbaus des eigentümlichen Symbolsystems der *Sprache*, deren Entwicklung die kognitiven und kommunikativen Kompetenzen des Kindes enorm erweitert. Auch viele nicht-sprachliche Symbole werden gebraucht, z. B. wenn realistische Spielzeuge dazu benutzt werden, um eine alltägliche Handlung zu imitieren und sie mit eigenen Beiträgen zu variieren: Man spricht dann vom *Als-ob-Spiel oder Symbolspiel* (Siegler et al., 2005, S. 295ff.). Zu dieser entwicklungspsychologischen Darstellung hat die psychoanalytische Forschung eine zusätzliche Dimension hinzugefügt, indem sie erkannt hat, dass Symbole in unbewussten psychodynamischen Prozessen verarbeitet werden können und den einfachen Bezug zum Symbolisierten verlieren. So kann das Symbolspiel einmal eins-zu-eins eine Szene darstellen, die das Kind im Alltag erlebt hat; ein anderes Mal ist es eine elaborierte Geschichte, die wie ein Rätsel daherkommt, das gelöst werden will (Pedrina, 2002).

Es ist zu bemerken, dass die direkten Spielsequenzen zwischen Baby und Therapeutin nicht nur wegen der beschränkten Aufmerksamkeitsspanne des Kindes kurz sind, sondern auch weil sie im Rahmen der Eltern-Säugling-Therapie stattfinden. Das Ziel dieser Spielfragmente ist, Einsichten und Anregungen zu erhalten, die gleich den Eltern vermittelt werden, die in ihrer Funktion als Hauptbezugspersonen bestärkt werden sollen. Ausnahmen ergeben sich in besonderen Situationen, in denen Trennungen unvermeidbar sind, z. B. bei Hospitalisierungen oder in Kindesschutzfällen; dann kann die Therapeutin unter Umständen längere Zeit im dyadischen Dialog mit dem Kind bleiben. Mit Zwei- bis Dreijährigen können sich längere Abschnitte von Spieltherapie ergeben, vor allem wenn die Eltern wegen eigenen Belastungen ihre Schutz- und Förderfunktion dem Kind gegenüber kaum wahrnehmen können und selbst auf enge unterstützende Begleitung angewiesen sind.

Die obige Beschreibung der Spielformen bezog sich auf den kommunikativen Austausch zwischen dem Kind und einem Erwachsenen. Kinder können aber auch alleine spielen. Wir können Babys beobachten, die z. B. wiederholt an einer Kordel ziehen, um immer den gleichen Effekt auszulösen. Kleinkinder können, wenn sie in guter Verfassung sind, sich konzentriert und für längere

28 Funktionelles Spiel ist nicht mit teleologisch motiviertem Handeln (Fonagy et al., 2002) gleichzusetzen, da es schon vor der entsprechenden kognitiven Phase zu beobachten und aufführbar ist. In der nachfolgenden Besprechung der mentalisierungsbasierten Spieltheorie wird von der Bezugnahme auf den teleologischen Modus abgesehen, da dieser im Kontext einer therapeutischen Sitzung mit dem Kleinkind kaum vom funktionellen Spiel abzugrenzen ist.

Zeit in Symbolspiele vertiefen, wobei die gute Verfassung von der Pflege und Fürsorge durch ihre nahen Bezugspersonen abhängig ist. In der Therapie gilt es zu erkennen, wenn Kinder den kreativen Rückzug ins Alleine-Spielen antreten, und dies zu respektieren. Die erneute Kontaktsuche danach unterscheidet sich von derjenigen nach einem Beziehungsabbruch wegen Unstimmigkeiten im Spiel; sie könnte wie ein offener Vorschlag lauten: »Wollen wir wieder etwas zusammen machen?«

Schließlich spielen Kinder auch in Gruppen. Die Bedeutung der Gruppe im Spiel verändert sich mit der Entwicklung. Wir wissen, dass spielerischer Austausch unter Babys ab dem Alter von sechs Monaten stattfindet (Bradley, 2009). In einer Gruppe von Müttern mit ihren Babys konnte die Autorin wiederholt erleben, wie kleine gelingende dyadische Spiele die Aufmerksamkeit der ganzen Gruppe auf sich zogen, was sich wiederum auf das Kind auswirkte (Pedrina, 2006). Ein Beispiel: Ein Junge lag unter dem Stuhl der Therapeutin und klopfte selbstvergessen mit einem Klotz am Stuhlbein; die Therapeutin merkte es und klopfte zurück, daraus ergab sich ein kleiner rhythmischer Dialog; plötzlich wurden mehrere Mütter dessen gewahr, wandten sich dem zu, kommentierten freudig; der Junge beendete das Spiel und schaute überrascht in die Runde. Auf der Stufe des Symbolspiels wird das Rollenspiel mit Gleichaltrigen ein wichtiger Aspekt sowohl der weiteren emotional-kognitiven Entwicklung als auch des Sozialisationsprozesses (Bischof-Köhler, 2001, S. 281ff.).

Um mehr über die psychischen Prozesse, die offensichtlich das frühkindliche Spielen begleiten, auszusagen, lohnt es sich, auf die bereits formulierten psychoanalytischen Konzepte zurückzugreifen.

Spiel im Spannungsfeld zwischen Lebensimpuls und Anpassung – psychoanalytische Ansätze

Frühe psychoanalytische Überlegungen zum Spiel gehen von der damals üblichen individualpsychologischen Sicht aus und gehen den Zusammenhängen zwischen den beobachteten Spielhandlungen und deren impliziten intrapsychischen Bedeutungen nach. Sigmund Freud sah als treibende Kraft von Spiel und Phantasien unerfüllte Wünsche, und das Spiel selbst als Wunscherfüllung an. Nach der berühmten Beobachtung des 1½-jährigen Kindes, das sich durch das wiederholte Wegwerfen und Zurückholen einer Garnspule mit der Trennung von seiner Mutter abfinden konnte, ergänzte Freud seine Auffassung des Spiels und schrieb ihm eine Anpassungsfunktion zu (Freud, S., 1920; Lehle, 2018, S. 97ff.). Melanie Klein konnte zeigen, wie im Spiel psychische Inhalte, darunter auch internalisierte konflikthafte Objektbeziehungen, symbolisch zum Ausdruck kamen. Diese Externalisierung würde zur Regulierung intrapsychischer

Spannungen beitragen; darüber hinaus können Therapeuten darin den Zugang zu unbewussten Phantasien finden und durch deren Deutung progressive Entwicklungsschritte auslösen (Lehle, 2018, S. 100ff.).

Mit dem Aufkommen der Objektbeziehungstheorie innerhalb der Psychoanalyse und in den späteren Ausarbeitungen im Rahmen der intersubjektiven Strömungen hat sich eine neue theoretische Sichtweise durchgesetzt. Der Fokus der Untersuchung hat sich auf die Entstehung der Spielfähigkeit in den ersten Lebensjahren verlegt, die entschieden nur als intersubjektiver Prozess verstanden wird. Die Autoren, die sich damit beschäftigt haben, haben sich stark von den Phänomenen leiten lassen, denen sie in der therapeutischen Arbeit mit Säuglingen und Kleinkindern begegnet sind. Es ist auch der Theorienanteil, der im Rahmen des hier behandelten Themas am relevantesten ist.

»Playing and reality« – *Winnicotts Spieltheorie*

Donald Winnicott ist der erste Autor, der sich mit Spiel im Kontext der Mutter-Kind-Beziehung befasst hat. Nach einer ersten Arbeit über die sogenannten Übergangsobjekte (Winnicott, 1958 [1951]), hat er über Jahren seine bahnbrechenden Ideen in verschiedenen Artikeln weiterentwickelt. Erste Spielbeobachtungen führte er bereits zuvor in der pädiatrischen Praxis durch, nachdem er auf den Umgang seiner kleinen Patienten mit dem für die Halsuntersuchung benutzten Spatel aufmerksam geworden war. Nachdem die Kinder neugierig den Spatel gefasst hatten, hielten sie gleich ängstlich inne; sie mussten erst Mut fassen, um sich mit dem Spatel beschäftigen zu können, etwa auf ihm kauen; dann ließen sie ihn fallen und waren bereit, mit dem Arzt, der den Spatel zurückgab, zu spielen. Winnicott wandte dieses strukturierte Spiel therapeutisch an. Bei einem siebenmonatigen Mädchen mit Asthma z. B. beschrieb er, wie das Symptom der erschwerten Atmung in der anfänglichen Phase des Zögerns auftrat und wie es sich nach geduldigem Warten in der aktiven Fortsetzung des Spiels auflöste. Das Zögern würde auf die innere Auseinandersetzung des Kindes mit den widerstrebenden Gefühlen von Wunsch und Angst hinweisen; bemerkenswert ist, dass die *positive Wirkung des vollendeten Spieles* nach zwei Sitzungen dauerhaft anhielt (Winnicott, 1958 [1941]). Winnicott beobachtete weiter, dass viele Kinder ab der zweiten Hälfte des ersten Lebensjahres einen besonderen Umgang mit einem erwählten Gegenstand – einem Tüchlein, einem Plüschtier o. ä. – pflegten, dessen besondere Bedeutung für sie auch von den Eltern klar anerkannt wurde. Diese Gegenstände werden aktiv vom Kind in Besitz genommen, sie werden liebkost und geliebt, sie werden auch malträtiert und müssen aber überleben; sie dürfen nicht von anderen verändert (z. B. gewaschen) werden, ohne Protest und Trauer auszulösen. Winnicott hat sie als Übergangsobjekte bezeichnet, um ihren Charakter als Ich und Nicht-Ich und ihre temporäre Bedeutung (sie werden im Laufe der Zeit vom Kind einfach vergessen) auszudrücken. Auch andere, nicht gegenständliche Phänomene – etwa Töne, ein Wort, eine Eigenart – können diese Übergangsfunktion zwischen einer inneren und einer äußeren Realität annehmen (1958[1951]). Der nächste Schritt seiner Konzeptualisierung war die Hypothese eines *potenziellen Raumes*, eines inneren Raumes, der den Qualitäten, die in der Verwendung von Übergangsobjekten und im kindlichen Spiel zu beobachten sind, entspricht. Hier ist eine ausführlichere Erörterung nötig, um der Aktualität und dem Reichtum der Winnicott'schen Idee des »potential space« gerecht zu werden. Mit Freuds Hypothese des Widerspruchs zwischen Lustprinzip und Realitätsprinzip im Hintergrund, wollte Winnicott ergründen, wie das Baby mit der äußeren Realität, die eigentlich der Gegensatz zu seiner Spontaneität, seiner innerlich motivierten »spontanen Geste« ist, zurechtkommt. Er nahm die frühe Pflege, die die Mutter im besonderen Zustand der primären Mütterlichkeit dem Neugeborenen zukommen lässt, als eine totale Anpassung an die Bedürfnisse des Kindes wahr, das sich so der Illusion hingeben kann, dass es die Welt kontrolliert. Erst mit dem Nachlassen dieser Anpassung, mit dem Zufügen kleiner Frustrationen seitens der Mutter, beginnt der Prozess der Desillusionierung. Diese allmähliche Konfrontation mit der Realität, die durch die unerlässliche sensible Leistung der Mutter ermöglicht wird, erlaubt dem Kind, sich so ihr anzupassen, dass es für es nicht eine unerträgliche Erfahrung, sondern eine Bereicherung bedeutet. Es gewinnt nämlich die Möglichkeit, Vorstellungen zu einer Nicht-Ich-Realität zu entwickeln, die es mit anderen, die diese ebenfalls erleben, teilen kann. Im potenziellen Raum kann die Illusion der kindlichen Omnipotenz für eine Weile weiterleben; die Desillusionierung, dass es doch nicht so ist, kann abgefedert werden. Es ist überaus wichtig, dass die Anpassung kein gänzlicher Verzicht auf die selbstwirksame Beeinflussung der äußeren Welt und keine Unterwerfung unter äußere, übermächtige Verhältnisse bedeutet; dies würde die pathologische Entwicklung eines falschen Selbst und ein Leben mit dem Gefühl der Leere in Gang setzen. Winnicott umschrieb damit das *Spannungsfeld zwischen persönlicher Kreativität und notwendiger Anpassung* an äußere Gegebenheiten, das gemäß seinem Entwurf im Spiel ausgehandelt wird[29] (Winnicott, 1971).

Das kindliche Spiel zeichnet sich nach Winnicott durch leidenschaftliche Hingabe und Konzentration aus. Das Kind manipuliert im Spiel symbolisierte Aspekte der äußeren Realität, geleitet von seinen Gefühlen und Phantasien,

29 Davis & Wallbridge weisen darauf hin, dass Winnicott hier sehr nahe zu den Überlegungen seines Zeitgenossen Jean Piaget war. Piaget bezeichnet in seinen Ausführungen zum symbolischen Spiel die beiden Prozesse, die die Auseinandersetzung mit der realen Welt charakterisieren, als transformierende »Assimilation« der Realität in das Selbst, bzw. »Akkomodation« an externe Modelle durch Nachahmung (Davis & Wallbridge, 1981, S. 62).

und erlebt zugleich eine tiefe Genugtuung. Dabei erfährt es körperliche Empfindungen. Die Erregung darf aber nicht exzessiv werden; wenn triebhafte Impulse das Kind überfluten, bricht das Spiel ab. Neben der Überanpassung an äußere Anforderungen, die mit der Entwicklung eines falschen Selbst die Lebendigkeit opfert, ist die Bedrängung durch innere Impulse die andere Gefahr, die dem Spiel innewohnt. Das Spiel ist immer prekär, häufige Einbrüche können zur Spielunfähigkeit führen; Kinder, die spielen können, sind grundsätzlich gesund (Winnicott, 1971, S. 38ff.).

Bei der Entstehung der Spielfähigkeit ist die Umgebung aktiv involviert. Winnicott beschreibt die mütterliche Leistung beim Ermöglichen der frühen psychischen Entwicklung des Kindes als »Holding« (physisches und psychisches Halten), »Handling« (körperliche Pflege, die zum Körpergefühl führt), »Object-presenting« (dem Kind die äußere Welt vorstellen) und »Deadaptation« (die bereits erwähnte Desillusionierung) (Davis & Wallbridge, 1981). In Übereinstimmung mit der damaligen Auffassung der Objektbeziehungstheorie, dass sich beim Kind Selbst- und Objektrepräsentanzen erst nach einer frühen Phase des undifferenzierten symbiotischen Zusammensein aus aufkommenden Teilrepräsentanzen entwickeln und integrieren, postuliert er eine Phase der Besorgnis (»concern«) um ca. den sechsten Lebensmonat, die ein wichtiger Schritt sowohl in der Integration der Objektvorstellung als auch in der emotionalen Regulation markiert. Die Figur ist folgende: Das Baby merkt, dass die Person, die es in seiner Gier angreifen und auffressen möchte (die »Triebmutter«), die gleiche ist, die ihn umsorgt und sich mit ihm austauscht (die »Umweltmutter«). Dies ist der Ausgangspunkt für Gefühle der Sorge, der Schuld und der Erfahrung der Wiedergutmachung; dazu muss die Mutter die Angriffe überleben, Verständnis haben und sich nicht rächen wollen. Eine weitere wichtige Aussage Winnicotts in diesem Zusammenhang ist, dass die allmähliche Integration der Vorstellung einer haltenden Mutter das Kind befähigt, alleine zu sein – nicht im Sinne einer existentiellen Verlassenheit, sondern im Sinne eines kreativen Rückzuges und der Möglichkeit zu spielen: »Allein sein in Anwesenheit« eines internalisierten Anderen. Nur so, präzisiert er, ist der Säugling entspannt und empfänglich für Impulse aus der inneren Welt, die in eine sich als real anfühlende persönliche Erfahrung münden (Winnicott, 1965 [1958]).

Wilfried Bion, ein Zeitgenosse Winnicotts, hat die Funktion der Mutter in dieser frühen Phase mit einer zusätzlichen Dimension ergänzt. Mit der erfolgreichen Metapher des »Containing« erfasst er die innere Beschäftigung der Mutter mit den zerstückelten Impulsen, Mitteilungen, Ängsten u. ä. des Babys, die sie aufnimmt, im halbbewussten Zustand der »rêverie« verarbeitet und in ihrer Antwort, d. h. in ihrer Haltung, ihm etwas zurückgibt, das für es erträglich ist und es in seiner emotional-kognitiven Entwicklung weiterbringt (Bion, 1962b). Der Vorgang, in dem die Mutter etwas vom Baby aufnimmt, wird als projektive Identifizierung bezeichnet. Sie kann als frühe Form der Kommunikation verstanden werden, bei der kindliche Ängste von der Mutter stellvertretend erlebt und entschärft werden; bei der projektiven Identifizierung kann aber auch die Fähigkeit der Mutter, die Ängste zu verarbeiten, überfordert werden, und das Kind bleibt in seinem verstörten Zustand zurück. Anders als Winnicott legt Bion den Schwerpunkt auf die Entwicklung des Denkens. Seine Konzepte wurden in der postkleinianischen Schule in der Auseinandersetzung mit Psychotherapien schwer gestörter Patienten weiter ausgearbeitet und können auch in der Eltern-Säugling-Therapie ausgehend vom Erleben der erwachsenen Bezugspersonen Anwendung finden. In der nachfolgend dargestellten Theorie von Fonagy und Mitarbeitern werden sie punktuell berücksichtigt.

»Playing with reality« – Erweiterung der Spieltheorie durch Fonagy und Target

Eine bedeutende Weiterentwicklung der psychoanalytisch fundierten Spieltheorie haben Peter Fonagy und Mary Target geleistet (Fonagy & Target, 1996; Target & Fonagy, 1996). In ihrer *»Playing-with-reality«-Theorie* formulieren sie eine eigenständige, durch direkte Beobachtungen unterstützte Vision der komplexen emotional-kognitiven Integrationsleistung, die beim Spielen zustande kommt. Sie stellen ihre Ausführungen in den Kontext einer aktualisierten psychoanalytischen Entwicklungspsychologie, die sowohl die Bindungstheorie als auch die Ergebnisse der interdisziplinären Säuglings- und Kleinkindforschung integriert hat, und thematisieren insbesondere ausdrücklich den Bezug kindlicher Vorstellungen und Phantasien mit dem jeweiligen kognitiven Entwicklungsstand. In diesem Zusammenhang sind die von Fonagy und Mitarbeitern ausgearbeiteten Prozesse der *Mentalisierung* grundlegend (Fonagy et al., 2002). Mentalisierung beschreibt die Veränderungen im Laufe der kindlichen Entwicklung im Wahrnehmen der psychischen Realität – der Gefühle, Wünsche, Absichten und Überzeugungen eines Menschen. Diese Entwicklung ist abgeschlossen, wenn das Kind über eine »theory of mind« verfügt, nämlich fähig ist, Repräsentanzen von sich und Anderen als denkenden und fühlenden Wesen zu haben (ebd., 2002, S. 253).[30] Während diesem Prozess benutzt das Kind zwei Modi, um sich die innere Welt von Menschen vorzustellen: (1) Zum einen einen *Modus der »psychischen Äquivalenz«*, bei dem die Ideen, die die

30 Diese Autoren führen die Bezeichnung Mentalisierung ein, um einen umschriebenen Teil der Entwicklung von Repräsentanzen – die auf Menschen bezogenen Repräsentanzen – zu beschreiben und diese vom weiter gefassten Ausdruck Symbolisierung, der auch gegenständliche Repräsentanzen beinhaltet und in der Literatur spezifische Konnotationen in Zusammenhang mit den neurotischen Verarbeitungsprozessen erhalten hat, abzugrenzen.

andere Person betreffen, nicht einen Repräsentanz-Charakter haben, sondern eine Kopie der Realität darstellen, also immer wahr sind. (2) Zum anderen einen *Als-ob-Modus*, bei dem seine Ideen Repräsentanz-Charakter haben, aber ohne zu verifizieren, ob sie der Realität wirklich entsprechen. Im vierten bis fünften Lebensjahr werden diese zwei Modi zunehmend integriert zugunsten eines integrierten *mentalisierenden oder reflexiven Modus*. Um diese Integration zu erreichen – von einer »realitätsorientierten-nicht mentalisierenden Weise einerseits und einer mentalisierenden-realitätsabgekoppelten Weise andererseits« – hin zu einer mentalisierend-und-realitätsbezogenen Weise, braucht das Kind wiederholte Erfahrungen in drei Bereichen. (1) Es muss seine eigenen mentalen Zustände wahrnehmen; (2) es muss sie in der Spiegelung durch sein Gegenüber erfahren; und (3) es braucht den Rahmen, der durch die realitätsorientierte Perspektive des (erwachsenen) Gegenübers gegeben ist (ebd., S. 266).

Die zunehmende Fähigkeit des Kindes im Wahrnehmen einer inneren, psychischen Realität lässt sich an phänomenologischen Beobachtungen verfolgen. Erste Anzeichen davon im ersten Lebensjahr erkennen Entwicklungspsychologen im rückversichernden Verhalten (»referencing«) und in der geteilten Aufmerksamkeit (»joint attention«), die als Erreichen der Intersubjektivität, in der das Kind sich und die Mutter als Subjekte mit je eigenen Absichten wahrnimmt, interpretiert werden. Im Laufe des ersten Jahres wird erkennbar, dass Kinder teilweise des Unterschiedes zwischen inneren Repräsentanzen und Realität gewahr sind. Mit der Entwicklung der Symbolisierung und der Sprache beginnt auch die Beschäftigung mit symbolischem Spiel. Die doppelte Natur des Spiels – Äquivalenz und Als-ob – begründen Fonagy und Target mit der noch unreifen kognitiven Erfassung der Realität. Mit drei Jahren setzen Kinder das Aussehen eines Gegenstandes noch gleich mit der Realität: Ein Schwamm, der wie ein Stein aussieht, ist ein Stein, auch nachdem das Kind es mit Händen fühlen konnte. Mit vier Jahren werden sie den Schwamm erkennen.

Des Weiteren können sie sich nicht vorstellen, dass eine Person eine andere Idee zu einem Tatbestand haben kann als sie selbst: Nachdem sie gesehen haben, dass in einer Bonbonschachtel Farbstifte sind, glauben sie, dass der nächste Beobachter der geschlossenen Schachtel sagen wird, es seien Farbstifte drin (ebd., S. 256ff.). Ab ca. vier Jahren können Kinder bei den entsprechenden Tests korrekte Antworten geben. Diese kognitive Errungenschaft fällt zeitlich mit dem ödipalen Konflikt zusammen; vielleicht nicht zufällig, sind doch Subjektivität, Realitätssinn und eine gewisse Reflexionsfähigkeit erforderlich, um Transaktionen von Wünschen und Gefühlen zwischen mehr als zwei Personen zu verarbeiten (ebd., S. 267). Scheinbar erreichen Kinder früher ein realistisches Verständnis von Gefühlen und Wünschen, während sie länger an ihren realitätsfremden Überzeugungen festhalten. Diese Gegebenheit unterstützt die psychoanalytische These, dass das emotionale Leben ein wesentlicher Impuls für die Entwicklung darstellt.

Im Als-ob-Spiel, im Gegensatz zum von der harten Realität bestimmten Modus der psychischen Äquivalenz, entfaltet sich die kindliche Imagination. Dazu ist es anfänglich nötig, dass das Kind die Als-ob-Welt strikt getrennt von der realen Welt halten kann. So wird es möglich, Vorstellungen zu manipulieren und zu verändern, ohne den Bezug auf potenziell gefährliche Implikationen mit einer Realität, die das Kind nicht genügend durchschauen und kontrollieren kann, gewahr zu sein. Im Als-ob-Spiel kann es eine flexiblere Art des Denkens einüben, die den Aufbau entsprechender mentaler Strukturen unterstützt. Auffallend ist, dass in diesem Spielmodus das Kind gemessen an seinem Alter auf einer höheren Entwicklungsstufe agiert, wie auch schon der einflussreiche Entwicklungspsychologe Lev Vygotsky festhielt (zit. in ebd., S. 261).

Es ist diese Art des Spiels, die Winnicott meint, wenn er von Gesundheit spricht. Anders als Fonagy und Target sieht er im Zerfall des Spiels einen Rückfall in eine mentale Vorstufe mit zersplitterten Vorstellungen, d. h. den Verlust des gesunden Zustandes der Spielfähigkeit. Es ist eine Leistung der jüngeren Theorie, dass der Modus der psychischen Äquivalenz als entwicklungspsychologisch altersimmanente Erlebensform angesehen wird und das Schwanken zwischen dieser Vorstellungsform und der Als-ob-Form als Teil des Entwicklungsprozess auf dem Weg zu einer im sozialen Umfeld geltenden Einstellung zur äußeren Realität betrachtet wird. Andere Autoren der frühen Literatur hatten zwar konkretistische Vorstellungen der Realität bei ihren Patienten beschrieben, diese aber immer nur in Zusammenhang mit Psychose oder Autismus gesehen (Segal, 1957; Tustin, 1981). Die Idee, dass die beiden Extremformen des Bezugs zur Realität in einem mentalisierenden Modus integriert werden, ist bestechend; sie verleitet aber dazu, letzterer als die reifere Form anzusehen und gibt ihr einen normativen Charakter (so z. B. in: Diez Grieser & Müller, 2018). Dies steht in Widerspruch zur privilegierten Bedeutung, die Winnicott dem Als-ob-Spiel, genauer dem potenziellen Raum, im ganzen Lebenslauf beimisst. Für ihn gehören alltägliche Lebenserfahrungen, wie Musik hören, Fussball anschauen, sich für den Ausgang schön machen u. a. m., zu den Aktivitäten, die dem Leben in der realen Welt durch persönliche Kreativität seine Farbigkeit und Lebendigkeit verleihen. Bedeutungsvolle, freie Kommunikation findet lebenslang im »potential space« statt, so auch die Psychotherapie, bei der sich zwei »play areas«, diejenige des Patienten und diejenige des Therapeuten, überlagern (Winnicott, 1971; Davis & Wallbridge, 1981, S. 64). Die absolute Gleichwertigkeit von Spiel und ernstem Leben kommt im Winnicott'schen Titel »Spiel UND Realität« – anstatt »Spiel MIT der Realität« – zum Ausdruck.

Die Rolle der Umwelt – Mentalisierunsprozesse und reflexive Funktion

Sowohl in der Objektbeziehungstheorie als auch in der Mentalisierungstheorie wird die Notwendigkeit einer sensiblen, spezifisch entgegenkommenden Begleitung durch nahe und vertraute Bezugspersonen betont. Zahlreiche psychopathologische Entwicklungen sowohl im Kindes- als auch im Erwachsenenalter können als Folge eines Versagens der frühen Fürsorge verstanden werden. Auch bezüglich der unverzichtbaren Leistung der Eltern in der Phase der intersubjektiven Entstehung von Selbstgefühl und Objektwahrnehmung haben Fonagy und Mitarbeiter eine eigenständige, differenzierte Konzeptualisierung entwickelt, die die vorgängigen Konzepte des Holding und Containing ergänzen und besonders deren phänomenologische Aspekte erörtern. Im Zentrum steht die *Affektspiegelung* (Fonagy et al., 2002). Diese Autoren verweisen auf die biologische Grundlage, die den allerersten Austausch zwischen dem nach sozialer Interaktion strebenden Baby und seinem Betreuer ermöglicht (ebd., S. 161ff.). Basisaffekte weisen angeborene Muster des Gesichtsausdrucks auf, die von den Eltern wahrgenommen und intuitiv beantwortet werden. Babys sind zudem biologisch so ausgestattet, dass sie sehr empfindlich die Kontingenz zwischen einer eigenen physischen Handlung und dem dadurch ausgelösten Ereignis wahrnehmen, z. B. die Bewegungen eines berührten Mobiles oder das Lächeln der zur Interaktion aufgeforderten Mutter. Nach dem dritten Monat findet im affektiven Austausch zwischen Mutter und Kind ein Wechsel seines Interesse von der zuvor erforderlichen perfekten zur imperfekten Kontingenz statt: Interessant werden die Reaktionen des Gegenübers, wenn sie nicht mehr genau den bereits bekannten Erfahrungen entsprechen. Dank ihrer empathischen Identifizierung mit dem Baby kann die Mutter seine affektiven Zustände in Mimik und Stimme zurückspiegeln und gibt ihm dadurch die Möglichkeit, erste Repräsentanzen dieses extern wahrgenommenen Affektausdruckes zu bilden. Zunehmend wichtig für die Unterscheidung des selbsterlebten Affekts gegenüber desjenigen der Mutter ist die Wahrnehmung der Veränderungen, die die Mutter vornimmt, z. B. indem sie nur kurz verzweifelt (wie es) aussieht, dann gefasster wirkt und vielleicht vorübergehend sich wieder ein wenig verzweifelt gebärdet. Fonagy und Mitarbeiter nennen dies *markierte Affektspiegelung* und sprechen ihr eine wichtige Rolle bei der emotionalen Regulation zu. Gegen Ende des ersten Lebensjahres sind Verhaltensweisen zu beobachten, die einen weiteren Entwicklungsschritt anzeigen: Das Kind beginnt zu ahnen, dass die Mutter Wünsche und Absichten haben könnte, die nicht mit seinen eigenen übereinstimmen. Es entstehen erste Repräsentanzen von mentalen Zuständen bei anderen und bei sich, und zugleich werden Erfahrungen der Wirksamkeit möglich, die von eigenen Wünschen und Ideen ausgehen. Es ist der Beginn einer noch unreifen »theory of mind«. Die affektive

Kommunikation, die bis anhin vorwiegend durch Mimik, Blick und Stimme vermittelt wurde, bereichert sich und verschiebt sich mit der Entfaltung der Symbolisierung auf das Spiel. Das Kind externalisiert im symbolischen Spiel das, was es beschäftigt; die Mutter kommentiert mit der Sprache das Geschehen und setzt hier ihre Fähigkeit ein, empathisch mitzugehen oder auf markierte Weise eine modifizierte Version der kindlichen Idee zurückzuspiegeln. Auch sie spiegelt nun nicht nur Affekte, sondern nimmt teil und bereichert die Phantasiewelt des Kindes (ebd., S. 294ff.). Auf diese Weise unterstützt sie auf einer neuen Stufe sowohl die kognitive Entwicklung als auch die emotionale Regulation, letztere soweit, bis das Kind sie als internalisierte Fähigkeit in einem relativ autonomen sozialen Leben zur Geltung bringen kann. Das allfällige Versagen der menschlichen Umwelt kann somit spezifischer formuliert werden. Eine fehlende Markierung der Affektspiegelung kann Defizite in der Selbstwahrnehmung und in der Fähigkeit zur emotionalen Regulation zur Folge haben. Markierte, aber inkongruente oder verzerrte Affektspiegelung kann zu verzerrten Selbstrepräsentanzen und zu gestörtem Selbsterleben im Sinne des Winnicott'schen »falschen Selbst«, wie sie bei Persönlichkeitsstörungen vorkommen, führen (ebd. S. 193).

Die Hervorhebung der markierten Affektspiegelung stellt auch für die Therapeutin einen wichtigen Hinweis für die Handhabung der therapeutischen Beziehung dar, sie genügt aber nicht, um die Therapie über die Episoden von Spielzerfall hinweg weiterzuführen. Wenn es darum geht, eine abgebrochene Beziehung mit einem Baby oder einem scheinbar sehr regredierten Kleinkind wieder aufzunehmen, ist es hilfreich, eine praktische Vorstellung von Spiel mit Babys zu haben. Die Therapeutin kann tastend den Kontakt z. B. mit dem Guck-guck-Spiel suchen, in dem es um die reine Freude der Überraschung geht, oder mit funktionellem Spiel. Sie muss selbst eine »spontane Geste« einbringen, die sie intuitiv aus der Gesamtsituation und dem Zufall geschuldet erfindet. Es wird eine »unreflektierte Geste« sein, im Sinne der Improvisation, wie sie in der psychoanalytischen Literatur, die sich mit Kreativität befasst, thematisiert wurde (Winnicott, 1971; Stern, 2005; Leikert & Scharff, 2013; Malloch & Trevarthen, 2009; Pedrina, 2019). Wichtig dabei ist, dass sie dem Spiel Zeit lässt, um sich zu entfalten, und dass sie darauf achtet, dass es Befriedigung bringt. Manchmal kommt das Spiel mit Hilfe der Therapeutin und ihrer Angebote zustande, manchmal ist es umgekehrt; wenn das Kind sich selbst mit einem Funktionsspiel wieder fassen kann, kann man es so verstehen, dass es »allein in Anwesenheit eines (haltenden) Anderen« ist – sei es einer in seinem Leben wichtigen Bezugsperson oder sei es, kurzfristig, der Therapeutin.

Spiel als Kommunikations- und Interventionsmittel in der Therapie

Spiel ist gemäß Winnicott seinem Wesen nach prekär. Seine Instabilität hängt mit dem wechselhaften Bezug der kindlichen Vorstellungen mit etwas, das eine subjektive, fast halluzinatorische Qualität hat, und etwas, das objektiv, auch von anderen auf die gleiche Weise wahrgenommen wird (Winnicott, 1971, S. 52), zusammen. Die »play-with-reality«-Theorie vermittelt ein ähnliches Bild, wenn sie vom Schwanken des Spiels zwischen Äquivalenz- und Als-ob-Modus spricht. Diese Instabilität entspricht der klinischen Erfahrung. Im therapeutischen Kontext kommen Spielabbrüche häufig vor und sie werden als Hinweise auf etwas Bedeutendes, als Zeichen eines latenten psychischen Geschehens verstanden. Im Spiel mit älteren Kindern fragen wir uns, was unmittelbar vor dem Spielabbruch vorgefallen ist, entweder in der Spielhandlung oder in der therapeutischen Beziehung selbst; wir suchen Anzeichen von Konfliktthemen, die sich vielleicht bereits in den letzten Sitzungen angebahnt haben und im Spiel noch verschlüsselt enthalten sind. Bei Kleinkindern ist symbolisches Spiel hingegen sehr nahe beim Erleben und gibt manchmal eins zu eins aktuelle Konflikte wieder. Spielabbrüche bei Kleinkindern lösen andere Fragen aus. Offensichtlich ist z. B. die Frustration und Verweigerung des Kindes, wenn es im Spiel nicht das ausführen kann, was es unbedingt will. Leicht zu erkennen ist auch der Schreck, der durch eine zu schnelle Deutung auslöst wird: Die Therapeutin hat den Bezugs zu einem Konflikt des kindlichen Alltags hergestellt, der es überfordert. Andere Situationen bleiben unklar und stellen die Therapeutin vor die Herausforderung, den spielerischen Dialog ohne sinngebende Überleitung bzw. Wiedergutmachung wieder aufzunehmen. Die bange und spannende Frage in dieser Situation ist, wie das Kind dem erneuten Versuch der Kontaktnahme begegnen wird. Gibt es uns eine nächste Chance? Oder ist seine Struktur zu rigide, seine Hoffnung auf befriedigenden sozialen Austausch zu schwach, um dies zuzulassen? Die Gratwanderung, die im Spiel mit Kleinkindern gegangen wird, soll im nachfolgenden Fallbeispiel dargestellt werden.

Fallbeispiel Selma, 2½ Jahre

Anmeldungsgrund und Vorinformationen

Frau S. ruft mich an und möchte mir Selma zeigen: Das Kind kaue seit einiger Zeit seine Nägel und wirke unglücklich. Ich gebe ihr ohne weitere Nachfragen einen Termin. Ich kenne die Familie seit einer früheren Behandlungsepisode und erinnere mich an die große Schwierigkeit der Mutter, die kindlichen Äußerungen zu deuten. Ich ziehe es vor, mir persönlich einen Eindruck zu verschaffen.

Die damalige Intervention wurde vom Psychotherapeuten von Frau S. veranlasst, als Selma sieben Monate alt war. Er war besorgt, weil sich Mutter und Kind nicht anschauen würden. Beim Erstgespräch mit der Familie berichtete die Mutter von der Sorge über den fehlenden Blickkontakt, die ihr zugetragen wurde. Sie selber hätte davon nichts gemerkt. Der Vater, der aus einer anderen Kultur stammt und sich mit mir sprachlich nur beschränkt verständigen kann, antwortete auf die Frage nach seiner Sicht und seiner Sorge in Bezug auf Selma, dass sie kein Fleisch esse wie andere Kinder in ihrem Alter. Ich erfuhr so, dass Selma mit drei bis vier Monaten massiv an Gewicht verloren hatte und auch apathisch wurde, bis der Kinderarzt merkte, dass sie zu wenig gestillt wurde. Mit angepasster Ernährung hatte sie dann aufgeholt. In der Untersuchung konnte ich beobachten, wie Selma tatsächlich den Blickaustausch mit der Mutter vermied und sich umso mehr an mich wandte, auch wenn sie vom lebhaften Vater durch die Luft gewirbelt wurde. In den anschließenden Therapiesitzungen mit Mutter und Kind, die anfänglich in aufgeregter Stimmung und wilder Geschäftigkeit verliefen, konnte Frau S. angeleitet werden, weniger intrusiv zu handeln und Selmas Bedürfnis nach behutsamer Annäherung zu respektieren. Es war auffallend, wie Selma vor allen Bezugspersonen zunächst sehr abweisend reagierte. Eine Tagesmutter reagierte beleidigt und ebenfalls abweisend, weil sie noch nie erlebt hatte, von anvertrauten Kindern so klar abgelehnt zu werden. Die Krippeneingewöhnung klappte jedoch gut; Selma hatte keine Berührungsängste gegenüber Gleichaltrigen und machte große Fortschritte. Die Therapie wurde abgeschlossen, als Frau S. erneut schwanger war. Wir verblieben, dass sie oder ihr Therapeut sich bei mir melden würde, wenn es erneut Gründe zur Beunruhigung gäbe.

Frau S. sagte häufig zu mir: »Das müssen sie mir zeigen, ich habe keine Ahnung.« Sie saß häufig wegen Rückenschmerzen rigide in ihrem Sessel und entzog sich dadurch dem Spiel mit dem Kind. Im Gespräch blieb sie auf einer rationalen Ebene. Die Schilderung ihrer eigenen schwer belastenden Kindheitserfahrungen wirkte emotionslos: Sie war in fremder Obhut aufgewachsen und erlebte die Rückkehr zu ihrer alleinstehenden kranken Mutter in der Adoleszenz als Katastrophe. Sie erlitt einige Jahre vor Selmas Geburt eine schwere Depression und steht seither in psychotherapeutischer Behandlung, wobei sie vor allem an ihrem geringen Selbstwert leidet.

Kommentar: Aus dieser früheren Therapieepisode geht hervor, dass die Fähigkeit beider Eltern, sich in das Kind einzufühlen und über seine Befindlichkeit und Bedürfnisse zu reflektieren, sehr eingeschränkt ist. Die Eltern nahmen die Äußerungen des Kindes verzerrt wahr und verarbeiteten diese in einer Weise, die mehr mit ihrer eigenen psychischen Realität als mit derjenigen des Kindes zu tun hatte. Frau S. konnte zunächst weder den Hungerzustand noch die Kontaktstörung des Babys erkennen, sie akzeptierte dann ihre von anderen beobachtete Untauglichkeit als Mutter und zog sich in eine abhängige Position zurück: Die Berater sollen sagen. Für Herrn S. war die Tochter Zeugnis seiner Männlichkeit; er war stolz und nahm auf ihre Scheu keine Rücksicht. Das früh angeeignete Verhalten Selmas – einer misstrauischen Abwehr bei Begegnungen – löste schon damals in gewissen Situationen eine ungünstige Dynamik aus. Dennoch half die therapeutische Intervention, zusammen mit der Eingliederung in die Krippe, die Entwicklung Selmas auf einen guten Weg zu bringen.

Bei der zweiten Anmeldung ist Selma 2½-jährig. In der Schilderung dieser weiteren Therapieepisode wird der Fokus auf das Spielgeschehen und auf die emotionale und symbolische Kommunikation mit dem Kind, die im Spiel zustande kommt, gelegt. Parallel zu diesem spielerischen Austausch wird bei der Mutter (der Vater konnte diesmal nicht einbezogen werden) die Spiel- und Mentalisierungsfähigkeit unterstützt.

Erste Sitzung – die Sorge der Mutter
Zweite Sitzung – Selmas Angst

Zur ersten Sitzung kommt Frau S. mit ihren beiden Kindern. Beide machen sich im Wartezimmer durch lautes Herumschieben der Stühle bemerkbar; die Mutter sitzt steif, wie früher bei den Rückenschmerzen, auf dem Sofa und interveniert nicht.

In meinem Raum breitet sich gleich Selmas einjährige Schwester Corina aus. Sie ist offen und selbstsicher; sie sucht sich Spielsachen aus, zeigt sie der Mutter und richtet sich bald damit auf ihrem Schoß ein. Selma ist zurückhaltender, erkundet verstohlen verschiedene Spielsachen, ohne sich für etwas zu entscheiden, und schaut mich ängstlich-fragend an. Als ich mich ihr zuwende, zieht sie sich zurück. Selten geht sie zur Mutter. Derweil stellt die Mutter ihre Sorge um das Nägelkauen Selmas dar, das sie nur bemerkt hat, weil sie ihr nicht mehr die Nägel schneiden muss. Frau S. erinnert sich, dass auch sie in einer sehr unglücklichen Zeit die Nägel kaute. Ihr Vater hatte im Affekt versucht, vor den Augen der Tochter seine Frau umzubringen. Frau S. hatte damals Angst, von der Krippe nach Hause zu gehen, aber niemand verstand, dass es in ihrer Familie solche Spannungen gab. Wir versuchen aufzuspüren, welche Spannungen Selma heute wahrnehmen würde. Zu Hause mache ihr der Vater manchmal Angst, meint Frau S., da er bei unbotmäßigem Verhalten mit Wölfen drohe und sie gelegentlich auch körperlich bestrafe. Dazu kämen die wöchentlichen Besuche der instabilen Großmutter, die mit ihrem »Ausflippen« auch Angst einflöße.

Wegen der sehr unruhigen Situation und meinem Eindruck, dass sich Selma in Anwesenheit der Schwester kaum melden kann, sowie im Wissen, dass sie problemlos in die Krippe geht, schlage ich Frau S. und Selma zugleich vor, dass Mutter und Corina bei der nächsten Sitzung im Wartezimmer bleiben sollen, Selma allein zu mir komme und bei Bedarf die Mutter aufsuchen dürfe.

Als ich sie dann im Wartezimmer abholen will, liegt sie totgestellt auf dem Sofa bei der Mutter. Diese teilt mit, dass Selma am Morgen über Bauchweh klagte und auf dem Weg zur Praxis zweimal erbrochen habe. Gestern war sie noch gesund. Ich verstehe die Symptomatik gleich als Stresszeichen – Selma hat vor der angekündigten fremden Situation zu viel Angst – und lade wieder die Mutter mit Corina in das Behandlungszimmer ein. Selma bleibt weiterhin regungslos auf dem Schoß der Mutter. Ich verbalisiere die Spannungssituation für Selma, für die das Alleinsein mit einer nicht-vertrauten Person eine zu große Herausforderung darstellt, und leite die Mutter nochmals an, das Kind in das Behandlungszimmer zu begleiten und ihm Sicherheit zu geben. Frau S. braucht selbst mehrmals meine Versicherung, dass Selma nicht körperlich krank ist – was für mich offensichtlich ist. Sie fragt noch zweimal: »Hast du noch Bauchweh?« Corina bewegt sich derweil in Richtung Spielzimmer, Selma folgt zögernd, allmählich lässt sie sich vom Treiben der jüngeren Schwester anziehen. Lange ähnelt die Spielsituation derjenigen der ersten Sitzung: Corina bewegt sich frei, Selma ist gehemmt und zurückhaltend. Irgendwann macht sie eine Geste, die erkennen lässt, dass sie ein Spieltier von Corina entgegennehmen würde. Corina will es aber für sich behalten. Ich mische mich ein und ermuntere Corina, ein zweites Tier zu holen und es Selma zu bringen. Das klappt. Etwas später übernimmt Selma auch Gegenstände direkt von mir. Ich versuche nun im Spiel mehr Anregungen zu geben, z. B. schlage ich ein Gehege für die Zootiere vor. Selma beginnt verstohlen alles, was neu hinzukommt, umzuwerfen – eine diskrete, aber deutliche Aggression. Ich ziehe mich zurück und versuche auf anderem Weg, den Kontakt aufzubauen. Eine aggressive Reaktion entsteht auch, als ich mich vermehrt an Corina wende, mit der – offenbar unzutreffenden – Idee, Selma von meinem Werben zu entlasten. Eine tragfähigere Kontaktaufnahme mit ihr gelingt zufällig anhand des Guck-guck-Spiels, also auf einer regressiveren Ebene. Ich frage: »Soll ich wiederholen?« Sie nickt deutlich. Aber nach kurzer Zeit zieht sich Selma wieder zurück. Ich gebe ihr nun die Möglichkeit, sich ganz zurückzuziehen, indem ich für sie mit einem großen Tuch eine Hütte unter dem Kindertisch herstelle. Selma geht in die Hütte hinein und kommt nicht mehr heraus. Am Ende der Sitzung, bevor sie mit Mama weggeht, scheint sie entspannt: Sie spricht erstmals ein paar undeutliche Worte und will sich von mir verabschieden.

Kommentar: Mit meinem Versuch, mich Selma im Einzelsetting zuzuwenden, habe ich eine grobe Fehleinschätzung gemacht. Ich hatte in Selmas ambivalentem Blick zu sehr den Hilferuf und die Einladung zur Interaktion gesehen, und den ängstlichen Ausdruck unterschätzt, der die befürchtete Intrusion vorwegnahm. Selma reagierte auf die Idee einer direkten Begegnung mit massiver Somatisierung und Trennungsangst. Ihre Beziehungen zu Mutter und Schwester erwiesen sich dadurch ebenfalls als hochambivalent: Einerseits sucht sie Kontakt außerhalb ihres engen Umfeldes, andererseits macht ihr die

Welt zu viel Angst, sodass sie sich an die Mutter klammert und die Vermittlung der jüngeren Schwester braucht, um an die Anderen zu gelangen. Die Aushandlung der richtigen Distanz und die Möglichkeit, das Kontaktverhalten zu kontrollieren, stehen zu Beginn des gemeinsamen Spielens im Vordergrund. Für Frau S. ist Selma ihr Sorgenkind geworden. Sie identifiziert sich mit ihr und fürchtet, ihr das eigene Unglück weiterzugeben. Viel lockerer kann sie mit Corina umgehen, die vielleicht von ihrer Erfahrung mit dem ersten Kind und der gewonnenen Sicherheit als Mutter profitieren kann.

Dritte und vierte Sitzung – die Annäherung

Selma erscheint bei der dritten Sitzung mir gegenüber offener. Sie hatte im Vorfeld kein Bauchweh mehr. Ich lade wieder die Mutter mit beiden Kindern in den Therapieraum ein. Selma ist bereit, mit mir zu spielen, lässt bald die Hütte wieder aufbauen und engagiert mich für das Guck-guck-Spiel. Ich zeige ihr dann andere, altersentsprechende Spielsachen, z. B. eine Kiste mit Küchenutensilien. Sie wendet sich aber einem einfachen (Baby-)Spielzeug zu, das sie vom Warteraum mitgenommen hat, bei dem große Plastikringe an einem Stift aufgetürmt werden sollen. Wir spielen eine Weile mit den Plastikringen. Etwas später leert Selma meine Kiste aus. Die Mutter, die sich derweil mit Corina abgibt, missbilligt sanft und räumt selbst die Kiste wieder ein. Nach längerem Nichtbeachten leert Selma die Kiste gezielt wieder aus. Es ist klar, dass sie das Spiel vorgeben will. Ich fühle mich kontrolliert: Wenn ich im Spiel bleiben will, muss ich ihr folgen und nicht eigene Ideen einbringen. Selma möchte, dass ich mit ihr in die kleine Hütte gehe, aber da passe ich nicht rein. Sie wird angespannt; erst nach mehreren vergeblichen Versuchen akzeptiert sie widerwillig, dass eine Puppe stellvertretend für mich in die Hütte geht. Kurze Zeit später wirft sie unvermittelt die Puppe weg. Das Spiel bleibt stecken und zerfällt. Nun nimmt Selma einen unruhigen Austausch mit Corina auf; bald gibt es Streit. Frau S. vermittelt aktiv, in Kontrast zur passiv-permissiven Haltung, die ich bei ihr zuvor im Wartezimmer beobachtet hatte. Sie ist erfolgreich; bei näherem Hinsehen drängt sie aber dabei die ältere Tochter zum vernünftigen Nachgeben, und Selma unterwirft sich dem mütterlichen Wunsch.

Kommentar: Überschätze ich wieder Selma, als ich ihr Spielsachen für symbolisches Spiel anbiete? Jedenfalls ist sie fähig, klar ihre Absicht mitzuteilen: Zuerst soll ich mit ihr einfache Babyspiele machen, in denen es vorwiegend um Affektaustausch geht. Ich passe mich ihrem Wunsch an. Als sie mich aber in ihrer Hütte will, ist sie ganz konkretistisch und reagiert mit versteckter Wut, weil mir die verlangte Handlung nicht gelingt. Zu heftig ist die Desillusionierung, dass die Welt ihr nicht gehorcht. In der »playing-with-reality«-Theorie entspricht dies dem Äquivalenz-Modus, ist also eine alterskonforme Spielart; auffällig sind aber die Rigidität ihrer Erwartung sowie der Zerfall des Spiels und unserer Beziehung, der nach ihrer Enttäuschung eintritt. Auch das Ausweichen auf die Beziehung mit der Schwester und der Mutter geht unbefriedigend aus, es endet in Unverständnis mit ihrer vordergründigen Anpassung. Ähnlich konkretistisch denkt die Mutter. Bauchweh ist für Frau S. somatisch und real, sie kann es nicht als Ausdruck von Spannung sehen und relativieren, es besorgt sie im Gegenteil sehr. Das Ausleeren meiner Kiste ist für sie nicht eine gezielte Mitteilung, sondern Ausdruck von Unerzogenheit seitens des noch unreifen Kindes. Diese Beobachtungen bestätigen den früheren Eindruck, dass Selma die mentalisierende Vermittlung, die durch markierte Affektspiegelung zustande kommt und die Entfaltung des Als-ob-Spiels fördert, in ihren primären Beziehungen kaum kennt.

Vor der vierten Sitzung schieben beide Kinder wieder laut Stühle im Warteraum hin und her, Frau S. bleibt passiv. Als ich erscheine, klammert sich Selma an die Mutter und zeigt klar, dass sie keine Trennung (die von mir ja gar nicht mehr erwogen wurde) will. Im Behandlungsraum sind beide Kinder in einen konfusen Austausch verwickelt, wie in der ersten Stunde, wobei Selma zeitweise der Schwester alles nachmacht und abwechselnd völlig losgelöst umherirrt. Inzwischen erkenne ich, dass sich Selma für einen Beißring für zahnende Babys interessiert. Ich verstehe, dass sie Baby-Spielsachen will, und hole diesmal meine Kiste mit Baby-Spielzeug hervor. Die Szene beruhigt sich, jetzt wendet sich Selma dem Inhalt dieser Kiste und mir zu. Ihre Unruhe kommt auf eine andere, weniger chaotische Weise zum Ausdruck. Sie nimmt einen Gegenstand nach dem anderen und weiß jeweils damit kaum etwas anzufangen. Sie spricht mehr als in früheren Sitzungen, bleibt für mich aber schwer verständlich. Bei mir kommt nun die Frage auf, ob neben der emotionalen Problematik ein kognitiver Entwicklungsrückstand vorliegen könnte. Als die Mutter mit Corina auf die Toilette gehen muss, zeigt sich überraschend, dass Selma die Trennung akzeptiert. Wir lassen die Türe zum Wartezimmer offen und spielen zu zweit weiter.

Kommentar: Die erneute Unruhe, nachdem in der vorangehenden Sitzung ein zuversichtlicher Einstieg geglückt war, verunsichert mich zunächst. Mit dem Angebot an Baby-Spielzeug signalisiere ich meine Bereitschaft, mit ihr auf einem ihr vertrauten Spielniveau einzusteigen. Selma schätzt es, es wird aber deutlich, dass sie damit mehr anstellen möchte und dass ich sie leider noch nicht verstehe. Hier verunsichert sie mich erneut: Ist die Sprachentwicklung altersgerecht? Kann sie überhaupt symbolisch spielen? Dass sie am Ende der Sitzung wie zufällig Mutter und Schwester weggehen lässt, verstehe ich als Zeichen beginnenden Vertrauens.

Fünfte und sechste Sitzung – die ersten wegweisenden Spielsequenzen

In der fünften Sitzung kommt Selma ohne Zögern allein ins Behandlungszimmer. Sie untersucht die Objekte, die sie in der Babykiste vorfindet, und geht zurück zur Mutter, um sie ihr zu zeigen. Da diese sicherheitsgebenden Kontakte häufig nötig sind, lassen wir Frau S., die diesmal ohne Corina da ist, in das Therapiezimmer kommen. Nun sicherer, lässt sich Selma auf ein intensives, strukturiertes Spiel ein. Sie händigt mir die Spielobjekte aus und weist mich an, diese an hochgelegene Griffe (Türfallen, Kastenschlüssel u. a.) aufzuhängen. Die Mutter äußert, dass Selma in der vergangenen Woche unentwegt Babysachen an ihrem Bett hat aufhängen lassen. Früher, so sagt sie, war sie nur daran interessiert, mit ihr Bilderbücher anzuschauen. Ich kommentiere, dass uns Selma damit etwas sagen will, vielleicht über ihr Bedürfnis, sich manchmal wieder als Baby zu fühlen und umsorgt zu sein. Nachdem nichts mehr zum Aufhängen übrig ist, wendet sich Selma dem Baby-Spielen zu. Nicht die bereitgestellte Puppe, sie selbst ist das Baby. Ich bereite ihr ein Bett in ihrer Hütte zu. Nun verlangt sie aber, ich soll in das Bett, nicht sie. Wieder passe ich nicht in die Hütte rein. Wieder entstehen Konfusion und ein versteckter Spielabbruch: Selma deutet zwar symbolische Handlungen mit der Puppe an, ist aber nicht bei der Sache. Das Spiel versandet. In der einvernehmlichen, wenn auch fragilen Stimmung schlage ich Selma probeweise einige Aufgaben des Denver-Tests (eines Screening-Tests zur Einschätzung des allgemeinen Entwicklungsstandes) vor. Sie kritzelt, mich nachahmend, Kreise. Sie leert Kügelchen aus einer kleinen Flasche, zeigt Freude am Gelingen und bleibt beim Wiederholen dieses Spiels. Die Mutter, die ich über mein Bedürfnis nach Klärung des Entwicklungsstandes informiert hatte, berichtet inzwischen, dass die Krippenbetreuerinnen Selma als normal entwickelt einschätzen, bis auf die sprachlichen Unsicherheiten, die sie der Zweisprachigkeit anlasten.

Selma kommt inzwischen so motiviert zu den Treffen, dass sie in die Sitzung eines anderen Kindes einfällt und von mir zur wartenden Mutter zurückbegleitet werden muss. Bei Sitzungsbeginn kommt sie alleine und verlangt, dass wir alle Babysachen an den Griffen aufhängen. Das wird für die nächste Zeit zum Anfangsritual. Danach sucht sie das ihr bekannte Spielsachenset des Denver-Tests und nimmt das Kritzeln und das Flasche-Kippen wieder auf. Weitere Aufgaben machen ihr Freude. Bei einer nächsten, an sich wenig anspruchsvollen Aufgabe, dem Auftürmen von Klötzchen, ist sie plötzlich blockiert und muss zur Mutter gehen. Im weiteren gemeinsamen Spielen bewegt sich unsere Verständigung zwischen diesen beiden Polen: Einerseits braucht Selma die Anerkennung ihres Bedürfnisses, als Baby angenommen zu werden, andererseits zeigt sie Interesse an altersgerechteren Tätigkeiten und muss dabei ihre Angst vor einer möglicherweise unerfreulichen neuen Erfahrung in Schach halten.

Kommentar: Das Aufhängen von Babysachen ist noch eine Inszenierung mit Äquivalenz-Charakter. Wie Selma mich am Anfang zum Guck-guck-Spiel verführte, so scheint sie nun viel deutlicher mitteilen zu wollen, dass sie diese frühe Form des Affektaustausches, diese Suche nach freudvoller Affektspiegelung wünscht. Erst dann werden Ansätze ihrer Als-ob-Spielfähigkeit erkennbar. Die ersten Versuche – das Puppenspiel – scheitern wieder an der Enttäuschung, die ihr die äußere Realität zufügt. Der Kontakt mit mir kann aber auf dem Umweg eines funktionellen Spiels – die Testaufgaben – wiederhergestellt werden, das ich vorgeschlagen hatte und das sie danach selbst verlangt. Darin kann sie im Umgang mit unbelebten Objekten Wirksamkeit, Freude und meine Reaktion auf ihre Freude erleben. Dass Selma den Kontakt mit mir sucht, ist inzwischen überdeutlich geworden. Es bedeutet nicht eine Abwendung von der Mutter. Das Aufhängen-Spiel hatte Selma ja zuvor zusammen mit der Mutter erfunden; die Mutter war diesmal zugeneigt genug und bereit, sich von Selma leiten zu lassen. Sie brauchte nur noch die Bestätigung von mir, dass dies alles Sinn machte.

Weitere Sitzungen – der Weg zum symbolischen Spiel und die Unterstützung der Mutter-Kind-Kommunikation

Selma fühlt sich nun sicherer und verbringt die ganze nächste Stunde ohne Aufsuchen der Mutter bei mir. Nach dem Anfangsritual des Babysachen-Aufhängens entwickelt sich allmählich ein Dialog mittels Zeichnungen. Ich deute einen Kreis als Gesicht, sie sagt: »Bist du.« Dann ist es Mama, dann Corina, dann Papa – erstmals tritt im Spiel der Vater auf. Frau S. berichtet, dass nach dieser Sitzung Selma zu Hause einen langen Satz gemacht habe, der sie sehr verunsichere: »Papa geht alleine weg, ich bin traurig.« Ob sie wohl wieder unglücklich werde? Ich bespreche mit ihr, dass es ein positives Zeichen ist, dass Selma ihr Gefühl in Worte fassen kann und es einer verständnisvollen und vertrauten Person mitteilen kann, die ihre Trauer versteht. Ich rate ihr, mit Selma über die anstehende Urlaubsreise des Vaters in seine Heimat zu sprechen. Darauf erfahre ich, dass die Reise auch für Frau S. belastend ist, da sie in dieser Zeit alleine mit den Kindern zurechtkommen muss. Sie deutet Spannungen in der Ehebeziehung an: Sie will den Mann diesmal nicht begleiten, da die Zustände in seinem Herkunftsmilieu für Kinder nicht geeignet seien.

Nach dieser Sitzung verändert sich Selmas Spiel abrupt. Sie braucht das Anfangsritual nicht mehr. Sie ist vertraulicher und kann flexibler die Nähe zu mir regulieren, d. h. sich in ihre Hütte zurückziehen und wieder in der Beziehung zurückmelden. Selma lässt zu, dass wir in der Hütte mit Puppen – anstatt meiner Person – spielen; sie versorgt die Baby-Puppe liebevoll, badet sie, legt sie ins Bett, füttert sie mit einer Gabel und füttert sich damit abwechselnd auch selbst. Die sprachliche Verständigung ist noch eingeschränkt. Manchmal verstehe ich ein Wort und merke, dass sie es unvollständig ausspricht oder stammelt; ich wiederhole es deutlich und wir freuen uns an dem Erkennen. Wenn Enttäuschungen eintreten und das Puppenspiel zerfällt, greift Selma nun zu den neu entdeckten Puzzles, die sie mit Befriedigung lösen kann und sie weniger der Gefahr aussetzen, ihr Unvermögen zu erleben oder missverstanden zu werden. Frau S. berichtet ihrerseits, dass Selma große Fortschritte mache. Zu Hause z. B. sei sie nicht mehr darauf fixiert, ihre Schwester herumzukommandieren, und sie wirke auch weniger unglücklich.

Die beginnende Auseinandersetzung mit dem Als-ob-Spiel wird unterbrochen durch eine unerwartete Hospitalisierung von Frau S. Als sie anruft, um einige Sitzungen abzusagen, erfahre ich, dass sie erneut schwanger ist und wegen einer drohenden Schwangerschaftskomplikation behandelt und überwacht werden muss. Die Schwangerschaft war noch nicht zur Sprache gekommen und war mir nicht aufgefallen. Die einzige Sitzung mit Mutter und Kind, die noch vor der Geburt möglich ist, benutzen wir dazu, um die anstehenden Veränderungen für die Familie und für Selma anzusprechen. Unter diesem Zeitdruck stelle ich nun die Sensibilisierung der Mutter für die kindliche Befindlichkeit in den Vordergrund und rate ihr, immer wieder mit Selma über die laufenden Ereignisse zu sprechen.

Ausblick

Die Psychotherapie musste in der Zeit um die Geburt sistiert werden. Deren Fortsetzung war danach für die sehr eingespannte Mutter nicht mehr möglich. Selma, nun 3½-jährig, wurde einer in der Nähe ihres Wohnortes durchführbaren logopädischen Therapie zugewiesen, in der sie motiviert mitmachte. Ihre positive Entwicklung wurde ein Jahr später kurz vor Kindergartenbeginn im Bericht der Logopädin bestätigt.

Kommentar: Selma hat ihre Neigung zum ängstlichen Rückzug, die ihre Entwicklung im Kontext sozialer Interaktionen blockierte, soweit überwunden, dass funktionelles Spiel mit der fremden Therapeutin, das gemeinsame Benennen von Gegenständen und Gefühlen, Ansätze von Als-ob-Spiel möglich wurden. Imagination und Phantasie konnten sich noch nicht im Spiel entfalten, die Voraussetzungen dazu waren erst am Entstehen. Doch verblüfft die klare Aussage Selmas, die sich auf die Abreise des Vaters bezieht. Hat sie doch bessere Kompetenzen, als diejenige, die sie mir zeigen konnte? Kann sie in der Kindergruppe der Krippe, in der sie zwar scheu, aber (außer sprachlich) nicht auffällig ist, bessere Leistungen erbringen? Trotzdem, in der Therapie zeigte sich das Kind sehr beeinträchtigt. Die Aussage von Fonagy und Target, dass unzureichend »markierte Affektspiegelung« die emotional-kognitive und soziale Entwicklung gefährdet, trifft in diesem Fall zu.

Die Therapie erfasste am Anfang die emotionale Not, die sich der Mutter im Symptom des Nägelkauens zeigte. Verschiedene psychodynamische

Hypothesen zu dieser Dekompensierung waren handlungsleitend, konnten aber kaum, wie häufig in sehr frühen Therapien, durch den klinischen Verlauf mit Sicherheit bestätigt werden. In der ersten Sitzung hatte ich an Geschwisterrivalität gedacht. Selma steht in Konkurrenz um die Zuwendung der Mutter mit der kleinen Corina, die es so leicht schafft, mit allen guten Kontakt herzustellen. Sie selber hingegen ist in tiefer Ambivalenz gefangen und wird von der Mutter in die Rolle der großen Schwester, die vernünftig sein sollte, gedrängt. In der nächsten Therapieepisode drängt sich das Bedürfnis des Kindes vor, regressiv früheste Schritte des emotionalen Austausches nachzuholen. War der Auslöser dieser Not, nachdem sie während der zweiten Schwangerschaft ihrer Mutter noch in guter Verfassung war, doch die Geburt der Schwester und die eventuell erlittene Vernachlässigung? Die erste klare Äußerung von Selma wies aber auf die Unruhe, die die Reise des Vaters bzw. die dadurch manifest gewordenen Spannungen zwischen den Eltern ausgelöst hatte. Selma ist an beide Eltern stark gebunden und ist sozusagen komplementär auf ihre unterschiedliche, nur teilweise empathische Art, mit ihr umzugehen, angewiesen. Wurde ihre Krise durch die Abwendung des für ihr Gleichgewicht notwendigen Vaters bedingt? Als drittes Thema tauchte die neue Schwangerschaft der Mutter auf, die zu Therapiebeginn gerade eingetreten war. Hat Selma damals die Verunsicherung der Mutter gespürt? Die letzte Hypothese: War die Dekompensierung Folge einer anderen unerkannten Belastung, etwa eine Veränderung in der Krippe, die Selma wegen ihrer vorbestehenden Fragilität nicht meistern konnte?

Dieses Fragment von Therapie, die ich nicht bis zur Entfaltung des Als-ob-Spiels weiterführen konnte und doch eine Lösung der emotionalen Blockade bewirkte, will Therapeuten dazu ermutigen, den schwierigen Aufbau der Spielfähigkeit bei psychisch belasteten Kleinkindern und die zweifelerregende Gratwanderung, die wir dabei erleben, auf sich zu nehmen. Entscheidend ist, das Spiel in Gang bringen und fertig zu spielen – nicht die eindeutige Klärung der krisenauslösenden Situationen und Konflikte, die nicht immer möglich ist. Es zeigt sich auch, wie pathogen sich eine schwer eingeschränkte elterliche Affektspiegelung auswirken kann. Dies spricht dafür, betroffenen Eltern in den ersten Lebensjahren der Kinder durch kundige Fachpersonen kontinuierlich begleiten zu lassen, da bei Bedarf eine therapeutische Intervention schnell veranlasst werden kann.

Verletzte Elternschaft

Unterstützung der Eltern und Kindesschutz

Die Geburt eines Kindes ist in der öffentlichen Meinung ein ersehntes Ereignis und bereitet Freude. Es hat lange gebraucht, bis psychisches Leiden in der postpartalen Zeit anerkannt wurde und noch heute machen sich viele Eltern, die von den Herausforderungen um die neue Situation überfordert werden, Selbstvorwürfe und entwickeln Scham- und Schuldgefühle. Während die lärmige und angstmachende Kindbettpsychose von jeher in der Geburtsmedizin bekannt war, wurde die postpartale Depression erst in der Mitte des 19. Jahrhunderts als verbreitete Störung erkannt. Dazu hat der französische Arzt Louis Victor Marcé ein bemerkenswertes Buch geschrieben, in dem er das Ineinandergreifen psychischer Symptome und körperlicher Veränderungen, die nach einer Geburt auftreten können, beschrieb (1858). Die weitere Erforschung dieses Themas blieb aber vorerst, möglicherweise wegen der unklaren Zuordnung zu einem bestimmten Fachbereich, aus. Erst im letzten Drittel des 20. Jahrhunderts im Kontext von neuen interdisziplinären Ansätzen und z. T. unter dem Druck entsprechender Forderungen seitens der Frauenbewegung nahm das Interesse an der postpartalen Depression sprunghaft zu. Studien aus mehreren Zentren trugen dazu bei, das Syndrom und die involvierten psychodynamischen Prozesse zu definieren, deren Häufigkeit und Verlaufsmuster zu bestimmen und deren unmittelbare und langfristige Folgen auf die Kindesentwicklung zu erfassen (Übersicht in Pedrina, 2006, S. 30ff.). Relativ neu sind Bestrebungen, verschiedene Pathologien, die sich hinter einer vordergründigen depressiven Symptomatik verbergen, zu erkennen oder überhaupt Formen der postpartalen psychischen Dekompensierung differenzierter zu diagnostizieren.[31]

Krisen und Erschöpfungszustände von Müttern in den ersten Jahren nach der Geburt wurden bis im fortgeschrittenen 20. Jahrhundert mit der Verordnung von Kuraufenthalten, häufig verbunden mit der Trennung vom Kind, oder gar mit einem Kuraufenthalt des Kleinkindes allein in einem Kinderheim behandelt. Das hat sich mit der zunehmenden Einsicht in die negativen Folgen früher Trennungen für das Kind und der zunehmenden Kompetenz in psychotherapeutischen Behandlungen, insbesondere der gemeinsamen Eltern-Kind-

31 Frühere Arbeiten der Autorin zur postpartalen Depression, zu Persönlichkeitsstörungen und zu posttraumatischen Störungen im Kontext von Elternschaft: Pedrina, 1994, 1998a, 2000, 2001d, 2004, 2006 (Forschungsstudie *Mütter und Babys in psychischen Krisen*), 2011, 2012, 2013.

Therapien, geändert. Die neueren Kenntnisse zu den postpartalen elterlichen Pathologien ermöglichen zudem, spezifische Akzente im therapeutischen Vorgehen zu setzen und frühe Interventionen effektiver durchzuführen. Doch auch heute stoßen Therapien auf Grenzen. Therapeuten, die mit psychisch schwer beeinträchtigten Eltern oder mit Eltern, die unter mehrfachen psychosozialen Belastungen leiden, konfrontiert sind, stehen vor der schwierigen Frage, ob es verantwortbar ist, sie über lange Zeit in ihrer elterlichen Funktion zu unterstützen. Oder anders gefragt: Wann erfordert der Schutz des Kindswohls eine Übergabe seiner Betreuung in ein extrafamiliäres Umfeld, falls die Belastung durch das elterliche Unvermögen trotz Behandlung hoch bleibt?

Im Folgenden wird zunächst auf die Definition von Elternschaft eingegangen und ausgeführt, welche Aspekte davon im Laufe der Begriffsentwicklung diskutiert und als relevant beurteilt wurden. Was zeichnet die Persönlichkeitsentwicklung in der Phase der beginnenden Mutterschaft und Vaterschaft aus, welche Neuorientierungen und Identitätsveränderungen drängen sich bei Mutter und Vater auf? Welche Haltungen und Handlungen sind aus der Sicht des Kindes notwendig, welche tragen über die Befriedigung basaler Bedürfnisse hinaus zu seinem psychischen Wohlbefinden bei? In einem zweiten Abschnitt werden die verschiedenen Formen psychischer Krankheit der Eltern beschrieben und Forschungsergebnisse sowohl zu deren Charakterisierung als auch zu deren spezifischen Auswirkungen auf die Beziehung zum Kind präsentiert. Auch die umgekehrte Situation, nämlich die Auswirkung einer schweren Krankheit des Kindes auf das psychische Wohlbefinden der Eltern, wird kurz erörtert; weitere Ausführungen zu diesem Thema sind in den kindzentrierten Kapiteln zu finden. Es folgen Angaben zu therapeutischen Vorgehensweisen unter Berücksichtigung störungsspezifischer Zugänge. Zum Schluss wird die Einschätzung der elterlichen Erziehungsfähigkeit bei psychischer Krankheit diskutiert. Eine Falldarstellung schildert die therapeutische Begleitung einer jungen Mutter in der Auseinandersetzung mit ebendiesem Dilemma: Kann ich eine zuverlässige Mutter für mein Baby werden oder schaffe ich es nicht?

Was ist Elternschaft?

Das Konzept der Elternschaft als Phase der Persönlichkeitsentwicklung hat die Psychoanalytikerin Therese Benedek eingeführt (1959; s. auch Überblick in: Pedrina 2016b, S. 269–271). Ausgehend von Analysen mit Müttern nach der Geburt und mit Eltern älterer Kinder hat sie entgegen der damals vorherrschenden Meinung, dass die Persönlichkeitsentwicklung mit der Adoleszenz zum Abschluss kommt, aufgezeigt, dass um die Geburt tiefgreifende psychische Anpassungsprozesse stattfinden. Die Ich-Entwicklungen von Kind und Eltern sind aufeinander bezogen. Kind und Eltern erwerben Selbstvertrauen, indem sie im gelungenen Austausch gemeinsam positive Erfahrungen machen. Bei Mutter und Vater werden im empathischen Miterleben der jeweiligen Entwicklungsphase des Kindes Bedürfnisse und Wünsche angeregt, die ihre entsprechenden eigenen Beziehungserfahrungen in Erinnerung rufen. In der Regel sind diese hilfreich. Belastete Vorerfahrungen können aber negative Spiralen der Eltern-Kind-Interaktion auslösen; diese können sich auch auf nur eine bestimmte Entwicklungsaufgabe beschränken und andere Beziehungsaspekte nicht beeinträchtigen. Weitere frühe Autoren bereicherten dieses Bild mit Beobachtungen und gezielten Befragungen. Bald wurden *Phasen des Selbsterlebens während der Schwangerschaft* beschrieben, die auf die Aufgaben, die eine werdenden Mutter im Laufe der Schwangerschaft herausfordern, Bezug nahmen (Bibring et al., 1961). Es werden drei Phasen unterschieden: Häufig entsteht anfänglich trotz Kinderwunsch Ambivalenz; das Erleben des Kindes als Teils des Selbst im zweiten Trimenon löst Hochgefühle aus; vor der Geburt regen sich hingegen Trennungstrauer und Angst vor dem Geburtsgeschehen. Zudem findet eine Verschiebung der emotionalen Besetzungen zugunsten des Kindes statt, die die Hingabe sowohl zum Partner als auch zu sich selbst verändert. Mit dem Begriff der *primären* Mütterlichkeit wurden die ausgeprägte Labilität und Flexibilität psychischer Strukturen bei der Mutter in der peripartalen Zeit in den Blick genommen (Winnicott, 1958 [1956]). Später wurde die Aufmerksamkeit den besonderen Anforderungen, mit denen Mütter im Laufe der ersten beiden Lebensjahren ihrer Kinder konfrontiert sind, gewidmet. Unter *Mutterschaftskonstellation* werden die Hauptthemen beschrieben, die während der Mutterschaftsentwicklung verarbeitet werden, und zwar in einem inneren (und manchmal realen) Dialog mit der eigenen Mutter, mit sich selbst als Mutter und mit dem eigenen Baby (Stern, 1995, S. 171ff.). Es handelt sich dabei um folgende Fragenkomplexe: (1) Ob sie das Kind am Leben erhalten und es zum Heranwachsen bringen kann; (2) ob sie ihm emotional so zur Verfügung stehen kann, dass es sich psychisch gut entwickelt; (3) ob sie fähig ist, ihm eine unterstützende Umwelt zu erschließen, und (4) ob sie ihre eigene Identität so weiterentwickeln kann, dass die Eigenschaften, die die mütterliche Fürsorglichkeit ausmachen, integriert und selbstverständlich werden. Die Kenntnis dieser Hintergründe kann Therapeuten helfen, Sorgen zu erahnen und anzusprechen, die die Betroffenen plagen und ihnen noch nicht bewusst sind.

Soweit die Prozesse, die die Mutter – und mit ähnlichen Inhalten der Vater – durchlaufen. Doch wie äußert sich Elternschaft in der Haltung gegenüber dem Kind und in der Betreuung? Auch in diesem Bereich wurden früh Konzepte formuliert. Zentral ist die Fähigkeit der Eltern, die averbalen Äußerungen des Babys wahrzunehmen, sich in es einzufühlen und zu verstehen, was es braucht. Ihre Antwort besteht in fürsorglicher Zuwendung, die emotionalen Austausch und gute Pflege zugleich beinhaltet. Mit dem Begriff *»holding«* wurde die frühe Unterstützung der Selbstentwicklung in der Art des Umganges mit dem Körper des Babys, in der Art, es zu füttern und zu berühren, ihm Halt zu geben, erfasst (Winnicott, 1965 [1960]). *»Containing«* verweist hingegen auf die Entgegennahme von starken Gefühlen und Ängsten des Kindes, die Eltern zuerst verarbeiten müssen, bevor sie dem Kind helfen können, die überfordernde Erfahrung zu bewältigen. Das erreichen sie, indem es ihnen gelingt, über die Gefühle und die auslösende Situation nachzudenken und mit ihrer Haltung eine nun moderierte Gefühlsintensität und einen möglichen, sinngebenden Gedanken zu vermitteln (Bion, 1962b; s. auch Cierpka & Windaus, 2007, S. 93–98). In der Bindungstheorie wurde das Konzept der *Feinfühligkeit* (*»maternal sensitivity«*) entwickelt, die sich ebenfalls im Pflegeverhalten äußert und enger charakterisiert wurde (vgl. Ainsworth, 1977). Dazu gehören große Aufmerksamkeit und schnelles Wahrnehmen der kindlichen Signale, die richtige Deutung dieser Signale, eine angemessene Reaktion, die auch in nützlicher Frist, d. h. bevor die Frustrationstoleranz des Kindes überschritten ist, erfolgt. Aus dieser Forschungsrichtung stammt auch der wichtige Hinweis, dass, wenn einmal das Bedürfnis nach Schutz und Sicherheit befriedigt ist, das Kind seinem Drang nach Exploration von Neuem nachgeht und dass es darin ebenfalls die Unterstützung seiner Bezugspersonen braucht. Das zeigt es im Verhalten des »social referencing« mit ca. neun Monaten oder im emotionalen Auftanken in der Wiederannäherungsphase mit ca. 18 Monaten. Die Bereitschaft der Eltern, ihren in vieler Hinsicht abhängigen Kindern in den ersten Monaten entgegenzukommen, hat auch eine biologische Grundlage, wie Hanuš und Mechthild Papoušek nachweisen konnten (1987). Als *intuitive elterliche Kompetenzen* haben sie Verhaltensweisen bezeichnet, die komplementär zu den Dispositionen des Säuglings angelegt sind und sehr schnell und unbewusst ausgelöst werden, wie z. B. der »baby-talk«. Ihre Einsicht wurde später durch Befunde der neurobiologischen Forschung untermauert (Barba-Müller et al., 2019).

Mit dem Aufkommen einer intersubjektiven Perspektive in Bezug auf die frühe Eltern-Kind-Beziehung sind auch Konzepte ausgearbeitet worden, die nicht nur die beobachtbare Interaktion abbilden, sondern vermehrt die mentalen Aspekte dieser Beziehung zum Ausdruck bringen. Eine wichtige Funktion kommt den *elterlichen Repräsentanzen* zu. Einerseits sind es Vorstellungen, die das Kind betreffen. Ein klinisch relevantes Spannungsfeld tut sich auf, wenn das bewusste oder unbewusste Bild des eigenen Kindes den Eigenschaften des anwesenden Sohnes oder der Tochter nicht entspricht und Eltern es nicht schaffen, ihre Erwartungen an die Realität anzupassen (Soulé, 1982). Andererseits handelt es sich um Interaktionsrepräsentanzen, die sich im Austausch mit dem Kind bilden und verfestigen und den künftigen Austausch vorwegnehmen sowie positiv oder negativ beeinflussen (Stern, 1995). Zu erwähnen sind hier die rigiden und belasteten Repräsentanzen, die aus den Beziehungen der Eltern zu den wichtigen Bezugspersonen ihrer eigenen Kindheit stammen und sich in die neu entstehende Beziehung zum eigenen Kind störend auswirken (Fraiberg et al., 1975). Eine differenzierte Konzeptualisierung des intersubjektiven Austausches ist in der später verfassten Theorie der *Affektspiegelung und Mentalisierung* enthalten (Fonagy et al., 2002). Die markierte Affektspiegelung, d. h. eine emotionale Antwort seitens der Bezugspersonen, die neben dem empathischen Verständnis bereits eine Differenz zum ursprünglichen Affekt des Kindes signalisiert, ist wesentlich, damit es eine Vorstellung von sich und Anderen als Personen mit je eigenen Gefühlen und Gedanken entwickeln kann und zugleich mit ihnen seine Affekte regulieren lernt.[32]

Die Väter und die Triade

Obwohl Väter in den frühen Arbeiten zur Elternschaft stets mitgedacht waren, konzentrierte sich die Forschung lange einseitig auf die Involvierung der Mütter als primäre Bezugspersonen für das Baby. In klinischen Arbeiten wurden bei den Vätern zwei unterschiedliche Funktionen erkannt (Barrows, 1999): einmal diejenige als Unterstützer der Mutter-Kind-Dyade, deren Versagen sich in einer Mutter-Kind-Problematik äußern kann; zum zweiten die väterliche Teilnahme an einer dyadischen Beziehung mit dem Kind, deren Störung direkt in eine kindliche Symptomatologie umschlägt. Die berühmten Fraiberg'schen Gespenster im Kinderzimmer[33] können auch vom Vater, d. h. von unverarbeiteten Konflikte aus seiner Geschichte, stammen. Die Untersuchung subjektiver Vaterschaftskonzepte hat sich inzwischen in Zusammenhang mit gesellschaftlichen Veränderungen bezüglich der väterlichen Rolle verbreitert (Pedrina, 2012). Es werden Bedingungen diskutiert, die es »neuen Vätern« (und neuen Müttern) ermöglichen würden, Wünsche nach einer egalitären Partnerschaft und nach einer beiden Eltern zustehenden Teilnahme an der sozialen und emotionalen Entwicklung des Kindes zu erfüllen (z. B. Kudera, 2002; Fuhrmans et al., 2012). Die bindungsorientierte Forschung hat ihrerseits festgehalten, dass Kinder gleichzeitig eine je eigene ausgestaltete Bindung zur Mutter und zum Vater entwickeln können (Schon, 1995). Väter pflegen im Umgang mit ihren Kleinkindern einen spezifischen Stil. Neuere Untersuchungen gehen der Frage nach, wie sich das typisch väterliche, eher wilde und physisch betonte Spiel auf die kindliche Entwicklung auswirkt. Während mütterliches Spiel mit Fortschritte in der emotionalen Regulation korreliert, scheint väterliches Spiel darüber hinaus mit einem größeren Wortschatz und besseren sozialen Kompetenzen, v. a. im Umgang mit Aggressionen einherzugehen. Dabei wird betont, dass sowohl die Zeit, die mit Spiel verbracht wird, als auch die positiven

32 Ausführlichere Darstellung in den Kapiteln »Frühe Eltern-Kind-Beziehung und ihre Störungen« und »Spiel und Kreativität«.

33 Ausführungen dazu im Kapitel »Frühe Eltern-Kind-Beziehung und ihre Störungen«.

Affekte im spielerischen Austausch (»playfulness«) sich als entwicklungsfördernd erweisen (Cabrera et al., 2017; StGeorge & Freeman, 2017).

Dass die Dynamik im Beziehungsdreieck Mutter-Vater-Kind eine bedeutende Rolle in der psychischen Strukturbildung einnimmt, ist eine frühe Aussage der psychoanalytischen Theorie. Mit der Verarbeitung der ödipalen Konflikte um das vierte bis fünfte Lebensjahr werden die Zuordnung in der Generationenfolge und die Geschlechtsidentität ausgehandelt. Aktuelle Reformulierungen des Ödipuskomplexes berücksichtigen sowohl die inzwischen erworbenen Kenntnissen aus der phänomenologischen Forschung als auch die einschneidenden gesellschaftlichen Veränderungen bezüglich der Geschlechterrollen und die Veränderbarkeit von Identitäten im Lebenslauf (Quindeau, 2017). Hier interessieren jedoch die Prozesse der präödipalen Zeit. Beobachtungen haben darauf hingewiesen, dass sich Kinder schon im zweiten Lebensjahr auf differenzierte Weise an Mutter und Vater wenden. In dieser kritischen Phase der Autonomieentwicklung erhält der Vater die Funktion eines »rettenden Dritten«, der das Kind darin unterstützt, sich von der Mutter zu trennen und unabhängiger zu werden. In Abgrenzung zu der ödipalen spricht man hier von der *frühen Triangulierung* (Abelin, 1971). Unter dem Einfluss der systemisch orientierten Säuglingsforschung wurde dann auch der interaktive Austausch in der Triade zwischen Mutter, Vater und Kind bereits im Säuglingsalter näher untersucht. Im sogenannten »Lausanne Triadic Play«, einem standardisierten Untersuchungssetting, konnte man verfolgen, wie sich jeder Partner beim Zuschauen der Interaktion zwischen den jeweils anderen beiden verhielt und wie die Wechsel von einer Situation zur anderen gehandhabt wurden (Corboz-Warnery et al., 1993). Flexible Wechsel, die aufgrund averbaler Signale stattfinden, charakterisieren eine gute *elterliche Allianz (»Co-parenting«)* und erleichtern ein harmonisches Funktionieren der Familie; Eltern, die sich in Konflikten befinden, haben hingegen Schwierigkeit, sich bei ihren Aufgaben zu koordinieren. Triadische Interaktionen sind die Ausgangserfahrung für die Bildung triadischer Repräsentanzen beim Kind. Bei den Eltern stammen diese aus ihrer Biographie und werden in der aktuellen Erfahrung reaktiviert und modifiziert. Interessant ist der Befund, dass vorgeburtliche elterliche Vorstellungen zum Funktionieren in der Familie zu Dritt mit der im vierten Monat nach der Geburt festgestellten Qualität der triadischen Interaktion korrelieren. Es ist ein Hinweis auf eine mögliche Komponente der transgenerationalen Weitergabe familiärer Belastungen (von Klitzing et al., 1999). Zur erfolgreichen Weiterführung der gemeinsamen Elternschaft ist es wichtig, dass Eltern nach der Zeit der intensiven Involvierung in der Kinderbetreuung es schaffen, im neuen Kontext ein neues Gleichgewicht als Paar zu finden und auch ihre sinnlich-sexuelle Beziehung wiederzubeleben. Dies bedeutet unter Umständen auch Verarbeitung von Trauer, die in jeder Weiterentwicklung innewohnt (Garstick, 2013).

Die dargelegten Aspekte von Vaterschaft und gemeinsamer Elternschaft legen es nahe, bei familiären Krisen in der Zeit nach der Geburt eines Kindes die Väter – wenn immer möglich – in therapeutische Interventionen einzubeziehen.

Erweitertes Umfeld, soziale Elternschaft

Eltern von Kleinkindern sind von Anfang an in einem erweiterten Beziehungsnetz eingebunden und sind Teil einer Gesellschaft, die im günstigen Fall unterstützende Institutionen im Bereich der frühe Kindheit (Betreuung, soziale und finanzielle Hilfe, juristische Beratung u. a.) zur Verfügung stellt. Mit zunehmendem Alter werden auch für das Kind selbst extrafamiliäre Beziehungen bedeutsam. In Fällen, in denen Eltern vorübergehend überfordert erscheinen, macht es Sinn, auch die Beiträge von Familienangehörigen, Krippenbetreuerinnen, involvierten Sozialarbeitern hinsichtlich ihrer Funktion als Unterstützung von Elternschaft zu evaluieren. In Kinderschutzfällen, in denen sich eine extrafamiliäre Platzierung aufdrängt, treten plötzlich viele Akteure auf, die Verantwortung über bestimmte Aspekte des Lebens des Kindes übernehmen müssen. Die Heimbetreuerin z. B. muss sich dem Kind persönlich zuwenden und ihm zuverlässig zur Verfügung stehen; die Behörde muss seinen Aufenthaltsort festlegen und über die Kontakte mit seiner Familie entscheiden; eventuell muss ein Therapeut die Gesundheit des Kindes einschätzen und sich beratend äußern. Der Begriff der *sozialen Elternschaft*, den psychotherapeutische Autoren zur Bezeichnung dieser aufgeteilten Zuständigkeit benutzen, ergibt eine nützliche Orientierung, um die interdisziplinär erarbeiteten Maßnahmen einer kindzentrierten Logik unterzuordnen (Pedrina & Mögel, 2016).

Psychisch kranke Eltern – beeinträchtigte Elternschaft und ihre Auswirkungen auf die kindliche Entwicklung

Postpartale Depression (PPD) und postpartale Psychose

Wenn heute in Zusammenhang mit familiären Dekompensierungen nach der Geburt relativ leicht an postpartale Depression gedacht wird, geht vergessen, wie lange es dauerte, bis das tabuisierte Thema von der Forschung aufgegriffen wurde und grundlegende diagnostische und therapeutische Fragen geklärt wurden. Die PPD galt bis in die 1980er Jahre als atypische, von Angst und Reizbarkeit geprägte depressive Störung. Erste Erkenntnisse der danach eingesetzten intensiven Forschung sind allgemein anerkannt und legten den Boden für die weitere, heute noch anhaltende rege Forschungstätigkeit (O'Hara, 2009). Die Symptomatik der Depression im Postpartum unterscheidet sich nicht von derjenigen, die in der allgemeinen Population auftritt, und wird somit aufgrund der gleichen Kriterien diagnostiziert (Cooper et al., 1988). Sie unterscheidet sich hinsichtlich der aufgeworfenen Themen, den Konfliktkonstellationen, den intrapsychischen Verarbeitungsprozessen, die zur Erweiterung der Identität mit Einschluss der Elternschaft führen. Qualitative Untersuchungen haben als typische Konflikte der frühen Mutterschaft erkannt: (1) das Ringen um Autonomie gegenüber dem Baby und im Kontext der neuen familiären Abhängigkeiten, (2) spezifische, in der eigenen Vorerfahrungen begründete, durch die Elternschaft reaktivierte Konflikte, die transgenerational wirksam werden könnten, sowie (3) Konflikte in Zusammenhang mit der Identitätsveränderung (Pedrina, 2006, S. 151ff.). Die Häufigkeit der PPD wird mit 10–15% angegeben, in einigen Studien werden je nach diagnostischen Kriterien Raten bis 30% belegt (Brummelte & Galea, 2016). Die höchste Inzidenz an Neuerkrankungen ergibt sich zwei bis drei Monate nach der Geburt (ebd.); es ist jedoch üblich, von PPD zu sprechen, wenn ihre Symptome innerhalb des ersten Jahres post partum auftreten.[34] Die sehr häufigen leichten Verstimmungen der ersten Wochen sind nicht immer behandlungsbedürftig und auch als »baby blues« bekannt. Viel seltener tritt hingegen die postpartale Psychose auf, die sich zeitnahe nach der Geburt manifestiert und deren Häufigkeit 1–2‰ beträgt. Betreffend der Dauer der PPD wurde festgestellt, dass sich bei etwa zwei Dritteln der betroffenen Mütter die Symptomatik innerhalb von drei Monaten zurückbildet; bei Müttern, die schon vor der Geburt depressiv waren, dauert sie länger als drei Monate; etwa 15% dieser Mütter leiden länger als sechs Monate und 5 % weisen einen chronischen Verlauf auf (Cooper et al., 1988). Einer der größten Risikofaktoren für PPD, neben einer belasteten Paarbeziehung und fehlender sozialer Unterstützung, ist das Vorliegen einer präpartalen Depression, die selbst in 12% der Schwangerschaften auftritt (Brummelte & Galea, 2016). Daher verdient eine depressive Störung, die schon vor der Geburt festgestellt wird, genügend Aufmerksamkeit und eine zuverlässige Begleitung danach. Eine durchgemachte PPD präjudiziert die folgenden Geburten nicht; bei der postpartalen Psychose hingegen erhöht sich das Risiko für eine erneute psychotische Episode nach der folgenden Geburt eindeutig.

Sehr ausführlich wurden die negativen Auswirkungen der PPD auf die betroffenen Kinder untersucht. Während der Schwangerschaft ist der Fötus durch den biologischen Austausch in der Plazenta hormonellen und epigenetischen Einflüssen ausgesetzt. Mütterlicher Stress kann sich in der genetischen Programmierung des ungeborenen Kindes auswirken. Depression in

34 Im DSM-5 (2013) wurde neu unter depressiven Störung die Spezifizierung »mit Beginn im postpartum« aufgenommen. Die dort aufgeführte Angabe von »bis zu 4 Wochen nach der Geburt« wird von den meisten Autoren als nicht sachdienlich erachtet und nicht berücksichtigt.

der Schwangerschaft begünstigt auch Alkohol- und Substanzmissbrauch sowie Vernachlässigung der eigenen Gesundheit. Das Baby kann dann zu früh, untergewichtig und/oder mit neurobiologischen Auffälligkeiten auf die Welt kommen (O'Hara, 2009). Nach der Geburt greifen gestörte Interaktionen mit den primären Betreuern in die kindliche Entwicklung ein. Depressive Mütter antworten weniger sensibel auf Blicke und Gesten ihres Babys, sie zeigen im interaktiven Austausch eine flache Affektivität, geringe Aktivität und gehäuft nicht-kontingente Reaktionen (Field, 1995, 2010). Einige Mütter, vorwiegend diejenigen mit ausgeprägter Depression, schwanken zwischen Episoden von emotionalem Rückzug und exzessiver, intrusiver Zuwendung (Pedrina, 2006, S. 157). Als Folge davon werden bei ihren Babys Blickvermeidung, weniger positive Affekte, weniger Spielbereitschaft, mehr Rückzugsverhalten beobachtet. Diese Kinder weisen häufiger unsicheren Formen des Bindungsverhaltens als Kinder nicht-depressiver Mütter auf (O'Hara, 2009). Eine negative Folge, die besonders aufmerksam verfolgt wurde, ist die Beeinträchtigung der kognitiven Entwicklung. Diese wurde in Follow-up-Studien bei älteren Kindern bestätigt, auch wenn die mütterliche Depression nur vorübergehend war (Murray, 1992; Hay et al., 2001). Wegen deren Häufigkeit und den längerfristigen negativen Auswirkungen ist man bestrebt, die PPD frühzeitig zu erfassen. Als gutes und einfaches Screeninginstrument dazu hat sich das EPDS »Edinburgh Postnatal Depression Scale« international bewährt – ein einfacher Fragebogen, der sowohl während der Schwangerschaft als auch postpartal auch von Mütterberaterinnen eingesetzt werden kann (Cox et al., 1987).

Neuere Arbeiten zur PPD streichen heraus, dass dieses Krankheitsbild keine einheitliche Pathologie darstellt, und kritisieren viele bisherige Befunde, die auf derart disparaten Patientengruppen gründen, als zu undifferenziert. Es hat sich gezeigt, dass bei vielen Fällen von PPD die Angstsymptomatik im Vordergrund steht. Außerdem, dass der Verlauf und die Therapie der PPD sehr stark von der zugrundeliegenden Persönlichkeitsstruktur abhängig sind. Ausschlaggebend für die Therapie sind also möglicherweise die Komorbiditäten, die es zu erkennen gilt. In einer Untersuchung, die der Frage nachgeht, welche Aspekte der elterlichen Fürsorge bei der PPD die Kindesentwicklung gefährden, wurde festgestellt, dass die depressive Symptomatik allein wenig Einfluss hatte. Die antisozialen Verhaltensweisen der Mütter, die v. a. bei rezidivierenden Depressionen sehr häufig vorkommen, waren hingegen mit feindseliger Haltung dem Kind gegenüber und mit kindlichen Symptomen, insbesondere Verhaltensstörungen, verbunden (Sellers et al., 2014). In der künftigen Forschung, so die Empfehlung, sollen bei der Weitergabe psychischer Belastungen differenzierte Dimensionen von Elternschaft viel stärker beachtet werden (Goodman, 2014).

Persönlichkeitsstörungen

Dass schwierige Verläufe bei der Behandlung postpartaler Depressionen häufig mit einer zugrundeliegenden Persönlichkeitsstörung zusammenhingen, fiel in der Klinik früh auf (Pedrina, 2006, 2011). Grund zur Sorge ergaben Studien, die unsensibles-intrusives Verhalten seitens der Mütter mit dieser Störung und depressiv-verwirrte Reaktionen seitens ihrer zweimonatigen Babys aufzeigten (Crandell et al., 2003); später wurde das Bindungsverhalten solcher Kinder als desorganisiert befunden (Hobson et al., 2005). Eine differenzierende neue Studie von Conroy und Mitarbeiter mit 200 gezielt ausgewählten Mutter-Kind-Dyaden verglich Mütter mit Depression allein, Mütter mit Persönlichkeitsstörung allein, Mütter mit beiden Störungen zugleich mit Müttern ohne Störungen als Kontrollgruppe (Conroy et al., 2010, 2012). Zwei Monate nach der Geburt wurde eine geringere Sensitivität dem Baby gegenüber und geringere Involvierung mit ihm sowohl bei den Müttern mit PPD als auch bei denen mit Persönlichkeitsstörung festgestellt. Die Interaktion war jedoch am meisten beeinträchtigt, wenn eine Persönlichkeitsstörung zusammen mit der PPD auftrat. Nach 18 Monaten fanden sich bei allen Störungen dysregulierte kindliche Verhaltensweisen, besonders gravierend wiederum, wenn PPD und Persönlichkeitsstörung zugleich vorhanden waren. Bei Kindern depressiver Mütter fanden sich zudem (wie schon bekannt) eine kognitive Beeinträchtigung und mehr internalisierende Symptome. Eine weitere Studie mit 80 Müttern, die sich der gleichen Frage der Differenzierung zwischen PPD und Persönlichkeitsstörung widmete, aber auf das Bindungsverhalten fokussierte, brachte einen günstigeren Befund betreffend den Kindern von PPD-Müttern. Diese zeigten im zweiten Lebensjahr keine Auffälligkeiten; nur wenn bei den depressiven Müttern gleichzeitig eine Persönlichkeitsstörung vorlag, wurden unsichere Bindungsformen festgestellt. Die Widersprüchlichkeit gegenüber früheren Arbeiten wird zum Teil mit der präziseren diagnostischen Einteilung erklärt (Smith-Nielsen et al., 2016).

Die Auswirkungen von Persönlichkeitsstörungen auf den interaktiven Austausch und auf die längerfristige Kindsentwicklung sprechen dafür, diese schon früh zu erkennen. Besondere Anstrengungen zur Erfassung und Behandlung sind beim gleichzeitigen Vorliegen einer Depression angezeigt. In ihrem Manual zur Eltern-Säugling-Therapie gehen Manfred Cierpka und Eberhard Windaus eingehend auf die Untersuchung der Beziehungsfähigkeit und der psychischen Struktur der Eltern ein. Diese Persönlichkeits-Diagnostik wirkt sich auf die Behandlungsstrategie aus. Ein konfliktorientiert-deutendes Vorgehen wird bei neurotisch organisierten Eltern vorgeschlagen, die über eine gute Mentalisierungsfähigkeit verfügen und in der Lage sind, über Gefühle und Verhalten des Kindes zu reflektieren. Ein strukturorientiert-stützendes therapeutisches Vorgehen wird bei persönlichkeitsgestörten Eltern empfohlen, die verzerrte Wahrnehmungen und Repräsentanzen über das Kind haben und somit seine kognitiv-emotionale Entwicklung nicht adäquat mitgestalten können (Cierpka & Windaus, 2007; zur Diagnostik s. auch OPD, 1996). Mischformen der therapeutischen Strategie sind je nach Problemkonstellation möglich.

Angststörungen und Traumafolgestörungen

Eine Angstsymptomatik ist bei Müttern in der peripartalen Periode in unterschiedlicher Ausprägung häufig zu beobachten. Damit sind Mütterberaterinnen am ehesten konfrontiert. In der Fachliteratur fand auch dieses Thema lange wenig Beachtung (Übersicht in: Ross & McLean, 2006). Das klinische Spektrum ist breit: Angstgefühle, die sich um die Unversehrtheit des Babys und um den Geburtsvorgang mit seinen Gefahren für Mutter und Kind drehen, sind auch bei gesunden Schwangeren und Gebärenden verbreitet. Nach schwierigen Geburten können Stressreaktionen mit Angst bis zu ausgeprägten geburtsbedingten Posttraumatischen Belastungsstörungen auftreten. Betroffene Mütter vermeiden unter Umständen lange Zeit den Kontakt mit dem Baby, isolieren sich von der Familie, erleben sexuelle Störungen und möchten keine Kinder mehr gebären. Vorbestehende Angststörungen können um die Geburt wieder symptomatisch werden. Insbesondere können früher erlebten Traumen reaktiviert werden, sodass die Geburt z. B. bei erlittener Vergewaltigung als Retraumatisierung erlebt wird.

Die Auswirkungen von Angst und Stress auf das Baby erfolgen pränatal auf biologischem Wege – endokrinologisch, immunologisch, metabolisch – und postnatal vorwiegend im Rahmen der Interaktion (Buss et al., 2017). Für die Folgen der Angst allein sind die Befunde widersprüchlich und insgesamt bland (Rees et al., 2019). Deutliche Beeinträchtigung der Mutter-Kind-Interaktion und Kindsentwicklung besteht, wenn auch Depression diagnostiziert wird und wenn Angst im Rahmen einer schweren chronischen Traumafolgestörung auftritt. In letzterem Fall ist meist eine Mischung einer Persönlichkeitsproblematik und akuter Stressbelastung zu finden.[35]

Eine prospektive Studie, die sich auf die Auswirkungen der sozialen Angst beschränkt, haben Murray und Cooper durchgeführt (Übersicht in: Murray et al., 2014[36]). Schon mit zehn Wochen wurde beobachtet, dass phobische Mütter ihre Babys wenig zum Kontakt mit Fremden ermutigen. Am Ende des ersten Lebensjahr war die fehlende Ermutigung beim »social referencing« ausgeprägt und bei den Kindern fiel vermehrt Vermeidungsverhalten auf. Mit vier bis fünf Jahren zeigten Kinder beim Puppenspiel, in dem der

35 Eingehende Ausführungen im Kapitel »Deprivation und Misshandlung«.

36 Diese Arbeit wird im Kapitel »Ängste und Angststörungen in der frühen Kindheit« ausführlich dargestellt.

bevorstehende Eintritt in den Kindergarten thematisiert wurde, negative Reaktionen und ihre Mütter äußerten negative Gedanken im entsprechenden Narrativ. Diese Mütter würden eher die Schwierigkeiten und Gefahren des Kindergartenbeginns hervorheben, als auf neue Erfahrungen neugierig machen. Aus diesen Befunden lassen sich psychoedukative Beratungselemente ableiten; für die Einschulung wurden bereits geeignete Kinderbücher publiziert. Sie gelten aber nur für diese Form der Angststörung. Anders präsentiert sich klinisch die Trennungsangststörung, bei der häufig die emotionale Regulation akuter Angstzustände von Mutter und Kind im Fokus steht. Wir sind gewöhnt, sie als Störung des Kindesalters aufzufassen; überraschend finden sich jetzt Arbeiten, in denen Trennungsangst als Störung des Erwachsenenalters, manchmal mit erstmaligen Auftreten erst nach der Jugendzeit und mit schweren funktionellen Einschränkungen, behandelt wird (Silove & Rees, 2014). Untersuchungen darüber, wie die Trennungsangststörung Erwachsener mit der entsprechenden Störung in der Mutter-Kind-Interkation zusammenhängt, gibt es noch nicht.

Schwer kranke Kinder – Auswirkungen auf die Elternschaft

Allgemein rufen neue Fragestellungen und Unsicherheiten um die Betreuung des Säuglings bei unerfahrenen Eltern große Ängste hervor. Diese gründen in ihrem Verantwortungsgefühl für das Überleben und die gesunde Entwicklung des Kindes und gehören zur Elternschaftserfahrung. Frühgeburtlichkeit und Krankheiten des Neugeborenen, die Eltern mit dem komplexen Behandlungsnetz im Spital konfrontieren, bedeuten für sie alle eine extreme Belastung. Längerfristige gesundheitliche Probleme ihres Kindes mit ungewissem Fortgang, wie z. B. ein angeborenes Herzleiden, gehen mit chronischer Sorge einher und zwingen sie zu einer großen Anpassungsleistung, manchmal zur Umstellung der eigenen Lebensplanung angesichts der neuen, zeitintensiven Betreuungsaufgabe. Atypische Entwicklungen und geistige Behinderung werden erst später im Laufe der ersten Jahre manifest. Sie verursachen den Eltern quälende Zweifel und spannungsvolle Zeiten, wenn sie noch vor der Diagnosestellung im intimen Austausch mit dem Kind Auffälligkeiten erkennen, die für andere (inkl. Fachpersonen) nicht deutlich genug sind; oder umgekehrt, wenn sie nicht bereit sind, eine von der Umgebung erfasste Behinderung wahrzunehmen. Reaktionen auf solche Situationen sind individuell und hängen von persönlichen und sozialen Ressourcen ab; sie reichen von vorübergehenden Anpassungsstörungen bis zu posttraumatischen Verläufen und Depression. In der einschlägigen Fachliteratur werden in Zusammenhang mit schweren chronischen Kindserkrankungen spezifische Formen verzerrter Eltern-Kind-Interaktionen beschrieben.

Therapeutische Schwerpunkte können leicht festgelegt werden, wenn die kindliche Störung deutlich erfassbar ist und die Eltern den eigenen Unterstützungsbedarf erkennen. Je jünger das Kind, desto eher kann die Behandlung der Eltern-Kind-Interaktion, neben der Behandlung des Grundleidens, eine ergänzende Maßnahme sein. Eine besondere Situation stellt die leichte und mittelschwere postpartale Depression mit begleitender Interaktionsstörung dar, bei der es schwierig sein kann, zu bestimmen, ob die mütterliche Verstimmung Ursache der gesamten Dekompensierung war. Es kann nämlich durchaus erwogen werden, ob eine wie auch immer entstandene primäre Fehlabstimmung in der Mutter-Kind-Interaktion der Auslöser der mütterlichen Depression war (Cramer, 1993). Unabhängig von deren Ursache, ist in diesen Fällen die Eltern-Kind-Therapie die Therapie der Wahl.

Therapeutisches Bündnis und Therapieindikation – Wen behandeln?

Der Aufbau eines therapeutischen Bündnisses mit den Eltern ist bei jeder Behandlung, die Säuglinge oder Kleinkinder betrifft, Voraussetzung und Bedingung für deren möglichst erfolgreiche Durchführung. Der Einstieg in die therapeutische Beziehung mit einer psychisch belasteten Mutter bzw. einem psychisch belasteten Vater bereitet besondere Schwierigkeiten, die teilweise von der Art der vorliegenden Störung geprägt sind. Bei einer psychotischen Symptomatik der Hauptbezugsperson des Kindes, bei der der Realitätsbezug beeinträchtigt ist, wird man versuchen auszuloten, ob diese die notwendigen Schutzmaßnahmen im Rahmen der Familie oder des Helfersystems mitdenken und akzeptieren kann. Es geht darum, günstige Voraussetzungen zu schaffen, damit die allmähliche Übernahme der Kindsbetreuung und die Reintegration in den Familienalltag im Falle einer baldigen Remission besser gelingen. Bei der viel häufigeren depressiven Symptomatik macht es Sinn, wie bereits erwähnt, sich früh einen Eindruck über die grundlegende psychische Struktur des erkrankten Elternteils zu verschaffen, dass die Vermutung einer komorbiden Persönlichkeitsstörung stützen könnte. Die Therapeutin kann sich damit eher auf den vermutlichen Verlauf einstellen und die Ausrichtung der Therapie festlegen.

Mütter mit PPD sind besonders empfindlich in Bezug auf die Infragestellung ihrer autonomen Handlungsfähigkeit und schnell bereit, sich für ihre Unzulänglichkeiten schuldig zu fühlen. Es ist unklug, wenn die Mutter sich nicht schon selbst mit dieser Verdachtsdiagnose vorstellt, diese vorschnell zu erwähnen; sie könnte sich überrumpelt fühlen und sich zurückziehen. Es bewährt sich hingegen, sich die zahlreichen Sorgen der Mutter schildern zu lassen und sie in ihrer Meinungsbildung in Hinblick auf die gemeinsame

Formulierung des Therapieziels und zugleich der diagnostischen Selbsteinschätzung zu begleiten. Ich habe im Rahmen einer Gruppentherapie für psychisch dekompensierte Mütter erlebt, wie sie sich gemeinsam gegen die ihrer Meinung nach diskriminierende Diagnose PPD gewehrt und für ihren Zustand die Bezeichnung postpartale Krise, die eine offenere Prognose beinhalte, vorgezogen haben (Pedrina, 2006, S. 51ff.). Die Literatur zur Behandlung der PPD ist ausgiebig. Für die Behandlung der Mütter allein stehen verschiedene erfolgsversprechende Methoden zur Verfügung, die hier nicht weiter ausgeführt werden. Aus kindertherapeutischer Sicht wird allerdings betont, dass sich dabei die beeinträchtigte Mutter-Kind-Beziehung auch nach Abklingen der mütterlichen Depression nicht verbessert (Forman et al., 2007). Es gibt Konsens darüber, dass in den ersten Lebensjahren der Kinder einer depressiven Mutter auch die elterlichen Funktionen gezielt unterstützt werden sollen (Übersicht in Goodman & Garber, 2017). Für das Vorschulalter werden vorwiegend Erziehungsberatungsprogramme vorgeschlagen. In den ersten beiden Lebensjahren ist eine Mutter(Eltern)-Säugling/Kleinkind-Therapie eine gute Option, die die Chance bietet, durch Beeinflussung der Beziehungsrepräsentanzen eine längerfristig wirksame Veränderung der Interaktion zu bewirken. Vielfach wünschen leicht depressive Mütter selbst »nur« eine Mutter-Kind-Therapie. Eine aktuelle Metaanalyse zur Wirksamkeit der verschiedenen Therapieansätze kommt zum Schluss, dass die Forschungslage es noch nicht erlaubt, definitive Empfehlungen abzugeben; interaktionszentrierte Eltern-Kleinkind-Psychotherapien werden darin als vielversprechend beurteilt (Letourneau et al., 2017). Es lohnt sich zudem auf die Involvierung des Vaters in der postpartalen Krise zu achten. Ein typisches Verlaufsmuster ist, dass sich Väter im ersten halben Jahr besonders in der Betreuung des Babys engagieren und den Rückzug der Mutter zu kompensieren versuchen; wenn die Depression länger andauert, ziehen sich auch sie zurück bzw. »geben auf«. Um einer solchen Entwicklung zuvorzukommen, wäre der frühe Einbezug der Väter in die Therapie wichtig (Goodman et al., 2014).

Häufig wird antidepressive Medikation diskutiert. Der Einsatz von Psychopharmaka während der Schwangerschaft und der Stillzeit bleibt umstritten. Bedenken stammen aus der Ansicht, dass die Langzeitfolgen für die Gehirnentwicklung des mitbehandelten Fötus und Säuglings zu wenig bekannt und die Langzeitfolgen noch nicht abschätzbar sind. Viele Mütter und Therapeuten sind deshalb zurückhaltend oder erwägen das Abstillen. Wenn der Nutzen der Pharmakotherapie die Risiken überwiegt oder wenn eine Frau schon vor der Schwangerschaft auf die medikamentöse Behandlung angewiesen war, gilt, dass SSRI-Präparate – mit Ausnahme von Fluoxetin – am sichersten sind und dass deren Dosierung im Postpartum gemäß der eng zu überwachenden neuropsychologischen Entwicklung des Kindes angepasst werden soll (Davanzo et al., 2011; Cuomo et al., 2018).

Bei Persönlichkeitsstörungen muss die Therapeutin auf Empfindlichkeiten achten, die unter Umständen schon in der ersten Begegnung zu unerwarteten negativen Reaktionen führen können. Ich erinnere mich an eine erschöpfte Mutter, die sich unerwartet nach einer ersten, reichhaltigen Familiensitzung, telefonisch dezidiert abmeldete mit der Begründung, ich hätte ihre Sorgen nicht ernst genommen. Es hat sich herausgestellt, dass ich mich bei der Verabschiedung nach ihrem Gefühl ungebührlich freundlich dem Baby zugewandt und so für es Partei ergriffen hätte. Im Therapieverlauf, bei dem ein stützendes Vorgehen im Vordergrund steht, treten manchmal weitere Auffälligkeiten hervor, auf die man Rücksicht nehmen kann. Z.B. fällt es einigen Müttern schwer, abgemachte Termine einzuhalten, sodass ein ad-hoc Setting zustande kommt. Einige Mütter wollen nur über sich sprechen und haben Mühe, sich im Spiel auf das Kind einzulassen; die Therapeutin braucht Geduld, um sie an die gemeinsame Aufgabe heranzuführen. Andere Mütter neigen dazu, sich aus der elterlichen Verantwortung zurückzuziehen und diese der Therapeutin (und im Alltag anderen Personen) zu delegieren. Es kommt auch vor, dass die Kinder ausgesprochen direkt die Interaktion mit der Therapeutin suchen; auch in diesen Fällen wird sie versuchen, die Mutter-Kind-Beziehung immer wieder anzuregen. Bei Traumafolgestörungen können Mutter oder/und Kind in eine auffällige, vielleicht auch gefährliche Reinszenierung geraten, die eine starke schützende Intervention nötig macht. Eine Mutter nahm z.B. nicht wahr, dass ihr Kind im Übermut auf einer Stuhllehne balancierte. Wünschenswert ist eine langfristige Verfügbarkeit der Therapeutin, da vielfach Konsultationen intermittierend, jeweils bei erneuten kritischen Phasen gefragt werden. Wenn die elterliche Reflexionsfähigkeit sehr eingeschränkt ist, sind unter Umständen niederschwellige, jedoch kontinuierliche Beratungen die angemessenere Form. Wie im Fall der PPD wird auch bezüglich den Persönlichkeitsstörungen berichtet, dass bei der Behandlung der Mutter allein die Mutter-Kind-Beziehung nicht positiv beeinflusst wird (Newman & Stevenson, 2008; Pedrina, 2011). Auch hier gilt, dass eine Intervention, die die elterliche Haltung oder die Mutter-Kind-Interaktion im Fokus hat, zur Verminderung des Entwicklungsrisikos für das Kind notwendig ist.

Mütter mit Angststörung stellen die Therapeutin vor eine andere Herausforderung. Sie sind häufig sehr kontrolliert und können darüber hinwegtäuschen, dass ihnen das Gespräch sehr viel abverlangt und dass sie am liebsten fliehen möchten. Sie erleben das Sprechen über das Kind als Aufforderung, dies und jenes besser zu machen, d.h. als zusätzlicher Druck anstatt als Entlastung. Auch die Absage an die Fortsetzung der Therapie kann geschickt mit einer bereits nach der ersten Sitzung eingetretenen Besserung begründet werden, um das Ausweichen zu verschleiern. Zum Umgang mit diesen Anfangsschwierigkeiten sind noch kaum klinische Berichte publiziert. Ich habe gelernt, auf Stresszeichen der Mutter (z.B. schwitzen) während der Sitzung zu achten, um dann gleich das explorierende Gespräch abzubrechen, die Angst anzusprechen und den Fokus auf die emotionale Regulation (der Mutter) zu richten.

In der Arbeit mit Familien von psychisch kranken Eltern möchte ich im Allgemeinen von einer zu schnellen Verlegung der Therapie auf die Elternebene abraten. Wenn solche Eltern einen Kindertherapeuten aufsuchen, dann steht bei ihnen die Sorge um das Kind im Zentrum und das ist ihre Motivation, etwas an ihrem meist chronischen Zustand zu ändern. Erst eine genaue gemeinsame Erfassung von dem, was auf dem Kind lastet und wie sich das im Symptomenbild ausdrückt, führt zur Bereitschaft, das eigene Tun als Eltern zu reflektieren und den eigenen Beitrag an den kindlichen Schwierigkeiten anzuerkennen. Manche Eltern brechen Beratungen ab, wenn ihre Kompetenz hinterfragt wird, bevor die Probleme, die das Baby oder Kleinkind für sie aufwirft, verstanden wurden. Angehende Kinderpsychiater und -psychotherapeuten sollten gut darin geschult werden, die frühe psychische Entwicklung beim Kind in der heute möglichen Differenziertheit zu erfassen, um anhand ihrer konkreten Beobachtungen die Klagen der Eltern einschätzen und kommentieren zu können.

Einschätzung der elterlichen Kompetenz

Bei Begutachtungen in Fällen, in denen Kleinkinder involviert sind – etwa zu Fragen der Kindszuteilung oder des Besuchsrechts in Scheidungssituationen oder in Kindesschutzfällen – werden Psychiater/Psychotherapeuten aufgefordert, die Erziehungsfähigkeit der Eltern einzuschätzen. Es gilt festzuhalten, dass es keine Korrespondenz zwischen Erziehungsfähigkeit und den psychiatrischen Diagnosen von Eltern gibt. Die weitgehend erfolgreichen Therapien der Pionierin Selma Fraiberg, die als ursprüngliche Sozialarbeiterin ihre Arbeit vorwiegend mit sozial chronisch belasteten Familien und traumatisch gestörten Müttern machte, zeugt davon (Fraiberg, 1980). Neuerdings kommt eine Metaanalyse zur Auswirkung der postpartalen Psychose auf die Elternschaft zu Ergebnissen, die dazu einladen, sogar Psychosen differenziert zu begegnen (Ramsauer & Achtergarde, 2018). So korreliert eine akute psychotische Episode mit relativ günstigen Verläufen der Mutter-Kind-Interaktion – im Gegensatz zu den chronischen Psychosen. Interessant ist die Feststellung, dass das Risiko, dem Kind Schaden zuzufügen, bei Schizophrenen nicht größer ist als bei Müttern mit affektiven Störungen. Trotzdem werden Kinder schizophrener Mütter am ehesten – vielleicht infolge früher häufigerer negativer Verläufe dieser Krankheit – in fremder Obhut gegeben. Als deutliches Zeichen für künftig belastete Entwicklungen in diesen Fällen ist die Feindseligkeit der Mutter gegenüber dem Kind zu werten.

Angemessene Elternschaft hängt nicht nur von den psychischen Eigenschaften von Vater oder Mutter ab, wovon Empathie, Selbstreflexion und die Fähigkeit, über nahe Beziehungen zu reflektieren, zentral sind. Grundlegend ist eine genügende zeitliche Verfügbarkeit, die die Entwicklung von Vertrautheit und Bindung erst ermöglicht. Wichtig sind ferner die Fähigkeit, praktische Aspekte der Pflege und Betreuung eines Kleinkindes zu bewältigen, den Alltag mit Rücksicht auf die kindlichen Bedürfnissen zu gestalten und das Kind gemäß seiner altersabhängigen Lernbereitschaft zu fördern. Des Weiteren sind soziale Kompetenzen gefragt, die den Eltern ermöglichen, das Kind an neue Beziehungen heranzuführen: Sie sollen ein kindgerechtes Umfeld aufbauen und die dort entstehenden Beziehungen mit dem Kind tolerieren können. Wichtiger als die psychiatrische Diagnostik, die nur zum Teil Auskunft über den zukünftigen Krankheitsverlauf geben kann, ist die differenzierte Beurteilung der verschiedenen Dimensionen von Elternschaft, die unterschiedlich beeinträchtigt sind und neben Schwächen auch Stärken aufweisen können.

Für die Kindsentwicklung sind die nahen Bezugspersonen, meist die Eltern, entscheidend. Aber auch sie sind in der Zeit nach der Geburt, in der sie zeitlich und emotional mit ihrem Kind sehr absorbiert sind, auf Verständnis für ihre Situation und auf Hilfe angewiesen. Sie brauchen die Unterstützung ihrer Umgebung, sei es im erweiterten familiären Umfeld, sei es durch geeignete extrafamiliäre Betreuungsangebote. Bei psychischer Erkrankung eines Elternteils soll die Therapeutin ihre Aufmerksamkeit nicht allein auf ihn und auf seine Beziehung zum Kind beschränken, sondern die gesamte psychosoziale Situation der Familie in den Blick nehmen. Nachweislich wirken sich kumulierende psychosoziale Belastungen negativ auf die kindliche Entwicklung aus; zusätzliche Faktoren, wie z. B. Armut und geringe soziale Integration, würden das Entwicklungsrisiko erhöhen (Esser & Gerhold, 1998). Eine gute soziale Einbettung, die Verfügbarkeit von zuverlässigen Personen während der Krisenzeit, ein gutes fachliches Behandlungs- und Betreuungsnetz stellen hingegen Ressourcen dar, die eine Trennung des Kindes von der Familie unter Umständen vermeiden lassen.

Ein Fallbeispiel – das Ringen um die Elternschaft

In der folgenden Falldarstellung steht der innere Kampf einer jungen Mutter im Fokus, die versucht, im Austausch mit ihrem Kind den Weg aus der anfänglichen Ambivalenz zur Akzeptanz der Mutterschaft zu finden. Ein zweiter roter Faden folgt der kindlichen Perspektive: Wie entwickelt sich das Kind unter der wechselnden Fähigkeit seiner Mutter, ihm zugewandt zu sein? Wie lange dürfen Fachleute dem zusehen und wie schätzen sie die künftige Entwicklung ein?

Frau C. wurde mir von der Leiterin einer Mutter-Kind-Institution zugewiesen. Die junge (17-jährige) Mutter, die schon gegen Ende der Schwangerschaft auf Geheiß ihrer Beiständin zur Begleitung und Unterstützung der frühen

Elternschaft in Hinblick auf die Organisierung ihres zukünftigen Lebensumfeldes dort eingetreten war, ist in eine tiefe Krise gestürzt und möchte plötzlich ihr dreimonatiges Baby weggeben. Zur sogleich angebotenen Sitzung kommt sie in Begleitung einer Mitarbeiterin des Heimes, die ihr das Kind abnehmen würde, falls es unruhig wird. Frau C. hält es steif auf dem Arm. Sie möchte es gleich der Begleiterin übergeben; da das Baby schläft, lade ich zunächst die Mutter mit dem Kind ins Behandlungszimmer ein, während die Begleiterin im Warteraum zur Verfügung steht.

Frau C. legt den kleinen Noah auf eine Decke am Boden, wo er länger weiter schläft. Sie berichtet, dass sie vor zwei Jahren auch schon eine ähnliche Krise durchgemacht hatte. Damals träumte sie schlimme Szenen mit Toten, und weil sie danach in der Zeitung entsprechende Meldungen las, kriegte sie vorauseilende Angst vor ihren prophetischen Träumen. Für einige Wochen wurde sie in einer psychiatrischen Klinik behandelt. Seither fühlt sie sich verändert. Sie war früher extrem scheu, war immer zu Hause und kümmerte sich um ihre überforderte Mutter und um die jüngeren Geschwister; danach kam sie in eine Pflegefamilie, wurde gleichgültig gegenüber der Zuwendung anderer Menschen und aggressiv. Noah entstand aus der Beziehung mit einem jüngeren Schulkollegen, der in dieser schwierigen Zeit sehr verständnisvoll war und ihr geholfen habe. Beide hätten sich aber noch vor der Geburt Noahs getrennt. Noah wird allmählich wach, die Mutter nimmt ihn auf den Schoß und setzt ihn so, dass er mir zugewandt ist. Er ist mit wenig Zeichen meiner Aufmerksamkeit zufrieden und lächelt mich an. Gegen Ende der Sitzung wird er weinerlich; die Mutter wird unruhig. Ich lade sie ein, sich Zeit zu nehmen, um herauszufinden, was ihn störe. Sie schaut ihn nun kurz an, legt ihn bald über die Schulter, sodass er hinter ihren Rücken blickt. Doch das Baby ist anspruchslos, wird wieder ruhig. Frau C. sagt jetzt, dass Noah ihr ganzer Lebensinhalt ist, sie liebt ihn sehr. Er motiviert sie, die Schule fertig zu machen; sie will einen guten Abschluss, damit sie eine gute Lehrstelle finden kann. Sie lässt aber auch durchblicken, dass sie manchmal Zusammenbrüche hat, in denen ihr alles egal ist und sie das Kind nicht mehr will. Frau C. schöpft aus dem Gespräch Hoffnung und will unbedingt weitere Termine.

Zur zweiten Sitzung kommt Frau C. ohne Begleitung der Heimmitarbeiterin mit Noah. Er ist unzufrieden und sieht unglücklich aus. Da seit der letzten Mahlzeit schon vier Stunden vergangen sind, denkt seine Mutter gleich, er habe Hunger und bereitet ihm eine Milchflasche vor. Noah trinkt ohne Überzeugung und schläft nach der halben Flasche ein. Er erwacht am Ende der Sitzung und trinkt die restliche Milch aus. Die Mutter hält ihn dabei zwischendurch bäuchlings auf dem Arm, sodass sie sich nicht ansehen. Bei mir entsteht der Eindruck, dass Schlaf und Anspruchslosigkeit bei Noah eine Form der Abwehr angesichts der unzulänglichen Zuwendung seiner Mutter sind. Frau C. teilt mir mit Stolz mit, dass sie eine positive Rückmeldung für eine Schularbeit erhalten hat. Jedoch berichtet sie, dass die Betreuerinnen sich über ihre Rückzüge beklagen, in die sie jeweils in Anschluss an Kontakten mit der Welt außerhalb des Heimes verfällt. Sie versteht ihre Sorge. Nun steht eine Begegnung mit Noahs Vater bevor, die sie beunruhige: »Ich weiß nicht, was mit mir los ist!«

Die Heimleiterin meldet mir nun, dass wegen des ambivalenten Verhaltens von Frau C. die Suche nach einer geeigneten Pflegefamilie für Noah ernsthaft diskutiert wird. Sie stellt fest, dass die aktuelle Verschlechterung mit dem Wochenendbesuch bei ihrer Mutter zusammenhängt; Frau C. ist nicht, wie vereinbart, zurückgekommen und hat Schultage verpasst. Die vorherige Krise, die die notfallmäßige Zuweisung ausgelöst hatte, brach offenbar nach der zufälligen Begegnung mit einem Jugendlichen, der sie früher sexuell bedrängt hatte und sie nun öffentlich als Schlampe beschimpfte, aus. Es wird erneut eine Notsitzung angesetzt. Frau C. lässt mich diesmal ganz an ihrer Verzweiflung teilhaben: Sie möchte Schule und Kind »schmeißen«. Sie erzählt, wie wohl sie sich bei ihrer Mutter fühlte, wie gerne sie selber ein Baby wäre und wie sehr sie die Fürsorge, die sie früher von ihrer Mutter eben nicht bekam, vermisst. Frau C. erzählt die Geschichte ihrer verwahrlosten Kindheit, und ich erfahre, dass ihre psychiatrische Hospitalisation weniger von ihrer Symptomatik als von den unzumutbaren Zuständen zu Hause bedingt war. Eine Woche später treffe ich unverhofft eine sehr glückliche Frau C. an. Eine erneute, wegen administrativer Angelegenheiten nötig gewordene Begegnung mit der Mutter war sehr gut verlaufen. Sie konnte ihrer Mutter klar sagen, dass sie nun kein Baby mehr, sondern eine erwachsene Frau und selber Mutter ist.

In der Folge gelingen erste Besuche des jungen Vaters relativ gut. Die Beiständin erlaubt Besuche zu dessen Familie, die sich als warmherzig und engagiert erweist. In der derzeit guten Stimmung sehe ich einen sonnigen Noah und eine zwar unsichere Mutter, die aber Hinweise für bessere Interaktionen entgegennimmt und in der Pflege taktvoll mit ihm umgeht. Sie erzählt inzwischen mehr von ihren schlimmen Erfahrungen in der damaligen Schule, in der ihr Freund für sie die einzige Stütze war. Aber die Paarbeziehung mit ihm wird bald unbeständig, anscheinend wegen der übermäßig anspruchsvollen und besitzergreifenden Haltung von Frau C. ihm gegenüber. Mein Angebot, eine Sitzung mit beiden Eltern, eventuell auch mit Noah, durchzuführen, wird nicht wahrgenommen. Die Kontakte von Frau C. mit ihrer Mutter sind hingegen wieder so problematisch, dass die Beiständin diese vorderhand verbietet. Ich kann das Ringen von Frau C. um ihre Mutterschaft richtiggehend sehen, als sie einmal morgens blass und mit kalten Händen vor der Schule vorbeikommt und sagt, sie habe die ganze Nacht für eine Prüfung gearbeitet, um allen zu beweisen, dass sie es schafft; und sie hat zugleich eine große Wut auf ihre Beiständin, die sich in ihr Leben so einmischt. Noah ist nun sechs Monate alt. Ich sehe, wie er sich auf den Knien hochzieht und versucht zu kriechen; wie er sich mit einem farbigen Holzspielzeug forschend abgibt. Frau C. ist entzückt und äußert, dass sie alles anders als ihre Mutter machen will.

Doch die Spannungen beim Umgang mit den Anforderungen ihres Planes, nach dem erfolgten Schulabschluss eine Ausbildung in Angriff zu nehmen und autonomer ihren Alltag als Mutter zu gestalten, nehmen langsam zu. Als sie ein Schnupperpraktikum als Lehrling aufnimmt und kurze Zeit später Noah sich eine Erkältung einfängt, hat sie Angst, dies alles nicht durchstehen zu können. Beim nächsten Besuch zum Kindsvater, der schon klar kommuniziert hatte, dass er mehr »Luft« brauche, um in seine eigene Lehre einsteigen zu können und nur noch als Vater und nicht mehr als Partner dabei sein zu wollen, kam es zu einer unheilvollen Schlägerei. Frau C. brach zusammen und äußerte erneut den Wunsch, Noah einer Pflegefamilie zu übergeben. Diesmal wurde dies vom sozialpädagogischen Umfeld unterstützt und von der Beiständin umgesetzt. Noah war knapp ein Jahr alt. Nach diesen Ereignissen will Frau C. nicht mit mir über ihre Befindlichkeit sprechen. Sie will so schnell wie möglich weg vom Heim: »Ich mag nicht mehr.« Von der Beiständin weiß ich, dass sie die Aufrechterhaltung des Kontaktes zwischen Kind und Eltern anstreben wird.

Kommentar: Anfängliche Ambivalenz gegenüber einem Baby, das in einem außergewöhnlich belasteten Umfeld empfangen wird, ist zu erwarten und bis zu einem gewissen Maß normal. Frau C. lernte ich in einer Krise kennen, die durch ein retraumatisierendes Ereignis – die Begegnung mit dem Jugendlichen, die sie in früheren Jahren bedrängt und bedroht hatte – ausgelöst wurde. Hier kam ihre Ambivalenz dem Kind gegenüber wieder mächtig zum Vorschein: zwischen Abgeben-Wollen und intimer Nähe. Hier und in späteren Krisen erwies sich das stützende Umfeld der Mutter-Kind-Institution und der verantwortlichen Beiständin als rettend. Ihre Vorgeschichte, die mir allmählich bekannt wurde, bestätigte die Tatsache, dass Frau C. stark auf ein stützendes Umfeld angewiesen war. Die wiederkehrenden Krisen im weiteren Verlauf des ersten Jahres nach der Geburt Noahs hingen einerseits mit den Besuchen zu ihrer chaotischen Ursprungsfamilie, andererseits mit Zurückweisungen von hilfreichen Personen (dem Freund, den Mitbewohnerinnen im Heim) zusammen, die sie zum Teil mit ihren übermäßigen Ansprüchen provoziert hatte. Die Fachbetreuer kamen zur Einschätzung, dass eine Stabilisierung in einer selbstständigen Wohnsituation mittelfristig unwahrscheinlich war, und stützten die Unterbringung Noahs in einer Pflegefamilie. Frau C. half mit ihren heftigen Abstürzen und der wachsenden Einsicht betreffend ihrer Überforderung diesen schwierigen Entscheid in Absprache mit ihr zu treffen, und zwar noch bevor der Sohn einjährig wurde. Was wurde mit diesem behutsamen Vorgehen in diesem Fall, der in früheren Zeiten oder andernorts mit einer sofortigen Platzierung entschieden worden wäre, gewonnen? Die Mutter konnte sich der vielen Fragen stellen, die die erste Erfahrung als Mutter mit sich bringt und sie konnte in einem geschützten Rahmen zur Einsicht kommen, dass die Platzierung die bessere Lösung für sie und ihren Sohn war. Sie wird sich weniger in Vorwürfen und Verfolgungsszenarien verzetteln und einen reflexiven Diskurs zum Vorgefallenen führen können. Das Kind wird auch nicht eines Tages denken müssen, dass er seiner Mutter grundlos entrissen wurde und seinen unergründbaren Phantasien überlassen bleiben. Es ist zu hoffen, dass die Kontakte zwischen Mutter und Kind weitergeführt werden können und dass Krisen nachvollziehbar überwunden werden. Auf diese Weise wird auch das Kind mit Vorteil für seine emotionale Entwicklung kohärente Repräsentanzen von komplexen Aushandlungen zwischen den Erwachsenen, die sich um es kümmerten und Lösungen in Hinblick auf sein Wohl fanden, bilden können.

Bei der gemeinsamen sozialpädagogischen Unterbringung von Mutter und Kind, die der Mutter Zeit gibt, sich mit fachlicher Unterstützung in die neue Aufgabe einzuleben und das Leben neu zu organisieren, müssen die Interessen des Kindes, seine Bedürfnisse und seine Toleranz für deprivierende Erfahrungen mitgedacht werden. Eine zu lange dauernde Exposition kann zu nachhaltigen Beeinträchtigungen führen. Mit dem Entscheid zur Fremdunterbringung zu warten, bis das Kind Symptome zeigt, ist unzulässig, da diese sehr diskret sein oder – wie im Fall von Noah – von frühen Abwehrreaktionen kaschiert werden können.[37]

37 Siehe dazu auch Kapitel »Bindungsstörungen«. Im dort geschilderte Fallbeispiel Nelly ist die Entstehung einer schwersten kindlichen Entwicklungsstörung bei einer erst mit 3½ Jahren erfolgten Familienplatzierung dokumentiert. Das Kind nahm zuvor an mehreren erfolglosen Therapieprogrammen zusammen mit der drogenabhängigen Mutter teil.

Elternschaft, Migration und Kultur

Infolge der fortschreitenden weltweiten wirtschaftlichen Verflechtung und der durch soziopolitischen Krisen erzeugten migratorischen Bewegungen leben wir in einer zunehmend durchmischten, multikulturellen Gesellschaft. Der Austausch mit Angehörigen anderer Kulturen, mit einzelnen Zugezogenen oder mit homogen auftretenden Gruppen von Immigranten, bereichert unseren Alltag und unsere Lebenserfahrung. Wir werden aber auch dadurch verunsichert und stoßen an Grenzen der gegenseitigen Verständigung. In unserem Beruf – allgemein im Gesundheitswesen und ganz besonders in der psychiatrischen und psychotherapeutischen Versorgung – ist aber Verständigung für die Wirksamkeit unseres Handelns unabdingbar.[38] Wenn ein Kind unter vielfachen Belastungen krank wird, müssen wir sein Leiden im Kontext seiner Familie, ihrer Wertorientierungen, ihrer Erziehungspraxis, ihrer Art des Umganges mit Erkrankungen – kurz: ihres kulturellen Hintergrundes – verstehen. Immer drängender werden in der Fachliteratur Forderungen nach der Berücksichtigung kultureller Aspekte im diagnostischen Prozess und in der Behandlung.

Kultursensitive Arbeit und transkulturelle Kompetenz beruhen auf Fähigkeiten, die sich Fachpersonen zusätzlich zu ihrer Grundausbildung aneignen, um Patienten mit Migrationshintergrund besser gerecht werden zu können. Die Auseinandersetzung mit den gesundheitlichen Problemen von Migranten/innen hat bei uns auf breiterer Basis in den 1970er Jahren begonnen, und zwar ausgehend von Behandlungen mit Arbeitsmigranten und Migrantenfamilien aus dem südeuropäischen Raum. Therapeuten griffen damals auf das Wissen zurück, das im interdisziplinären Feld zwischen Anthropologie, Medizin und Psychiatrie erarbeitet worden war. Dieses gründete maßgeblich auf Vergleiche der Krankheitstheorien und Heilsysteme unter gegeneinander abgrenzbaren Kulturen in ihren jeweiligen Ländern (Kleinman, 1980; Nathan, 1986; u. a.). Neu war nun der Fokus auf die Situation der Immigranten in westlichen Ländern. Es wurden die Belastungen und psychologischen Umwälzungen, die das Verlassen der vertrauten Heimat und das sich Einleben im Aufnahmeland mit seiner fremden Kultur implizierten, ausgearbeitet (Möhring & Apsel, 1995; Pedrina et al., 1999; u. a.). Ab den 1980er Jahren wurden politische Flüchtlinge vorwiegend aus Südamerika, die häufig auch Folteropfer waren, zum Thema.

38 Vorarbeiten der Autorin zum Thema Migration und Kultur sind in verschiedenen Artikel erschienen (1994, 1995, 1999a, 1999b, 2001a, 2001b, 2005). Sie ist Mitherausgeberin des Buches *Kultur, Migration, Psychoanalyse: Therapeutische Konsequenzen theoretischer Konzepte* (Pedrina et al., 1999).

In den 1990er Jahren begann die Immigration aus den kriegsgeschüttelten Gegenden des zerfallenden Jugoslawien. Zuletzt erreichen uns in großer Zahl Flüchtlinge aus durch Krieg oder ökonomische Misere geprägten Krisenherden in Afrika, dem mittleren Osten und Zentralasien. An vielen Orten sind Beratungsstellen entstanden, die den Zugang zu Hilfeangeboten für diese geprüften Menschen erleichtern; mit etwas Verzögerung wurde die besonders prekäre Situation von Frauen, Schwangeren und Müttern von Kleinkindern gezielt angesprochen. Die Fachliteratur dieser Jahre hob posttraumatische Störungen und traumaspezifische Therapien hervor. Erst in letzter Zeit wird die Bedeutung des kultursensitiven Zuganges auch in Bezug auf den trauma-therapeutischen Ansätzen wieder ins Licht gerückt.

In dieser Arbeit wird die Psychotherapie mit Familien mit Säuglingen und Kleinkindern, die aus unterschiedlichen Gründen in unser Land gezogen sind, diskutiert. Es handelt sich sowohl um Menschen, die seit kurzer Zeit, in provisorischen Unterkünften und mit unsicherer Zukunft hier sind, als auch um solche, die seit vielen Jahren und noch immer mit ihrem Migrationsschicksal unversöhnt unter uns sind. Psychotherapien mit Einzelfällen sind die Grundlage für Erkenntnisse über häufige Formen der psychischen Dekompensierung, einschließlich ihrer traumatischen Komponente, über kultursensitive Interventionen und über therapeutische Verläufe, die in den folgenden Abschnitten vorgestellt werden. Zuvor werden die in der aktuellen psychotherapeutischen Literatur verwendete Auffassung von Kultur dargestellt und Prozesse der Akkulturation, d. h. der Aushandlung neuer kultureller Einstellungen bei Menschen, die sich in einer fremden Kultur einleben müssen, erörtert. Wichtig für das Erfassen der kulturellen Dimension in der Eltern-Kleinkind-Therapie ist außerdem die Kenntnis der Dynamik zwischen der Kultur und den frühkindlichen Entwicklungsprozessen, in der die Eltern oder andere primäre Bezugspersonen als lebendiges Gegenüber des Kindes eine prominente Vermittlungsfunktion erfüllen. Belastungen der Migration können auf beiden Ebenen, derjenige der kulturvermittelnde Elternschaft und derjenigen der direkten Auseinandersetzung des Kindes mit dem multikulturellen Kontext pathogenetische Risiken beinhalten. Abschließend werden diese Themen punktuell in Bezug auf deren therapeutische Umsetzung anhand zweier klinischer Falldarstellungen erörtert.

Kultur, kulturelles Lernen, Akkulturation

Der Begriff Kultur bezieht sich auf Werte, Normen, Traditionen, Sprache und Geschichte, die von einer Gruppe von Menschen geteilt werden (u. a. Schwartz et al., 2010; Fitzgerald et al., 2009). Die frühe ethnologische Forschung untersuchte Kultur in Bezug auf national oder ethnisch definierte, relativ homogene

Gruppen und beschrieb deren Weiterentwicklung durch den Austausch mit anderen Kulturen und unter dem Druck sich verändernder Umweltbedingungen. In der Beschäftigung mit kulturellen Aspekte in Entwicklungspsychologie und Psychiatrie wurde jedoch diese enge Definition in Frage gestellt und eine Sichtweise entwickelt, die der klinischen Situationen besser entspricht. Kulturelle Werte und Normen, auf die sich Menschen beziehen, entstehen demnach durch multiple kollektive Einflüsse, die auf individuelle Weise zur Bildung der persönlichen Identität beitragen. Dazu gehören nicht nur die ethnische Herkunft, sondern auch die Migrationserfahrung, die Religion, der sozioökonomische Status, Alter, Geschlecht, sexuelle Orientierung u. a. Kultur in diesem Sinne ist ein sehr dynamisches Konstrukt. Sie entwickelt sich in bedeutenden interpersonalen Interaktionen, die in identitätsstiftenden Identifikationen ihren Niederschlag finden; zudem werden im sozialen Kontext situativ verschiedene Teilaspekte der so entstehenden kulturellen Identität aktiviert und zum Ausdruck gebracht (Shore, 2002; Moleiro, 2018). Innerhalb kultureller Gruppen in unserer Gesellschaft, auch wenn sie durch gemeinsame Sprache, Religion und Herkunft gekennzeichnet sind, besteht Heterogenität, die auf die Vielfalt der involvierten soziologischen und individuellen Faktoren zurückzuführen ist. Nach einer Aussage der französischen Ethnopsychiaterin Marie-Rose Moro (2014, S. 17) sind menschliche Verhaltensweisen, die ja immer singulär sind, gewissermaßen individuelle Versionen einer Kultur. In der klinischen Arbeit bedeutet dies, dass vorschnelle Zuschreibungen, die auf stereotype kulturspezifische Vorstellungen beruhen, vermieden werden sollen und dass jeder Patient als Person im Kontext seiner kulturellen Identifikationen erfasst werden muss (auch Lieberman & van Horn, 2008).

Kulturelles Lernen (Enkulturation)

Die Bedeutung der Kultur für die kindliche Entwicklung und die Prozesse der Aneignung von Kultur hat Michael Tomasello eingehend untersucht (Tomasello, 1999). Als Entwicklungspsychologe und Primatenforscher ist er der Frage nachgegangen, wie der dramatische Zuwachs an kognitiven und praktischen Fähigkeiten, die die Entwicklung des Homo sapiens kennzeichnen und ihn von den genetisch nahe verwandten Schimpansen unterscheiden, zu erklären ist. Seine Hypothese ist, dass dies auf Mechanismen der *kulturellen Transmission* beruht, die viel schneller wirken als biologische Selektionsmechanismen, und dass tradierte Fähigkeiten von nachfolgenden Generationen weiter kumulativ modifiziert werden (ebd., S. 4–5). Ein Beispiel dafür ist die Entwicklung der Sprache(n) zuerst in der historischen Zeit, z. B. unter den Aspekten Grammatik und Syntax, und ihre Fortsetzung in den aktuellen Interaktionen, in denen zufällige kreative Erfindungen zu neuen Symbolisierungen führen. Der entscheidende Baustein, der diesen Aufschwung ermöglichte, so Tomasello, ist die neurobiologisch angelegte Fähigkeit zur geteilten Aufmerksamkeit (»joint attention«), die sich um den neunten Lebensmonat einstellt. Von nun an kann das Kind mit einem Anderen den Austausch über intersubjektiv geteilte Wahrnehmungen der äußeren Realität beginnen – mit einer anderen Person, die als Wesen mit eigenen Absichten wahrgenommen wird. Ihm tut sich eine Welt voller materieller und symbolischer Erzeugnisse und sozialer Umgangsformen auf, die Mitglieder seiner Kultur über die Zeit geschaffen und zur gemeinsamen Nutzung angeboten haben (ebd., S. 90–93). Tomasello und Mitarbeiter hatten schon 1993 eine Theorie des *kulturellen Lernens* erarbeitet (Tomasello et al., 1993). Demnach geschieht dies in drei grundsätzlichen Formen:

1. Lernen durch Nachahmung (»imitative learning«) findet statt, wenn ein Lernender die Absicht hat, sich etwas von einer anderen Person durch Nachahmen anzueignen (wobei diese Person nicht unbedingt merken muss, dass sie beobachtet wird).
2. Lernen durch Belehrung (»instructed learning«) findet statt, wenn jemand dem Anderen etwas beibringen will und dieser bereit ist, die Instruktion aufzunehmen.
3. Wenn zwei Personen zusammenarbeiten in der Absicht, voneinander zu lernen, spricht man von Lernen durch Zusammenarbeit (»collaborative learning«).

Die Forschungsergebnisse der folgenden Jahre haben die Theorie mit zahlreichen Einzelexperimenten im Säuglings- und Kleinkindalter bestätigt und wichtige Ergänzungen veranlasst (Tomasello, 2016; Legare & Harris, 2016). Im Bereich des imitativen Lernens z. B. wurde die Neigung junger Kinder festgestellt, bestimmte, anscheinend zwecklose Handlungssequenzen besonders eifrig nachzuahmen. Ebenso neigen sie dazu, eine neue Strategie auch in Fällen zu imitieren, in denen sie bereits über eine effektvolle Problemlösungsart verfügen. Diese »overimitation« und »strong conformity« genannten Handlungen werden anscheinend nicht vom Wunsch motiviert, eigene erfolgversprechende Fähigkeiten zu verbessern, sondern vielmehr von dem Wunsch, sich den Anderen anzuschließen und an ihrer Gruppenidentität teilzuhaben. Junge Kinder passen sich also den kulturellen Konventionen an und verhalten sich bald gegenüber anderen Kindern so, dass sich auch diese an diese Konventionen halten. Das »instructed learning«, bei dem das Kind eine Anweisung des Betreuers internalisieren und zur Selbstregulierung anwenden kann, erfolgt erst mit ca. vier Jahren, d. h. bei genügend fortgeschrittener Mentalisierungsfähigkeit. Hier besticht die Beobachtung, dass noch bevor die Internalisierung der Anweisung möglich ist, Kinder in der Lage sind, die pädagogische Absicht des Betreuers zu erkennen und unter diesem Umstand seiner Mitteilung zu vertrauen. Wenn dieser zudem die Anweisung nicht an eine konkrete Gegebenheit bindet, sondern als generelle Information formuliert, ist das Kind noch eher bereit, ihm zu vertrauen. Dies wird damit erklärt, dass der Lehrende in den Augen des Kindes damit nicht nur aus unmittelbarer Erfahrung, sondern aus einer kollektiven Erfahrung, d. h. in Namen der Kultur, spricht und so noch größere Autorität besitzt. Darüber hinaus wurde erkannt, dass junge Kinder selber gegenüber Gleichaltrigen viel früher als Lehrer auftreten, als bisher gemeint. Diese sogenannte »natürliche Pädagogik« ist in Hinblick auf die kumulative kulturelle Evolution von großer Bedeutung. Schließlich zeigen im Bereich des interaktiven Lernens neue Untersuchungen, dass Vorschulkinder sich nicht nur gegenseitig beim Erlernen neuer Fertigkeiten und Denkweisen unterstützen, sondern dass sie auch in der Lage sind, für ihr Zusammenspiel zweckdienliche Regeln zu erfinden, ihre Erfindung anderen mitspielenden Kindern zu erklären und sie darauf zu verpflichten. Zusammenfassend führen die neueren Befunde zur Ansicht, dass Kinder in ihrer jeweiligen Kultur nicht nur nützliche Dinge von erfahreneren Mitmenschen lernen, sondern auch dass sie geneigt sind, sich nach den kulturellen Konventionen zu richten und andere Kinder in diese Richtung anzuweisen. Aufgrund kulturvergleichender Untersuchungen können diese Forscher sagen, dass die Grundprozesse des kulturellen Lernens universell gültig sind; dass aber die Inhalte, die gelernt werden, sehr unterschiedlich sind und von den kulturellen Konventionen und Lebensstilen der Gruppe, in der sie aufwachsen, geprägt sind.

Akkulturation

Kulturelles Lernen beschreibt das Hineinwachsen des Kindes in die Kultur seiner Gruppe. Einige Autoren nennen diesen Prozess Enkulturation. *Akkulturation* bezieht sich hingegen auf das Zusammentreffen von ursprünglich angeeigneten kulturellen Verhaltensweisen und Werten mit denjenigen einer anderen Kultur, wie es bei Migranten/innen und ihren Nachkommen der Fall ist. In der diesbezüglichen Forschung galten zunächst Modelle, bei denen einerseits die Aneignung von Aspekten der Kultur der Aufnahmegesellschaft und andererseits der Verzicht auf tradierte Kulturaspekte untersucht wurden. Daraus ergaben sich die drei Hauptmuster (1) der Assimilation (vollständige Aufgabe der Tradition), (2) der Separation (Ablehnung der Kultur des Aufnahmelandes) und (3) der Integration. Letzteres Muster wurde auch als Bikulturalismus bezeichnet und korrelierte mit den besten psychosozialen Ergebnissen. Es wurde betont, dass Integration Zeit braucht und dass das Gefühl, vorwiegend der lokalen Kultur anzugehören, u. U. erst in der dritten Generation aufkommt.

Diese Sichtweise hat sich zunehmend als zu vereinfachend erwiesen. Es werden nun vermehrt multiple Akkulturationsstrategien gewürdigt, in denen der Umgang des einzelnen Migranten mit der Umsiedlung, der Einfluss der unterschiedlichen Bedingungen der Aufnahme vor Ort und die Prozesse der gegenseitigen Anpassung berücksichtigt werden (Schwartz et al., 2010). Es macht einen Unterschied, ob Menschen aus eigenem Willen, z. B. wegen einer ansprechenden Arbeitsgelegenheit oder wegen der Heirat auswandern; ob es sich um Flüchtlinge handelt, die ungewollt wegen widrigen Bedingungen aus ihrer Heimat ausreisen müssen und z. T. vorübergehend im Aufnahmestaat bleiben wollen; oder ob es Asylbewerber sind, die aus eigenem Entscheid wegen persönlicher Bedrohung dauerhaft Schutz in einem anderen Land suchen. Es ist von Bedeutung, ob ein Migrant im neuen Land mit Wohlwollen aufgenommen wird; ob er lange Zeit in der Unsicherheit bezüglich seinem Bleiberecht und in Angst vor der Rückführung leben muss; ob er im Laufe einer schwierigen Integration Diskriminierungen ausgesetzt ist. Akkulturation ist zudem leichter, wenn die Migranten aus einer Kultur stammen, die in Vielem der Aufnahmekultur gleicht, insbesondere wenn die gleiche Sprache gesprochen wird. Sie wird erschwert, wenn Migranten im Aufnahmeland fast nur mit Angehöriger ihrer Kultur verkehren, sich einer »ethnischen Enklave« anschließen oder eine solche bilden. Schließlich gelingen Akkulturationsprozesse leichter bei Kindern, die in jungen Jahren immigrieren, als bei Erwachsenen; am meisten Mühe bei der Übernahme neuer Sitten haben ältere Erwachsene. Einige (nicht alle) Kinder, die im Schulalter oder als Jugendliche immigriert sind, die »Secondi«,[39] haben mit eigentümlichen migrationsbedingten Problemen zu kämpfen. Mit dem Fokus auf individuelle Entwicklungswege schlagen Schwartz und Mitarbeiter vor, *kulturelle Identität* differenziert in ihren drei wichtigsten Komponenten – Praxis (z. B. Sprache, Esskultur), Werte (z. B. Familienbezogenheit oder Individualität) und Identifikationen – und in Bezug auf beide Kulturen – der tradierten und derjenige des Aufnahmelandes – zu untersuchen. Dadurch könnte die gut belegte Aussage, dass Migranten überdurchschnittlich an körperlichen und psychischen Krankheiten leiden, ätiologisch besser aufgeschlüsselt werden und gezieltere Therapien durchgeführt werden.

Kultur und Psychopathologie – Was bedeutet transkulturelle Kompetenz im klinischen Kontext?

Es ist der kulturelle Kontext, der definiert, wann das Verhalten, das Denken, der soziale Umgang eines ihrer Mitglieder als unangepasst gilt. Er gibt auch vor, in welchen Formen Leiden zum Ausdruck gebracht wird und als Krankheit anerkannt wird. Auch die therapeutischen Handlungen stützen sich auf ein Verständnis der Krankheitsentstehung und auf Traditionen des Heilens, die kuturell geprägt sind (Moleiro, 2018). Bei Migranten/innen ist häufig zu

39 Als »Secondi« werden Migranten der zweiten Generation bezeichnet.

beobachten, dass erst eine Erkrankung auf die diesbezüglich bestehenden kulturellen Unterschieden hinweist und auch bei guter Integration latente tradierte Vorstellungen wieder aktiv werden. Therapeuten sollen sich deshalb mit dem kulturellen Hintergrund dieser Patienten befassen und gegebenenfalls ihre Behandlung anpassen, damit die angebotene Hilfe akzeptiert und wirksam sein kann. Eine zentrale Bedeutung haben die Vorstellungen der Betroffenen selbst zum Entstehen ihrer Störung. In vielen *traditionellen Krankheitstheorien* werden Ursachen davon außen gesucht, z. B. in der negativen Beeinflussung durch böswilligen Mitmenschen (dem »böse Blick«) oder durch einen nicht genügend respektierten, verstorbenen Ahnen. Traditionelle Heiler würden dementsprechend Handlungen durchführen oder Rituale veranstalten, die den bösen Blick entgiften bzw. den Ahnen besänftigen. Arthur Kleinman hat in seiner grundlegenden Arbeit aufgezeigt, dass Krankheitstheorien und medizinische Versorgung in einem kohärenten System organisiert sind und nicht unabhängig voneinander betrachtet werden können (Kleinman, 1980). Diese Einsicht hat dazu geführt, dass auch bei uns der Gang zum Heiler nicht mehr als abergläubische Handlung betrachtet, sondern als komplementär zu unserer Therapie verstanden werden kann. Letztere ist erst anwendbar, wenn der Patienten die Bereitschaft zeigt, in Bezug auf seine Symptome auch eine westliche ätiologische Theorie zu erkunden, die zur Erkennung eines internalisierten Konfliktes führt (Pedrina, 2005). Im Verlaufe einer Therapie stellt sich häufig der Konflikt zwischen individualistischen Zielsetzungen und der Verpflichtung zur Solidarität mit der Familie ein. Diese Konstellation entspricht einem *generellen Unterschied in den Werthaltungen zwischen westlichen und nicht-westlichen Gesellschaften*, nämlich derjenigen zwischen *Individualismus und Kollektivismus*; andere gruppenspezifische Erscheinungen sind z. B. Machismo in Südamerika oder emotionale Selbstkontrolle in vielen asiatischen Regionen (Schwartz et al., 2010). Im mediterranen Raum noch ausgeprägt ist die patriarchale Familienorganisation, die in vielen Teilaspekten bei den immigrierten südeuropäischen Familien noch vorhanden und häufig der Grund dramatischer familiärer Auseinandersetzungen und psychischer Dekompensierungen ist. Die damit verbundenen Konflikte werden nicht selten auf beiden Ebenen, der intrapsychischen Identitätanpassung und der Umstrukturierung der Familie, ausgefochten (Pedrina, 1999b, 2001a).

In einem erweiterten Verständnis von kulturellem Kontext wird nicht nur die ethnische Herkunft beachtet, sondern auch wie Diskriminierungen, rmut, geschlechtsspezifische Risiken die Lebenserfahrung der Migranten und Mirantinnen in ihrem aktuellen Umfeld prägen und sich auf ihre Gesundheit auswirken.

Kultursensitive Einschätzung von Psychopathologie

In den 1970er Jahren wurden italienische Migrantenorganisationen gewahr, dass ihre Kinder – ihrer Meinung nach zu unrecht – schulisch viel schelchter eingestuft wurden als einheimische Schüler. Sie machten auf die kulturelle Voreingenommenhait der angewandten Intelligenztests aufmerksam und forderten sprachunabhängige Tests. Heute ist allgemein anerkannt, dass die meisten in der Psychiatrie eingesetzten Messinstrumente weitgehend gestützt auf die europäisch-US-amerikanische Mittelschicht erarbeitet wurden und die bei anderen Gruppen damit ermittelten Befunde mit Vorsicht zu werten sind. Dies gilt auch für die Tests der frühkindlichen Entwicklung, die früher als Spiegel der biologischen Reifung betrachtet wurden, deren Abhängigkeit von sozialen Faktoren aber immer deutlicher wurde. In zahlreichen vergleichenden Untersuchungen wurde gezeigt, dass schon die frühesten Etappen der Entwicklung in verschiedenen Kulturen unterschiedlich verlaufen (Bornstein, 2010). Im westlichen Milieu – als Beispiel gemäß einem Forschungsbericht von Heidi Keller (2017) – erfahren Babys in den ersten Lebensmonaten, dass sich ihre Eltern nach ihren Wünschen, Bedürfnissen und Vorlieben orientieren; sie lernen früh, sich selber besser kennen und betrachten die Welt aus ihrer individuellen Perspektive. In einem afrikanischen ruralen Kontext lernen Kinder hingegen zuerst, Andere und ihre soziale Gruppe wahrzunehmen und die ihnen zugewiesene soziale Rolle zu erfüllen. Westliche Eltern werden von Fachleuten vom zu frühem Sitzen und Stehen gewarnt; sie legen viel Wert auf den dyadischen Austausch, unterstützen die Autonomie- und die Sprachentwicklung; sie streben nach der Selbstständigkeit der Kinder vorwiegend im mentalen Bereich. Der Spiegeltest, der die Fähigkeit zur Selbsterkennung anzeigt, wird von westlichen Kinder mehrere Monate vor den Kindern traditioneller Bauern erfüllt. Die Bauern der untersuchten Dorfgemeinschaft hingegen haben Interesse daran, dass sich ihre Kinder früh selbstständig bewegen und bei gemeinsamen Tätigkeiten helfen können; wenn sie nicht gerade getragen werden, unterstützen sie ihre motorischen Fähigkeiten, z. B. indem sie sie mit einem Tuch in Sitzstellung halten, um das Sitzen zu üben, oder häufig auf die Beine stellen und auf und ab springen lassen. Im Alter von sieben bis acht Monaten können diese afrikanische Kinder in der Regel frei gehen; ab ca. einem Jahr nehmen sie an alltäglichen Aktivitäten teil und werden vornehmlich von älteren Kinder instruiert. Diese Befunde entsprechen je den Erziehungsprioritäten der Eltern und dürfen nicht gemäß den üblichen Messinstrumenten als forcierte Entwicklung bzw. Entwicklungsrückstand interpretiert werden.

Im Bestreben, kultursensitive Einschätzungen zu fördern, wurden in den letzten Jahren verschiedene Befragungsleitfaden entwickelt, z. B. den dem

DSM-5 (APA, 2013) beigelegten »Cultural Formulation Interview«,[40] oder unter Berücksichtigung von Babys und Kleinkindern die Version des DC:0-5 (ZTT, 2016, S. 10–12). Die Fragen umkreisen vier Bereiche: (1) die kulturelle Identität des Patienten, (2) seine Krankheitstheorie (oder beim Kleinkind diejenige seiner Betreuer), (3) kulturelle Aspekte des psychosozialen Umfeldes in Hinblick auf Risiken und auch auf Ressourcen, und zuletzt (4) kulturelle Faktoren, die die Kommunikation zwischen Patient (seiner Familie) und dem Therapeuten beeinträchtigen. Die Erkenntnisse aus dieser Befragung werden mit Vorteil im Fallkonzept[41] integriert, das das aktuelle Verständnis der Symptomatik in Bezug auf psychodynamische und familiäre sowie soziale Prozessen festhält und als Grundlage für die Planung therapeutischer Interventionen dient.

Transkulturelle Kompetenz

Der Begriff transkulturelle Kompetenz ist aufgekommen, um der Bewegung der evidenzbasierten Behandlungen mit ihren Engführungen etwas entgegenzusetzen (Kirmayer, 2012). Dass die in westlichen Kulturen entwickelten Therapien bei Migranten/innen häufig ungenügend wirken oder versagen, hat das Bedürfnis nach entsprechenden Anpassungen im Gesundheitssystem geweckt. Um die inhärenten Diskriminierung dieser Patienten einzudämmen, sind Projekte auch auf institutioneller Ebene implementiert worden. Bei den involvierten Fachleuten selbst geht es (1) um die Sensibilisierung auf mögliche kulturbedingte Wahrnehmungs- und Verhaltensunterschiede, (2) um das Wissen um Eigenheiten der spezifischen Kultur des Hilfesuchenden und (3) um die persönliche Fähigkeit, mit Menschen aus fremden Kulturen sinngebende Interaktionen einzugehen und eine Beziehung zu entwickeln (Althaus et al., 2010; Kirmayer, 2012; Moleiro, 2018). Es wird nicht erwartet und ist nicht nötig, sich eine umfassende Kenntnis dieser Kulturen anzueignen. Vielmehr soll der Therapeut darauf gefasst sein, dass er in jeder Begegnung möglicherweise auf eine Irritation stößt, die im respektvollen Dialog über den möglichen kulturellen Hintergrund gelöst werden muss. Mit der Zeit, in wiedeholten Begegnungen erweitert sich sein kulturelles Wissen. Die Beziehung zwischen Patient und Therapeut ist ein Ort der interkulturellen Begegnung, die zur persönlichen Veränderung beider führt. Wenn sich eine erlernte und als wirksam erlebte Interventionstechnik mit einem bestimmten Patienten als ungeeignet erweist, müssen Therapeut und Patient neue Ansätze im gemeinsamen Dialog

40 http://www.multiculturalmentalhealth.ca/clinical-tools/cultural-formulation/ [Stand: 30. November 2018]

41 Zu den Begriffen Abklärung/Diagnose/Fallkonzept und ihrer Bedeutung für die Therapie s. Einleitung.

suchen. Die nicht wertende Offenheit in Bezug auf bereits versuchte Therapien bei traditionellen Heiler ist Voraussetzung dazu, dass man mehr darüber erfährt und in die Überlegungen einbeziehen kann.

Ergänzend soll präzisiert werden, dass nicht jede traditionelle Haltung und Handlung als a priori positiv für die Gesundheit eines Angehörigen dieser Kutur ist. Wenn eine bestimmte traditionelle Vorgehensweise bei uns als schädlich angesehen wird, soll der Therapeut im Gespräch mit den Betroffenen den Vergleich mit unserer Kultur und die Erkundung anderer Möglichkeiten unterstützen. Im Notfall muss er die Inkompatibilität dieser Haltung mit den Werten unserer Gesellschaft und deren Konsequenzen erklären. Ein vieldiskutiertes Beispiel war die genitale Beschneidung, die in einigen afrikanischen Gesellschaften als Bestandteil der weiblichen Identität betrachtet wird und die bei uns inzwischen gesetzlich verboten ist.

Eines der wichtigsten Hindernisse der Kommunikation im Arzt-Patient-Gespräch ist die fremde Sprache bzw. die beeinträchtigte oder unmögliche gegenseitige sprachliche Verständigung. Die bruchstückhaften Sätze, die kürzlich eingewanderte Migranten auf Deutsch (oder in einer anderen weitverbreiterten Sprache) formulieren können, genügen besonders im Falle psychiatrischer Störungen nicht, um eine sinnvolle Behandlung anzugehen. Zu sehr werden Informationen und Assoziationen auf das Minimum reduziert und Missverständnisse riskiert. Der Einsatz von Dolmetschern, die manchmal auch als Kulturvermittler wirken können, ist wichtig, erfordert aber die Berücksichtigung dieser zusätzlichen Person im psychodynamischen Prozess.

Psychische Verarbeitung von Migration – Abschied und Ankunft, Flucht und Trauma

Migration und Akkulturation sind desorganisierende persönliche Erfahrungen, die tiefgreifende Veränderungen bezüglich sozialer Identität und Selbstbild implizieren (Bornstein, 2010, S. 531). Bei beiden geht es um komplexe Anpassungsprozesse auf sozialer und individueller Ebene. Auch die Forschung gerät hier mit den sich aufdrängenden interdisziplinären Fragestellungen an methodische Grenzen; entsprechende Arbeiten – v. a. solche, die die Kindesentwicklung einschließen – sind rar (ebd., S. 534). Im Folgenden wird aus der Sicht der Psychotherapie der Pfad der psychischen Verabreitung des Patienten verfolgt: Es werden die relevanten Veränderungen in der Umwelt im Spiegel seiner persönlichen Wahrnehmung und Bedeutungszuschreibung reflektiert, und es wird auf die Verstrickung zwischen äußeren (positiven und negativen) Erlebnissen und Innenwelt geachtet, die den strukturbildenden Interaktionen eigen sind.

In den Psychotherapien mit südeuropäischen Familien von Arbeitsmigranten, die in den 1950er und 1960er Jahre freiwillig und mit der Aussicht auf längerfristige Aufnahme nach Norden ausgewandert waren, konnten psychodynamische Prozesse ausgearbeitet werden, die mit dem Abschied von der Heimat und dem Aufbau eines neuen Lebensumfeldes im Aufnahmeland zusammenhingen. Die stets unterschätzte Konfrontation mit der andersartigen Kultur wurde als *»Kulturschock«* verstanden und dessen Bewältigung mit dem Trauerprozess nach einem Objektverlust verglichen (Garza-Guerrero, 1974; Grinberg & Grinberg, 1984; Leyer, 1991; Pedrina, 1995). In einer ersten Phase fühlt sich der Migrant geängstigt und verunsichert, er reagiert mit Verzweiflung, Feindseligkeit und Trauer; die vergangenen guten Objektbeziehungen werden reaktiviert, manchmal kommt es zur Überidentifikation mit der Ursprungskultur. In einer darauf folgenden Phase der Reorganisation herrschen Depression und Entmutigung, die mit der Zeit dank der Aufnahme neuer guter Beziehungen vor Ort und der Annahme ausgewählter Aspekte der neuen Kultur verarbeitet werden können. Die aufgegebenen Beziehungen und die Kultur können nun realistischer gesehen werden. Am Ende des Anpassungsprozesses stehen die durch Identifikationen und Internalisierungen weiterentwickelte, neue Identität und ein wachsendes Zugehörigkeitsgefühl zur neuen Gemeinschaft. Migration ist nicht an sich eine pathogene Erfahrung. Wenn aber die Bewältigung des Migrationsschocks längerfristig nicht gelingt, sind chronische Depressionen und z. T. invalidisierende psychosomatische Erkrankungen die Folge.

Für den Migranten wäre in der Phase der größten Verunsicherung der Rückhalt der mit ihm immigrierten Familie wichtig. Aber auch die Familie befindet sich in einer Zeit der Veränderungen (Sluzki, 1979). Schon in der Phase der Entscheidung zur Migration sind nicht alle Mitglieder gleich entschlossen, diesen Schritt zu tun; bei der Anpassung am neuen Ort ist jeder auf eigene Ressourcen angewiesen. Die Familie reagiert zunächst häufig mit der Verstärkung traditioneller Familienregeln, die Sicherheit geben. Dies kann jedoch den Ausbruch von Konflikten und Krisen unter dem Veränderungsdruck nicht verhindern. Besonders gefordert ist sie, wenn die jüngere Generation außerfamiliäre Sozialisationserfahrungen nach Hause bringt. Nicht selten brechen Familien auseinander. In der Einzeltherapie müssen diese familiären Konflikte in ihrer Vielseitigkeit und Wandelbarkeit wahrgenommen, in ihrer Bedeutung als Akkulturationsleistung reflektiert und mit den persönlichen Strebungen des Patienten in Bezug gesetzt werden. Gegebenenfalls sind in solchen Fällen Gespräche mit der ganzen Familie eine Option. Des Weiteren machen Arbeitsmigranten in der fremden Gesellschaft in Zusammenhang mit der eingeschränkten wechselseitigen Verständigung frustrierende Erfahrungen, und sie erleben verletzende Episoden der Geringschätzung, auch wenn sie nicht auf offene Ablehnung stoßen. Auch diese äußeren Konflikte können als Teil des Akkulturationsprozesses reflektiert werden. Unter Umständen ist es nötig, einem wenig integrierten Patienten die lokalen Gepflogenheiten zu erklären und die

Möglichkeit der Inanspruchnahme von Hilfsangeboten und Einrichtungen, die sich an Angehörige seiner Kultur richten, aufzuzeigen.

Die in den 1980er Jahren eingesetzte Beschäftigung mit der Behandlung von Folteropfern und Flüchtlingen, die Gewalt erlebt haben, hat die Klinik posttraumatischer Störungen in den Vordergrund gerückt. Erste Kenntnisse waren schon in Behandlungen mit Holocaust-Überlebenden und dann von Veteranen des Vietnamkrieges erarbeitet worden. Dies erlaubte es, die verheerende und verwirrende Symptomatik schon früh zu erkennen und zu behandeln sowie weiteren Traumatisierungen vorzubeugen zu versuchen. In diesem Zusammenhang macht es Sinn, das Konzept der *sequentiellen Traumatisierung* in Erinnerung zu rufen, das Hans Keilson anhand klinischer Verläufen bei jüdischen Kriegswaisen entwickelt hat (Keilson, 1979). Er hat in deren Biographie verschiedene traumatische Sequenzen unterschieden, etwa die Belastung im Vorfeld der Deportationen, dann die Trennung von den Eltern und der direkten Bedrohung beim Leben im Versteck; bemerkenswert war die Feststellung, dass auch die Zeit der Wiedereingliederung und der Adoption nach dem Krieg mit schweren Belastungen verbunden war. Die Parallele mit der Situation heutiger Flüchtlingen liegt nahe: Auch hier endet die Bedrohung nicht mit dem Verlassen der gefährlich gewordenen Heimat. In vielen Fällen dauert die Flucht Monate oder Jahre, in denen der Geflüchtete ungeschützt und zuweilen der Willkür ausbeutender Fluchthelfer ausgesetzt ist; Frauen insbesondere sind häufig von sexueller Gewalt betroffen. Schwierige Bedingungen im Aufnahmeland stellen neue Belastungen dar, die schwer zu ertragen sind, weil sie die mit der Ankunft verbundenen Hoffnung nach Erlösung enttäuschen. Flüchtlinge fühlen sich noch lange nicht in Sicherheit, auch wenn ihr Aufnahmeverfahren eingeleitet ist.

Die typischen Symptome und die Schwerpunkte der individuellen Traumabehandlung werden in einem eigenen Kapitel erörtert.[42] Therapeuten nehmen inzwischen zur Kenntnis, dass die bisher erarbeiteten Traumamodelle nicht unbeschränkt anwendbar sind, sondern dass sie auf das kulturell geformte Erleben jedes Einzelnen Rücksicht nehmen müssen (Schnyder et al., 2016). Bei ihrer Ankunft sind außerdem Flüchtlinge erschöpft und bedürfen in erster Linie physischer Fürsorge. Viele leiden an akuten somatischen Erkrankungen, die behandelt werden müssen (Hebebrand et al., 2016). Über die Häufigkeit psychischer Erkrankungen bei den Ankommenden bestehen unterschiedliche Angaben; das Risiko unter den erlittenen und bevorstehenden Belastungen eine solche zu entwickeln, ist sicher erhöht. Der Zugang zu psychiatrischer Hilfe ist für viele Flüchtlinge zunächst dadurch erschwert, dass sie aufgrund der Vorstellungen in ihrer Kultur gegenüber der Psychiatrie negative Vorurteile

42 Siehe beide Kapitel über die Posttraumatische Belastungsstörung und die komplexen Traumafolgestörungen.

pflegen oder ihr Unbehagen mit somatischen Symptomen ausdrücken (ebd.). Nur ein Teil der behandlungsbedürftigen Flüchtlinge wird den Weg in die individuelle psychotherapeutische Krisenintervention oder Psychotherapie finden; dabei sind sie auf die Vermittlung durch die Fachpersonen, die sie in der Aufnahmesituation begleiten, angewiesen.

Psychische Herausforderungen in Familien mit Kleinkindern – Elternschaft und Kindesentwicklung in der Migration

Die geschilderten Bewältigungsprozesse sollen nun in Bezug auf die Situation von Familien mit Säuglingen und Kleinkindern spezifiziert und ergänzt werden. Migration, wie oben erwähnt, wirkt an sich destrukturierend; die frühe Elternschaft tut es ebenfalls. Vor und nach der Geburt sind Eltern herausgefordert, ihre emotionalen Besetzungen so umzugestalten, dass sie das neue Baby in ihr Leben integrieren können; sie müssen alte Beziehungen auflösen oder verändern, neue anknüpfen, besonders in Hinblick auf ihre neue fürsorgerische Aufgabe. Als Migranten müssen sie sich zugleich in einem neuen sozialen Umfeld in einer neuen Kultur einrichten. Beide Prozesse beinhalten Chancen, unbefriedigende äußere Zustände zu verändern und reaktivierte innere Konflikte zu lösen; und sie beinhalten das Risiko der Überforderung. Im Kontext von Flucht ist die Belastung für Eltern, v. a. für Mütter mit ihren Kleinkindern so groß, dass sie a priori als schutzbedürftig angesehen werden müssen; es besteht die Gefahr, dass potenziell traumatisierte Mütter nicht in der Lage sind, sich genügend ihren Kindern zu widmen oder durch inadäquates Verhalten ihre Entwicklung beeinträchtigen. Dieser Gedanke begründet präventive, psychoanalytisch orientierte Gruppenangebote, die das Ziel haben den drohenden negativen Folgen entgegenzuwirken (z. B. Leuzinger-Bohleber & Lebiger-Vogel, 2016; Leuzinger-Bohleber & Hettich, 2018). Ganz bedenklich und destruktiv sind ökonomisch motivierte politische Praktiken, die den Zusammenhalt der Familie hintertreiben, wie z. B. die Verhinderung des Familiennachzugs oder die getrennte Unterbringung von Eltern und Kindern.

Die Verstrickung beider Themen, Elternschaftsentwicklung und Migration, ist an der Tatsache abzulesen, dass Übergänge in der Kindesentwicklung bei diesen Familien häufig schwere Krisen auslösen. Typischerweise geschieht dies bei der Einschulung der Kinder, bei ihrer Berufswahl, bei ihrer Heirat; zuvor sind die Feststellung der Schwangerschaft und die Geburt solche einschneidende Ereignisse, die Migranteneltern dazu zwingen, sich mit neuen Bezugspersonen, mit den lokalen Institutionen, mit Gedanken über längerfristige Perspektiven auseinanderzusetzen (Moro, 1993; Molinari, 1995; Pedrina, 2001a). Daniela Molinari spricht aufrund ihrer langjährigen Beratungserfahrung von der Wiederinszenierung des Kulturschocks. Wenn Krisen nach der

Geburt noch mit dem Rückzug und der Isolierung von Mutter und Kind im privaten Bereich begegnet werden können, ist dies beim wachsenden Kind nicht mehr möglich. Die Angst vor der Übergabe des eigenen Kindes in den fremden Kindergarten kann Eltern dazu führen, das Kind allein in die Heimat, zu Verwandten oder gar in Kinderheime zurückzuschicken. Das Ringen, um eine Lösung im neuen Umfeld zu finden, um so die Trennung zu vermeiden, erweitert hingegen die soziale und kulturelle Integration der Familie.

Elternschaft im Exil – Vorstellungen zum Kind und zur Betreuungspraxis

Vorstellungen, die Eltern in Bezug auf das Wesen und Werden ihres Kind haben sowie Handlungsweisen im Umgang mit ihnen, sind wichtige Faktoren, die auf die frühkindliche Entwicklung einwirken und diese ermöglichen. Sie haben ihre Wurzeln in der persönlichen und familiären Geschichte von Mutter und Vater, werden im Laufe der Schwangerschaft, Geburt und ersten Kinderjahre reaktiviert und werden in der Interaktion mit dem Kind gemäß seinen individuellen Eigenschaften modifiziert. Diese Vorstellungen und Handlungsweisen sind kulturell geprägt; in der Migration und bei der Konfrontation mit der Umgebungskultur werden sie in Frage gestellt, relativiert, verändert. Migranteneltern können wegen ihres Verhaltens gegenüber dem Kind schon früh in Konflikte mit Fachpersonen und Nachbaren, z. B. um die bei uns vielfach medizinisch begründeten Vorstellungen über das Essen, Pflegen und Fördern, geraten. Dadurch können sie ein Verlust der Selbstverständlichkeit in der frühen Pflege und die Schwächung ihrer Fähigkeit, die Kinder in ihrer Sozialisation zu begleiten, erleben (Bornstein & Lansford, 2010; Moro, 2014). Es ist zu bedenken, dass Handlungsweisen in der Kinderpflege eher übernommen werden als Vorstellungen über deren Sinn und Grund (Bornstein & Cote, 2010, S. 538). Deshalb können Belastungen auch bei anscheinend integrierten, d. h. nach westlicher Art pflegenden Eltern unerwartete Zweifel und Schwierigkeiten auslösen.

Therapeutinnen und Therapeuten sind in diesem Kontext mit ausgesprochen individuellen Formen des kulturellen Bezugsrahmens konfrontiert. Es gibt unzählige Konstellationen von kulturellen Unterschieden bezüglich des Verhaltens und der Vorstellungen der Eltern und der Entwicklungs des Kindes, die Anlass zu Fehleinschätzungen und kommunikativen Missverständnissen geben können. Einige Beispiele aus klinischen Berichten sollen dazu anregen, bei rätselhaften Problemen an kulturelle Einflüssen zu denken. In einigen westafrikanischen Gesellschaften z. B. soll die Schwangerschaft solange wie möglich geheimgehalten werden, um den Neid anderer Frauen nicht anzuziehen; bei Frauen aus dieser Gegend werden die bei uns unbedacht durchgeführten Ultraschall-Untersuchungen mit dem Abbild des Fötus als »pornographischer« Übergriff erlebt und können traumatisch wirken. Das so entwürdigte Baby bleibt auch nach der Geburt in Gefahr, d.h. magischen Angriffen ausgesetzt, solange nicht geeignete Versöhnungsriten stattgefunden haben (Moro, 2014, S. 20–21). In vielen Kulturen gibt es Konzepte, die das Wesen der Neugeborenen betreffen, z. B. dass sie eine Zeit lang noch der Welt der Ahnen gehören und erst allmählich in die Welt der Lebenden aufgenommen werden können. Eine Mutter aus Mittelamerika weigerte sich, der Geburtsklinik den Namen ihres Kindes anzugeben; sie löste damit größte Sorgen aus, dass sie keine emotionale Beziehung zum Baby aufnehmen würde. Bei der Abklärung wurde bekannt, dass in ihrer Herkunftsgruppe Babys bis zu einem bestimmten Alter keine ostentative Zuwendung und keine Namen erhalten dürfen, da sie damit den »bösen Blick« auf sich ziehen könnten (Lieberman & van Horn, 2008, S. 72). Die fehlende Zuwendung einer afrikanischen Frau ihrem Kind gegenüber konnten die Betreuerinnen der Spielgruppe verstehen, als sie erfuhren, dass dieses Verhalten durch die frühere soziale Einbettung der Mutter in einer Großfamilie, in der die Erziehung die Aufgabe aller Anwesenden und auch der älteren Geschwister war, zu erklären war (Leuzinger-Bohleber & Lebiger-Vogel, 2016, S. 147). Im Fall eines knapp einjähriges Kindes mit massiver interaktioneller Essstörung konnte in längerer, einfühlsamer Therapie – unter anderen Faktoren – die Angst der Mutter vor Unterernährung und der damit verbundenen Entwicklungsschädigung eruiert werden. Diese Familie war drei Jahre zuvor aus einem Land geflüchtet, in dem kindliche Unterernährung verbreitet war und genügende Nahrungszufuhr dort zum Ideal und zur Obsession aller Eltern geworden war (Lieberman & van Horn, 2008, S. 157–163). Beim Umgang mit Zwei bis Dreijährigen erschrecken uns manchmal extrem harte Erziehungsmethoden und z. T. sadistisch anmutende Strafen. Im südeuropäischen Raum z. B. ist das Bild noch verbreitet, dass Kinder wild sind und mit angstmachenden Drohungen oder gar Gewalt zum Respekt gesellschaftlicher Regeln gezwungen werden müssen. In manchen afrikanischen Gegenden werden Kleinkinder mit schmerzhaften Ingwer- oder Pfeffereinläufen betraft: Über einen solchen Fall, dessen Eskalation zur Heimeinweisung des u. a. wegen Schmerzen völlig außer Rand und Band geratenen Junge geführt hatte, wurde kürzlich aus einer Asyleinrichtung berichtet (Leuzinger-Bohleber & Lebiger-Vogel, 2016, S. 149–151).

Einen spezifischen Blickwinkel wählen Untersucher, die sich mit der Sprachentwicklung im mehrsprachigen Umfeld befassen. Eine Gruppe um Francine Couëtoux-Jungman hat in Paris ein diesbezügliches Beratungsangebot aufgebaut, das sich bereits an Eltern mit Säuglingen und Kleinkindern wendet (Couëtoux-Jungmann, 2010). Obwohl das Aufwachsen in einem zweisprachigen Umfeld zum gleichwertigen Erwerb beider Sprachen führen kann, die beim Kind zu flexibleren kognitiven Strukuren führen und das Lernen erleichtern, interessieren sich die Kliniker für die Fälle, in denen eine Sprache sich auf Kosten der bereits aufgenommenen Ansätze der zweiten Sprache weiterentwickelt, mit der Folge weitreichender allgemeiner Sprachschwierigkeiten. Babys kommen mit der Anlage zur Mehrsprachigkeit auf die Welt; sie sind in den ersten Monaten in der Lage, verschiedene Sprachen zu unterscheiden. Diese Fähigkeit geht jedoch bald verloren, wenn sie in einem einsprachigen Milieu leben. In ihrer weiteren Entwicklung übernehmen sie die Sprache, die ihnen angeboten wird, d. h. diejenigen, zu der sich ihre Eltern entschieden haben. Es sind die komplexen Hintergründe und Motivationen dieser Wahl, die sich in gestörten Interaktionen und kindlichen Symptomen manifestieren können. Eltern können sich dazu entscheiden, mit dem Baby holpernd die Landessprache zu sprechen, da sie vermeintlich damit dem Kind bessere Schulerfolge ermöglichen; oder ein Paar wählt wegen familiären Konflikte die Sprache des Vaters und verbietet diejenige der Mutter, die dadurch entwertet wird. Hinter Symptomen wie z. B. die Unfähigkeit der Mutter, ihr stets weinerliches Baby zu trösten, haben die Pariser Kolleginnen ausgehend von der sprachlichen Anamnese Paar- und Familienkonflikte ausarbeiten können und festgestellt, dass u. U. die Sprachwahl dem Entstehen einer entspannten Mutter-Kind-Beziehung im Wege stand.

Während schon viele Untersuchungen sich mit den psychischen und sozialen Prozessen bei Familien, die sich in der Aufnahmekultur einleben müssen, befasst haben, ist sehr wenig über den Umgang mit Kultur in multiethnischen Familien und wie sich dies auf die Kindsentwicklung auswirkt, bekannt (Fitzgerald et al., 2009).

Migration und transgenerationale Transmission von Trauma

Bei Eltern, die in traumatisierenden Verhältnissen aufgewachsen sind, können Erinnerungen an jene Erfahrungen in den Umwälzungen der eigenen Elternschaft wiederbelebt werden; es sind die »Gespenster der Vergangenheit«, die sich in die aufkeimenden neuen Beziehungen einnisten.[43] Die damit verbundenen Interaktionsstörungen können die Suche nach neuen konfliktfreieren Formen der Eltern-Kind-Beziehung auslösen; Immigranten haben dabei die zusätzlichen Aufgabe, tradierte und im Aufnahmeland geltende Modelle und Denkweisen im Bereich der Kinderbetreuung in Betracht zu ziehen und sich für ein ihnen entsprechendes Modell zu entscheiden.

Eltern, die aus ihrem Land flüchten mussten, bringen hingegen häufig eine kürzlich erlittene traumatische Erfahrung mit und befinden sich meist immer noch in einer unsicheren und belastenden Lebenssituation. Sie sind in ihrer psychischen Verfassung nicht in der Lage, sich mit der nötigen Hingabe ihren Kindern zuzuwenden, um ihre Bedürfnisse zu erspüren. In einer kürzlich

43 Ausführlicher behandelt in Kapitel »Frühe Eltern-Kind-Beziehungen und ihre Störungen«.

durchgeführten Studie über den Entwicklungsverlauf bei Kindern von asylsuchenden Mütter konnte einen Zusammenhang zwischen dem Schweregrad ihrer posttraumatischen Symptomatik und unsensiblen oder feindseligen Interaktionen festgestellt werden; später zeigten die Kinder der schwerer betroffenen Mütter vermehrt psychosoziale Probleme. Es bestand hingegen keine Korrelation mit einem psychomotorischen oder kognitiven Entwicklungrückstand (van Ee et al., 2012). Die allgemeine Aufgabe der Psychotherapie besteht in diesen Fällen darin, der Beziehung zwischen Eltern und Kind genügend Aufmerksamkeit zu geben und zu versuchen, diese zu verbessern; oder auch den Aufbau eines breiter abgestützten und zuverlässigen emotionalen Umfeld für das Kind zu unterstützen, wenn die Eltern zu sehr geschwächt sind. Eine spezifische, von Daniel Schechter entwickelte Interventionsmöglichkeit in der Eltern-Kind-Therapie ergibt sich, wenn in der Reaktion der Mutter auf das Verhalten des Kindes die Reaktivierung einer akuten posttraumatischen Reaktion zu erkennen ist. Die Intervention richtet sich auf die gezielte Verarbeitung der interaktiven Episode und beruht auf die Annahme, dass Ohnmacht oder Wut des Kindes bei der Mutter als Auslösereiz für ein Flashback wirkten (Schechter & Rusconi Serpa, 2011).[44]

Erlittene Belastungen und autonomes Handeln bei Kindern im Kontext von Migration

In der Akkulturationsforschung wird die Frage aufgeworfen, inwiefern die Kinder selbst entscheiden, was sie von der tradierten Kultur bewahren und was sie von der Aufnahmekultur übernehmen wollen, wenn sie mit ihrer Autonomientwicklung soweit sind (Bornstein & Cote, 2010, S. 537). Im Schulalter und in der Jugend tragen Gleichaltrige mehr als im Kleinkindesalter zur Sozialisation bei; viele Migrantenkinder möchten dann eher wie ihre Kollegen wahrgenommen werden. Dass sie anders unterwegs sind als ihre Eltern, äußert sich häufig in ihrer sprachlichen Kompetenz in der jeweiligen Landessprache. Die ungleichzeitige Entwicklung kann Konflikte auslösen; darüber hinaus besteht aber die Gefahr, dass die im Außenbereich besser agierende Kinder von den Eltern als Vermittler eingespannt und parentifiziert werden. Aber wie steht es mit eigenständigem Entscheiden bei nur relativ autonomen Kleinkindern? Am Beispiel der Sprachwahl: Entspricht es nicht auch schon im zweiten Lebensjahr einem Entscheid des Kindes, wenn es die Sprache der Umgebung anstatt die konfliktbeladene Muttersprache übernimmt? Oder wenn es klar signalisiert, dass es lieber bei der Pflegemutter in der fremden Kultur ist als bei seinen Eltern in der Ursprungskultur?

44 Diese Behandlungssequenz wird im Kapitel »Komplexe Traumafolgestörungen« beschrieben.

Was aus klinischer Erfahrung leichter zu erfassen ist, sind die pathologischen Entwicklungen bei Kindern, die zwischen zwei separierten kulturellen Sphären pendeln, in denen sie sehr unterschiedliche Erfahrungen machen, weil ihre Eltern es nicht geschafft haben, Brücken zu bauen. In der Arbeit mit Migrantenkindern im Vorschulalter, die neben den häufigen Sympombildern ihres Alters besonders häufig den Verdacht auf Entwicklungsrückstand aufkommen lassen, stehen Prozesse der Identitätsbildung im Zentrum (Pedrina, 1995; 1999a). Wer bin ich? Wie verstehe ich mich? Wie stelle ich mich dar? Diese Fragen werden in der Therapie mit dem Kind im Ausprobieren verschiedener Identifikationen und mit dem Ziel, gespaltene Innenwelten zu verbinden, geklärt.

Bemerkungen zur Therapie und Therapieziele

Viele Hinweise zur Psychotherapie mit Migrantenfamilien wurden bereits oben gegeben. Therapeutinnen/en führen ihre Behandlung gestützt auf das jeweils erworbenen Wissen und ihre Kompetenz durch; sie werden jedoch aufgefordert, auf die kulturellen Unterschiede mit der individuellen Ausgestaltung der Akkulturation sowie auf die überdurchschnittlich belastenden Erfahrungen in der Migration und im Aufnahmeland zu achten.

Was die Familien mit Kleinkindern betrifft, gehören diese zu den besonders Schutzbedürftigen. Kinder geraten wegen den vielen anderen überwältigenden Sorgen häufig aus dem Blickfeld, weil ihr störendes Verhalten nicht als Ausdruck der Not verstanden wird oder weil sie sich den schwierigen Umständen resigniert anpassen und erst später symptomatisch werden. Auch die emigrierten Mütter brauchen Schutz und Unterstützung, weil sie den Verlust ihrer sozialen Gruppe besonders empfinden, die ihnen erst ermöglicht, in die Aufgabe der Kindesfürsorge hineinzuwachsen. Therapeutische Interventionen sollen in der Regel vom Kind ausgehen, da Eltern auch in verzweifelten Situationen den Wunsch haben, das Beste für ihr Kind zu tun, um ihm eine bessere Zukunft zu gewährleisten (schon in: Fraiberg et al., 1975). In der Fluchtsituation erweist sich die Zentrierung auf das Wohlergehen des Kindes als eine Vergegenwärtigung der Hoffnung und der generationalen Kontinuität, die mit seiner Geburt verbunden war; erst später können Paar- oder Familienprobleme angegangen werden, die mit der Gefahr neuer Brüche einhergehen (Meurs & Hettich, 2018). Nicht nur die Stressymptomatik des Kindes soll Beachtung finden; manchmal muss auch Verständnis und Toleranz für die lebendigen Äußerungen und die Streite geweckt werden, die das Kind in seiner Autonomieentwicklung braucht und die u. U. zu unrecht als Störungszeichen interpretiert werden (ebd.).

Psychotherapien mit Migranten sind angesichts der langen, manchmal über Generationen dauernden Anpassungs- und Akkulturationsprozesse als

Begleitung in einer schwierigen Phase anzusehen. Es geht nicht darum, dass der Hilfesuchende weitgehend konfliktfrei werde; vielmehr soll die Blockade in seiner Entwicklung – und bei Kindern die drohende Fehlentwicklung – behoben bzw. abgewendet werden. Es darf dem Betroffenen überlassen werden, wieweit er therapeutische Unterstützung braucht und wann er sich anderen, für sein soziales Weiterkommen wichtigen Anliegen zuwenden will. Er kann sich später bei Bedarf für eine weitere umschriebene Fragestellung wieder therapeutische Hilfe holen. Auch in schweren Fällen können kurze Therapieabschnitte denkbar und sinnvoll sein. Therapieabbrüche sind nicht immer als eine Flucht vor der bevorstehenden Verarbeitung intrapsychischer Konflikte zu verstehen, sie können auch eine progressive Wende im Sinne der Priorisierung von Integrationsschritten bedeuten (eindrückliches Beispiel in: Sturm, 2018).

Die zwei folgenden Fallbeispiele stellen eine Auswahl aus sehr unterschiedlichen Kontexten und Fragestellungen dar, sie können nur einen beschränkten Einblick betreffend der therapeutischen Arbeit mit Migranten geben. Im ersten Fall geht es um eine schon länger niedergelassene Familie von Arbeitsmigranten, im zweiten um eine soeben angekommene Familie auf der Flucht.

Eine Mutter rebelliert nach der zweiten Geburt gegen die patriarchalen Familienstrukturen

Frau R.[45] meldet sich bei mir, weil sie seit der Geburt ihres zweiten Kindes – nun fünf Monate alt – sehr deprimiert ist. Diese 23-jährige Mutter aus einer südeuropäischen Gegend nimmt meine Einladung für eine erste Begegnung zusammen mit Mann und Kind nicht an. Sie will alleine kommen, sie hat vieles zu sagen, was sie lieber zunächst ohne Mann äußern möchte. Sie gibt mir auch ihre Telefonnummer nicht, weil sie mit den Schwiegereltern wohnt, die nichts darüber erfahren sollen.

Im Erstgespräch – ihre beide Kinder hat sie zu Hause dem Mann anvertraut und allen gesagt, dass sie zum Arzt gehe – schildert sie schwere Angstzustände, die seit ihrer zweiten Schwangerschaft wiederholt auftreten. Manchmal steigert sie sich in Panik, hat Herz- und Bauchbeschwerden und wurde deswegen wiederholt ins Krankenhaus eingewiesen. Frau R. berichtet lebhaft und differenziert über ihre schwierige Lebenssituation. Im Ursprungsland, im Schoß ihrer Familie äußerst behütet aufgewachsen, hat sie mit 18 Jahren ihren Mann kennengelernt, als er die Sommerferien im Heimatdorf verbrachte. Sie hat ihn gleich geheiratet und ist ihm in die Schweiz und in seine Familie gefolgt. Der sehr autoritäre Schwiegervater hat ihre Kontakte zur Ursprungsfamilie sogleich unterbunden. Ihre Verzweiflung und Trauer wurden in der neuen Familie als Tribut an das Erwachsenwerden verstanden, was sie zunächst zu

45 Diese Fallgeschichte ist in Pedrina, 2001a, beschrieben.

akzeptieren versuchte. Das erste Kind hat sie nach Rat und Anweisungen des Schwiegervaters betreut. Beim zweiten Kind gelingt es ihr immer weniger, zu ertragen, dass der Schwiegervater ihr vorschreibt, was sie zu tun hätte, und dass er sie ununterbrochen kontrolliert. Er anerkenne so nicht, dass sie als Mutter erfahrener ist. Als sie einmal in ihrer Verzweiflung ihren anderswo im Ausland lebenden Bruder um einen Rat bat, wurde der Schwiegervater wütend. Sie und ihr Mann wohnen immer noch, auch aus finanziellen Gründen, bei den Schwiegereltern. Ich soll nun ihrem Ehemann klarmachen, dass sie Anrecht auf mehr Eigenständigkeit hat und dass er sich für sie einsetzen soll. Ich biete eine Fortsetzung des Gesprächs mit ihrem Mann an.

Vor der zweiten Sitzung, zu der beide Eltern mit den Kindern erscheinen, erhalte ich einige Telefonate, die die akute Krise deutlich machen. Frau R. hat wieder Angstzustände, die Kinder werden krank. Hausarzt und Kinderärztin erwägen einen Kuraufenthalt für Mutter und Kinder. Bei mir erörtert Frau R., dass sie tags zuvor mit dem Schwiegervater telefoniert hat, der zurzeit im Heimatland weilt. Sie hat ihm ihren Wunsch geäußert, zur Erholung zu ihren Eltern zu fahren. Der Schwiegervater war dagegen, Frau R. hat sich aber unter Herzklopfen und Zittern durchgesetzt. In der darauf folgenden Nacht hat sie einen derartigen Panikanfall bekommen, dass sie befürchten musste, sie werde verrückt. Herr R. erklärt sich solidarisch mit seiner Frau. Er anerkennt, dass das Leben mit seinem Vater sehr hart ist, und führt aus, wie er selber als Kind darunter gelitten hat. Er wagt aber nicht, sich von ihm abzugrenzen, da er befürchtet, der Vater würde sich aus Enttäuschung etwas antun. Auf diese Konflikte kann nicht näher eingegangen werden, da die Erwartung von sofortiger konkreter Hilfe groß ist. Frau R. hat sich zu der gefährlichen Kontaktaufnahme mit ihrer Ursprungsfamilie durchgerungen – so verstehe ich im Laufe des Gesprächs die Situation –, weil sie noch größere Angst vor dem vorgeschlagenen Kuraufenthalt hatte. Sie war nämlich noch nie im Leben ohne Familienangehörige weg von zu Hause. Diese Episode legt offen, dass Frau R. bisher die positive Seite der abhängigen Position, den Schutz durch die patriarchale Familie, geschätzt hat. Hier kommt ihr persönlicher (intrapsychischer) Autonomiekonflikt zum Ausdruck.

In der Folge erhält Herr R. Unterstützung vom eigenen Großvater, um gegenüber seinem Vater eine selbstbezogenere Position zu besetzen. Er kann somit besser für sein Frau und seine Kleinfamilie einstehen. Frau R. kann nun die Reise, für die sie zwar die Begleitung ihres Mannes in Anspruch nehmen muss, antreten. Sie hat sich aber die Ressource, ihre eigene Familie einzubeziehen, erschlossen.

Kommentar: Es entspricht meiner Erfahrung mit südländischen Familien, dass mit Heirat und besonders Geburt Hierarchien, die der patriarchalen Familien eigen sind, sogar bei Paaren, die als »Secondi« in unserem Land aufgewachsen sind, reaktiviert und reinszeniert werden. Diese in Frage zu stellen kann enorme Ängste und Gewalt auslösen. Manchmal können die Spannungen nur im Rahmen der Großfamilie und nicht durch Einbezug einer kulturell fremden Fachperson entschärft werden (Pedrina, 1999b). Diese Patientin kam zur Einsicht, dass Gegebenheiten, die sie bis anhin als Bestand ihrer Kultur akzeptiert hatte, in ihrer neuen Lebensphase nicht mehr adäquat sind und zudem in ihrer neuen Umgebung nicht allgemein gelten. Das verursachte eine tiefe Verunsicherung, mit Ängsten und Konflikten, die teils in der Auseinandersetzung mit ihrer traditionellen Umgebung ausgetragen, teils als innere Herausforderung angenommen wurden. Bei letzterer konnte die psychotherapeutische Arbeit anknüpfen. Dabei kam auch die konflikthafte Situation des Ehemannes zwischen den Verpflichtungen gegenüber der älteren Generation und seiner eigenen Kernfamilie zur Sprache. So konnte er einen Beitrag zu der Entschärfung der familiären Krise leisten.

Die Annäherung an westliche familiäre Umgangsformen, die so erreicht wurde, bleibt Bruchstück auf dem Weg der Integration. Frau R. ist zwar nicht mehr nur Besitz der Familie des Ehemannes, sie darf mit ihrer eigenen Ursprungsfamilie Kontakt aufnehmen; sie zeigt aber zugleich, dass sie von ihr noch abhängig ist. Sie hat einen Schritt zur Autonomie, was die Betreuung ihres Babys betrifft, vollzogen; sie will es ähnlich tun, wie sie es bei den Müttern ihres neuen Umfeldes miterlebt hat. Weitere Schritte, z. B. mehr Autonomie von ihrem Mann im sozialen Umfeld, stehen noch bevor. Bei Migrantinnen, die früh geheiratet haben und sich gleich unter den Schutz des Ehemannes begeben haben, wird häufig beobachtet, dass die adoleszente Loslösung noch nicht stattgefunden hat (Burkhardt-Mußmann, 2017). Diese Problematik wurde in dieser Therapiesequenz nicht angegangen.

Im nächsten Beispiel, in dem es um eine Familie geht, die aus dem Ursprungsland geflohen ist, brach die Krise unmittelbar nach der Immigration aus.

Eine traumatisierte Mutter auf der Flucht kann ihr Baby nicht sehen

Frau A. wird mir von der Psychologin des Durchgangheimes für neu ankommende Flüchtlinge zugewiesen. Es handelt sich um eine junge Mutter mit einem zweimonatigen Baby, die eine posttraumatische Symptomatik aufweist. Da die Übersiedlung in die aufnehmende Gemeinde bevorsteht, rate ich zur Kontaktaufnahme mit dem dort anerkannten Asylarzt, der aus Versicherungsgründen für die Indikation einer fachärztlichen Behandlung zuständig ist. Zwei Monate später ruft mich Frau A. an: Sie spricht gut Deutsch, sie klagt über große Ängste und Schlaflosigkeit. Ich lade sie mit Mann und Kind zu einem ersten Treffen ein. Sie kommt dann auch in deren Begleitung, insistiert aber, dass sie mit mir alleine sprechen will. Sie erzählt mir, dass sie ständig von Bildern bedrängt wird. Zum einen sieht sie Szenen des Unfalls, der ihrem älteren Bruder fast das Leben gekostet hätte; dieser wurde von Geschäftskonkurrenten mutwillig angefahren. Der Unfall war der Anstoß zur Migration aus ihrem durch Gewalt und Machtmissbräuche geprägten Land; die ganze Familie ermutigte sie als Schwangere mit ihrem Mann an einem sicheren Ort Schutz und bessere Perspektiven zu suchen. Zum anderen wähnt sie ständig die Präsenz ihres Vaters neben sich, der vor wenigen Monaten nach ihrer Flucht bei voller Gesundheit gestorben ist – sie meint wegen den zunehmenden Sorgen. Frau A. spricht häufig mit ihrem Vater; nur wenn sie fest denkt, dass er unmöglich bei ihr sein kann, verschwindet die Vision. Ihr Mann ist durch die »Selbstgespräche« irritiert; sie will ihm nicht alles sagen, da sie befürchtet, ihm Angst zu machen. Ihr Sohn André wurde nach der Ankunft in der Schweiz geboren. Frau A. stillt ihn; die Mütterberaterin sagt, er nehme gut zu. Bei der Frage nach bereits getroffenen therapeutischen Maßnahmen sagt Frau A., dass sie nur kurz Schlafmittel genommen hat, weil sie das Kind durch das Stillen nicht schädigen will. Sie war zudem wenige Male bei einer vom Durchgangsheim vermittelten Erwachsenenpsychiaterin, wollte aber die Behandlung nicht fortsetzen, da sie sich bei ihr nicht wohl fühlte. Ich schlage ein nächstes Treffen mit Mann und Kind vor.

Zu Beginn der zweiten Sitzung sehe ich Frau A. allein. Es geht ihr schlecht. Sie skype jeden Tag mit Mutter und Bruder im Herkunftsland, hört von Gefahren, muss immer weinen. Sie hat keine Freude an ihrem Kind, der Vater macht alles, sie schaut nur zu. Ich hole Vater und Kind dazu. André (fünfmonatig) lächelt mich zunächst an. Bei der schweren Stimmung wird er allmählich grau und sehr schlaff; er scheint sich dem Kontakt zu uns zu entziehen. Der Vater merkt sein Unbehagen, wird selber unruhig, stellt ihn in die Sitzposition, wobei Andrés Kopf leblos runterhängt; er nimmt ihn schließlich auf dem Arm und geht zum Fenster, um ihn abzulenken. Als André später bei der Mutter am Boden liegt, sehen beide leblos aus. Frau A. sagt, sie stille ihn nur aus Pflicht und schaue ihn gar nicht an. Ich beginne, mit André Blickkontakt aufzunehmen, und leite Frau A. vorsichtig an, selbst mit Blickaustausch zu spielen.

Kommentar: In der Szene kommt die ganze Not des Babys zum Ausdruck. Die Mutter kann sich ihm nicht zuwenden; wenn es sie anschauen würde, würde es ihre Abwesenheit bzw. ihre Beschäftigung mit den Dämonen sehen. Der Vater kümmert sich um das Kind; André hat wahrscheinlich mit ihm seine Beziehungsfähigkeit aufgebaut und kann in guter Verfassung auch lächeln, wie er beim anfänglichen Kontakt mit mir zeigte. Herr A. ist aber zeitweise auch überfordert, z. B. wenn das Kind leidet und getröstet werden müsste.

In der dritten Sitzung mit der Familie, die bereits mit Interesse meine Bemerkungen zu den Interaktionen verfolgt, gibt mir das leichte Fremdeln von André mir gegenüber und seine anschließende Entspannung in den Armen des Vaters Gelegenheit, das kindliche Vertrauen zu verbalisieren. Herr A. spricht kein

Deutsch, seine Frau muss übersetzen. André schaut auch die Mutter an, auch sie scheint ihm vertraut zu sein. Frau A. sagt, es gehe ein bisschen besser, sie habe inzwischen ein wenig mit ihm gespielt. Es tue ihnen beiden gut, hierher zu kommen. Geholfen habe auch, dass sie weniger häufig mit den Verwandten im Herkunftsland telefonierte. Frau A. stillt nun und klagt, dass André sie nicht anschaut. Ich beobachte, dass er ständig die Finger der Mutter betastet und sie manchmal verstohlen und flüchtig erblickt. Das sage ich der Mutter, die nun darauf achtet, ob sich ihre Blicke begegnen. Frau A. spricht dann über Schuldgefühle, dass sie sich gerettet und ihre Familie in Gefahren hinterlassen hat – das soll ihr Mann nicht hören (sie übersetzt hier nicht). Sie ist überzeugt, dass es ihn verletzen würde, der so viel auf sich genommen hat, um sie wegzuführen. Als sie ihren Vater erwähnt, muss sie weinen. Hier verbalisiere ich für Vater und Kind, dass die Gedanken an den Großvater Frau A. immer noch sehr traurig machen.

Kommentar: Die dringendste Aufgabe in dieser facettenreichen psychopathologischen Situation ist die »Reanimation« des Babys und das Herstellen des Kontaktes zu seiner Mutter. Zudem erscheint die Abschottung der Mutter gegenüber dem Ehemann, den sie vor der Wahrnehmung ihrer Not bewahren möchte, als eine selbstschädigende Haltung: Sie degradiert ihn zum Kindspfleger und verliert ihren einzigen Vertrauten im Exil. Mein Sprechen mit beiden Eltern über Gefühle der Depression ist ein vorsichtiger Versuch, eine gemeinsame Verständigung des Geschehens herzustellen. Der Vater wird in den folgenden Sitzungen abwechselnd dabei sein.

Natürlich bin ich über die psychotische Qualität der Vater-Vision beunruhigt. Frau A. sagt, dass ihr Vater immer da ist. Sie hat keine Angst, sie fühlt sich eher getröstet. Sie spricht mit ihm und möchte ihn umarmen. Er wolle das aber nicht; sie denkt, er sei ihr böse. Ich schlage vor: Er wolle, dass sie bei uns, bei den Lebenden bleibe. Ich erörtere nun die Frage der Medikation. Frau A. teilt mir mit, dass ihr Mann dagegen ist; er möchte, dass sie möglichst lange stillt, ansonsten würden Vitaminen fehlen. Ich rate, die Frage der eventuellen Nahrungsumstellung mit dem Kinderarzt zu besprechen. Ein Monat später spricht Frau A. ihre eigene Angst vor der Medikation an: Es würde bedeuten, dass sie »verrückt« ist. Die Ehebeziehung bleibt belastet, das Paar streitet wegen Lappalien. Frau A. fürchtet, dass der Mann sie nicht mehr liebt. Herr A. klagt, dass sie sehr passiv ist und dass auch er allmählich erschöpft ist. Eine positive Entwicklung sehe ich hingegen bei André: Er ist kommunikativer, lächelt häufig, untersucht lange und neugierig das bereitgestellte Spielzeug. Immer wieder werden seine motorischen Fortschritte zum Gespräch. Die Mutter bemerkt, dass er bei mir längere Zeit alleine und zufrieden spielt; zu Hause kommt das nicht vor, er ist immer unzufrieden. Wir beginnen gemeinsam zu differenzieren, was alles seine Zeichen der Unzufriedenheit bedeuten könnten.

Die Situation scheint sich zu beruhigen. Als Herr A. ebenfalls bemerkt, dass André in den Sitzungen besser spielt, beginnt er seine Sorge zu äußern, ob er ihn alleine mit der Mutter zu Hause lassen kann, wenn er den geplanten Deutschkurs beginnen wird. Es fehle eine Großmutter. Frau A. hatte mir auch schon gesagt, dass ich für die Familie wie eine Großmutter sei.

Kommentar: Frau A. ist schwer krank, eine Medikation und umso mehr eine Hospitalisierung sind für beide Eheleute aus kulturellen Gründen nicht denkbar. Die gemeinsame Motivation, für das Kind gut zu sorgen, hält als Einziges die sich fremd anfühlende Therapie in Gang. André macht Fortschritte, zugleich können das Leiden und die Konflikte der Eltern allmählich besser formuliert werden. Herr A. nimmt die Dramatik der Lage trotz dem Schweigen seiner Frau wahr. Bald wird er Hilfe bei mir suchen. In den vergangenen Diskussionen hat er etwas über die westliche Psychiatrie erfahren können und lehnt sie weniger ab.

Gut ein halbes Jahr nach Therapiebeginn muss ich Frau A. notfallmäßig sehen. Sie will alleine mit mir reden. Sie weint, ist aufgewühlt, kann nicht mehr denken. Es ist der Entscheid der Behörde eingetroffen, in dem der Asylantrag der Familie abgelehnt wird. Frau A. äußert suizidale Gedanken. Ich bespreche die Lage mit ihr und ihrem Mann, erörtere mit ihnen psychiatrische Notfallszenarien, gebe meine private Telefonnummer und andere allenfalls benötigten Adressen. Herr A. nimmt Kontakt mit Anwälten auf, die ihn helfen werden, die angeordnete Ausreise abzuwenden. Eine Woche später wünscht Herr A. einen Termin für sich. Da der einbestellte Übersetzer nicht eintrifft, hilft er sich mit dem mitgebrachten Wörterbuch. Er beschreibt suizidal anmutende Handlungen seiner Frau, die wieder Panikanfälle hat, z. B. wenn Autos am Haus vorbeifahren (vermutlich traumatische »flashbacks«). Ich kläre ihn über die psychiatrische Hospitalisierung auf, und dass diese am besten freiwillig erfolgen sollte. Er kann Frau A. dazu überzeugen. Beide fühlen sich danach entlastet, André bleibt beim Vater.

Der Klinikaufenthalt dauert im Ganzen vier Monate und verläuft gut. Herr und Frau A. akzeptieren nun die Medikation, Frau A. nimmt mit der Zeit an verschiedenen Therapieangeboten teil und wird aktiver. Wie schwer es ihr fällt, verstehe ich, als sie mir sagt, dass sie sich jeweils mit dem Gedanken, dass sie mir einen Gefallen machen möchte, motivieren musste; das zeigt auch, wie wichtig ich für sie als Ersatzmutter geworden war. Der Klinikarzt erstellt ein medizinisches Gutachten zu Händen der Anwälte; das Asylverfahren bleibt aber noch lange in der Schwebe, und solange fühlt sich Frau A. unter Bedrohung und bleibt latent suizidal. Nach der Klinikentlassung, unter Fortsetzung der Medikation, stehen in der Therapie neue Themen an. Z. B. muss sie selbstständiger von ihrem Ehemann werden, da dieser außer der Deutschkurse auch einen kleinen Job in einer Integrationseinrichtung übernehmen kann. Die erste

Übung ist die selbstständige Anreise zur Praxis mit André im Kinderwagen. Ich unterstütze sie darin, mit André (nun 18-monatig), der inzwischen gerne die Nachbarskinder sieht, zum Spielplatz zu gehen. Da sie sich immer noch überwinden muss, um auf dem Gehsteig befahrener Straßen zu gehen, führen wir eine Expositionssequenz durch: Ich leite sie in selbstregulativen Übungen an und wir spazieren im Quartier. Thema sind auch aktuelle Auseinandersetzungen mit dem wachsenden Kind. Die Mutter macht jetzt alles für ihn – so sagt sie – und ist enttäuscht, wenn er unzufrieden ist. Ich sehe André nun mit Autos spielen, jedoch mit noch bescheidenem symbolischem Gehalt. Er hält sich eng an seiner Mutter und spricht mit ihr in ihrer Sprache; mir gegenüber verhält er sich relativ scheu und antwortet mir nicht, obwohl ich den Eindruck habe, dass er mich auf Deutsch versteht.

Ausblick: Ich begleite die Familie während den weiteren drei Jahren. André wird in die Spielgruppe gehen und dann in den Kindergarten. Er hat jeweils Mühe, sich von der Mutter zu trennen, ist sozial zurückhaltend, macht aber gut bei den Aktivitäten mit. Frau A. ist lange noch psychisch labil, braucht Ermutigung und Anregungen. Erst nach der Anerkennung des Flüchtlingsstatus durch die Behörde kann sie sich endlich entfalten. Herr A. darf nun eine bezahlte Arbeit annehmen. Das zweite Kind des Paares wird mit Freude angenommen und entwickelt sich weit unbeschwerter als sein älterer Bruder.

Kommentar: Der schleppende Verlauf dieser Behandlung hat deutlich gezeigt, wie belastend sich die Unsicherheit auswirkt, die nach der mit Glück überstandenen Flucht in der Zeit des Wartens im Aufnahmeland weiter besteht. In der akuten Anfangssituation war die Herstellung der Beziehung zwischen Mutter und Kind dringlich, was relativ bald gelang; wichtig war auch die Unterstützung des Vaters, dass er seinen guten Bezug zum Kind hat aufrechterhalten können. Eine länger dauernde psychiatrisch-psychotherapeutische Behandlung und eine fundamentale Besserung der Aufnahmebedingungen waren nötig, bis Frau A. stabil ihre Mutterrolle wahrnehmen konnte.

Die Falldarstellung fokussiert auf den Verlauf der Eltern-Kleinkind-Psychotherapie. Nicht zu unterschätzen ist der Beitrag, den viele weitere involvierte Fachpersonen – Hausarzt, Pädiaterin, Sozialarbeiterinnen der Asylbetreuung, Sozialarbeiterin der Gemeinde, Therapeuten der Klinik, Spielgruppenleiterin, Kindergärtnerin – leisteten. Sie alle stellen in der Übergangsphase nach dem Verlassen aller vertrauten Personen in der Heimat, des Einlebens in einer fremden Kultur und des Beginns der Elternschaft, den ersten »Container« für die entstehende Familie dar.

Störungsspezifische Erkenntnisse und Behandlungsansätze

Ängste und Angststörungen in der frühen Kindheit – Trennungsangst im Fokus

In Zusammenarbeit mit Pamela Walker

Lange Zeit wurden Ängste bei Kleinkindern als normaler Bestandteil der Entwicklung und Ängstlichkeit als eine Temperamenteigenschaft betrachtet. Erst in den 1990er Jahren begann die Diskussion, mit welchen Kriterien ein klinisches Angstsyndrom von unbedenklichen, entwicklungskonformen Ängsten abgegrenzt werden könnte. Im ersten diagnostischen Manual für psychische Störungen in der frühen Kindheit DC:0-3 (ZTT, 1994) flossen erste entsprechende Erkenntnisse ein. Für die Feststellung einer Angststörung wurden dort die Intensität und die Dauer der Symptomatik, die das Maß entwicklungsbedingter Ängste deutlich übersteigen müssen, und die Beeinträchtigung der altersentsprechenden Funktionsfähigkeit des Kindes gefordert. In der Folge wurde auch deutlich, dass bereits im frühen Alter verschiedene Formen der Angststörung diagnostiziert werden können. Weitere Forschungsergebnisse bestärkten die Vermutung, dass exzessive frühe Ängste häufig mit späterer Psychopathologie, insbesondere mit Angststörungen, in Verbindung stehen. Diese gehören zu den häufigsten psychischen Erkrankungen sowohl bei Kindern, mit Raten zwischen 9,5 und 11,5 % (Übersicht in Blanz & Steiner, 2008, S. 747), als auch bei Erwachsenen, mit einer Lebenszeitprävalenz bis 25 %. Es erscheint heute im Sinne der sekundären Prävention relevant, Angststörungen früh zu erfassen und zu behandeln. In neueren Arbeiten wird zudem der Frage nachgegangen, ob die inzwischen erarbeiteten differenzierten Kenntnisse zu den Prozessen, die zur Angstsymptomatik führen und diese aufrechterhalten, störungsspezifische Ansätze für die Therapie von Kleinkindern ermöglichen – wie es bei den posttraumatischen Störungen eindrücklich der Fall war.[46]

In diesem Kapitel wird zunächst auf die normativen Ängste und ihre Bedeutung bei der Entwicklung der emotionalen Regulation und der sozialen Kompetenz eingegangen. Es werden dann die verschiedenen, in der neuen Klassifikation DC:0-5 (ZTT, 2016) aufgeführten Angststörungen vorgestellt, die sich auf die klinischen Forschungsergebnisse der letzten Jahrzehnte stützen und durch Befunde der aufstrebenden neurobiologischen Forschung untermauert werden. Die therapeutische Arbeit mit älteren Kindern und Erwachsenen gibt Einblick in die Psychodynamik der Angststörungen, wobei Fehlentwicklungen im Individuations- und Autonomieprozess im Zentrum stehen. Es ist eine

46 Siehe Kapitel »Stress, Trauma und die Posttraumatische Belastungsstörung«.

Herausforderung für Eltern-Kind-Therapeuten, die Entstehung der pathogenetischen dysfunktionalen Prozesse in den aktuell stattfindenden und miterlebten Auseinandersetzungen zwischen Kind und Eltern besser zu verstehen und therapeutisch anzugehen. Ein solches Verständnis könnte auch den später durchgeführten Therapien, die mit regressiven Reinszenierungen einhergehen, neue Impulse geben. Die sich erst neulich auf die spezifisch definierten Angststörungen gerichtete, vergleichende Forschung liefert Hinweise, dass der Trennungsangststörung, deren Wurzeln auf die Gefahr des Verlustes einer überlebensnotwendigen Bezugsperson im Zustand der absoluten biologischen Abhängigkeit zurückgehen, ein besonderer Stellenwert zukommt. Diese Störung rückt deshalb abschließend in den Fokus der Aufmerksamkeit und wird anhand eines Fallbeispiels eingehend besprochen.

Kindliche Ängste im Kontext früher Entwicklungsprozesse

Angst ist ein Gefühl, das aufkommt, wenn eine Gefahr, die die eigene physische und psychische Integrität bedroht, wahrgenommen wird und bewirkt, dass etwas unternommen wird, um diese abzuwenden. Häufig handelt es sich um Reize und Einwirkungen, die leicht gebannt werden können. Die Intensität des Gefühls ist aber der potenziellen Gefahr geschuldet, und der Umgang damit wird in den wiederholten positiven Erfahrungen, in denen Angst überwunden wird, gelernt. Die Bereitschaft, auf kleinere oder größere Herausforderungen mit Angst zu reagieren, und die Fähigkeit, trotz Angstgefühlen die eingetretene Situation zu bewältigen, sind subjektiv geprägt und hängen mit den komplexen Bedingungen zusammen, in denen die in der frühen Kindheit einsetzende Entwicklung der Regulation negativer Gefühle stattfindet.[47]

Erste Monate – Unbehagen

Menschen sind von Anfang an mit einem Alarmsystem ausgestattet, das eine Gefahr meldet und zielführende Reaktionen anbahnt. Schon Anfangs des 20. Jahrhunderts hat Walter Cannon die neurophysiologische Stress- bzw. Kampf-oder-Flucht-Reaktion in Tierversuchen als rasche Anpassung von Lebewesen in Bedrohungssituationen dargestellt.[48] Später wurde in Ergänzung dazu auch die Erstarrungsreaktion beschrieben, die Selma Fraiberg in klinischen Studien bereits bei Babys beobachtet hatte (Fraiberg, 1982). Im nicht-traumatischen Bereich ist

47 Es wird hier die eigenständige Thematik der überwältigenden, traumatischen Einwirkungen und der Traumafolgestörungen ausgeklammert und auf die entsprechenden Kapitel verwiesen.

48 https://de.wikipedia.org/wiki/Kampf-oder-Flucht-Reaktion [Stand 21. Juli 2019].

beim Säugling Unbehagen, das mit Unruhe oder Weinen zum Ausdruck kommt, das Signal, das die Mutter/die Betreuer dazu bringt, sich ihm zuzuwenden, die Ursache zu erkennen (z.B. Lärm, Hunger) und die geeignete Entlastung zu bringen. In den allerersten Monaten des Kindes würde man zurückhaltend nur von Unbehagen sowie Schreck- oder Schmerzreaktionen sprechen; mit ein paar Monaten beginnen Säuglinge Misstrauen gegenüber neuen Situationen und einige Zeit später klare Anzeichen von Angst zu zeigen. Angst gehört gemäß der klassischen Affekttheorie zu den basalen, diskreten Emotionen, die durch charakteristische, gemäß einem neurophysiologischen Schema organisierte, körperliche und mimische Reaktionen, erkennbar sind. Diese transkulturell feststellbare Konfiguration lässt auf eine genetische Komponente der Angst schließen. Neuere Untersuchungen streichen hingegen heraus, wie unterschiedlich Säuglinge auf Reize, die als angstauslösend gelten, reagieren (z.B. auch mit Überraschung) und wie uneindeutig und kontextabhängig die Interpretation negativer Gefühle durch verschiedene Beobachter ausfällt. Diese Forschungen unterstreichen die große Bedeutung der Erfahrung im konkreten Lebensumfeld, das auch die Differenzierung der Gefühle individuell prägt (Siegler et al., 2005, S.530–538). In der Tat setzt das Zusammenwirken von Baby und Bezugsperson in Hinblick auf die emotionale Regulation ab der Geburt ein.

Auch wenn anfänglich die elterliche Leistung im Wesentlichen in der Unterstützung der Selbstregulation des Babys im Bereich der physiologischen Funktionen besteht, sind seine erste Erfahrungen mit inneren (Körper-)Reizen und mit (äußeren) physikalischen und sozialen Objekten von der gefühlsreichen Lebendigkeit des Gegenübers begleitet. Donald Winnicott hat eindringlich auf die Abhängigkeit des Babys von der mütterlichen Fürsorge hingewiesen. Mit seinem Konzept des »holding« erfasste er das sensible, identifikatorische Eingehen der Mutter auf die kindlichen Gefühle und ihre Reaktionen darauf, die außer der physiologischen Integration des Babys auch sein Gefühl der Selbstkontinuität sichert (Winnicott, 1965[1960]; Davis & Wallbridge, 1981). Die Ängste, die das Kind beim Ausbleiben dieser Leistung erlebt, hat Winnicott als unvorstellbare Ängste bezeichnet. Wilfried Bion hat zu gleicher Zeit die Theorie des »containing« entwickelt, in der er den Akzent auf die Verarbeitung von kindlichen Ängsten durch die Mutter setzt. Diese nimmt im besonderen Zustand der »rêverie« zersplitterte, verstörende Elemente (β-Elemente) des kindlichen Erlebens auf, kann sie halten und stellvertretend (mit ihrer α-Funktion) soweit verarbeiten, dass sie sie dem Kind unschädlich zurückspiegeln kann. Sie ebnet damit dem Kind den Weg zur Bildung eigener Vorstellungen, indem sie es aus der Überforderung durch heftige Gefühlsregungen hilft (Bion, 1962b). Spätere Autoren haben den Begriff »containing« auf die Leistung der Gruppe in der Gruppentherapie ausgeweitet. Sie regen damit an, auch am Beitrag der Psychodynamik in der Familie und in sozialen Gruppen an der Verarbeitung früher kindlicher Ängste zu denken (z.B. Hirsch, 2008; Pedrina, 2008).

Schließlich haben Peter Fonagy und Mitarbeiter unter Einbezug zahlreicher Ergebnisse der Säuglingsforschung eine differenzierte Theorie der interaktiven Regulation aufgestellt, die sich u. a. auch auf die Verarbeitung von Angst bezieht und als zentralen Wirkfaktor die Affektspiegelung identifiziert (Fonagy et al., 2002). Im Eltern-Kind-Dialog führen beim Baby die sich wiederholenden Affektspiegelungen durch die Eltern, welche das Baby als Darstellung seines noch unklaren, inneren emotionalen Zustandes aufnimmt, zur Sensibilisierung und allmählich zur Internalisierung der entsprechenden Emotion – als neurophysiologische Konfiguration und als Repräsentation. Da die durch Mimik, Blick und Stimme vermittelte emotionale Spiegelung mit zunehmendem Alter weniger kontingent wird,[49] d. h. mit diskreten Variationen geschieht, kann sie – dank Kreisen positiver Gegenseitigkeit – zur Milderung eines negativen emotionalen Zustandes des Kindes eingesetzt werden. Nicht nur die Erkennung des bedrohlichen Gefühls, sondern auch die Fähigkeit, es zu verändern, wird in der Wiederholung von Sequenzen gelingender Interaktionen internalisiert und bringt die Entwicklung der Selbstregulierung voran (ebd., S. 154–174).

Im beschriebenen emotionalen Dialog mit seinen Modulierungen fließen als Ingredienzen sowohl die Temperamenteigenschaften des Kindes als auch der persönliche Betreuungsstil der Erwachsenen, die sich um dieses Kind kümmern, ein. Deshalb gestaltet sich die emotionale Entwicklung auf individuelle Weise: Jedes Baby, jedes Kind ist einzigartig. Weil in der Anfangszeit die emotionale Verfassung des Kindes noch sehr kontextbezogen und labil ist und weil Angststörungen noch nicht zur Diskussion stehen, dürfen Fachpersonen gegenüber Eltern im Beurteilen ihres Betreuungsstils großzügig sein. Wenn eine Mutter/ein Vater zu protektiv ist und dem Baby zu wenig Raum lässt, um sich Anderen gegenüber auszudrücken, fragen wir uns: Kann das Kind so Selbstwirksamkeit erfahren und sein Selbstgefühl entwickeln? Oder: Wenn eine Mutter zu fordernd ist oder das Baby zu lange weinen lässt, bevor sie es von seinem Unbehagen erlöst, sorgen wir uns: Wird es so immer wieder Unsicherheit erleben und eine chronische Ängstlichkeit erwerben? Die ihm zukommende Betreuungsart wird aus jedem Kind ein Kind seiner Eltern machen. Wir haben meistens keinen Grund, um eifrig zu intervenieren und haben immer die Pflicht, die Eltern in ihrer Eigenart zu respektieren.

Ich erinnere mich an eine erschöpfte Mutter, die mit ihrem Baby an einer Gruppentherapie für Mütter in postpartaler Krise teilnahm (Pedrina,

49 Kontingent ist die Erfahrung des Babys z. B., wenn es jedes Mal, wenn es mit dem rechten Bein ausschlägt, das durch eine Kordel an einem aufgehängten Gegenstand verbunden ist, erlebt, dass dieser sich bewegt. Babys gehen je nach Alter unterschiedlich mit Kontingenz um. In den ersten zwei bis drei Monaten suchen sie explizit perfekte Übereinstimmung zwischen ihre Handlung und deren Auswirkung. Um den dritten Monat wechseln sie das Interesse auf imperfekte Abstimmung, wie sie typischerweise in den sozialen Interaktionen stattfindet.

2006, S. 233–234). Sie hielt das Baby eng an ihrem Körper geschmiegt und streichelte es ununterbrochen. Manchmal legte sie es auf der Bodenmatte ab und legte sich umsorgend fast über es. Als es sechs Monate alt war, bekam sie vom vielen Tragen eine Sehnenentzündung um die Handgelenke. Die anderen Mütter waren durch ihr Verhalten genervt und nannten sie Löwenmutter oder weniger schonend, in Schweizer Dialekt, »Gluggere« (Gluckhenne). Dann erholte sich diese Mutter und verließ die Gruppe. Bei einem späteren Hausbesuch fand die Untersucherin ein sehr gut entwickeltes, gut gelauntes und gewinnendes 1½-jähriges Kind vor, mit dem sie sich bereits sprachlich verständigen konnte.

Bindung und (sekundäre) Intersubjektivität – Fremdenangst und Trennungsangst

Mit sechs bis acht Monaten zeigt sich deutlich, dass Kinder unter Belastung sich bevorzugt an ihre vertrauten, zuverlässigen Betreuungspersonen wenden, sie suchen bei ihnen Kontakt und Unterstützung. Die Bindungsbeziehung, die sich schon in den vergangenen Monaten anbahnte, ist nun ausgeprägt und bleibt es etwa bis zum 24. Monat. Bindung ist die Grundlage sowohl von Exploration als auch von Trennungserfahrungen: Erst mit der Sicherheit, die die Bindungsbeziehung bietet, kann das Kind allmählich mit autonomen Regungen experimentieren, die es als selbstbezogen wahrnimmt. Im Alter von sechs bis sieben Monaten zeigen Kinder weniger Freude als früher, mithin Misstrauen und Unbehagen beim Kontakt mit unvertrauten Personen; diese Änderung im Verhalten wird gewöhnlich mit der wachsenden Bindung an die Eltern in Zusammenhang gebracht. Mache Kinder zeigen sogar *Fremdenangst;* diese nimmt bis zum zweiten Jahr eher zu, hängt aber stark vom kindlichen Temperament und dem Verhalten der Eltern ab. Auch andere ungewohnte Objekte, z. B. neues Spielzeug oder laute Geräusche, lösen um den sechsten bis siebten Monat vorübergehend Angst aus, bei der das Kind den Trost der Eltern sucht (Siegler et al., 2005, S. 536–538). Eine wichtige Wende in der Entwicklung findet um den neunten Monat statt, wenn das Kind die Fähigkeit erwirbt, auf einer höheren Individuationsstufe mit der Bezugsperson zu kommunizieren. Dies ist z. B. daran erkennbar, dass es auf einen Gegenstand zeigen kann, die Aufmerksamkeit der Mutter darauf lenken und sich gemeinsam mit ihr über eine darauf bezogene Handlung verständigen kann. Es signalisiert so, dass es sich als Subjekt, getrennt von einem anderen Subjekt wahrnimmt; die auf dieser Basis erfolgenden Kommunikation wird als sekundäre Intersubjektivität[50]

50 Auf primäre Intersubjektivität werden (nach Trevarthen) Phänomene der unmittelbaren gegenseitigen Koordination in den Monaten nach der Geburt zurückgeführt. Siehe auch Kapitel »Kommunikative Musikalität«.

bezeichnet (Fonagy et al., 2002, S. 222ff.). Ebenfalls um den achten bis neunten Monat tritt eine neue Form von Angst auf: die *Trennungsangst*. Sie wird durch das sich Entfernen oder Weggehen der Bindungspersonen ausgelöst, nimmt bis zum 13. bis 15. Lebensmonat zu und klingt dann wieder ab.

Der Beitrag der Eltern zur emotionalen Regulation nimmt mit zunehmendem kindlichem Alter andere Züge an und ist deutlicher als früher mit der kognitiven Entwicklung verbunden. In ihrer Theorie der Affektspiegelung führen Fonagy und Mitautoren beim weiteren Entwicklungsverlauf zusätzliche Differenzierungen ein. Außer dem Aspekt der Gefühlsmodulation betrachten sie die Implikationen der imperfekten Kontingenz auch für die Entwicklung von Repräsentanzen. Sie postulieren, dass die Eltern ihre Affektspiegelung instinktiv zunehmend mit eigenem emotionalem Ausdruck gestalten, z. B. indem sie eine übertriebene Version der Aussage des Kindes liefern oder indem sie so tun »als ob«: Das nennen sie markierte Affektspiegelung. Mit der Zeit verstehen die Kinder, dass die realistische und die markierte Reaktion nicht dasselbe sind, und beginnen, zwischen einer dem Selbsterleben näheren Repräsentanz von einer, die der anderen Person eigen ist, zu unterscheiden. In einem längeren Prozess erwirbt das Kind die Fähigkeit, sich selber und die anderen Personen nicht nur als eigenständig Handelnde wahrzunehmen, sondern auch als Personen, die eigene (innere) Absichten, Wünsche und Gedanken haben. Die Eltern unterstützen mit ihrer Fähigkeit zur Reflexion über emotionale Vorgänge die Entwicklung dieser Mentalisierungsfähigkeit bei ihrem Kind (ebd., S. 175–181 und 291ff.). Im zweiten Lebensjahr werden das Spiel und die Sprache die Bühne, wo Eltern das Schwanken zwischen Einfühlung und einer zaghaften Distanzierung, die den emotionalen Halt und den Dialog mit dem Kind nicht abbrechen lässt, aufführen. Die Trennungsangst wird mit der Begleitung von Autonomieexperimenten während ihrer Anwesenheit, mit mentalisierungsfördernden Erklärungen, mit dem Angebot von Übergangsobjekten und überbrückenden Ritualen in immer längeren Trennungszeiten allmählich abgefedert.

Kognitive Entwicklung, Sozialisation und neue Ängste

Auch nach dem zweiten Lebensjahr können neue Lebenssituationen und neue Objekte Angst auslösen. Im zweiten bis dritten Jahr treten häufig Ängste wegen imaginären Figuren, Einbrechern oder Dunkelheit auf; diese werden durch die der kognitiven Unreife entsprechende, noch unsichere Unterscheidung zwischen Phantasie und Realität erklärt. Später sind es die Herausforderungen der Sozialisierung im außerfamiliären Bereich (Kindergarten) oder in anderen Gruppensituationen, die Angst erzeugen bzw. ein Unterstützungsbedürfnis auslösen; das Gleiche bewirken entwicklungsbedingte innere Konflikte, z. B. um Autonomie oder um die ödipale Situation. Immer mehr erfolgt die Bewältigung verunsichernder Erlebnisse durch den sprachlichen Austausch mit zugewandten Mitmenschen und mit der Erweiterung kognitiver Kompetenz. Die Adoleszenz bereitet später wieder vermehrt potenziell angstauslösende Erfahrungen, wenn es um die Ablösung von der Familie und der Auseinandersetzung mit Sexualität geht.

Angst bei externen Gefahren behält immer ihre ursprüngliche Funktion als Signal. Sie ist situativ und kann in der Regel bei real vermeidbaren Einwirkungen auf die eigene Integrität dank Erfahrung und kognitiver Urteilsfähigkeit reguliert werden. Trennungsangst, die Angst eine geliebte Person zu verlieren, die in der frühen Kindheit in der Bindungsbeziehung entsteht, bleibt das Leben lang latent erhalten. Sie ist – nach den Worten von Alicia Lieberman (1993, S. 128) – die Schattenseite der Liebe.

Angststörungen im DC:0-5 – Forschungsgrundlage

Um eine Angstsymptomatik beim Kleinkind als Störung zu bezeichnen, muss das Störungskriterium erfüllt sein, das der Manual DC:0-5 für alle Diagnosen angibt. Neben der durch massive Ängste belasteten Befindlichkeit des Kindes, gelten auch die Beeinträchtigung seiner Beziehungen, seiner Fähigkeit, sich an altersentsprechenden Aktivitäten zu beteiligen, seiner Lernfähigkeit und Entwicklungsfortschritte sowie die Beeinträchtigung des familiären Alltags als Begründung.

Es werden drei *klinische Bilder* charakterisiert:

- Die *Trennungsangststörung*, bei der keine Altersangaben gemacht werden. Diesbezügliche Forschungsstudien wurden mit Kindern von zwei Jahren und älter, nach der Zeit der normativen Trennungsangst, durchgeführt. Es heißt aber, dass exzessive Trennungsängste schon früher die Aufmerksamkeit des Therapeuten und eventuell seine Intervention verdienen.
- Die *Soziale Angststörung* wird nach dem zweiten Jahr des Kindes diagnostiziert, wenn die Symptome länger als zwei Monate persistieren.
- Die *Generalisierte Angststörung* wird selten vor dem dritten Jahr festgestellt, ebenfalls nach mindestens zweimonatiger Dauer der Symptome.

Spezifische Phobien, die im DC:0-3/R (ZTT, 2005) berücksichtigt waren, sind nicht mehr aufgeführt, wahrscheinlich weil sie gemäß den Erhebungen der Revisionsgruppe in den Jahren seit Anwendung dieser Klassifikation kaum klinische Relevanz erhielten und nie diagnostiziert wurden. Die Panikstörung hingegen fehlt nach wie vor, weil sie typischerweise erst im jungen Erwachsenenalter auftritt. Neu unter die Angststörungen ist der *selektive Mutismus* aufgenommen worden, der zuvor eher als eine Form des oppositionellen

Verhaltens anstatt als Ausdruck schwerer Angst verstanden wurde. Neu ist zudem der Vorschlag, die Kategorie *Störung mit Hemmung gegenüber Neuem* einzubeziehen, die die longitudinale Erforschung extremer Verhaltensinhibition anregen soll – eine Temperamenteigenschaft, die möglicherweise zur Entwicklung von Angststörungen prädisponiert.

Angst äußert sich bei Kindern in allen Störungsformen auf ähnliche Weise. Kinder weinen verzweifelt, klammern sich an die Bezugsperson, verstecken sich, haben einen Wutanfall oder verhalten sich so, dass sie der vermuteten Gefahr entweichen können. Unterschiedlich sind die angstauslösenden Umstände. Bei der Trennungsangststörung ist es die tatsächliche oder bloß befürchtete Trennung von der vertrauten Bezugsperson; bei der sozialen Angststörung die Konfrontation mit einer fremden Person. Bei der generalisierten Angststörung ist das Hauptsymptom die Besorgnis – ein latenter Angstzustand, der nicht an einen aktuellen Anlass gebunden ist, sondern von Gedanken an frühere oder künftige ungemütliche Ereignisse unterhalten wird. Hypervigilanz, Bauch- und Kopfschmerzen sind häufige Begleiterscheinungen. Der Versuch, die Auslösesituationen zu vermeiden, ist eine typische Reaktion, die in vielen Fällen zu ungünstigen bis entwicklungsbeeinträchtigenden Verhaltensmustern führen kann. Dies kommt vor allem vor, wenn Eltern das Vermeidungsverhalten unterstützen, z. B. indem sie der Weigerung des Kindes, in seinem eigenen Bett zu schlafen oder in die Spielgruppe zu gehen (im Rahmen unserer Kultur), schnell nachgeben.

Dass viele Aspekte der Symptomatik allen Angststörungen gemeinsam sind, spiegelt sich darin, dass bis vor Kurzem auch in der Forschung die untersuchten Gruppen nicht danach spezifiziert wurden. Manchmal wurden sogar Angst, Posttraumatische Belastungsstörung und Depression gemeinsam untersucht. Zudem galt die Annahme, dass es in der frühen Kindheit nur undifferenzierte internalisierende bzw. externalisierende Formen der psychischen Störung als Vorläufer der später unterscheidbaren affektiven Störungen geben würden. Aus neueren amerikanischen Arbeiten schält sich die Erkenntnis heraus, dass Angststörungen sehr wohl früh unterschieden werden können. Sterba und Mitarbeiter (2007) konnten bei einer großen, methodisch ausgewählten Patientengruppe der Duke Pediatric Clinic (Durham, NC) im Alter von zwei bis fünf Jahren mittels Faktorenanalyse zeigen, dass sich die bei älteren Kindern bekannten Symptomencluster der Trennungsangststörung, der Sozialen Angststörung und der (hier inklusiv untersuchten) Generalisierten Angststörung/Depression klar voneinander abheben. Mian und Mitarbeiter (2012) haben die gleiche Hypothese bei Kleinkindern ein erstes Mal im Alter von zwei bis drei Jahren und dann ein zweites Mal ein Jahr später getestet. Die repräsentative Gruppe haben sie aus normalen Kindern einer breit angelegten longitudinalen Entwicklungsstudie rekrutiert, wobei sie die Aggregation subklinischer Angstsymptome verfolgten. Auch hier zeigte die Faktorenanalyse die frühe Neigung der Symptome, sich nach dem Muster der drei erwähnten Angststörungen zu gruppieren. In einer epidemiologischen Studie zu den Angststörungen bei Vorschulkindern der bereits erwähnten Duke Clinic wurde festgestellt, dass Dreiviertel der betroffenen Kinder nur eine Form der Angststörung hatten; von den drei Diagnosen zeigte die generalisierte Angststörung die größte Quote an Komorbiditäten (Franz et al., 2013). Demgegenüber gilt die Komorbiditätsrate bei Angststörungen in der Gesamtpopulation allgemein als hoch. Die neueren Daten sprechen nicht dafür, dass es von Anfang an so sei. Im Gegenteil, es sieht eher so aus, dass sich eine anfänglich vorhandene einfache Angststörung zu einem komplexeren psychopathologischen Bild weiterentwickeln kann.

Verschiedene Studien belegen nämlich, dass Angststörungen ein Risiko für verschiedene psychische Erkrankungen in der Adoleszenz und im Erwachsenenalter darstellen. In Bezug auf die Trennungsangststörung stellen sowohl retrospektive als auch prospektive Untersuchungen fest, dass eine solche im Kindes- oder Jugendalter durchgemachte Krankheitsepisode mit einem erhöhten Risiko für spätere Soziale Angststörung, Panikstörung, Posttraumatische Belastungsstörung und auch für nicht angstassoziierte Störungen, insbesondere Depression, einhergeht (Überblick in: Lewinsohn et al., 2008). Aber keine der im erwähnten Überblick aufgeführten Studien begann mit der Erfassung der Patienten im Vorschulalter. Dieses Anliegen hat eine kanadische Gruppe um Marco Battaglia aufgenommen: sie verfolgt prospektiv die Entwicklung von Trennungsängsten bei einer Kohorte von über 2.000 Kindern ab 1½ Jahren. In einer ersten Analyse zum Verlauf bis sechs Jahren arbeiteten sie vier Verlaufstypen heraus. Über die Hälfte gehörten zur klinisch nicht relevanten »low-persistent«-Gruppe (mit dauerhaft geringer Ausprägung der Trennungsangst); drei kleinere Gruppen bezeichneten sie als mit »high-increasing«, »high-decreasing« und »low-increasing«-Verlauf (Battaglia et al., 2016). Nur die Kinder der »high-increasing«-Gruppe (ca. 7 %), die schon früh intensive und zunehmende Angst zeigten, wurden im Kindergarten auch von den Bezugspersonen als auffällig beurteilt; bei ihnen ergab sich zudem ein signifikanter Zusammenhang mit mütterlicher Depression. Bei den anderen Kindern legten sich bis dann die Trennungsängste. Die Kinder wurden im Alter von acht, zehn und zwölf bis 13 Jahren nachuntersucht. Dabei zeigte sich nur bei den Kindern mit der früh ausgeprägten und zunehmenden Symptomatik eine höhere Rate von internalisierenden Symptomen, insbesondere Angstsymptomen, schlechteren schulischen Leistungen und schlechterer physischer Gesundheit; die Belastung ihrer Mütter fiel weiterhin auf, nun eher mit Angststörungen (Battaglia et al., 2017). Bufferd und Mitarbeiter (2016) legten hingegen in ihrer Forschung das Augenmerk auf den Beitrag des Temperaments auf den Verlauf aller Arten von kindlichen Angststörungen und konnten nachweisen, dass hohe Verhaltensinhibition und negative Affektivität mit einer persistierenden oder längerfristig rezidivierenden Symptomatik korrelieren. Die erwähnten Befunde legen es nahe, manifeste Angststörungen bereits in der frühen Kindheit zu behandeln und zu prüfen, ob damit die längerfristigen negativen Entwicklungen aufgehalten werden können.

In diesem Sinne äußert sich auch die *neuropsychologische Forschung*. Die Forschung über Angststörungen im Kindes- und Jugendalter hat – zunächst bei Jugendlichen – erst im letzten Jahrzehnt eingesetzt (Übersicht in: Strawn et al., 2014). Bei der generalisierten, der sozialen Angststörung und der »gemischten Angststörung« (einer Gruppe, die Symptome aus den drei Hauptkategorien aufweist; die Trennungsangststörung allein wurde noch nicht untersucht) ist die Amygdala aktiviert und es zeigen sich u. a. funktionelle Störungen im Netzwerk, das die Amygdala mit den Regionen des präfrontalen Cortex, der Insula und des Kleinhirns verbindet. Von Bedeutung ist der Befund, dass Jugendliche und auch jüngere Kinder mit Verhaltensinhibition und ängstlichem Temperament bei fehlender klinischer Angststörung, deren Risiko für die Entwicklung einer solchen aber bekannt ist, ebenfalls die gleichen Auffälligkeiten aufwiesen. Darüber hinaus blieb bei ihnen die Aktivierung der Amygdala nach einem Auslösereiz im Labor lang erhalten; anschließend blieb der bei Kontrollprobanden eintretende Habituationseffekt bei erneuten Reizen aus. Diese Befunde sind ein Hinweis, dass die funktionellen neurophysiologischen Defizite der manifesten Störung vorausgehen. Neuropsychologische Autoren betonen, dass die von ihnen beschriebenen Defizite am ehesten noch im Vorschulalter behoben oder günstig beeinflusst werden können.

Psychodynamik und Beziehungsdynamik der Angststörungen – störungsspezifische Aspekte und therapeutische Implikationen

Entstehung von Angststörungen

Die psychoanalytischen Konzepte zu Angststörungen unterscheiden zwischen einer neurotischen und einer strukturellen Genese des Symptoms Angst (Darstellung u. a. in: Göttken & von Klitzing, 2015, S. 99ff.). Auf der neurotischen Ebene ist Angst Ausdruck eines ungelösten intrapsychischen Konfliktes, wobei weiter zwischen Konflikten, die aus unerfüllbaren Wünschen und Triebregungen (Ich-Es-Konflikten), und solchen, die aus strengen moralischen Ansprüchen und sozialen Erwartungen erwachsen (Über-Ich-, Loyalitäts- oder ödipalen Konflikten), differenziert werden kann. Strukturell schwachen Persönlichkeiten hingegen fehlen die Voraussetzungen – Selbstwirksamkeit und eine klare Abgrenzung zwischen Selbst und Objekt –, um angstauslösende Situationen selbstständig zu bewältigen. Diese werden vom Baby im frühen Austausch mit seinen Betreuern erworben. Neben diesen beiden Formen wird Realangst als Ausdruck der Auseinandersetzung des Ichs mit einer äußeren

Gefahr anerkannt. Die Überforderung des Ichs im Falle von katastrophalen Ereignissen oder chronischer Misshandlung und Vernachlässigung führen zu traumatischen Einwirkungen, die mit besonderen Manifestationen von Angst einhergehen.

Entlang klassischen und neueren, oben zitierten entwicklungspsychologischen Theorien lassen sich die pathogenetischen Mechanismen genauer beschreiben. Nach Winnicott ist die fehlende bzw. unzureichende sensitive Fürsorge durch die Mutter/die Betreuer Grund für die nichtgelingende Integration des Babys. Im Extremfall entstehen »unvorstellbare Ängste« – etwa die psychotische Angst, zu zerfallen, ewig zu fallen, den Bezug zum Körper zu verlieren, vollständig isoliert zu sein. Winnicott weist auf die wichtige Phase der »Besorgnis« hin, die auf die potenziell destruktiven Triebwünsche des Kindes und deren Verarbeitung in der Dyade beruht. Das Baby wendet seine Gier auf die Mutter, die zur Wut mutiert, wenn es nicht sofort befriedigt wird. Die Mutter ist für es dann nur schlecht; das Baby kann die gute Mutter später wieder wahrnehmen, aber nur wenn diese den Gefühlsansturm »überlebt« und »ohne Rache« es weiter adäquat versorgen kann. Das Baby kann so allmählich realisieren, dass die gute und die schlechte Mutter die gleiche Person ist, und beginnt sich zu besorgen, wenn es sie verletzt. Auf diese Weise vollzieht sich die Integration des Objektes und in dessen Spiegel auch die Ich-Integration, und das Baby entwickelt zugleich die Fähigkeit zum Aushalten von emotionaler Ambivalenz (Davis & Wallbridge, 1981). Auch beim Kleinkind ist noch die Heftigkeit der nicht integrierten und modulierten Affekte erlebbar. Ein Zweijähriger kann im Streit die versagende Mutter von Herzen hassen; er kann sich derweil hilfesuchend dem Vater zuwenden; die Lösung des Konfliktes und die Versöhnung setzen wiederum eine verständnisvolle Mutter und eine tragende Elternbeziehung voraus, und wird diesmal durch eine reifere verbale Reflexion begleitet. Bion hat bezüglich desselben Entwicklungsschrittes andere Begriffe verwendet und andere Akzente gesetzt. Aus der Erfahrung mit psychotischen Patienten hat er das klinisch wichtige Konzept der projektiven Identifizierung ausgearbeitet, die er auf das Versagen des frühen »containings« zurückführt. Der Patient/das Baby projiziert die rohen β-Elemente seiner emotionalen Erfahrung auf die Therapeutin/die Mutter, die sich stellvertretend wie das Baby fühlt. Erst das Gewahrwerden und Verarbeiten (α-Funktion) durch die Mutter bzw. Therapeutin dieser Verwirrung stiftenden Fremdbestimmung ermöglicht dank einer entschärften Reaktion das Überwinden der inneren Spaltungen und das Abbauen der Angst beim Patienten. Mit näherem Bezug zur beobachtbaren Eltern-Kind-Interaktion beschreibt die Konzeptualisierung von Fonagy und Mitarbeiter ähnliche Vorgänge. Diese Autoren schreiben der fehlenden oder ungenügenden Markierung der Affektspiegelung eine zentrale Rolle bei der Entstehung von innerer Leere und Trennungsängsten zu. Nur durch markierte Affektspiegelung kann das Kind Repräsentanzen von Affektzuständen bei sich und Anderen bilden und diese der mentalisierenden Reflexion zuführen. So können eigene Strebungen verstanden und Auseinandersetzungen mit dem Gegenüber ausgehandelt werden, die mit Spannungen und Angst einhergehen. Wenn diese Verarbeitung ausbleibt, bleibt dem Kind nur die Option, durch regressives Anklammern an die Betreuungsperson Erlösung zu finden. Gemäß diesem Ansatz wirken Therapeuten in Eltern-Kleinkind-Therapien sowohl im Kontakt mit dem Kind als auch in der begleitenden Elternarbeit, indem sie mit ihrer eigenen Reflexionsfähigkeit die diesbezügliche Entwicklung aller Familienmitglieder fördern.

Bei etablierter Selbst-Objekt-Differenzierung kommen in der therapeutischen Beziehung die Konflikte zum Vorschein, die in den jeweiligen Entwicklungsphasen des Kindes zunächst mit den Eltern ausgetragen wurden. In vielen Fällen steht typischerweise der Autonomie-Konflikt im Zentrum der Behandlung. Bei komplexen biographischen Belastungen überlagern sich verschiedene Konflikthintergründe. Die psychoanalytische Arbeitshypothese geht hier davon aus, dass die dabei entstehenden Ängste Ausdruck der Hilflosigkeit des Ichs vor ambivalenten oder unakzeptablen Wünschen bzw. des Ungenügens der hervorgerufenen Abwehrmechanismen sind; sie sind demzufolge der deutenden therapeutischen Arbeit zugänglich.

Pathologie unterhaltende Faktoren

Verschiedene Autoren machen darauf aufmerksam, dass die Angstsymptomatik durch bestimmte Mechanismen unterhalten wird, die der Behandlung im Wege stehen. Kinder mit Ängsten ziehen häufig die Aufmerksamkeit und Sorge der ganzen Familie auf sich; es kann für sie schwierig sein, den narzisstischen Gewinn, die ihnen die Position des Prinzen oder der Prinzessin verleiht, aufzugeben. Angstzustände setzen Vermeidungsverhalten in Gang, die das Kind und u. U. die ganze Familie zu dysfunktionalen Verhaltens- und Beziehungsmustern führt. Kognitive Diskurse zur Rechtfertigung von Vermeidung sind in der Entstehungsphase möglicherweise adäquat, können aber zu fixierten Schemata werden, die keinen Bezug mehr zur realen Situation haben und der Chronifizierung der Störung Vorschub leisten. Schließlich, bei traumatischen Einwirkungen und eventuell auch schon nach wenig beachteten subklinischen Traumata bleiben »Narben« im neurophysiologischen Funktionieren bestehen, die mit der Neigung, auf einen Auslösereiz mit einem länger anhaltenden Zustand der Übererregung und der kognitiven Blockierung zu reagieren, einhergehen.

Rolle der Eltern und transgenerationale Weitergabe von Angststörungen

Besonders häufig erscheint in epidemiologischen Studien zu den kindlichen Angststörungen der Hinweis auf Angststörung oder Depression bei der Mutter. Gezielt und prospektiv der Frage nach den Modalitäten der transgenerationalen Weitergabe der Angst in den frühen Interaktionen ist die Gruppe um Lynne Murray und Peter Cooper nachgegangen. Sie haben spezifisch Mütter mit einer Sozialen Angststörung und deren Folgen auf ihre Kinder longitudinal verfolgt (Übersicht in Murray et al., 2014). In der ersten Studie mit 84 Mutter-Kind-Paaren und 89 Kontrollfällen wurden diese im Kindesalter von zehn Wochen in der face-to-face-Interaktion sowie in der Interaktion in einer sozial herausfordernden Situation, nämlich beim Einbezug einer fremden Person, untersucht. Unterschiede zwischen den zwei Gruppen gab es nur in der Situation mit dem Fremden. Die Mütter mit sozialer Phobie ließen sich weniger mit ihm ein und unterstützten weniger ihr Kind zum Austausch mit ihm; und ihre Kinder zeigten geringeres soziales Ansprechen (»responsivness«). Bemerkenswert ist, dass die ebenfalls untersuchten Kinder von Müttern mit generalisierter Angststörung diese Beeinträchtigung nicht aufwiesen (Murray et al., 2007). Im Kindsalter von zehn und von 14 Monaten wurden die Paare gemäß dem Paradigma des »social referencing« untersucht. Die Mütter mit sozialer Phobie zeigten sich angespannt und ermutigten weniger ihre Kinder zum Austausch mit dem Fremden; bei ihren Kindern nahm in der beobachteten Zeit das Vermeidungsverhalten zu. Kinder mit gehemmtem Temperament wurden von den phobischen Müttern besonders wenig unterstützt und waren besonders ängstlich dem Fremden gegenüber, im Unterschied zu den gehemmten Kindern, die gut ermutigt wurden (Murray et al., 2008). Diese Beobachtungen unterstützen laut den Autoren beide Hypothesen zum Transmissionsmechanismus in der Entwicklungszeit um den Zeitraum von zehn bis zwölf Monaten: (1) das Kind ahmt das Modell des Umgangs seiner Eltern mit fremden Personen nach; und (2) das Kind wird beeinflusst von der Art, wie die Eltern es in der Expositionssituation anleiten und unterstützen. Die nächste Untersuchung der Longitudinalstudie nahm die Situation des Überganges in den Kindergarten mit vier bis fünf Jahren in den Fokus, mit einer Untersuchung zwei Monate vor dem Eintritt und eine am Ende des ersten Jahres. Kinder von phobischen Müttern zeigten in einem Puppenspiel, das den vorbestehenden Kindergartenbeginn thematisierte, mehr negative Reaktionen als unbelastete Kinder (Pass et al., 2012). Diese Mütter äußerten ihrerseits im Narrativ, mit dem sie das Kind auf den Kindergarten vorbereiteten, mehr negative Bilder und weniger ermutigende Anregungen als die Kontrollmütter. Ein Jahr später zeigten sich bei den betroffenen Kindern gemäß Fragebögen zur kindlichen Symptomatik Zeichen von internalisierende Störungen; über ähnliche Auffälligkeiten berichteten zudem die Lehrpersonen (Murray et al., 2014). Letztere Arbeit zeigt, wie einflussreich die Narrative der Eltern als Element der transgenerationalen Transmission in Hinblick auf die Sozialisation im schulischen Umfeld sind. Mit Erfolg sind bereits entsprechende Konzepte der Elternberatung mit Einsatz von geeigneten Bilderbüchern erprobt worden.

Es ist zu hoffen, dass in Zukunft die Verstrickungen zwischen Kind und Eltern auch für die anderen Angststörungen geklärt werden können. Jedenfalls unterstreichen diese Befunde, wie unverzichtbar der enge Einbezug der Eltern in die Therapie der Angststörungen ist. Familientherapeutische Arbeiten mit älteren Kindern mit Angstsymptomatik zeigen, dass über die dyadische Weitergabe hinaus die Rolle des Kindes als Projektionsfeld für familiäre Konflikte zu beachten ist. Nicht eindeutig entschieden und wenig untersucht ist die Frage, ob schon früh geschlechtsspezifische Ausprägungen der Angst vorhanden sind.

Hinweise zur Behandlung

Es existieren bereits auch für das Kindesalter Manuale mit störungsspezifischen Schwerpunkten, die die Wirksamkeit der jeweiligen Therapie und die Präzisierung ihrer therapeutischen Konzepte anstreben. Im deutschen Sprachraum sind ein Manual für die psychoanalytische Behandlung von Kindern und Jugendlichen, gemäß den beschriebenen Fallbeispielen ab vier Jahren (Baumeister-Duru et al., 2013), sowie die psychoanalytische Kurzzeittherapie PaKT mit Kinder von vier bis zehn Jahren (Göttgen & von Klitzing, 2015) erschienen. Beide Manuale sind für Angst- und Depressionsstörungen angelegt. Eine Kurztherapie mit spezifischem Fokus auf Angststörungen für Kinder und Jugendlichen ab acht Jahren wurde von der für ihre Forschungen in diesem Bereich bekannten Kinder- und Erwachsenenpsychoanalytikerin Barbara Milrod mit ihren Mitarbeitern entwickelt (Silver et al., 2013). Wichtige Anweisungen in dieser Therapieform sind:

- die Eltern in den therapeutischen Prozess einbeziehen;
- gegen die Vermeidung von Angst vorgehen bzw. Angstsituationen thematisieren und die damit einhergehenden Expositionserlebnissen begleiten; bei Kindern, die Emotionen ganz unterdrücken, soll vorgängig das Aufspüren und Ausdrücken von Gefühlen unterstützt werden;
- Verständnis für die in der therapeutischen Beziehung und im sozialen Leben auftauchenden Konflikte erarbeiten (Mentalisierung);
- den bei Abschluss der Intervention aktivierten Autonomiekonflikt nochmals durcharbeiten

Eine anregende Bemerkung hat kürzlich Barbara Milrod in Zusammenhang mit der Feststellung, dass Trennungsangststörungen, seitdem diese Diagnose (ab dem DSM-5, 2013) nicht mehr an das Kindesalter gebunden ist, häufig bei Erwachsenen gestellt wird, geäußert. In der Hälfte der Fälle tritt diese Störung ohne frühere Manifestationen im Erwachsenenalter auf, zudem mit sehr unterschiedlicher Prävalenz im transkulturellen Vergleich. Milrod fragt sich, ob dieses Phänomen durch den nachträglichen Verlust eines grundsätzlichen Sicherheitsgefühls unter dem Druck von Lebensbelastungen zu erklären ist und ob es auf einer bisher unterschätzten Fragilität beruht, die aus der frühen Zeit der Autonomieentwicklung im Bindungskontext stammt. Es ist auch die Frage, ob Fachleute bisher genügend Kenntnis von der Bedeutung der Trennungsangststörung (in jedem Alter) haben, die sich mit ihren invalidisierenden Folgen heute als »public health«-Problem aufdrängt (Milrod, 2015).

Der folgende Abschnitt ist der näheren Untersuchung dieser spezifischen Störung in den ersten Lebensjahren anhand einer Fallstudie gewidmet.

Trennungsangststörung in der frühen Kindheit – eine Fallstudie

Im folgenden Fallbeispiel[51] wird die Entfaltung und Entwicklung des Trennungsthemas in der Psychotherapie eines bei der Anmeldung knapp dreijährigen Kindes mit seiner Mutter dargestellt.

Das Kennenlernen und die Abklärungsphase

Wir berichten von Antonio, der wegen seiner häufigen, lang anhaltenden und den Eltern wenig erklärlichen Wutanfälle angemeldet wurde, welche die Beziehung zu ihm belasteten und die Familie sozial stark einschränkten. Diese Anfälle würden bestehen seit er ca. einjährig sei und hätten sich mit der Geburt des Bruders vor drei Monaten und Antonios offensichtlicher Eifersucht auf ihn noch zugespitzt. Situationen, welche die Anfälle regelmäßig auslösen, können die Eltern nicht benennen, sie könnten immer und überall auftreten. Auf dem Höhepunkt seiner Tobsuchtsanfälle schreie Antonio oft »Komm, Mami!«, »Hilf mir, Mami!«, wobei er sich nicht berühren lasse, was die Mutter verzweifelt und hilflos mache.

Im Erstkontakt gemeinsam mit der Mutter ist Antonio sehr verhalten und ausweichend, scheint mir und der Mutter zuzuhören und nachzudenken und wird nur zwischendurch kurz lebendig, wenn ich und die Mutter miteinander im Gespräch sind und ihn gerade nicht beachten. Neben seiner Ernsthaftigkeit zeigt er hin und wieder ein Lächeln, exploriert wie nebenbei die Spielsachen.

51 Die Behandlung wurde von Pamela Walker durchgeführt.

Am Ende der Stunde gerät er für einen Moment ins Stottern, als ich ihn im Spiel unterbrechen muss und auf den Abschluss hinweise. Ich interpretiere es als Ausdruck einer Überforderung bei der emotionalen Selbstregulation und vermute Wut, die sich im Stottern versteckt.

In den nächsten zwei Stunden etabliert sich langsam ein Parallelgeschehen, wie wenn zwei verschiedene Erzählstränge ineinandergreifen würden. Einerseits sind da die Inhalte von Antonios oft eher kurzem, aktivem Spiel, welche sich um Rivalität und Aggression drehen mit lautem Dinosauriergestampfe und Drohgebärden von Größeren gegen Kleinere. Ihnen gilt zu dem Zeitpunkt mein Hauptaugenmerk. Andererseits fällt seine fehlende Reaktion auf die Trennung von der Mutter auf, die vor allem retrospektiv ins Auge sticht und die er dann mit dem Wunsch, ein Büchlein mit mir anzuschauen und sich bei mir anzulehnen, überbrückt. Und es fällt sein Unmut, die Stunden zu beenden, auf, was sich bei jedem Stundenende in Stottern niederschlägt. Anscheinend überspielt er die Trennung und möchte zugleich lieber zu Dritt und nicht alleine mit der Mutter sein.

Die Abklärungsphase, welche sich über zwei Monate hinzieht, ist geprägt von großem emotionalem Druck und hat den Charakter einer Krisenintervention mit Emails und Telefonkontakten zwischen den Terminen. Die Mutter wirkt erschöpft, ohnmächtig und ärgerlich, und es braucht von Beginn weg konkrete und strukturierende Elemente zu ihrer Unterstützung und zum elterlichen Umgang mit Antonio, damit die heftigen emotionalen Bewegungen ein erstes Containment erfahren können. Bis hierhin steht seine Wut über Fremdbestimmung im Vordergrund und erst am Rande seine zutage tretende Schwierigkeit mit Übergängen, wie sie sich an den Stundenenden zeigen; die Trennungsangst ist noch nicht greifbar.

Die Mutter berichtet, dass Antonio ab dem Alter von sechs Monaten an zwei Tagen die Woche die Krippe besucht habe und es weder bei der Eingewöhnung Schwierigkeiten gegeben habe noch heute. Er sei dort beliebt und umgänglich und getrennt habe er sich immer leicht. Zurzeit schicke er manchmal die Eltern abends weg, er wolle in der Krippe bleiben, was die Mutter verunsichert. Sie erzählt von Ritualen mit der Milchflasche, welche einer genauen Choreographie folgen müssten, sonst verfalle er in Toben und sage, die Flasche sei nicht gut, er müsse eine andere haben.

Antonio kam als erstes Kind dieser Mutter in der 35. Schwangerschaftswoche wegen einer Schwangerschaftsvergiftung per Notkaiserschnitt zur Welt bei einer bis dahin als unbelastet empfundenen Schwangerschaft. Für die vollkommen unvorbereitete Mutter war dies ein großer Einschnitt, verbunden mit massiver Angst und dem Gefühl, allein gelassen zu sein. Der zu dem Zeitpunkt abwesende Vater schaffte es, knapp auf die Geburt hin zurückzukommen. Antonio verbrachte zehn Tage auf der Neonatologiestation, die Mutter war regelmäßig bei ihm. Das Stillen gelang zu Beginn nicht, er war noch zu schwach zum Saugen. Die junge Familie wurde nach dieser Zeit nach Hause entlassen mit der Auflage, Antonio müsse jetzt rasch an Gewicht zulegen, was sie als massiven Druck erlebt hätten und was die erste gemeinsame Zeit mit Angst um sein Leben und Gedeihen einfärbte. Innerhalb von weiteren drei Wochen habe sich die Situation dann beruhigt und die Zuversicht der Eltern sei langsam zurückgekommen. Vom Alter von sechs Monaten bis Zweijährig sei er jedoch sehr häufig krank gewesen.

Auf dem Hintergrund der Abklärungsgespräche kommen die Mutter und ich überein, dass Antonio bis zu den Ferien für elf Psychotherapiestunden zu mir kommt und die Eltern alle drei bis vier Wochen zum Elterngespräch. Der Verlauf zeigt dann, dass es nicht möglich ist, die Eltern gemeinsam zu sprechen, was auf mögliche Triangulierungsschwierigkeiten in der Familie hinweist. Den Vater sehe ich nur einmal: Er äussert sich zwar etwas ausweichend und zurückhaltend, spricht sich aber unterstützend bezüglich der Therapie aus.

Die erste Psychotherapiestunde – Trennung nur mit Übergangsobjekt

Einen Monat nach der dritten Abklärungsstunde sehe ich Antonio wieder zur ersten Psychotherapiestunde. Die Mutter bleibt in dieser Stunde noch dabei: Sie berichtet, Antonio spielt. Ich versuche, Verbindungen zwischen ihrem Bericht und seinem Spiel herzustellen. So hängt er Zugwaggons aneinander und sagt, es sei »etwas kaputt«, wenn es ihm nicht gelingt, sie aneinanderzuhängen, was ich auf der konkreten Spielebene feststelle und bestätige. Es ist sein Hinweis darauf, dass es ihm schwerfällt, eine Verbindung herzustellen. Analog ist es mir noch nicht möglich, eine Verbindung dieser im Spiel angedeuteten Unsicherheit zu der erst später manifest werdenden Trennungsangst herzustellen. Wir sprechen über die Wut, die ihn manchmal überkommt, und ich versuche sie dahingehend zu deuten, dass etwas geschehe, was er gar nicht wolle und dass wir uns doch darum kümmern sollten, herauszufinden, woher sie komme und weshalb sie so stark sei. Antonio hört zu und spielt dabei unbezogen, wie wenn er nicht ganz da wäre, ähnlich wie im Erstkontakt. Die Aufmerksamkeit von mir und seiner Mutter löst offenbar dieses Verhalten aus.

Die Mutter formuliert, dass ihre Anspannung wohl manchmal ein Auslöser für die Ausbrüche bei Antonio sei, und bringt ihren Anteil an den Schwierigkeiten ein. Es ist zu vermuten, dass sie in diesen Momenten emotional nicht mehr so bei ihm sein kann, was seine Unsicherheit verstärkt und seinen Umgang mit seinen Gefühlen erschwert. Antonios Entrücktheit weicht Entschlossenheit, als ich erwähne, dass die Stunde zu Ende geht. Er geht mit flinken Schritten zur Tür, dreht den von mir übersehenen Schlüssel im Schloss und steckt ihn in seine Hosentasche. Wir sind jetzt zu Dritt eingeschlossen und Antonio rennt wild im Zimmer herum, mit quietschendem Gebrüll. Verbal ist er nicht mehr erreichbar. Die Mutter gerät angesichts der Situation in eine resignierte und verärgerte Ohnmacht, so dass es an mir ist, den Schlüssel zurückzubekommen. Erst frage ich Antonio danach, worauf er nicht reagiert, dann erkläre ich ihm, dass ich ihn also einfangen und ihm den Schlüssel abnehmen werde. Er wehrt sich und stolpert. Als er wütend strampelnd auf dem Boden liegt und ich mich über ihn beuge und versuche, den Schlüssel aus seiner Tasche zu holen, muss ich lachen über die nicht gerade souveräne Situation, in der ich mich befinde. Es ist eine spontane Reaktion von mir, aber sie bringt Antonio für einen Moment dazu, innezuhalten und mich überrascht anzugucken, bevor er weiter tobt und um sich schlägt. Rückblickend ist meine Vermutung, dass die Reaktion von mir ihm unbekannt ist und sein Interesse weckt, weil sie einen starken Kontrast zur zurückgezogenen Ohnmacht der Mutter bildet. Ich lasse mich nicht von seiner Emotionalität anstecken und bleibe eine Andere, emotional getrennt von ihm. Schließlich erwische ich den Schlüssel und öffne die Tür. Antonio tobt und lässt sich wieder auf den Boden fallen; die Mutter kann es nicht aushalten, schämt sich vermutlich und geht aus dem Zimmer. Antonio und ich sind eine Weile alleine. Er tobt mehrere Minuten weiter, schreit aus voller Kehle, tritt in alle Richtungen und lässt sich beim Aufstehen nicht helfen. Ich setze mich neben ihn und versuche, ihm mit ruhiger Stimme zu erklären, dass er wohl nicht gehen wolle und wütend über das angekündigte Stundenende sei, aber dass er ja wieder zum Spielen komme, wie abgemacht. Er scheint unbeeindruckt. Nach den letzten unregelmäßigen Stunden ist dies für ihn vermutlich schwer vorstellbar. Ich habe den Eindruck, dass der Abschluss für ihn unerträglich ist, und frage ihn mit Blick auf die bereits überzogene Stunde, ob es helfen würde, wenn er etwas mitnehmen könnte und es nächstes Mal wiederbringe. Antonio beruhigt sich jetzt erstaunlich rasch und lässt sich darauf ein. Die Mutter ist einverstanden. Er sucht sich einen Müllwagen aus – vielleicht braucht er ihn, um schwierige Gefühle loszuwerden... Dieses Übergangsobjekt, aus der Not eingeführt, spielt über die ganze folgende Behandlung eine wichtige Rolle. Mein spontaner Vorschlag in dieser ersten Therapiestunde, wie Trennung vielleicht leichterfallen könnte, scheint bei ihm auf Resonanz gestoßen zu sein. In Zukunft ist es so, dass er den mitgenommenen Gegenstand – es ist jedes Mal ein anderer – mit Hilfe der umsichtigen Mutter wieder zurückbringt und dafür einen neuen mitnehmen darf.

Entwicklung des Trennungsthemas im Therapieverlauf – Triangulierung

Die folgenden Therapiestunden finden in der Regel einmal wöchentlich statt. Zu Beginn meldet sich die Mutter noch zwischen den Stunden, bald nicht mehr. Der Rahmen scheint auch ihr zunehmend Sicherheit zu geben und ihre Fähigkeit zu stärken, Antonios heftige Gefühle zu »verdauen«, sie Schritt für Schritt zu mentalisieren und auf diese Weise zu regulieren. In den manifesten aktiven Spielinhalten zeigt sich vorab das Rivalitäts- und Aggressionsthema, die

Trennungsthematik entwickelt sich hingegen am Behandlungsrahmen in eindrücklichen Inszenierungen. Es kommt zu einer zunehmenden Verschränkung der beiden Themen, bis auch die Gefühle um die Trennung symbolisiert werden können und sich nicht mehr nur im Handeln, sondern im sprachlichen Ausdruck niederschlagen. In der zweiten und dritten Stunde lässt Antonio große Puppenkinder auf der Spiel-Bahn mitfahren, wirft Babies raus und ist an der psychischen Oberfläche sehr mit dem Thema Rivalität beschäftigt. Sobald ich den baldigen Stundenabschluss benenne, rennt er aus dem Zimmer, einmal auch an der Mutter vorbei aus der Praxistür und dem Haus raus. Ich interpretiere dies als Abwehr seiner Ohnmacht, weil ich das Stundenende bestimme und er gehen muss, als aktive Bewältigung des passiven Ausgeliefertseins. Durch das vorzeitige Wegrennen kann er das Geschehen wenigstens ein bisschen kontrollieren. Und bei all dem vergisst er nie, dass er einen Gegenstand aus der Praxis mit nach Hause nehmen will. In der vierten Stunde möchte er sich zum ersten Mal zu Stundenbeginn gar nicht von der Mutter trennen, so dass sie mitkommen muss. Die Rivalitäts- und Aggressionsthematik verschränkt sich im Spiel mit der Trennungsangst in einer neuen Variation: Es gibt selbstständige große Puppenkinder, die alleine etwas machen »dürfen«, z. B. Fahrradfahren, und Kleine, die bei Mama und Papa bleiben »müssen«. Es scheint ein Konflikt, der durch die Geschwisterkonstellation verstärkt wird: Darf Antonio autonom sein und doch nahe bei Mama (und Papa), oder schließt das eine das andere aus? In der darauffolgenden fünften Stunde hat die Mutter mit Antonio besprochen, dass sie gemäß seinem Wunsch wohl kurz zu Stundenbeginn reinkomme, dann aber ins Wartezimmer gehe, was ich unterstütze. Antonio akzeptiert dies, ohne eine Miene zu verziehen, unterdrückt also offenbar seine Trennungsangst wieder, die in den vorigen Stunden zum Vorschein kam. Sobald die Mutter weg ist, spielt er wieder mit großer Heftigkeit und kleine Babies werden mit Hammer und Schere bearbeitet. Offenbar lässt er in Abwesenheit der Mutter seine Aggression gegen den Bruder zu. Mit dem Stundenabschluss konfrontiert, ist er gewohnt unzufrieden, nimmt dann aber Knete und Plastikmesser mit, mit denen er nicht gespielt hat. Vielleicht um ein Baby zu gestalten, zu zerstören und wiederherzustellen, also einen reversiblen Prozess durchzuspielen, über den er selbst die Kontrolle hat.

In der sechsten Stunde mag Antonio gar nicht ins Zimmer kommen. Man könnte dies als Reaktion auf die heftigen Gefühle der vorigen Stunde und als Angst davor interpretieren, vor der er sich Schutz durch die Mutter wünscht. Oder als heftig sich bahnbrechenden Wunsch nach ihrer Nähe trotz des als Störfaktor empfundenen Bruders, der im Spiel ständig auftaucht. Die Mutter bringt Antonio rein und setzt sich für einen Moment. Als sie wenig später das Therapiezimmer wieder verlassen möchte, klammert er sich kurz an sie und es gibt eine kleine Verabschiedung, was ich jetzt zum ersten Mal zwischen den beiden sehe und benenne. Es scheint, wie wenn sich die Trennungsangst an die psychische Oberfläche gekämpft hätte und jetzt in der Stunde zeigt. Antonio gelingt es im Vergleich zu den ersten Sitzungen, seinen Gefühlen auf eine Weise Ausdruck zu verleihen, dass sie verstanden und deshalb adäquat beantwortet werden können. In der siebten Stunde will er wieder nicht alleine bei mir bleiben, besteht darauf, »gleich wieder gehen zu wollen«, obwohl die Mutter dabei ist. Er bleibt auf ihrem Schoß und guckt Büchlein an. Als die Mutter rausgeht, bleibt er kurz bei mir, will dann aber auch raus und geht ins Wartezimmer. Ich kann ihn überzeugen, zurück ins Zimmer zu kommen zum Fertigspielen, und sage ihm, dass er und die Mama ja gegenseitig wissen, wo sie sind und immer schauen gehen könnten. Die Mutter unterstützt mich dabei. Es ist ein erster Versuch von mir, die gegenseitig mögliche innere Repräsentation des Anderen in dessen Abwesenheit zu benennen und zu ermöglichen. Das Trennungsthema spitzt sich in der achten Psychotherapiestunde zu, fünf Monate nach dem Erstgespräch mit der Mutter. Antonio bleibt auf ihrem Schoß und will, dass sie ihm ein Büchlein erzählt. Derweil berichtet die Mutter, dass er sich sehr gefreut habe zu kommen und sie es schade finde, dass er jetzt nicht spiele. Er flüstert ihr »ein Geheimnis« ins Ohr und schließt mich in aller Deutlichkeit aus. Als er im Wartezimmer ein Buch holen will, sich stattdessen auf dem Weg aus der Praxis macht, gehe ich ihm nach und stoppe ihn an der Praxistür; da kriegt er einen großen Wutanfall. Offenbar hat er versucht, uns zu verlassen und erneut seine empfundene Passivität in Aktivität zu verwandeln. Ich versuche, mit ihm im Gespräch zu bleiben darüber, dass wir gemeinsam in der Stunde sind und dass er jetzt nicht alleine weggehen kann. Er beruhigt sich und kommt widerwillig nochmals ins Zimmer. Das Stundenende ist ruhiger als sonst und Antonio findet einen Ausdruck für seine Wut auf mich als grenzsetzende Dritte, indem er mit den Fingern eine Pistole simuliert, die auf mich schießt. Ich benenne seine Gefühle mir gegenüber und bringe sie in Zusammenhang damit, dass ich ihn am Weggehen gehindert habe. Schließlich schießt er in die Wolken. Mein Eindruck ist, dass Antonio wie auch die Mutter mich übergangsweise als gewährende, rahmen- und grenzgebende, aber nicht intrusive Dritte brauchen, um emotionale Nähe herstellen zu können. Die Kooperation zwischen mir und der Mutter ermöglicht offenbar, diesen triangulären Raum der psychischen Entwicklung Antonios zur Verfügung zu stellen trotz aller Spannungen, Eifersuchts-, Neid- und Angstgefühlen. Die Freude, die Antonio im Vorfeld dieser Stunden der Mutter gegenüber ausdrückt, passt zu dieser Annahme. Die in den Stunden neu zutage tretende warme Beziehungsqualität zwischen den beiden steht in Gegensatz zum Anmeldegrund und der Fokussierung auf die unerklärlichen Wutanfälle Antonios.

Kommentar: Aus meiner Sicht geht es in diesem Therapieverlauf um eine Reinszenierung mit Teilregression, die das Potenzial hat, nochmals neue Lösungen für Mutter und Kind zu ermöglichen. Meine Rolle scheint wechselweise die einer Hilflosen, Überflüssigen, Störenden und Ausgeschlossenen, welche zudem massiv angegriffen werden kann und nicht zerstört wird. Letztlich bin ich in der Rolle der Dritten und ermögliche offenbar über die damit verbundene Triangulierung eine emotional besser balancierte Beziehung zwischen Mutter und Kind. Die kleinen Spielobjekte, die Antonio von Therapiebeginn bis Ende der Therapie im Wechsel nach Hause nimmt, sind ebenfalls kleine Hilfen dabei. Ich denke, dass hier das reale Angebot eines Übergangsobjekts erst Ansätze einer Symbolisierung hat ermöglichen können, indem es Inhalte der Therapie mit der Spielwelt Zuhause verbindet und sowohl Kind wie Mutter sich mit den Gegenständen beschäftigen, Antonio sie hütet und die Mutter dafür sorgt, dass sie wieder zurückgebracht werden. Man könnte sich denken, dass wichtige Spielinhalte damit außerhalb der Therapie geblieben sind. Diese konnten aber letztlich teilautonom in der Familie umgesetzt werden, ohne dass sie hätten Angst haben müssen, dass Antonios Innenwelt sich nur mir zeigen würde und die Mutter davon ausgeschlossen wäre.

Neue Gestaltung von Trennung und Abschied im Rahmen des Therapieabschlusses

Jetzt stehen die letzten drei vereinbarten Stunden an und die großen Ferien nahen. Es ist spannend zu sehen, dass sich gegenläufig zum sich ankündigenden Abschied von mir eine deutliche Annäherung zwischen Mutter und Kind zeigt. Und dass es in Bezug auf den Umgang von Antonio und seiner Mutter mit Trennung weitere Entwicklungsschritte gibt.

In der drittletzten Stunde kommt es zu einer eindrücklichen Szene, als die Mutter sich, um die Trennung zu unterstützen, bei Stundenbeginn kurz auf die Toilette verabschiedet und Antonio zeitlich verzögert fragt, wo sie sei, obwohl er die Toilettentür vom Sofa des Wartezimmers aus im Blick hat. Während die Mutter dort ist, guckt Antonio sich in meinem Beisein Büchlein an, aber mechanisch und ohne etwas aufzunehmen. Er hat Schwierigkeiten, ihr inneres Bild bei sich zu behalten, wenn sie für ihn nicht sichtbar ist. Da er nicht in den Therapieraum kommen möchte, trägt die Mutter ihn hinein und berichtet, dass er sich auch diesmal sehr auf die Stunde gefreut habe. Offenbar stärkt es ihn, mich als Dritte ausschließen und angreifen zu können, ohne dass die Kooperation zwischen Mutter und mir grundsätzlich gefährdet ist. Heute möchte er vor der Zeit gehen und sagt dies laut in den Raum hinein, in dem wir alle uns befinden. Er geht zur Tür und bleibt dort unschlüssig stehen. Er rennt nicht raus, wie die letzten Male, sondern hält inne und überlegt. Ich spreche darüber, dass er Zuhause mit Dingen von hier spielt und an unsere Stunden denkt und dass auch ich an ihn denke, wenn er nicht da ist. Er scheint zuzuhören und nachzudenken. Er wiederholt, dass er gehen möchte, bleibt aber weiterhin bei der Tür stehen, mit dem Rücken zu mir. Schließlich sage ich, dass er wohl gleichzeitig ein bisschen gehen und ein bisschen bleiben wolle. Er wiederholt, dass er gehen möchte, kehrt aber um und geht zu einer Lampe, deren Licht er an- und wieder ausknipst. Ich sage, dass es gar nicht so aussehe, wie wenn er ganz gehen möchte. Ich schlage ihm also vor, dass diesmal er sagen könne, wann die Stunde aufhöre, und nächstes Mal würde ich dies wieder tun. Es ist ein Versuch, auf der Inszenierungsebene mehr explizite Kontrolle an ihn abzugeben und seine Ängste zu dämpfen, zumal mit drei Jahren das Verständnis der Zeit noch nicht etabliert ist. Trotzig sagt er, er würde gar nicht mehr kommen. Diesen Handel mag er nicht annehmen.

Im darauffolgenden Gespräch mit der Mutter berichtet sie, dass es ihr mittlerweile leichter falle, bei Antonio zu erkennen, worum es gehe, ob es sich um Angst oder Trotz handle. Früher habe sie alles als Trotz und Wut gesehen. Dies erklärt auch die Dynamik der Wut, die zu Behandlungsbeginn so hartnäckig die Trennungsangst verdeckt hat. Die Anerkennung von Antonios Gefühlen und insbesondere seiner Trennungsangst, die sich am Rahmen der Therapiestunden klar und deutlich gezeigt hat, scheint ihr besser zu gelingen. Gleichzeitig mag es aber jetzt, wo diese Angst deutlich hervortritt, nicht so leicht möglich sein, sie gleich wieder aktiv zu bearbeiten. Die beiden holen etwas nach und dafür braucht es Zeit. Offenbar will Antonio jetzt Zuhause wieder häufig Baby sein, in Anlehnung an den kleinen Bruder. Lange wollte er dessen Lieblingskuscheltier für sich, jetzt sei er wieder zu seinem eigenen zurückgekehrt, das er kurz nach der Geburt hatte. Man muss vermuten, dass neben Eifersucht auch Neid eine Rolle spielte, vielleicht über die intakten Chancen des kleinen Bruders auf eine unbelastete Entwicklung. Diese Teilregression scheint mir insofern hilfreich, als Antonio parallel sowohl in der Krippe wie auch sonst große Fortschritte macht und seine Sprache immer besser nutzt. Besonders interessant ist, dass er zu dem Zeitpunkt Situationen, die schief gelaufen seien, wiederholen wolle, d. h. zurückdrehen und nochmals anders und besser erleben. Es scheint wie ein Kommentar zu seiner frühen Beziehungsgeschichte.

Als die Mutter sich in der zweitletzten Stunde nach kurzem Verweilen im Therapieraum auf die Toilette verabschiedet, wird Antonio weinerlich, was neu ist: Er wolle auch gehen, er bleibe nicht. Ich sage, dass er die Mutter vermisse, die weg sei und die sich vielleicht überlege, was er, Antonio, jetzt gerade hier im Zimmer bei mir mache. Er jammert weiter, bleibt aber diesmal im Zimmer, schaltet die Lampe ein und aus. Ich formuliere anknüpfend an die vorige Stunde, dass er gleichzeitig bleiben und gehen möchte. Das Spiel reizt ihn zum autonomen Bleiben, die Angst treibt ihn weg in Abhängigkeit einer physisch anwesenden Mutter. Antonio holt sich die ihm bereits bekannte Versteckpuppe aus einem Korb und spielt mit ihr: Er zieht ihren Kopf rein, der so im Puppenkleid verschwindet, und streckt ihn wieder raus. Es ist sein Versuch, die abwesende Mutter zumindest im Spiel überbrückend seiner Kontrolle zu unterwerfen. Später wirft er die Polster von den Stühlen und sagt, er komme nicht gerne her. Und fügt dann an, er gehe bald in die Ferien. Vermutlich ist auch hier eine Vorwegnahme im Gang im Sinne von: »Wenn ich den Ort hier blöd finde und verunstalte, dann spüre ich nicht, wie weh es tut, wenn ich weggehen muss.« Heute nimmt er zum ersten Mal eine rote Kugel »für seinen Bruder« und die Müllabfuhr, »etwas für mich«, mit. Diese Fürsorge für den kleinen Bruder ist ein Hinweis darauf, dass im Rahmen der verbesserten und vorübergehend wieder engeren Beziehung zwischen Mutter und Sohn auch die Eifersucht und der Neid auf den Bruder nachgelassen haben. Auf die Behandlung zurückblickend könnte man vermuten, dass die Eifersucht auf den kleinen Bruder, die anfangs im Vordergrund steht, wohl ein wichtiges Gefühl ist; dieses verdeckt aber die schmerzhaft empfundene Getrenntheit von der Mutter und die ungenügende innere Repräsentanz von ihr, was sich mit Geburt des Bruders noch gesteigert hat. Wut und Eifersucht bilden den Lärm, der die feineren Töne der Trennungsangst überdeckt.

Die letzte Stunde der vereinbarten Therapiephase ist geprägt von einem fröhlichen und bezogenen Kontakt zwischen Antonio und der Mutter, die ich schon im Wartezimmer miteinander lachen höre und die auch in der Stunde entspannt und nahe wirken. Als die Mutter wiederum kurz auf Toilette geht, rennt Antonio zuerst nach, stoppt dann von selbst und kann im Zimmer warten, bis sie wiederkommt. Er will von ihr aus dem Buch vorgelesen bekommen über eine Mutter, die sich von lieb zu böse zu lieb verwandelt. Er möchte die Geschichte mehrfach hören, zum Leidwesen der Mutter, die irgendwann leise zu ihm sagt, dass dieses »Biest« den Jungen doch lieb habe. Sie sind beide sehr in Kontakt, ich bin wohlwollende Zuschauerin. Als sich heute das Stundenende ankündigt und damit der vorläufige Therapieabschluss und die lange Ferienpause, sagt Antonio energisch, dass er gehen möchte. Er möchte diesmal das feine Glöckchen über die Ferien mitnehmen, das heißt, dass er sich als Übergangsobjekt jetzt statt ein konkretes Spielobjekt etwas Atmosphärisches aussucht, das einen Klang und also eine Art Stimme hat. Ich sage, dass ich während der Ferien an ihn und die Familie denke, und er gibt mir zum ersten Mal zum Abschied die Hand, um »Tschüß« zu sagen.

Als ich die Mutter einen Monat später nach den Ferien treffe, um über das weitere Vorgehen zu entscheiden, möchte sie mit weiteren Psychotherapieterminen zuwarten. Sie berichtet, dass Antonio sich deutlich besser ausdrücken könne. So sage er zum Beispiel, dass er die Eltern vermisse, und frage morgens bei der Trennung in der Krippe nach der »Zahl«, d. h. der Zeit, wann er abends abgeholt werde. Ich mache sie drauf aufmerksam, dass wir Antonio vor den Ferien gesagt hätten, er komme nochmals und dass er das Glöckchen ja noch habe. Sie meint, er spiele viel damit, spreche aber nicht viel von der Therapie. Vier Monate nach dem letzten Therapietermin sehe ich Antonio nochmals, um mit ihm ganz abzuschließen. Sein Spiel zeigt die bekannten Elemente, vielleicht etwas spielerischer und flexibler eingebracht. Als er am Stundenende erneut etwas mitnehmen möchte, erkläre ich ihm, dass er ja in der Stunde vor den

Ferien gezeigt habe, dass er »Tschüß« sagen könne und dass er vielleicht gar keine Gegenstände mehr mitzunehmen brauche. Er akzeptiert dies ohne Weiteres, meint aber, dass er nicht wiederkommen wolle. Er stapft raus, kommt dann wieder zurück, hat einen emotionalen Ausbruch und sagt weinerlich, dass er gar nicht gehen wolle und die Stunde zu kurz gewesen sei, weil er am Anfang habe warten müssen. Es ist eine eindrückliche Szene, die zeigt, dass er das Ende nicht mehr nur ganz selbst in der Hand behalten muss, sondern seine Gefühle zeigen, besser aushalten und vor allem mitteilen kann.

Als ich die Mutter für diese Falldarstellung einige Jahre später anrufe, höre ich, dass Antonio damals gut im Kindergarten angekommen sei, dass ihm aber Abschiede und Übergänge immer noch Schwierigkeiten bereiteten. Insgesamt sei seine Entwicklung erfreulich verlaufen und er sei ein interessierter Schüler.

Zwei ergänzende Kommentare zum Fall

Der neue Klassifikationsmanual DC:0-5 schlägt interessanterweise eine neue Diagnose für Kinder ab zwei Jahren vor, auf die in der künftigen Forschung näher eingegangen werden sollte. Es handelt sich um die »Störung mit dysregulierter Wut und Aggression in der frühen Kindheit«, die im Kapitel der affektiven Störungen eingeordnet wurde.[52] Anlass dazu war die Beobachtung, dass diese Symptomatik sehr häufig früh auftritt und dass sie sich nicht nur zu späteren sozialen Verhaltensstörungen weiterentwickelt, sondern eher häufiger im Vorfeld affektiver Krankheitsbilder oder auch Angststörungen in Schulalter und Adoleszenz festgestellt wird. Neben dem gestörten Verhalten rückt also die emotionale Dysregulation in den Fokus der Aufmerksamkeit, was Auswirkung auf die Behandlung haben dürfte. Die Differentialdiagnose ist breit: Am einen Ende stehen typische »normale« Entwicklungskrisen, v.a. wenn Eltern gleichzeitig unter erhöhtem Stress stehen, oder chronische Schlafstörungen. Aber auch posttraumatische Störungen können sich so präsentieren, und es lohnt sich jedenfalls, gezielt nach weiteren Symptomen von Depression oder Angststörung zu schauen. Im Fall von Antonio, der wegen seiner Wutanfälle in Behandlung kam, kam bald nach Therapiebeginn und der einsetzenden Übertragung die Problematik der Trennungsangst zum Vorschein.

Der Fall zeigt des Weiteren die besondere Beschaffenheit der Trennungsangststörung, deren Behandlung sich viel schwieriger gestaltet und mit enormen emotionalen Aufwallungen einhergeht im Vergleich zur Behandlung einer sozialen Angststörung, die sich auf einer höheren Strukturierungsstufe der Eltern-Kind-Beziehung abspielt. Letztere wird vorwiegend nach erfolgter Individuation bei der Anleitung zum Umgang mit fremden Personen und Situationen transmittiert. Therapieziel bei der Trennungsangststörung ist die Individuation und damit einhergehend die Fähigkeit zur flexiblen Triangulierung,

52 Diese Diagnose wird im Kapitel zur frühkindlichen Depression behandelt.

die aus verschiedenen Gründen im ersten Lebensjahr mit Hilfe des Vaters nicht zustande gekommen ist. Im zweiten Anlauf, in der therapeutischen Übertragung, ist die Triangulierung mit enormen emotionalen Schwankungen und Aggressionen verbunden, die von der Therapeutin viel abverlangen und nicht selten zu Therapieabbrüchen führen. Dabei müssen sowohl das Kind als auch die Mutter zu Veränderungen bereit sein. Das Kind will sich von der Mutter abwenden, fürchtet aber verlassen zu werden und fürchtet auch die Folgen seiner aggressiven Geste. Die Mutter möchte ebenfalls mehr Raum für sich, will aber auch die intime Nähe zum Kind nicht verlieren und hat Angst, das Kind schutzlos bösen Einflüssen auszusetzen. Die gegenseitige Blockade führt zwangsläufig zu Aggressionen. Im geschilderten Fall spielen Übergangsobjekte eine wichtige Rolle, welche die Therapeutin in Erinnerung rufen und so triangulierend auf die Mutter-Kind-Beziehung einwirken. Ein Stück der Therapeutin wird vom Kind nach Hause mitgenommen; es ist der Beginn einer Objektrepräsentanz, die positiv besetzt wird. Vordergründig will Antonio in dieser Phase zwar nicht zur Stunde zurück, äußert Hass und Aggression gegen die Therapeutin. Gleichwohl verrät die Mutter, dass er sich entgegen seiner expliziten Äußerungen der Therapeutin gegenüber im Vorfeld auf die Stunden freue – Ausdruck seiner Ambivalenz und auch seiner Fähigkeit, als Dreijähriger ein therapeutisches Bündnis nach seinen Möglichkeiten einzugehen. Die Mutter leistet ihren Beitrag zu der Therapie, indem sie ihn unterstützt und ihm erlaubt, mit der fremden Frau zu sein. Mit ihr kann er seinen ganzen Hass gegen den Bruder zeigen, der ihn selbst ja sehr erschreckt. So beginnt die Verarbeitung des Konfliktes, die nicht ausschließlich in den Therapiestunden stattfindet: Die Therapeutin lernt zu respektieren, dass auch zu Hause zwischen Mutter, Kind und Übergangsobjekt Veränderungen passieren, die von beiden als Geheimnis gehandhabt werden, mit begleitenden Abweisungen und Entwertungen der Therapeutin gegenüber. Es scheint, dass dieser häusliche Raum einen wichtigen Ort der Intimität darstellt, was dem Kind das Gefühl lässt, die Mutter nicht verraten zu haben. Jedenfalls könnte auch in diesem Fall der Eindruck entstehen, dass die Therapie, wenn nicht abgebrochen, so doch sehr schnell als beendet erklärt wurde. Der weitere Verlauf zeigt aber, dass Mutter und Kind ihre Trennungsproblematik weiter verarbeitet haben, wie sich an der Freude am Kindergarten gezeigt hat. Des Weiteren erhielten auch die Beziehungen im familiären Dreieck einen deutlichen Impuls zur Veränderung, d.h. zum Einbezug des Vaters.

Jeder Kindertherapeut hat vermutlich erlebt, dass es ihm nicht gelungen ist, sogenannte »symbiotische« Beziehungen zwischen Mutter und Kleinkind zu entspannen, d.h. Mutter und Kind im Praxisraum voneinander zu trennen: Die Bedrohung ist oft für beide groß. Das Fallbeispiel zeigt, dass die Kontrolle über das therapeutische Geschehen wohl teilweise bei Mutter und Kind bleiben muss, damit sich die Angst nicht im frühzeitigen Abbruch der Behandlung inszeniert. Ein besseres Verständnis der Psychodynamik und die Überzeugung, dass es keine Situation ist, die sich einfach »auswächst«, mögen uns in künftigen Fällen zu besseren Ergebnissen verhelfen. Denn der Preis der nicht gelingenden Triangulierung ist hoch. Typisch ist bei extrem an die Mutter fixierten Kleinkindern eine verzögerte Sprachentwicklung und soziale Scheu. Ein weiteres typisches Muster bietet das Kind, das »problemlos« in die Krippe oder in den Kindergarten geht, während es zu Hause den Eltern das Leben unmöglich macht. Bei näherem Hinschauen ist es aber im Außenraum ruhig, zurückgezogen, beobachtet die Anderen und nimmt selber am sozialen Leben nicht aktiv teil, weil es so sehr mit der emotionalen Regulation seiner Angst beschäftigt ist. In der Therapie können wir in zwei getrennte innere Welten Einblick haben und die Mühen der Individuation kennenlernen. Interessant ist die neue Erkenntnis der Erwachsenenpsychiatrie, dass die Trennungsangststörung auch im reiferen Alter unter Belastung ex novo auftreten kann und dass die üblichen Behandlungskonzepte für Angststörungen bei dieser Form der Störung nicht greifen.

Emotionaler Rückzug und frühkindliche Depression

Die Diagnose Depression mit den Hauptsymptomen der gedrückten Stimmung, Selbstwertverlust, psychomotorischer Verlangsamung und sozialer Rückzug ist in der Erwachsenenpsychiatrie seit Langem etabliert. Ihre Anerkennung als psychische Störung des Kindesalters hat erst in den 1970er Jahren eingesetzt. Bis dahin war die Meinung verbreitet, dass Kinder ein ungenügend entwickeltes Selbstgefühl hätten, um psychisches Leid zu erfahren. Die Forschung umfasste zunächst Jugendliche und Schulkindern ab sechs Jahren (Keren & Tyano, 2006). Noch später – mit altersangepassten Kriterien – konnte die Diagnose auch für Kleinkinder ab drei Jahren validiert werden. Für die ersten drei Lebensjahre fehlen, trotz der bahnbrechenden Beschreibung der »anaklitischen Depression« bei Säuglingen durch René Spitz 1946, breit angelegte Forschungen, sodass wir immer noch bezüglich klinischem Bild und Häufigkeit auf Spekulationen angewiesen sind. Viele Befunde aus der Entwicklungspsychopathologie und aus klinischen Erfahrungen deuten darauf, dass Kinder schon vor dem dritten Jahr an depressiven Episoden erkranken können. Aufgrund heutiger Kenntnisse wird eine untere Grenze um das Alter von 18 bis 24 Monaten angenommen; erst dann verfügt das Kind über innere Selbst-, Objekt- und Beziehungsrepräsentanzen, die in einem depressiven Denken einbezogen werden können, und über eine soweit entwickelte emotionale Kompetenz, die es ihm erlaubt, Repräsentanzen in den stattfindenden Beziehungserfahrungen zu modifizieren (Guedeney, 2007). In dieser Arbeit wird diese Sicht übernommen, d. h. in der Definition der Depression im frühkindlichen Alter wird – wie bei älteren Kindern und Erwachsenen – außer der depressiven Symptomatologie auch das Vorliegen einer dazugehörigen individuellen intrapsychischen Dynamik impliziert.

Zum Verständnis der Depression wurden aus der Sicht verschiedener Disziplinen zahlreiche theoretische Modelle – psychoanalytische, psychologische, soziale, neurobiologische – ausgearbeitet, die alle wichtige Aspekte der stattfindenden Prozesse beleuchten. Keines kann die Behandlung umfassend begründen, vielmehr werden jeweils dem Einzelfall angemessene psychotherapeutische Ansätze und/oder biologisch fundierte Therapien angewendet. In diesem Kapitel werden zunächst einige der aus der Arbeit mit Erwachsenen entstandenen psychodynamischen Hypothesen vorgestellt, um im nächsten Schritt anhand der Säuglingsforschung soweit wie möglich auszuarbeiten, welche der Themen, die später depressive Patienten umtreiben, und welche Verarbeitungsmodalitäten im frühen Alter relevant sind, wann sie im Kontext der frühkindlichen Entwicklungsprozesse in Erscheinung treten und wie diese phänomenologisch erfassbar sind. Ein kleiner Zwischenabschnitt widmet sich den neueren neurobiologischen Befunden, die das diagnostische Konstrukt Depression untermauern. Im weiteren klinischen Teil werden gemäß der oben geäußerten Depressionsauffassung die aktuellen Kenntnisse betreffend Kinder *vor* dem Alter von zwei bis drei Jahren getrennt von denjenigen, die *nach* zwei bis drei Jahren gelten, beschrieben. Für beide Altersklassen werden je anhand eines Fallbeispiels die Symptomatik und die störungsspezifischen Behandlungsprinzipien dargestellt.

Psychodynamische Hypothesen zur Depression seit Freud

Modelle aus der Erwachsenenpsychiatrie

Die ersten Überlegungen bezüglich der Entstehung und Weiterentwicklung des depressiven Erlebens wurden bereits anfangs des 20. Jahrhunderts angestellt (Überblick in: Pedrina, 2006, S. 37ff.; Baumeister-Duru, et al., 2013, S. 85ff.; Göttgen & von Klitzing, 2015, S. 93ff.). Sigmund Freud (1917) und vor ihm schon Karl Abraham (1912) erkannten in der *Trennung oder dem Verlust* von einer geliebten Person – oder auch eines an ihrer Stelle gerückten Ideals – den Auslöser dieser damals noch als Melancholie bezeichneten emotionalen Störung. Im klassischen Aufsatz »Trauer und Melancholie« versuchte Freud, das Wesen der Depression aus dem Vergleich mit dem Verlauf der normalen Trauer zu erhellen. Beim Trauernden tritt ein vorübergehender Rückzug ein, in dem eine seelische Reorganisierung stattfindet. Zunächst hält er sich am verlorenen Objekt fest, nur schrittweise kann er die Realität akzeptieren und sich von ihm lösen. Neben traurigen Gefühlen erlebt er auch aggressive Regungen sowohl gegen das Objekt wie auch gegen sich selbst; durch selektive Identifikationen mit positiven Eigenschaften des Verlassenden/Verstorbenen wird jedoch die Bewältigung des Verlustes möglich. Bei der depressiven Entwicklung ist der anhaltende Rückzug von der Herabsetzung des Selbstwertgefühls, von massiven Selbstvorwürfen, von Verlust des Interesses für die Welt begleitet; im weiteren Verlauf entsteht innere Leere und Suizidalität. Die postulierte unbewusste Dynamik geht von unerträglichen Hassgefühlen gegenüber dem Objekt aus, das deshalb internalisiert wird und so zum inneren bösen und selbstdestruktiven Anteil des Selbst wird. In der Weiterentwicklung dieser Gedankengänge präzisiert Stavros Mentzos (1982, 1995) diese Konzeptualisierung, indem er hinzufügt, dass Depression bei Individuen zustandekommt, die narzisstisch labil sind, d. h. von Anderen besonders abhängig sind und auf Kränkungen intensiv reagieren. Als typische Mechanismen zur Stabilisierung des narzisstischen Gleichgewichts beschreibt er die Anklammerung an äußere

Objekte und die übermäßigen, auf Anerkennung zielenden Leistungsansprüche – beides Eigenschaften, die depressive Menschen charakterisieren und, wie auch schon sozialer Rückzug und Selbstaggression, zu pathologisierenden Teufelskreisen führen. Autoren, die Trennung und Verlust als Hauptmotiv der Depression betrachten, vermuten, dass ihre Patienten eine solche Erfahrung auch schon in der frühen Kindheit erlitten haben und damals nicht ausreichend verarbeiten konnten.

Im Erklärungsmodell der Ich-Psychologie stehen die Hilflosigkeit, Machtlosigkeit und die Unfähigkeit, eigenen Zielen nachzukommen, im Zentrum. Edith Jakobson (1971) nimmt an, dass das verminderte Selbstwertgefühl, das diesen Symptomen zugrundeliegt, ihren Ursprung in einer *Störung der Differenzierung und emotionalen Besetzung der Selbst- und Objektrepräsentanzen* hat, die im zweiten Lebensjahr stattfindet. Sie nimmt Bezug auf den von Margareth Mahler beschriebenen und auf Beobachtungen basierenden Prozess der Separation-Individuation und sieht in der sogenannten Wiederannäherungskrise die kritische Phase für eine künftige Depressionsgefährdung. Dieses Modell kann als Vorläufer desjenigen angesehen werden, das später in der stärker der intersubjektiven Sichtweise verpflichteten Mentalisierungstheorie entworfen wurde. Es handelt sich im Grunde um ein Versagen der emotionalen Entwicklung, das auf eine Fehlabstimmung in der Eltern-Kind-Beziehung beruht und in bedeutendem Maße von der elterlichen Fürsorglichkeit abhängt – also um ein *Versagen der Containingfunktion* der Eltern.

Weitere Forschungsrichtungen versuchten, Mechanismen zu klären, die zur Aufrechterhaltung und Verstärkung der depressiven Stimmungslage beitragen, nachdem sich diese wie oben beschrieben eingestellt hat. In kognitiven Modellen werden *Verzerrungen des Denkens* erfasst, die diese Wirkung haben. Depressive Menschen haben dysfunktionale Meinungen über sich selbst und über ihre Beziehung zur Welt. Sie machen sich grundlos Vorwürfe, haben negative Erwartungen gegenüber ihrer Umgebung und sind pessimistisch in Bezug auf die Zukunft. Ihre Ansichten werden in einer Art zirkulärer Beweisführung untermauert. Einige Vertreter dieser Richtung haben die Meinung geäußert, dass kognitive Verzerrungen an sich der Ursprung der Depression sein können (Beck et al., 1987). Auch dieser Aspekt der Depressionsdynamik wurde später in der Mentalisierungstheorie auf eine Weise thematisiert, die der im frühen Alter typischen Verschränkung von emotionalen und kognitiven Entwicklungsprozessen Rechnung trägt. In interaktionstheoretischen Modellen stehen die *Beziehungen mit Personen des aktuellen sozialen Umfeldes* im Zentrum (Coyne, 1976). Es wurde gezeigt, dass depressive Personen sich gegenüber Anderen immer wieder so verhalten, dass sie ihre Unterstützung verlieren und sich in ihrer depressiven Sicht bestätigt fühlen. Weitere Untersuchungen gehen der Frage nach, wie hingegen soziale Beziehungen den Depressiven bei der Bewältigung seiner Krankheit unterstützen können. Im Bereich der frühen

Kindheit spielen die nahen Bezugspersonen eine für das Kind konstituierende Rolle; sie stehen sowohl bezüglich ihrer negativen Einflüsse als auch als Anker und Helfer in der Rehabilitation des betroffenen Kindes im Zentrum des Interesses. Nicht nur Eltern, sondern auch Personen im weiteren Umfeld werden in therapeutische Überlegungen einbezogen, spätestens dann, wenn für kürzere oder längere Zeit diese in größerem Maße die Aufgabe der Eltern übernehmen müssen.

Den Versuch, die aktuellen Fortschritte der Entwicklungspsychopathologie, der Kognitions- und Sozialpsychologie, der Neurobiologie und der psychiatrischen Genetik bei der Erklärung dieser Krankheit zu integrieren, haben Sidney Blatt und Mitarbeiter mit ihrem dynamischen Interaktionsmodell der Depression unternommen (Blatt et al., 2005). Grundlage ihrer Überlegungen sind Forschungen über Alltagserfahrungen depressiver Patienten, die zur Identifizierung charakteristischer Persönlichkeitsmerkmale geführt haben. Demgemäß können diese Autoren klar zwischen zwei Depressionsquellen unterscheiden: Zum einen sind es Schwierigkeiten in interpersonalen Beziehungen mit Einsamkeitsgefühlen und Verlassenheitsängsten, zum anderen sind es Selbstwertkonflikte mit Selbstbeschuldigungen, Schuldgefühlen und Identitätskrisen. Diese Unterscheidung wurde bereits von Freud angetönt und später auch von Forschern aus anderen Richtungen festgestellt. Beide Typologien werden zum einen mit Abhängigkeit bzw. die Neigung, sich an Andere anzulehnen, und zum anderen mit Autonomie bzw. Selbstkritik assoziiert – Eigenschaften, die sich in den ersten Lebensjahren ausbilden und im ungünstigen Fall zu extremen Formen, ev. Fixierungen in der einen oder anderen Richtung entgleisen. Zu diesen Entwicklungen tragen belastete Beziehungsinteraktionen bei, weshalb den mentalen Beziehungsrepräsentanzen eine zentrale Rolle in der Therapie zukommt; aber auch genetische Anlagen, die mit einer erhöhten Sensibilität für stresserzeugende Ereignisse einhergehen, und Temperamentfaktoren beeinflussen die psychosozialen Entwicklungsprozesse; besonders erwähnt wird die Beeinflussung der neurobiologischen Stressreaktion durch frühe Adversität, z. B. disruptive Mutter-Kind-Beziehungsmuster. Blatt weist auf die therapeutischen Folgen der Differenzierung der zwei psychopathologischen Konfigurationen der Depression, der »dependenten«[53] und der »introjektiven« (oder selbstkritischen) Konfiguration hin. Die entsprechenden (erwachsenen) Patientengruppen sprechen auf gezielt angepasste Behandlungsformen unterschiedlich an und ihre Fortschritte kommen unterschiedlich zum Ausdruck: in der ersten Gruppe in der Qualität der interpersonalen Beziehungen, in der zweiten im kognitiven Funktionieren.

53 Blatt et al. sprechen von »anaklitischer« Konfiguration. Ich möchte diesen Ausdruck vermeiden, weil er eng mit der Spitz'schen Diagnose der »anaklitischen Depression« assoziiert wird, die in der Literatur kontrovers diskutiert wurde und wird.

Depressive Zustände als normale Phasen der Entwicklung

Ein fester Begriff in der psychoanalytischen Literatur ist die »depressive Position«, ein von Melanie Klein ausgearbeitetes theoretisches Konstrukt, das frühe Mechanismen der Bewältigung von Ängsten, die in der Mutter-Kind-Beziehung entstehen, beschreibt. Es ist ohne Bezug zu Säuglingsbeobachtungen entstanden und wurde schon damals bezüglich der Zuordnung zum Alter der Entwöhnung von Donald Winnicott kritisiert. Winnicott ließ eine Phase der »Besorgnis« gelten, die er an Babys später, in der Periode der Fremdenangst, beobachtet hatte und die er nicht als Depression bezeichnen wollte, da er den Bezug zum Krankheitsbild vermeiden wollte (Winnicott, 1965 [1963]). Seine Hypothese war, dass das Baby mit seiner Gier die Mutter angreift; wenn es aber gewahr wird, dass sie zugleich die Person ist, die für sein Wohlbefinden sorgt (in der Zeit, als es lernt, sich und andere Personen zu unterscheiden), wird es unsicher und gehemmt. Es kann diese zweifelnde Position überwinden, indem es sich selbst ebenfalls als sowohl von Bedürfnissen getrieben, als auch als emotional zuwendungsfähig erlebt – also bei der Mutter und bei sich verschiedene Seiten integriert sehen kann. Es kann die Spannung aushalten, weil nach dem Angriff Wiedergutmachung möglich ist; weil von einer angespannten Interaktion auch durch sein Zutun die Rückkehr zu einer befriedigenden Interaktion möglich ist. Dieser Gedanke, dass manche Frustrationen mit einer traurigen Stimmung einhergehen, bevor die nächsten progressiven Schritte die Spannung lösen, wurde von französische Autoren aufgenommen, die zwei weitere Phase der entwicklungsbedingte Depressivität beschrieben haben: nach derjenigen der Fremdenangst, die Traurigkeit der ödipalen Phase und die traurigen Phantasien der Adoleszenz (Golse und Messerschmitt, zitiert in: Keren & Tyano, 2006). Interessant ist, dass im Kontext der Eltern-Säugling-Psychotherapie der Begriff der Entwicklungstrauer eingeführt wurde, einerseits um die Befindlichkeit von Eltern zu bezeichnen, denen durch ihr Elternwerden das Selbstbild, Kind ihrer eigenen Eltern zu sein, entschwindet (Cramer & Palacio-Espasa, 1993, S. 62); andererseits um die psychischen Minikrisen hervorzuheben, die sie jeweils bei neuen Errungenschaften ihrer Babys erfassen, da diese zugleich jeweils den Verlust früherer intimer Qualitäten des interaktiven Austausches mit sich bringen (Pedrina, 2006, S. 49 und S. 183).

Neurobiologische Befunde bei Depression

Einige Befunde der neurobiologischen Forschung unterstützen die Entität der Depression bei Kleinkindern. Bei der Untersuchung der Stressverarbeitung (HPA-Achse) zeigen depressive Kinder andere Reaktivitätsmuster gemessen an den Veränderungen des Cortisolspiegels als gesunde Kinder und als Kinder mit anderen psychiatrischen Störungen: Bei ihnen steigt der Cortisolspiegel nach mildem Stressreiz kontinuierlich während der ganzen Untersuchung, anstatt als Folge der Gewöhnung nach dem initialen Anstieg zu sinken. Dieses Muster ist auch bei älteren Kindern und Erwachsenen zu finden (Luby, 2009). Bemerkenswert ist, dass dieser Befund auch bei sieben- bis achtjährigen Kindern depressiver Mütter festgestellt werden konnte, die z. T. internalisierende Symptome zeigten, aber nicht einer klinischen Diagnose entsprachen. Zur Zeit der Messung waren auch die meisten Mütter nicht mehr depressiv. Die größte Auswirkung war bei den Kindern festzustellen, die in den ersten zwei Lebensjahren der mütterlichen Depression ausgesetzt waren (Ashman et al., 2002). Das sind Hinweise einerseits darauf, dass solche Kinder ein Risiko für affektive Störung bei weiteren Belastungen in sich tragen; andererseits dass eine gewisse Kontinuität in der Pathophysiologie der Depression im Zeitverlauf besteht.

Ein weiterer Indikator für Depression bei Erwachsenen ist eine EEG-Asymmetrie, und zwar eine verminderte Aktivität im frontalen Cortex links. Die Aktivität in dieser Region steht sowohl bei Erwachsenen als auch bei Säuglingen in Zusammenhang mit den diskreten Affekten: Aktivierung rechts frontal kommt eher bei Traurigkeit und Weinen vor, Aktivierung links frontal eher bei Freude. Bei Babys depressiver Mütter fanden Forscher im Alter von 14 Monaten eine verminderte Links-Aktivierung; mit 3½ Jahren wurde eher eine verminderte Aktivität in allen Regionen – rechts und links, frontal und parietal – gefunden (Dawson et al., 2003). Während ersteres auf den Mangel an freudigen Interaktionen gedeutet wird, weist möglicherweise letzteres auf ein allgemein vermindertes Interesse an der Umgebung hin.

Genetische Vulnerabilität für affektive Störungen ist gemäß vergleichender Studien mit Zwillingen und Adoptivkindern erwiesen. Sie scheint aber nicht die hohe Rate dieser Störungen zu erklären. Belastungen während der Schwangerschaft, in den primären Interaktionen und im familiären Kontext spielen eine größere Rolle (ebd.).

Klinische Beobachtungen und Ergebnisse der Säuglingsforschung zur depressiven Symptomatik bei Kindern unter zwei bis drei Jahren

Zum Thema Trennung und Verlust

Bahnbrechend waren die Arbeiten, die René Spitz in einem großen amerikanischen Säuglingsheim durchführte und ihn zur damals revolutionären Einsicht brachten, dass Säuglinge/Kleinkinder psychisch leiden. Aus seiner klassischen Studie mit 123 Kindern beschrieb er das Bild der »anaklitischen Depression«, die ab dem sechsten Lebensmonat auftrat, nachdem sie aus institutionellen Gründen (Strafvollzug) während drei Monaten von ihren Müttern getrennt wurden und der minimalen Fürsorge durch wenige Säuglingsschwestern überlassen wurden (Spitz, 1946). Es handelte sich um ein Syndrom mit progressivem Verlauf. Die Säuglinge zeigten zuerst ein weinerliches und anklammerndes Verhalten, das später von Kontaktverweigerung, motorischer Verlangsamung und einer Starre des Gesichtsausdruckes abgelöst wurde; sie verloren allmählich an Gewicht, ihre Entwicklung stand still; zuletzt kam Schlaflosigkeit hinzu, sie wurden lethargisch und krankheitsanfällig. Diese starke Mitteilung führte dazu, dass die Betreuungsbedingungen in Säuglingsheimen und auch der Umgang mit der Trennungssituation bei Krankenhausbehandlungen enorm verbessert wurden; sie hatte aber keine Folgen hinsichtlich der weiteren Erforschung des Syndroms und der individuellen Behandlung.

Erste Jahrzehnte später nahm John Bowlby die Thematik der Depression in Zusammenhang mit Trennung im frühen Kindesalter wieder auf. In seinem Buch *Verlust: Trauer und Depression* fasste er zahlreiche Beobachtungen von Trennungssituationen bei Kleinkindern, die im Kontext der Bindungsforschung durchgeführt wurden, zusammen und beschrieb den typischen Verlauf ihrer Reaktionen (Bowlby, 1980). Zuerst protestiert das Kind laut und sucht überall die vermisste Bezugsperson, Schlaf und Appetit sind beeinträchtigt; nach ein bis zwei Wochen gibt es die Hoffnung auf, zieht sich zurück, wird traurig, desinteressiert bis apathisch; wenn die Trennung sehr lange dauert, lässt sich das Kind von seinem Rückzug schwer wieder zurückholen, es zeigt kein Bindungsverhalten mehr, auch wenn es mit der vermissten Bezugsperson wieder zusammenkommt. Bowlby bezeichnet diesen Prozess als echtes Trauern, das mit demjenigen von Erwachsenen vergleichbar ist, und frühestens ab der Mitte des zweiten Lebensjahres in dieser Form auftritt. Trauern bedingt seiner Meinung nach eine gewisse kognitive Reife, insbesondere dass die Objektpermanenz in Bezug auf die betreuenden Personen etabliert ist. Ausprägung und Bewältigung der Trauerreaktion hängen sehr davon ab, wie das Kind von seiner Umgebung unterstützt wird. Z.B. Kinder, die angewiesen wurden, gegenüber den Pflegepersonen »brav« zu sein, können den Protest unterdrücken und erst später mit Phasen von Traurigkeit und manchmal Ausbrüchen von unmotiviertem Lachen auffallen. Kinder, die keine feinfühlige Begleitung erleben, werden eher die pathologische Entwicklung, die mit dem chronischen sozialen Rückzug verbunden ist, einschlagen. Unter dem Alter von 1½ Jahren ist die Bezeichnung Trauern unangemessen: Die Symptome nach der Trennung sind unterschiedlich, die Rolle der Betreuer bezüglich dem Störungsverlauf steht im Vordergrund.

Folgende, am bindungstheoretischen Ansatz orientierte Arbeiten nehmen sich auch der Folgen des definitiven Verlustes, d.h. des Todes eines Elternteils, an (Lieberman et al., 2003). Diese Autoren stellen je nach Umständen des Todesereignisses und dem Entwicklungsstand des Kindes eine weitergehende Symptomatik fest, die im Kontext einer posttraumatischen Störung zu verstehen ist.[54] Sie folgern, dass der Tod von Mutter oder Vater für Kinder unter fünf Jahren – bevor sie über ein Selbstgefühl verfügen, das relativ unabhängig vom elterlichen Schutz ist – per se ein traumatisches Ereignis ist.

Zum Thema mütterliche Depression

Nach den vielen Hinweise zur Bedeutung der Mutter-Kind-Beziehung für das kindliche Wohlbefinden wurde ab den 1980er Jahren die Untersuchung der postpartalen Depression und ihrer Folgen zu einem Schwerpunkt der Forschung.[55] Besonders beeindruckt haben damals Videoaufnahmen der Mutter-Kind-Interaktion beim sogenannten »still-face-Versuch« – einer experimentellen, die Depression nachahmenden Situation, bei der die Mütter gebeten wurden, drei Minuten lang regungslos ihren wenige Monate alten Säuglingen gegenüberzusitzen, sie anzuschauen und nicht auf sie zu reagieren (Tronick et al., 1978). Die Babys reagieren heftig. Sie wenden sich ab und wieder zu, sie versuchen auf viele Arten, die Mutter zu einer Reaktion zu bewegen; wenn alles misslingt, verfallen sie in einem traurigen Affekt, werden unruhig und weinerlich.[56] In klinischen Forschungen erscheint das mütterliche Interaktionsverhalten bei Depression in zwei verschiedenen Mustern (Pedrina, 2006; Field, 2010): (1) ein passives, zurückgezogenes, stimulierungsarmes Muster; und (2) ein Muster mit intrusivem, kontrollierendem, überstimulierendem Verhalten alternierend mit Phasen des Rückzugs. In eigenen klinischen Beobachtungen kam die erste Form eher bei leichter, die zweite bei schwerer mütterlicher Verstimmung vor (Pedrina, 2006). Bei der depressiven (zurückhaltenden)

54 Für weitere Ausführungen s. Kapitel »Komplexe Traumafolgestörungen«.

55 Für weitere Angaben zur postpartalen Depression und anderen Psychopathologien bei Müttern s. Kapitel »Verletzte Elternschaft«.

56 Video mit Tronicks Kommentar unter https://www.youtube.com/watch?v=Btg9PiT0sZg [Stand 28. Januar 2019].

Interaktion mit Babys werden bei der Mutter weniger Stimm- und Blickaustausch, weniger Lächeln, mehr Fehlabstimmungen und negative Affekte angegeben; mit Kleinkindern finden weniger Gespräch und Singen, weniger Vorlesen und Geschichtenerzählen statt. Bei den Babys selbst fallen Blickvermeidung und vermehrt Rückzugsverhalten, weniger positive Affekte und Spielbereitschaft, aber auch Schläfrigkeit oder Irritabilität auf; später werden häufiger unsicheren Formen des Bindungsverhaltens und Verzögerung der kognitiven Entwicklung festgestellt (O'Hara, 2009; Field, 2010). Einige Studien weisen darauf hin, dass sich das Verhalten von Babys depressiver Mütter mit der Zeit verändert. Tiffany Field stellte mittels dem still-face-Versuch fest, dass diese Babys auf den (experimentellen) Rückzug der Mutter nicht mehr mit Protest reagierten, was als Zeichen der Anpassung an ihre chronisch gedrückte Stimmung interpretiert wurde (Field, 1984). Zudem hatten solche Babys, obwohl sie mit anderen Bindungspersonen bessere Interaktionen unterhielten, die Neigung, andere nicht-depressive Erwachsene mit gedämpfter Interaktionsbereitschaft zu begegnen, d. h. sie hatten die Neigung, das depressive Interaktionsmuster auf andere Beziehungen zu übertragen (Field et al., 1988).

Eine bedeutende theoretische Ausarbeitung dieser frühen Entwicklungsbeeinträchtigung hat Edward Tronick geleistet. Er schlägt vor, Stimmung und Stimmungsentwicklung – und nicht die später bedeutsam werdenden diskreten Emotionen – als zentrale Aspekte der Untersuchung zu nehmen, um die kindliche Erfahrung der mütterlichen Depression und die Entstehung der depressiven Veranlagung zu verstehen (Tronick, 2003; 2004; Tronick & Beeghly, 2011). Stimmung ist ein länger dauernder Affektzustand, die als »klebrig« – vergleichbar mit Schläfrigkeit – an- und abschwellend gekennzeichnet wird und durch einen eigentümlichen Beharrungsimpuls immer wieder in der gleichen Qualität aktiviert wird. Sie hat die Aufgabe, die kindliche Erfahrung zu lenken, und trägt dazu bei, ihr Sinn zu geben. Stimmung entsteht in einem dyadischen Prozess der wechselseitigen Affektregulierung, und zwar maßgeblich in den Momenten, in denen misslingende und desorganisierende Interaktionen von Mutter und Kind gemeinsam repariert werden. In der Wiederholung solch schneller Korrekturen von Fehlanpassungen erlebt das Kind einen raschen Übergang vom negativen zum positiven Affekt und baut damit einen positiven Stimmungszustand auf. Im Umgang mit einer depressiven Bindungsperson bewirken Probleme der affektiven Reziprozität gehäufte und dauerhafte Erfahrungen eines negativen Affekts, aus denen sich mit der Zeit eine negative Stimmung ergibt. Tronick spezifiziert, dass »deprimiert aussehende« Kinder nicht einfach den mütterlichen Affekt übernehmen oder spiegeln, sondern dass es sich bei diesem Transfer um einen gegenseitigen aktiven Prozess handelt. Diese zurückgezogenen, mit Selbstregulierung beschäftigten Kinder sind seiner Meinung nach in ihrer Entwicklung schwerer gefährdet als

Kinder intrusiv handelnder depressiver Mütter, die vorwiegend mit Wegsehen und Ärger reagieren.

Weitere mütterliche Psychopathologien, z. T. verbunden mit einer Depression, häufig auch mit familiärer Gewalt, wurden bezüglich ihrer Auswirkung auf die Kinder untersucht. Die vielschichtige Symptomatik wird meist als komplexe posttraumatische Störung analysiert.

Das Symptom Rückzug als Alarmzeichen und ein Fallbeispiel

Rückzug, neben Irritabilität, ist das Hauptsymptom einer sich anbahnenden negativen Stimmung beim Säugling und als Vorläufer einer möglichen depressiven Entwicklung ernst zu nehmen. Nur: Rückzug ist auch eine Fähigkeit, die dem Baby die Möglichkeit gibt, seine Teilnahme am sozialen Austausch selbstständig zu gestalten, und gehört dementsprechend zu seinem normalen Verhalten. Anlass zur Sorge ist es, wenn dieses Verhalten länger andauert. Rückzug ist zudem eine Reaktion, die in verschiedenen klinischen Bildern vorkommt, so u. a. auch bei Angstzuständen, bei posttraumatischen Störungen, beim autistischen Syndrom und bei physischen Krankheiten, insbesondere bei Schmerzen. Antoine Guedeney, ein französischer Kinderpsychiater und -psychoanalytiker, hat sich früh mit diesem wichtigen Symptom befasst und einen Screeningtest entwickelt, den ADBB (Alarm Distress Baby Scale bzw. »aide bébé«), der anhaltendes Rückzugsverhalten bei Babys zwischen zwei und 24 Monaten erfasst (Guedeney & Fermanian, 2001). Grundlage dafür waren Vorarbeiten von Pädiatern, denen dieses Symptom bei schweren komplexen (psycho-)somatischen Gedeihstörungen wie »failure to thrive« und Kwashiorkor imponiert hatte. Dieser einfache Test, der von Kinderärzten, Mütterberaterinnen und Psychotherapeuten ausgeführt werden kann, die bei dessen Durchführung das Kind genügend stimulieren müssen, ist mittlerweile mehrfach validiert und in verschiedenen Studien eingesetzt worden (Guedeney et al., 2013). In Einklang mit anderen Forschern, die – im Wissen um die zirkuläre destruktive Dynamik beim Ausbleiben des Beziehungsaustausches und um die Chancen des Beziehungsaufbaus in einer Zeit der noch ausgeprägten Neuroplastizität – frühe Interventionen befürworten, fordert dieser Autor dezidiert folgendes Vorgehen: Das Kind anschauen und seinen Zustand des Rückzugs oder der Depression nicht verleugnen, zweitens, es aus diesem Zustand herauszuholen versuchen, und, drittens, nach der Ursache suchen (Guedeney, 2007, S. 404).

In der psychotherapeutischen Praxis ist das Bild eines entrückten Babys, das vorübergehend grau-blass und völlig hypoton, wie eine leere Hülle auf dem Schoß der abgewandten Mutter liegt, nicht selten. Doch Rückzugsverhalten kann auch diskret und leicht zu übersehen sein. Im folgenden Fallbeispiel wird die aufmerksame Beobachtung und Begleitung einer solchen subklinischen

Reaktion bei einem einjährigen Kind im Übergang zu seiner Pflegefamilie durch die zuständige Sozialpädagogin geschildert.[57]

L. ist zehn Wochen zu früh auf die Welt gekommen. Nach 2½ Monaten auf der neonatologischen Station wurde er direkt in einer SOS-Familie (Übergangsplatzierung) aufgenommen. Nachdem die Behörde den Entscheid für eine längerfristige Inobhutnahme getroffen hatte, konnte die involvierte Platzierungsorganisation gleich eine geeignete Pflegefamilie anbieten, in welche L. mit 11½ Monaten wechselte.

Der Beziehungsaufbau mit den neuen Betreuern erfolgte in drei Wochen mit gegenseitigen Besuchen. L. reagierte mit Besorgnis auf das Weggehen der ersten Pflegemutter, ließ sich aber schnell von der neuen Pflegemutter und ihren Kindern beruhigen und ablenken. Bei der Rückkehr nach Hause klammerte er sich an die Mutter, an die er gebunden war; auch verstärkte sich in dieser Zeit eine Erkältung mit Husten. Drei Tage vor dem geplanten Wechsel musste er deswegen einige Tage im Krankenhaus verbringen, zusammen mit seiner SOS-Pflegemutter; dort wurde er von der künftigen Pflegemutter besucht. Der definitive Wechsel fand eine Woche später als vorgesehen statt.

L. war in dem ersten Tage in der neuen Familie sehr ruhig und hatte Momente, wo er fast apathisch wirkte. Dieses Verhalten hatte er in der SOS-Familie nie gezeigt, jedoch teilweise im Kontakt mit seiner leiblichen Mutter, welche große Mühe hatte, sich auf ihn einzulassen. Die neuen Pflegeeltern kümmerten sich in dieser Anfangszeit sehr eng um L., sodass er nach zwei bis drei Wochen wieder lebendiger wurde und mehr plauderte. Beim ersten Besuch der SOS-Mutter war er nach kurzem Befremden offen, nach dem zweiten wurde er gleich krank; bei einem dritten Besuch in größerem Abstand reagierte er wie mit anderen wenig bekannten Personen.

L. hat sich von Anfang an von den neuen Pflegeeltern führen lassen, hat aktiv den Kontakt gesucht und sich trösten lassen. Er hat die Aufmerksamkeit der drei Geschwister genossen, geschaut, was sie machen, und es ihnen gleich getan. Dazwischen gab es aber immer wieder Momente, wo er leer vor sich hin geschaut hat. Die Pflegeeltern beobachteten dies aufmerksam und gingen jeweils sehr auf ihn ein. L. war viel unruhig und war oft fahrig. Körperlich ist der Ergotherapeutin aufgefallen, dass sich L.s Zehen nach dem Pflegeplatzwechsel eingerollt hatten, was sie als Zeichen innerer Anspannung wertete. Erst nach acht bis neun Monaten hatten sich diese Auffälligkeiten gelegt und L. konnte sich wie früher heiter und unbeschwert zeigen. Auch die Pflegemutter

57 Es handelt sich um die (leicht gekürzte) Falldokumentation eines begleiteten Überganges durch Espoir – einen Zürcher Verein, der belastete Kinder, Jugendliche und Familien sonderpädagogisch unterstützt und u.a. Pflegeplatzierungen begleitet (www.vereinespoir.ch).

fühlte sich von der Sorge um L.s Entwicklung entlastet, nachdem sie feststellen konnte, dass ihr starkes Engagement während der Eingewöhnungsphase Wirkung gezeigt hat.

Die Entwicklung dieses Kindes hätte wahrscheinlich eine ganz andere Wendung genommen, wenn seine Rückzüge unbeachtet geblieben wären und immer mehr Platz eingenommen hätten, auf Kosten des Austausches mit seinen neuen Bezugspersonen, in dem es Neues hätte erleben und lernen können.

Diagnose »depressiver« Zustände nach DC:0-5 bei Kindern unter zwei bis drei Jahren

Die meisten Autoren, die sich mit Depression im frühen Alter befasst haben, teilen die Meinung, dass Depression eine psychische Störung ist, die eine gewisse intrapsychische Verarbeitung der erlittenen Belastung impliziert. Sie unterscheidet sich darin von den Basisaffekten, die im ersten Lebensjahr auftauchen und unmittelbar am Gesichtsausdruck des Babys erkannt werden können. Freude ist mit vier bis sechs Wochen, eventuell schon früher, erkennbar; Traurigkeit und Ärger werden ab dem dritten bis vierten Lebensmonat ausgedrückt; Angst, die im siebten bis achten Monat in Zusammenhang mit Fremden (mit Gefahr) und mit Trennung (fehlender Schutz) erlebt wird, ruft eindringlich zu einer unmittelbaren Reaktion. Die Voraussetzung für depressives Erleben sind nicht vor dem 18. bis 20. Monat bei etablierter Individuation und der Möglichkeit, interpersonale Transaktionen wahrzunehmen, gegeben. Zentral in der Dynamik der Depression ist das Schuldgefühl, das sich als soziales Gefühl in der zweiten Hälfte des zweiten Jahr zu entwickeln beginnt. Im DC:0-5 steht, dass die Diagnose depressive Störung mit Vorsicht vor dem 24. Monat, also erst ab dem dritten Jahr, gestellt werden soll. Der Ausdruck »anaklitische Depression« für die von Spitz beschriebene Entwicklung nach emotionaler Deprivation im Säuglingsalter ist in der heutigen Sichtweise nicht mehr zutreffend und obsolet.

Was hingegen affirmativ gesagt werden kann, ist, dass auch Babys unter 24 Monate psychisch leiden können. Der DC:0-5 bietet für die oben beschriebenen Pathologien im frühesten Alter mehrere Möglichkeiten, die je nach der jeweiligen Situation und der Ausprägung der Symptomatik in Betracht zu ziehen sind. Sie sind entweder in der Gruppe der Störungen mit Trauma, Stress und Deprivation aufgeführt oder nehmen die Beziehungsstörung in den Blick. Für jede Achse I-Diagnose gilt das allgemeine Störungskriterium: Das Wohlbefinden, die Beziehungen oder die Entwicklung des Kindes und/oder der Familie sind deutlich beeinträchtigt. Für Beziehungsstörungen kommt auch deren Beschreibung nach Achse II-Dimensionen in Frage.

- Einschneidende Folgen von Trennungen des Kindes von der vertrauten Betreuungsperson, die eine normale Trauerreaktion übersteigen, werden von der *Komplizierten Trauerreaktion der frühen Kindheit* erfasst.
- Der Verlust der wichtigsten Bezugsperson, z. B. der Tod eines Elternteils, gilt per se als traumatisierend. Das Kind kann in jedem Alter die Symptomatik einer *Anpassungsstörung* zeigen, ab dem neunten Monat eventuell die spezifischere Symptomatik der *Posttraumatischen Belastungsstörung.*
- Die postpartale Depression der Mutter äußert sich in der Beziehung zum Kind häufig entweder mit einem emotional flachen, austauscharmen Verhalten oder mit einem alternierend hektisch-intrusiven Verhalten. Wenn das Kind eine reaktive Verhaltensstörung nur in der Beziehung zur Mutter zeigt, würde die Diagnose *Beziehungsspezifische Störung der frühen Kindheit* passend sein; wenn weitergehende gravierende Symptome als Folge der mangelnden interaktiven Regulationshilfe vorhanden sind, kommen die entsprechende kindzentrierten Diagnosen zur Anwendung. Wenn das Kind ein auffälliges, der mütterlichen Depression geschuldetes Beziehungsverhalten auf andere Personen überträgt, muss die Störung in der Beziehungsachse II abgebildet werden, die gleichwohl zu therapeutischen Interventionen berechtigt.
- Ähnlich wird man die Situation bei anderen elterlichen Pathologien beurteilen. Persönlichkeitsstörungen und psychotischen Störungen gehen womöglich mit extremen Stressbelastungen und zuweilen mit Gewalt einher; dann würden wieder traumabezogene Diagnosen zum Zug kommen.

Eine besondere Erwähnung verdient das *ausgeprägte Rückzugsverhalten* des Kindes, das als das Hauptsymptom einer beginnenden depressiven Entwicklung (nach Ausschluss anderer, insbesondere somatischer Diagnosen) beim Säugling gilt bzw. zur Veranlagung für spätere depressive Dekompensierungen unter Belastung führen kann. Es stellt noch keine etablierte Pathologie dar und entspricht keiner diagnostizierbaren Störung. Wegen dem langfristigen Gewinn einer therapeutischen Intervention, die den Austausch mit Mutter/Vater wiederbelebt und dem Kind hilft, positive Affekte zu erleben, muss eine solche unbedingt erwogen werden – und zwar bevor eine funktionelle Beeinträchtigung eintritt.

Frühkindliche Depression bei Kindern über zwei bis drei Jahren

Frühkindliche Depression – Ein validiertes Syndrom

Ein anderer Zugang zur Erfassung der Depression im frühen Kindesalter haben Autoren gewählt, die das bei Erwachsenen und älteren Kindern und in den üblichen Klassifikationsmanualen beschriebenen Syndrom auch bei Kindern im Vorschulalter versucht haben nachzuweisen. Ähnlich wie im Falle der Posttraumatischen Belastungsstörung ist ihnen die Inkongruenz zwischen den epidemiologischen Daten für Depression und der klinischen Erfahrung aufgefallen. In den 1980er bis 1990er Jahren wurde bei Kindergartenkindern eine Häufigkeit von 0,3 % gegenüber Werten von 3,2 bis 8,9 % bei älteren Kindern festgehalten (Herpertz-Dahlmann et al., 2008, S. 774). Erste gezielte Untersuchungen fanden Vorschulkinder mit eindeutigen depressiven Zeichen sowohl in klinischen als auch in breiteren nicht klinischen Gruppen, die aber die damaligen Kriterien einer Depression nicht erfüllten (Kashani & Ray, 1983, zit. in: Luby et al, 2002). Joan Luby und Mitarbeiter, die anschließend die ausführlichste Forschung zu diesem Thema durchführten, schlugen gestützt auf die Untersuchung von 137 Kindern zwischen drei und 5½ Jahren, die in pädiatrischen Praxen rekrutiert worden waren, folgende Anpassung der Diagnosekriterien vor: einerseits ihre Übersetzung in altersentsprechende Manifestationen (z. B. Anhedonie zeigt sich in der Unfähigkeit, Spiel und andere Tätigkeiten zu genießen, anstatt im Mangel an Libido), andererseits die Anpassung der verlangten Beständigkeit und Dauer der Symptome (über zwei Wochen, mit möglichen Unterbrüchen) (ebd.). Eine zweite Untersuchung mit 105 in der allgemeinen Bevölkerung rekrutierten depressiven Kindern bestätigte und ergänzte den bereits als spezifisch erkannten Symptomkomplex; zudem wurde gezeigt, dass Kinder mit Depression klar gegenüber solchen mit Angststörungen oder disruptiven Verhaltensstörungen abgegrenzt werden können (Luby et al., 2009). Mit den angepassten Kriterien wird gemäß neuerer Studien die Häufigkeit der frühkindlichen Depression sowohl in den USA als auch in einer breit angelegten norwegischen Studie (n = 2.475) mit ca. 2 % angegeben (Egger & Angold, 2006; Wichström et al., 2012).

Hauptsymptome der frühkindlichen Depression sind, in Anlehnung an das DSM-IV:

1. depressive Stimmung gemäß Beobachtung, aber auch reizbare Stimmung, während eines Teiles des Tages für mehrere Tage (während mindesten zwei Wochen).
2. deutlich vermindertes Interesse oder Freude in den meisten Aktivitäten oder beim Spiel, gemäß subjektiven Angaben oder Beobachtung, während eines Teiles des Tages für mehrere Tage (während mindesten zwei Wochen).

Entweder (1) oder (2) müssen vorhanden sein. Wenn beide vorkommen, braucht es noch zusätzlich zwei der folgenden Symptome; ansonsten noch drei (oder mehr):

3. Ab- oder Zunahme des Gewichts, anhaltende Ab- oder Zunahme des Appetits,
4. anhaltende Schlaflosigkeit oder Hypersomnie,
5. ausgeprägte psychomotorische Unruhe oder Verlangsamung,
6. anhaltende Müdigkeit oder Mangel an Energie,
7. vermindertes Selbstwertgefühl oder exzessive Schuldgefühle gemäß ihrem Ausdruck im Spiel,
8. verminderte Fähigkeit, zu denken, sich zu konzentrieren und zu entscheiden, gemäß eigener Aussagen oder Beobachtung,
9. wiederholte Gedanken an den Tod, suizidale Gedanken, wie geäußert oder falls als anhaltende Themen im Spiel erkennbar.

Bemerkenswert an den erwähnten Forschungsbefunden ist, dass die typischen Depressionssymptome der gedrückten Stimmung und der Anhedonie häufiger anzutreffen sind als die »maskierten« psychosomatischen und kognitiven Symptome, die bis vor Kurzem für das eigentliche Bild der vermeintlich atypischen Depression beim Kind gehalten wurden. Anhedonie hat sich als relativ spezifisches Zeichen der frühkindlichen Depression erwiesen und kennzeichnet besonders schwere Formen (Luby et al., 2004). Bei letzteren ist auch das Auftreten von affektiven Störungen in der Familienanamnese häufiger dokumentiert, was dahingehend interpretiert wird, dass die genetische Komponente der Depression bereits im Vorschulalter zum Ausdruck kommen kann. Ein weiterer wichtiger Befund ist, dass depressive Kleinkinder gemäß Angaben von Eltern und Kleinkindbetreuern/Lehrpersonen Beeinträchtigungen in verschiedenen funktionellen Bereichen aufweisen, die besonders für die soziale Entwicklung bedeutsam sind, obwohl (noch) kein allgemeiner Entwicklungsrückstand vorliegt. Zusammen mit der aus der neurobiologischen Forschungsrichtung belegte Neuroplastizität der ersten Lebensjahre gilt dies als Argument für Früherfassung und frühe therapeutische Intervention (Luby et al., 2009).

Um sich der Gefühlswelt depressiver Kleinkinder zu nähern, wurden Untersuchungen mit dem Geschichtenstammverfahren MacArthur Stem Story Battery MSSB (Bretherton et al., 2003) durchgeführt und durch Elternbefragung ergänzt. Insbesondere interessierten sich die Forscher für die sozialen Gefühle der Scham und Schuld, die in der Depression erwachsener Patienten bekanntlich ausgeprägt und psychodynamisch zentral sind. Kleinkindern mit schwerer Depression erleben gemäß Testauswertung ab drei Jahren deutlich mehr Schamgefühle als nicht depressive Kinder; die Eltern berichten von hoher Beschäftigung mit Schuldgefühlen und zugleich sehen sie im kindlichen Verhalten kaum Anzeichen der Wiedergutmachung. Ein maladaptiver Umgang mit Schuld und Scham ist also auch bei Kleinkindern ein wichtiger Aspekt der Depression (Luby et al., 2009). Schuldgefühle sowie extreme Ermüdung wurden als spezifische Marker für die frühkindliche Depression eruiert.

Weil die Untersuchung der früh auftretenden Depression noch relativ neu ist, ist wenig über deren Verlauf und über die Stabilität der Störung in späteren Jahren gesichert. Einige Arbeiten weisen darauf hin, dass frühe Depression ein Risiko für Depression in der späteren Kindheit und in der Adoleszenz darstellt; andere zeigen, dass sie für Angststörungen und ADHS prädisponieren. Eine weitere Untersuchung, die den Weg der Weitergabe der mütterlichen Depression zum Kind bis zur seiner Adoleszenz nachgeht, macht darauf aufmerksam, dass neben dem Weg über depressiv-ängstliche Symptomatik im Vorschulalter auch der Weg über die Reizbarkeit-Symptomatik bedeutsam ist (Whalen et al., 2017).

Erfassung und Abklärung – elterliche Informationen, Interaktion- und Spielbeobachtung

Die Erfassung der Depression bei Kleinkindern erfolgt in einem ersten Schritt durch die Beobachtung ihres Verhaltens und ihrer emotionalen Äußerungen durch die Eltern oder andere Betreuer. Die Therapeutin kann mit gezielten Fragen das Bild ergänzen. Im Rahmen ihres langjährigen Forschungsprogramms zu den frühen emotionalen Störungen haben Luby und Mitarbeiter einen einfachen und schnell zu beantwortenden Fragebogen, die Preschool Feelings Checklist (PFC), entwickelt, der erlaubt, diejenigen Kinder zu erkennen, die vertiefter untersucht werden sollten (Luby et al., 2004).

Wie bei kleineren Kindern, kommen in der dyadischen Interaktion weniger Freude, vermehrtes Ausweichen, weniger Übereinstimmung und häufiger negativ ausgehende Interaktionen als bei gesunden Kindern vor. Diese Beobachtungen erhärten die Hinweise Dritter in Bezug auf das wichtige Symptom der Anhedonie. Außerdem tragen Beobachtungen des Kindes im Spiel weitere Elemente zur Diagnose bei. In einer diesbezüglich seltenen Untersuchung hat eine niederländische Gruppe um Annemieke Mol Lous das Spiel von 30 depressiven Kindern untersucht und mit gleichgroßen Gruppen von Kindern mit anderen, nicht depressiven Störungen bzw. von Gesunden verglichen. Die Beobachtungen wurden in verschiedenen Spielsituationen erhoben: im freien Spiel allein, im freien Spiel mit der Untersucherin und im Test-Spiel bei der Ergänzung einiger vorgegebener Stammgeschichten, wobei diese jeweils in einer Version mit guter Stimmung (z. B. »John ist fröhlich aufgestanden und …«) und in einer mit negativer Stimmung vorgelegt wurden (Mol Lous et al., 2002). Die Unterschiede im Spiel depressiver Kinder gegenüber den nicht depressiven waren eindrücklich und durchgehend signifikant. Sie zeigten weniger symbolisches Spiel und mehr Nicht-Spiel-Verhalten, wie Explorieren oder sich an den Untersucher wenden; und die zeigten mehr Wechsel in beiden Situationen. Die Verminderung des symbolischen Spiel war in den Narrativen der Stammgeschichten am meisten ausgeprägt, und ganz besonders wenn als Anregung die Geschichten mit schlechter Stimmung präsentiert wurden. Auf die Hemmung des symbolischen Spiels haben auch andere Forscher hingewiesen (zit. in ebd.). Dies wird zuweilen in Zusammenhang mit der Beeinträchtigung der emotionalen Regulation gesehen: Spiel kann negative Gefühle und Gedanken auslösen, die als bedrohlich erlebt werden, wenn zuvor bereits ähnliche unkontrollierbare emotionale Erfahrungen gemacht wurden. Die Fragmentierung des Verhaltens, die ein Merkmal des desorganisierten Bindungsstils ist und meistens mit externalisierenden Störungen in Verbindung gebracht wird, kann gemäß dieser Studie auch bei affektiven Störungen vorkommen.

Komorbidität und Differentialdiagnose

Wie bei älteren Kindern mit depressiver Störung sind auch im Vorschulalter Komorbiditäten häufig. Ihre Muster sind aber unterschiedlich. Es kommen nicht so sehr Angststörungen vor, vielmehr ADHS und oppositionelles Verhalten. Einige Forscher haben die Frage aufgeworfen, ob darin eher eine allgemein beeinträchtigte Fähigkeit zur emotionalen und Verhaltensregulation zum Ausdruck kommt, als dass es sich um das gleichzeitige Auftreten unterschiedlicher Störungen handelt (Egger & Angold, 2006).

Eine sorgfältige Abklärung ist beim Vorliegen depressiver Symptomatik notwendig, um andere Diagnosen, die teilweise ähnliche Bilder zeigen, nicht zu verpassen. Eine Vorbedingung ist, dass die Symptomatik in verschiedenen Beziehungen und Kontexten auftritt; diese Tatsache muss u. U. bei Kindern über zwei Jahren, die immer noch vorwiegend mit ihrer Hauptbezugsperson leben, aktiv erfragt werden. Wenn sie sich nur in einer Beziehung manifestiert, ist die Beziehungsspezifische Störung (nach DC:0-5) zu erwägen. Des Weiteren sind insbesondere Anpassungs- und posttraumatische Störungen in Betracht zu ziehen, wobei in diesen Fällen das Vorliegen eines traumatischen Ereignisses oder chronischer Traumatisierung in der Vorgeschichte das wichtigste Unterscheidungsmerkmal ist. Kinder mit reaktiver Bindungsstörung haben häufig depressive Symptome. Die Abgrenzung gegenüber der Depression ist klinisch schwierig, weil zu beiden Zuständen emotionaler Rückzug, verminderte positive Affekte und Episoden von Reizbarkeit gehören. Bei Depression allein sind Kinder vermutlich eher bereit, Trost zu suchen und auf Zuwendung zu reagieren; diesbezügliche Untersuchungsbefunde sind jedoch spärlich. Schließlich müssen selbstverständlich somatische Krankheiten ausgeschlossen werden.

Diagnose Depression im DC:0-5 und eine neue Kategorie – »Störung mit dysregulierter Wut und Aggression«

Unter dem Titel *»depressive Störung der frühen Kindheit«* sind im DC:0-5 die oben aufgeführten, altersangepassten Kriterien übernommen worden. Es gelten die allgemeinen Störungskriterien des Leidens von Kind oder der Familie oder der kindlichen Entwicklungsbeeinträchtigung. Die Diagnose sollte mit Vorsicht unter 24 Monate gestellt werden.

Der DC:0-5 nimmt die zahlreichen Hinweise aus der Forschungsliteratur auf, die die emotionale Dysregulation im dritten Lebensjahr als unspezifischen Ausdruck eines Unbehagens ansieht, das im späteren Verlauf sich legt oder aber nachträglich als Vorstufe einer später definierten klinischen Störung erkannt werden kann. Die Hauptsymptome sind häufige Wutanfälle mit einer begleitenden Grundstimmung von Reizbarkeit und Ärger. Die betroffenen Kinder fordern ihre Eltern mit ihrer Neigung, nicht zu folgen und schnell zu streiten, heraus; zudem haben sie Problemen in Kindergruppen und werden leicht ausgeschlossen. Ein weiteres Kennzeichen eines Teiles dieser Kinder sind Aggressionen, entweder als Reaktion auf Angst oder Frustrationen oder aber proaktiv, indem sie z.B. anderen Kinder angreifen, ihnen Angst einjagen oder im Spiel dominieren wollen. Bisher wurden diese problematischen Verhaltensweisen unter der diagnostischen Kategorie der oppositionellen Verhaltensstörung mit ihrer Entwicklung in Richtung externalisierende Störungen untersucht. Heute wird der Aspekt der emotionalen Dysregulation, die den Verhaltensauffälligkeiten zugrunde liegt, in den Fokus gerückt und auch die Möglichkeit einer Weiterentwicklung in Richtung Angst- und affektive Störungen in Betracht gezogen.

Der Vorschlag des DC:0-5 besteht in der Einführung einer neuen Diagnose: *»Störung mit dysregulierter Wut und Aggression in der frühen Kindheit«,* die bei Kindern ab 24 Monaten gestellt werden kann, wenn das Problemverhalten mindestens drei Monate andauert. Sie ist ausdrücklich unter den affektiven Störungen und nicht im gleichen Kapitel wie ADHS eingeordnet. Diese Diagnose gilt als Anregung für die Forschung, damit in Zukunft mehr über den weiteren Verlauf dieser risikobehafteten Beeinträchtigung der emotionalen Regulierungsentwicklung gesagt werden kann. Sie ist aber auch für Kliniker interessant, weil sie grundsätzlich auf neue Aspekte der frühen Irritabilität und Aggression hinweist. Kollegen, die in kinderpsychiatrischen Praxen und ambulanten Diensten tätig sind, berichten, dass Zuweisungen von Kleinkindern durch Eltern, Kinderkrippen und Kindergärten wegen aggressivem Verhalten enorm zunehmen. Überlegungen zu deren Ursachen würden den Rahmen dieser Arbeit sprengen; jedenfalls ist es in diesem Fall nicht so, dass die Diagnose die Krankheit produziert, sondern ein existierendes Problem erhält einen neuen Namen, der zu neuen Gedanken anregt.

Ein Fallbeispiel – reaktive Bindungsstörung und/oder Depression?

Ivan ist 6½-jährig, als ich ihn kennenlerne; seine Symptomatik war aber schon seit längerer Zeit Anlass zur Sorge für seinen Beistand, der mich mit der Abklärung beauftragte, ob für ihn Psychotherapie nötig sei. Zu diesem Zeitpunkt lebt er seit 1½ Jahren zusammen mit seiner Schwester Olga in einem Kinderheim, wo beide im Anschluss an eine Notfallhospitalisierung der alleinerziehenden Mutter untergebracht worden sind. Der weiterhin prekäre Zustand der psychisch kranken Mutter und das schwierige Verhalten des unzuverlässigen, jähzornigen Vaters haben eine Rückkehr der Kinder in die Familie bis dahin verhindert. Beide erklärten sich aber mit der Untersuchung in Hinblick auf eine zusätzliche Unterstützung für die Kinder einverstanden.

Zu Beginn des Heimaufenthalts war Ivan gemäß der Schilderung der Heimleiterin verschlossen und abwehrend, er stellte keine Fragen und gab den Betreuerinnen, die sich ihm zuwandten, nur knappe Antworten. Lange Zeit wollte er nicht mit den anderen Kindern spielen und lehnte alles Neue ab. Ivans Haltung hatte sich allmählich gebessert, aber er war im Vergleich zu den Gleichaltrigen zurückhaltend geblieben, er wirkte häufig traurig oder unsicher und brauchte immer noch Ermutigung, um sich an Neues zu wagen. In der Zeit des Heimaufenthaltes hatte er keine bevorzugte Beziehung zu einer bestimmten Betreuerin entwickelt; wenn er Trost suchte, wandte er sich an die vertrauteste der gerade anwesenden Betreuerinnen, auch wenn die Mutter zu Besuch im Raum war.

Bei der ersten Begegnung mit mir wirkt der dünne, drahtige, ernsthafte Junge sehr depressiv. Ich erschrecke an seiner Erscheinung: Sein Blick ist verlöscht, sein Gesicht grau, seine Körperhaltung eingefallen – er wirkt wie ein kriegsversehrtes Kind. Die begleitende Heimbetreuerin, die ich zunächst im Gespräch einbeziehe, meint, er sei traurig, weil ihn die Mutter in letzter Zeit unregelmäßig besuche. Hier wirft er trotzig, die vergangene Enttäuschungen leugnend, ein: »Am Sonntag kommt sie aber!« Den Vater sieht er seit Langem nicht mehr; die Betreuerin erklärt, es sei etwas vorgefallen, das ihm ein Besuchsverbot eingebracht hat. (Wie ich später erfahre, hatte er Heimmitarbeiterinnen gedroht.) Ivan sagt noch zu seinem Befinden, er habe nachts Angst vor Blitz und Donner. Ivan lässt sich für die Fortsetzung der Sitzung problemlos von der Betreuerin trennen. Im Gespräch allein antwortet er nur auf Fragen, wobei das Bild einer leblosen Welt entsteht: Er gehe nicht gern zur vor Kurzem begonnenen Schule, er habe dort keine neuen Kinder kennengelernt, er kenne nur die zwei Mitschüler, die mit ihm im Heim wohnen. Auch im Spiel zeigt er keine Initiative, er schiebt die zur Verfügung stehenden Autos ziellos herum; dann nimmt er meine Anregung, auch Häuser einzubeziehen, auf und stellt sie in einem strengen Quadrat auf, in das er schließlich die Autos einsperrt.

Ivans Haltung mir gegenüber ändert sich auffällig in den nächsten zwei Abklärungssitzungen. In der zweiten Sitzung ist er dezidierter und zeigt klar, dass er Abstand zu mir halten will. Er weigert sich, mir die Hand zu geben. Er geht direkt zu den Autos und gestaltet einen großen Unfall mit einem Brand; Feuerwehr, Ambulanz, Polizei eilen herbei. Ivan sagt kein Wort dazu und bezieht mich nicht ein. Im Gespräch äußert er sich wenig, aber sehr präzise und lässt erkennen, dass er wohl weiß, warum der Vater nicht mehr zu Besuch kommt, dass seine Schwester auch zur Abklärung bei meiner Praxiskollegin kommen muss und dass auch sie spielen muss. Die Mutter kam tatsächlich am Sonntag zu Besuch, nächstes Mal wird er mit ihr ins Hallenbad gehen. Auf Anfrage willigt Ivan ein, einen Baum und ein Selbstbild zu zeichnen. Der Baum ist ohne Wurzeln, sein Stamm kräftig, die Krone bescheiden und nur zur Hälfte mit Früchten beladen. Das Selbstbild nimmt eine kleine Ecke des Blattes ein, die Figur altersgerecht gestaltet mit einem roten, fröhlichen Kopf (»smiley«) und einem unscheinbaren gelblichen Körper mit prominentem Bauchnabel. Die Stimmung in diesem Austausch scheint etwas lockerer zu sein, aber am Schluss weigert sich wieder Ivan, mich zum Abschied zu begrüßen.

In der dritten Sitzung ist Ivan etwas zutraulicher, was sich darin ausdrückt, dass er mir spontan die Hand gibt. Nachträglich ist mir aufgefallen, dass in der Planung der Abklärung eine gemeinsame Sitzung mit der Mutter und später vielleicht mit dem Vater besprochen und vorgesehen wurde – was eine neue Motivation für Ivan für die Mitarbeit mit mir bedeuten durfte. Er fragt spontan, ob ich auch die Großmutter sehen würde. Im freien Spiel nimmt er das Thema der ersten Sitzung wieder auf: Er bildet mit Häusern ein Quadrat, in dem die Autos Schutz finden und so von Räubern nicht geklaut werden können. Ivan ist mitteilsamer und sagt, er fühle sich im Heim wohl; er wurde direkt vom Hort dorthin gebracht, weil er nicht mehr nach Hause gehen konnte – Mami war krank und Papi war nicht zu Hause. Auf die Frage, ob er eine bevorzugte Betreuerin habe, antwortet Ivan mit nein; wenn er Angst habe, sind alle gleich gut. Die Angst von Blitz und Donner ist aber inzwischen weg, weil der Hauswart ihm erklärt hat, dass ein Blitzableiter auf dem Dach stehe. In einem abschließenden MSSB-Test, in dem er zur Ergänzung von Stammgeschichten aufgefordert wird, zeigt sich seine Neigung, Probleme mit dem Verstand anzugehen, erneut. Ivan geht die Konfliktgeschichten ganz rational an, er lässt keine Gefühle mitspielen, die Kinderfiguren ziehen logische Schlüsse, wobei sie sich meist auf sich selbst verlassen und keine Hilfe suchen. Die Elternfiguren erhalten keine negative Konnotation.

Bei den nachfolgenden Sitzungen mit Mutter bzw. Vater und beiden Kindern wurden Beobachtungen betreffend der Beziehung zu den Eltern gemacht. In Anwesenheit der Mutter beschäftigen sich die Kinder gut miteinander und können auch kleine Konflikte im Spiel lösen. Derweil orientiert sich die Mutter nur an beiden Therapeutinnen (die Kollegin, die Ivans Schwester untersucht, ist bei den Elternkontakten auch dabei[58]) und schließt die Kinder vom Austausch aus, indem sie flüsternd Mitteilungen über die Familiengeschichte macht. Als wir sie auf das Spiel der Kinder aufmerksam machen, kommentiert sie es mit eigenen, nicht situationsbezogenen Einfällen, die aus Erinnerungen von ihren schwierigen Lebenserfahrungen stammen und die die Kinder verwirren. Trotz Flüstern, hört Ivan genau hin. Plötzlich sagt er: »Ich weiß, wie es im Krieg ist.« Bei dieser Sitzung zeigt sich, dass die Mutter zwar liebevoll, aber nicht in der Lage ist, sich in die Kinder einzufühlen und ihnen realitätsbezogene Orientierung zu bieten. Auch die Begegnung mit dem Vater nach längerer Unterbrechung erweist sich für die Kinder als verwirrend. Der Vater überschüttet sie mit Geschenken und Esswaren und bedrängt vor allem den älteren Ivan. Er nutzt seine Eindrücke über das Verhalten der Kinder, um neue Fehler des von ihm abgelehnten Heims vor ihnen anzuklagen. Zwischendurch kann er aber die Freude an den mitgebrachten Geschenken mit den Kindern teilen und einige stimmige Momente miterleben. Die Angaben des Heimpersonals über die Besuche bestätigen den Eindruck, dass sich Ivan über die Begegnung mit der Mutter freut, sie aber nicht als haltgebende Person betrachtet. Die früheren Begegnungen mit dem Vater werden als unbeschwerter und angemessener beschrieben; Ivan hätte jedoch die Weigerung des Vaters, ihn nach dem Hausverbot seitens des Heimes in einem heimexternen Treff zu besuchen, nicht einordnen können und verwirrt reagiert.

Kommentar und anamnestische Angaben: Die Beobachtungen der Betreuer während dem Heimaufenthalt und die klinische Befunde meiner Untersuchung enthalten genügend Hinweise für beide Diagnosen der reaktiven Bindungsstörung und der Depression. Einerseits ist Ivan zurückgezogen, sucht selten Trost bei Erwachsenen und zu keinem zeigt er eine vertrauensvolle Beziehung – auch zu den Eltern nicht. Andererseits wird er häufig als traurig erlebt, er zeigt keine Freude an seinen Tätigkeiten; dass er nachts Angst habe, spricht für Schlafstörung, sein dürrer Körper für Gedeihen an der unteren Grenze, seine Zeichnungen für geringes Selbstgefühl. Das symbolische Spiel ist geprägt von negativen Themen und gehemmt, vielmehr scheint Ivan mit Denken beschäftigt, wie es sich an seinen seltenen, aber gezielten Aussagen zeigt. Damit scheint er seinen unberechenbaren Lebenslauf kontrollieren zu wollen, jedenfalls ist er bestrebt, alles allein zu bewältigen. Inhaltlich erfasst er vieles realitätsgetreu. In einigen Punkten kommen die Sehnsucht und die Nähe zur Mutter zum Ausdruck, z. B. wenn er gegen jede Wahrscheinlichkeit an die Versprechungen der Mutter glaubt, und auch als er mitteilt, dass er das Leben im Krieg kennt, obwohl er selber nie im Ursprungsland der Familie war. Der Verlauf der Sitzungen mit der veränderten, aufgehellten Stimmung Ivans ab

58 Die Elterngespräche wurden von der Autorin zusammen mit Maria Mögel durchgeführt.

der zweiten Sitzung verleitet zwar dazu, an das Vorhandensein der Depression zu zweifeln. Es könnte sich dabei aber eher um den Ausdruck der Depressionsabwehr handeln. Ivan betont in einem ersten Schritt seine Autonomie und ist danach bereit, gestaltend an der Fortführung der Abklärung mitzumachen. Im Spiel bestehen derweil die am Anfang festgestellten Auffälligkeiten unverändert weiter.

Um Schwerpunkte in der Differentialdiagnose zu setzen, könnte die Vorgeschichte hilfreich sein. Bei der Bindungsstörung ist eine entsprechende traumatisierende Beziehungserfahrung zwingend.

Ivans Eltern stammen aus einer Gegend, in der Armut, ethnische Spannungen und zeitweise Krieg herrschten. Die Mutter ist schon als Jugendliche in die Schweiz gekommen, um der häuslichen Gewalt durch den alkoholkranken Vater zu entkommen. Bei einem Besuch in der Heimat wurde sie von Kriegswirren erfasst und erlebte eine traumatisierende Flucht, von der sie in Fetzen auch bei der Sitzung mit dem Sohn erzählt. Der Vater war in Kriegshandlungen verwickelt, in denen er Angehörige verloren hat, und ist danach mit seiner Mutter in die Schweiz geflüchtet. Hier hat er seine Frau kennengelernt und geheiratet, beide haben eine Zeit lang im Haushalt dieser Großmutter gelebt. Die Mutter erlebte die Geburt von Ivan als schwer; sie konnte ihn nicht stillen, weil sie Medikamente erhielt. Nach Aussagen des Ehemannes war sie sehr harsch mit dem Kind und überfordert, Ivan sei meistens von der Großmutter betreut worden. Die Mutter selbst klagt hingegen, dass der Vater nach der Geburt von Olga zwei Jahre später zunehmend dem Alkohol verfiel und sie vor den Kindern schlug. Als Ivan drei Jahre alt war, wurde die Großmutter krank und beide Kinder mussten tagsüber in eine Kinderkrippe. Zugleich verschlimmerten sich der psychische Zustand der Mutter und die familiäre Spannung so sehr, dass sich die Eltern trennten. Die Kinder blieben bei ihr, die seither von einem gesetzlichen Beistand unterstützt wird. Der Beistand berichtete, dass es Ivan nach diesen einschneidenden Veränderungen nicht gut ging, er wurde noch stiller und zurückgezogener, als er schon war. Die Betreuung der Kinder wurde wegen den häufigen Krisen der Mutter zunehmend prekär und unbeständig, bis sie notfallmäßig im Heim untergebracht werden mussten.

Kommentar: Ivan hat in seinem Leben unzureichende, unbeständige Beziehungsangebote seitens der Eltern erlebt, sodass keine sichere Bindung entstehen konnte. Ivan erkennt sich als zu ihnen zugehörig und freut sich, wenn er ihnen begegnet, ohne auf sie zählen zu können. Bemerkenswert ist, dass er von sich aus die Großmutter erwähnt, deren Beziehung zu ihm nicht näher untersucht werden konnte, als ob diese am ehesten eine zugewandte primäre Bezugsperson gewesen wäre. In der extrafamiliären Betreuung hat Ivan, trotz dem Einsatz problembewusster Kleinkinderzieherinnen, viele Wechsel erlebt. Diese Umstände sind typisch für die reaktive Bindungsstörung. Aber auch die

Depression hat eine Vorgeschichte. Wahrscheinlich erlebte Ivan eine schwerere depressive Episode nach der Trennung von der Großmutter. Er konnte sie nicht gut verarbeiten, da seine kriegstraumatisierten Eltern ihm kaum helfen konnten und schon zuvor kaum in der Lage waren, ihm eine altersentsprechende Fähigkeit zur emotionalen Regulation zu vermitteln.

Ausblick: Die Indikation für Psychotherapie wurde gestellt und zugleich viel Aufmerksamkeit der Betreuungssituation gegeben. Wegen der vermutlich noch längerdauernden Fremdplatzierung wäre ein Wechsel zu einer Pflegefamilie wünschenswert gewesen, aber angesichts des Widerstandes der Eltern nicht realisierbar. Für die Durchführung der Therapie ergaben sich neue Hürden, sie wurde vom Ausgang der inzwischen eingereichten Scheidung abhängig gemacht.

Störungsspezifischer Behandlungsansatz bei frühkindlicher Depression

Es macht Sinn, sich bei der Psychotherapie der frühkindlichen affektiven Störungen an die Entwicklung der emotionalen Regulation zu orientieren und einen Fokus auf die Prozesse, die diese ermöglichen bzw. gefährden, zu legen.[59] Eine zentrale Rolle spielen dabei die engsten Betreuungspersonen. Während für ältere Kinder die Wirksamkeit verschiedener individueller Therapieformen untersucht wird, stehen im Vorschulalter gemeinsame Eltern-Kind-Therapieformate im Vordergrund. Da bei der frühen kindlichen Depression häufig auch eine depressive Störung der Mutter vorliegt und jene z. T. verursacht, stellt sich die Frage, ob in diesem Fall die Behandlung der Mutter den Vorrang haben sollte. Studien zur postpartalen Depression haben gezeigt, dass zumindest im ersten Lebensjahr die Behandlung der Mutter allein die negativen Auswirkungen ihrer Störung auf die Interaktion mit dem Baby nicht genügend beeinflusst und diese seine psychische Vulnerabilität bis in die Adoleszenz hinein begründen (u. a. Murray et al., 2003; Murray, 2009).

Während die Depression bei über zweijährigen Kindern erst neuerdings in den Blick der Forschung geraten ist, ist die Erfahrung mit der Behandlung der postpartalen Depression mittels Eltern-Kind-Therapie bereits verbreitet und ermutigend. Im Fokus steht die Herstellung der Mutter-Kind-Beziehung bzw. die Besserung der durch die mütterliche Belastung beeinträchtigten Interaktionen. Bei sehr schweren Zuständen drückt sich das kindliche Unbehagen nicht nur in der Interaktion, sondern auch im Aussehen und Verhalten des Kindes aus. Hier soll auch an das weniger spektakuläre Symptom des anhaltenden Rück-

59 Ausführlicher zur interaktiven Regulation im Kapitel »Frühe Eltern-Kind-Beziehung und ihre Störungen«.

zugsverhaltens nach Guedenay erinnert werden. Der Anblick eines unendlich entrückten oder eines »leblosen« Babys lösen derweil bei der Therapeutin unmittelbar den Impuls zur »Reanimation« aus. Wenn es die Situation zulässt, ist es nicht falsch, dem nachzugeben und die Intervention direkt dem Kind zu widmen, d. h. mit dem Kind Kontakt aufzunehmen. Eine eindrückliche Vignette ist im Fallbeispiel des an Neurodermitis erkrankten sechsmonatigen Andreas (am Anfang des Kapitels »Kommunikative Musikalität«) nachzulesen, der mich mit seinem leeren Blick – in meinem Empfinden – herausforderte, ihn von seiner Einsamkeit zu erlösen. Da er Annäherungsversuche zunächst abwehrte, war ein längeres Abtasten im Spiel nötig, bis sich eine Begegnung ergab. Eine zweite Vignette betrifft den fünfmonatigen Säugling (im zweiten Fallbeispiel des Kapitels »Elternschaft und Migration«), der unbeachtet und leblos neben seiner traumatisierten und mit Wahnbildern beschäftigten Mutter lag. Ihn holte ich mit Blickspielen zurück und versuchte gleich, die Mutter zu ähnlichem Austausch zu bewegen.

Was das Vorschulalter betrifft, zielen die meisten Behandlungsempfehlungen für emotionale Störungen ohne weitere Differenzierung auf klinische Bilder mit erhöhter Ängstlichkeit und depressiver Verstimmung (z. B. Göttken & von Klitzing, 2015). Neuere Forschungsergebnisse zeigen jedoch, dass bei sehr jungen Kindern beide Störungsbilder eine schwache Verbindung, im Unterschied zur hohen Komorbidität in späteren Jahren, aufweisen (Franz et al., 2013), sodass ein gezielteres Vorgehen gerechtfertigt wäre. Eine spezifisch für die Depression gedachte und anregende Eltern-Kind-Therapie hat die Gruppe um Joan Luby entwickelt und empirisch getestet. Es handelt sich um eine in den USA verbreitete Eltern-Kind-Interaktions-Therapie, die um ein Modul zur emotionalen Entwicklung erweitert wurde (PCIT-ED) (Luby et al., 2012). Dieses Modul soll den Kindern helfen, eigene Gefühle und jene Anderer zu identifizieren und zu verstehen sowie heftige Gefühle regulieren zu lernen. Es sollen die Affekte wiedererlebt werden, die bei der Entstehung der Depression wichtig sind, wie andauernd negative Stimmung, ausgeprägte Trauer und Schuldgefühle, um diese dann in Verbindung mit der Fähigkeit zu bringen, sie zu modulieren und sich von der Niedergeschlagenheit zu erholen. Zudem soll auch die Fähigkeit, intensive positive Affekte zu erleben und auszuhalten, unterstützt werden, die von der Depression unterdrückt werden. Es wird die Entfaltung eines möglichst breiten emotionalen Repertoires angestrebt, da dieses eine wichtige Basis für die weitere Entwicklung darstellt und in jungen Jahren neurobiologisch eingeschrieben wird. Die Eltern werden in ihrer koregulativen und mentalisierenden Funktion angewiesen und unterstützt; wenn sie selber an Depression leiden, ist eine persönliche Therapie hilfreich und wird empfohlen. Eine erste Wirksamkeitsstudie mit 54 Probanden zwischen drei und sieben Jahren hat ergeben, dass diese neue Therapie bessere Resultate erzielte als Psychoedukation für die Eltern.

Der Hinweis aus dem oben vorgestellten, zielgerichteten Modul zur emotionalen Entwicklung, dass es wichtig ist, auch intensive positive Affekte erleben zu lassen, wird wohl auch für die ersten Lebensjahre gelten, ist doch Freude ein früh erkennbarer primärer Affekt. »Bring das Kind zum Lachen«, so forderte mich vor vielen Jahren mein geschätzter psychoanalytischer Supervisor Sjef Teuns bei der Behandlung des kleinen Andreas auf. Diese zugespitzte Anweisung kann man heute jedenfalls mit wissenschaftlicher Begründung wiederholen.

Stress, Trauma und die Posttraumatische Belastungsstörung (PTBS)

Das Thema psychisches Trauma hat die Fachwelt ab den 1980er Jahren des letzten Jahrhunderts, nachdem in den USA die langfristigen gesundheitlichen Folgen des Krieges bei den Vietnamveteranen öffentlich angeprangert wurden, intensiv beschäftigt und bleibt angesichts aktueller Gewaltereignisse auf der ganzen Welt weiterhin im Fokus. Die Forschung konnte mit der Definierung der Diagnose »Posttraumatische Belastungsstörung« im DSM-III 1980 (APA, 1980) gezielter als zuvor den klinischen Verlauf und die therapeutischen Konzepte bei Erwachsenen untersuchen. Es dauerte noch einigen Jahren, bis das Auftreten dieser Störung auch bei Kindern anerkannt wurde (im DSM-III-R, 1987, im ICD-10, 1991). Lange galt die Meinung, dass bei Kindern nach traumatischen Erlebnissen nur kurzfristig Störungssymptome auftreten würden. Die entsprechende Forschung entfaltete sich erst ab den 1990er Jahren. Ersten Prävalenzstudien ergaben Raten zwischen 3 und 6 % bei Adoleszenten, jedoch von mickrigen 0,1 % bei Vorschulkindern, ganz im Widerspruch zu klinischen Berichten, die das Auftreten der typischen PTBS-Symptome – Wiedererleben, Vermeiden und Übererregung – auch im frühen Alter belegten. Auch die Tatsache, dass pathologische Entwicklungen bei älteren Kindern und Erwachsenen sich vielfach auf frühkindliche Belastungen zurückführen ließen, ließ an diesem Befund zweifeln. Michael Scheeringa und Mitarbeiter gingen von der Hypothese aus, dass die geltenden diagnostischen Kriterien, die sich weitgehend auf verbale Mitteilungen der Patienten sowie auf ihre Fähigkeit zur Introspektion stützen, nicht geeignet waren, um die Symptomatik bei Kleinkindern zu erfassen. Sie erarbeiteten eine Liste von alternativen Kriterien, die den kindlichen Entwicklungsstand besser berücksichtigten und aufgrund von Verhaltensbeobachtungen erfasst werden konnten, und fügten als spezifisches Symptom den möglichen Verlust von bereits erreichten Entwicklungserrungenschaften hinzu (Scheeringa et al., 2003, 2011). Mit zahlreichen Studien wurde die Validität dieses Konstruktes bewiesen, sodass es im DSM-5 unter dem Titel *Posttraumatische Belastungsstörung für Kinder unter 6 Jahren* (APA, 2013) und später im DC:0-5 (ZTT, 2016) aufgenommen wurde. Untersuchungen bei Vorschulkindern mit einer Traumaanamnese ergaben unter Anwendung der angepassten Kriterien ähnliche Häufigkeiten der PTBS-Diagnose wie bei älteren Kindern und Erwachsenen, nämlich um 20 %, im Vergleich mit 0 % Raten bei Anwendung der früheren Kriterien (Scheeringa, s. oben).

Die enge Definition eines Syndroms im frühen Kindesalter muss mit Bedacht gehandhabt werden, weil die Symptome im Kontext der schnellen Entwicklung unter Umständen nicht stabil und schwer zu interpretieren sind und weil die frühe Festlegung auf eine bestimmte Sichtweise die Wahrnehmung anderer wichtiger Erklärungsansätze behindern könnte. Dennoch ist die Auseinandersetzung mit den Ergebnissen aus der PTBS-Forschung wichtig, weil sie die Psychotherapie mit klaren Vorstellungen zur Hierarchie der nötigen Interventionen bzw. deren Abstimmung mit den Traumaverarbeitungsprozessen bereichert hat. Auch die Eltern-Kleinkind-Psychotherapie wurde dadurch wesentlich beeinflusst (eigene Arbeiten dazu u.a. Pedrina, 2013; Pedrina & Mögel, 2014; 2016).

In diesem Kapitel wird zunächst auf die Definition von Trauma in der kategorialen Diagnostik und in Bezug auf das Erleben des Kleinkindes eingegangen. Es werden die traumabezogene Symptomatologie im ersten Lebensjahr, in dem wegen der unreifen Erinnerungsfähigkeit die Ausbildung der vollen PTBS noch nicht möglich ist, sowie die Symptome und die Verarbeitungsprozesse der PTBS ab dem zweiten Lebensjahr beschrieben. Diese werden in Bezug zu Kenntnissen aus der neurobiologischen Forschung gesetzt, die im Austausch mit der Klinik wesentlich an der Ausarbeitung des aktuellen Wissens bezüglich den Traumafolgestörungen beteiligt war. Abschließend werden die therapeutischen Grundsätze anhand von klinischen Beispielen dargestellt. Der Fokus dieser Ausführungen liegt auf den Effekten und der Verarbeitung einmaliger oder über eine beschränkte Zeit einwirkender traumatischer Ereignisse, die dem Kliniker eine einfachere Orientierung bezüglich dem psychischen Geschehen bieten, im Vergleich zu den Folgen chronischer Misshandlungen, die in einem weiteren Kapitel behandelt werden.[60]

Definition des psychischen Traumas und das Stress-Trauma-Kontinuum

Das Wort Trauma wird gegenwärtig im öffentlichen Diskurs sehr extensiv benutzt und oft in Zusammenhang mit alltäglichen Belastungen eingesetzt. Eine zu weite Auffassung von Trauma kann aber bei der Abgrenzung von pathologischen Zuständen, die fachlich qualifizierte Behandlung bedürfen, nicht dienlich sein. In Hinblick auf die klinische Praxis und Forschung werden nur Ereignisse als traumatisch bezeichnet, die eine außerordentliche Belastung bis hin zur Bedrohung der physischen oder psychischen Integrität darstellen, und zwar in einem Ausmaß, das bei jeder betroffenen Person Hilfslosigkeit und Verzweiflung auslösen würde. Bei der Bewältigung des Traumas spielen die

60 Siehe Kapitel »Deprivation und Misshandlung – Komplexe Traumafolgestörungen«.

Fähigkeiten, die sich der Einzelne im Lebenslauf für den Umgang mit Belastungen angeeignet hat – seine Resilienz – eine eminente Rolle; sie bestimmen in bedeutendem Maße über den Verlauf entweder der Erholung oder aber in Richtung Entwicklung einer posttraumatischen Störung. Resilienz entwickelt sich im Kontext befriedigender Beziehungserfahrungen in frühen Jahren, in denen sukzessiv das Gefühl der Selbstwirksamkeit, soziale Kompetenz und Problemlösungsfähigkeiten erworben werden können. Kinder, die ihrem Entwicklungsstand entsprechende, geringere emotionale und kognitive Fähigkeiten verfügen und deshalb verletzlicher als ältere Kinder und Erwachsene sind, sind aktuell auf die Unterstützung ihrer nahen Bezugspersonen oder ihres weiteren Umfeldes angewiesen. Dieser Umstand kommt auch in den Präzisierungen der traumatischen Ereignisse, die in der neueren Klassifikationsdiagnostik für unter Sechsjährige angebracht wurden, zum Ausdruck. Im DC:0-5 sind folgende Situationen aufgezählt, in denen sich ein außerordentliches Ereignis auf Kleinkinder traumatisch auswirken kann:

- Das Kind ist dem traumatischen Ereignis direkt ausgesetzt.
- Das Kind hört oder sieht selbst, dass eine andere Person von einem solchen Ereignis betroffen ist.
- Das Kind erfährt, dass ein traumatisches Ereignis eine in seinem Leben wichtige Bezugsperson betroffen hat.

Neben drohenden oder erlittenen schweren Verletzungen, Unfällen, Krankheiten und dem Miterleben von Katastrophen, werden als traumaauslösende Erfahrungen auch intrusive medizinische Manipulationen, der Verlust wichtiger Bezugspersonen, das Miterleben von Gewalt in der Familie, der Nachbarschaft oder im Krieg sowie physischer und sexueller Missbrauch erwähnt.

Eine wichtige, bis heute gebräuchliche Unterscheidung, die sich auf Grund unterschiedlicher klinischer Bilder ergeben hat, hat die Kinderpsychiaterin und Psychoanalytikerin Lenore Terr, eine der Begründerinnen der Kinderpsychotraumatologie, eingeführt (Terr, 1991). Nach ihr sind *Typ-I-Traumata* akute, unvorhersehbare, einmalige Ereignisse, wie z. B. ein Verkehrsunfall; *Typ-II-Traumata* bestehen aus wiederholten und zum Teil vorhersehbaren überwältigenden Einwirkungen, wie sie z. B. in Kriegssituationen oder bei chronischer familiärer Gewalt vorkommen. Eine weitere Einteilung, die bei der Einschätzung des Schweregrades behilflich ist, betrifft die Ursache des Ereignisses: Naturkatastrophen und *akzidentelle Ereignisse* sind einfacher zu verarbeiten als menschengemachte Katastrophen, wie z. B. Terrorangriffe, die die Betroffenen mit Rätseln über die Motivation der Täter hinterlassen. Für Kinder ist *interpersonelle Gewalt* in der Familie besonders verstörend, da das Kind in die Konfusion gerät, dass seine Peiniger zugleich seine Beschützer sein sollen (Landolt & Hensel, 2008, S. 14).

Damit ist eine enggeführte, diagnostisch handhabbare Traumadefinition beschrieben, die zur Erfassung des posttraumatischen Syndroms in engeren Sinne geführt hat und die darauf bezogene Psychotherapieforschung ermöglicht hat. Die PTBS erfasst aber ungenügend die diagnostisch immer noch schwer kategorisierbaren klinischen Bilder in Zusammenhang mit Vernachlässigung und Kindesmisshandlung. Im ersten Lebensjahr kann sich eine PTBS wegen der kindlichen Unreife noch nicht gemäß den verlangten Kriterien manifestieren, und später lassen kumulierte Fehlentwicklungen ein breites Spektrum an Symptomen entstehen, die weit über die Posttraumatische Belastungsstörungen hinausgehen. Hier ist eine Sichtweise gefragt, die die kindliche Entwicklung stärker berücksichtigt und den subjektiven Umgang mit belastenden Erfahrungen gewichtet, d.h. die traumatische Qualität der Vorfälle an der Fähigkeit zu deren Bewältigung misst. Traumatisch ist, was das Kleinkind gemäß seiner dem Entwicklungsalter entsprechenden psychodynamischen Kompetenzen und gemäß der in seinem Umfeld vorhandenen interaktiven-sozialen Hilfeleistung überfordert. Weil die im Alltagsleben eingebetteten überfordernden Situationen schwer einzuschätzen sind, sprechen mehrere Autoren von einem *Stress-Trauma-Kontinuum* (z.B. Lieberman & van Horn, 2008, S. 35ff.). Damit wird darauf Bezug genommen, dass Stress – eine an physischen und psychologischen Zeichen erkennbare Störung der Homöostase – eine positive Komponente hat, die das Kleinkind dazu bringt, Herausforderungen mit neuen Entwicklungsschritten zu überwinden. Stress wird erst zum Trauma, wenn das Erlebte eine derartige Intensität erreicht, dass das Kind dem nichts entgegensetzen kann und in seiner Integrität bedroht ist. Stressauslösend sind beim Säugling und Kleinkind zunächst das Versagen adäquater Antworten auf sein Streben nach sozialem Kontakt, besonders ausgeprägt bei langen Trennungen von wichtigen Bezugspersonen. Mit der Zeit kommt die Wahrnehmung innerer Gefahren hinzu – je nach Alter die Angst nach dem Verlust der Mutter/Eltern, nach Verlust ihrer Liebe, nach Verlust der körperlichen Unversehrtheit, nach Ungenügen gegenüber eigener moralischer Erwartungen – die die Einschätzung der äußeren Gefahr erschweren. Die Reaktionen des Kindes auf die inneren und äußeren Belastungen werden stark vom Verhalten ihrer Bezugspersonen geprägt. Wenn diese das Unbehagen verstehen, können sie das Kind unterstützen; wenn sie selber von der Situation überfordert sind, kann sich daraus eine Spirale negativer Gegenseitigkeit bis zum Zusammenbruch der Beziehung bzw. zum Gewaltausbruch ergeben. Therapeutisch gilt es zwischen einem normativen Stress, der allenfalls eine präventive Begleitung braucht, und beträchtlichem bis traumatischem Stress, der Krisenintervention oder Psychotherapie erfordert, zu unterscheiden.

Stress und Trauma im ersten Lebensjahr

Da die Stresssymptomatik bei Kleinkindern altersabhängig ist, werden zuerst deren Erscheinungen im Neugeborenenalter dargestellt. Grundlegende Beschreibungen stammen aus den pädiatrischen Verlaufsbeobachtungen von Neugeborenen, insbesondere nach Risikogeburten und Frühgeburten. Ein seit Langem eingesetztes, wertvolles Instrument dazu ist der NBAS (»neonatal behavioral assessment scale«), der vom Pädiater Barry Brazelton formalisiert wurde (Brazelton, 1973). Darauf gründet der später entwickelte NBO (»neonatal behavioral observation«), ein Beobachtungsvorgehen, das in Anwesenheit der Eltern durchgeführt wird und zur Beratung bzw. ihrer Sensibilisierung bezüglich der bei jedem Baby eigentümlichen biologischen Ausstattung, seiner Selbstregulationsfähigkeit, seiner Belastbarkeit und den bei ihm wirksamen Beruhigungshilfen eingesetzt wird (Nugent et al., 2007). In den ersten drei Lebensmonaten finden bei Neugeborenen eine Reihe von Anpassungen an die extrauterine Welt (Menschen und Dinge) statt, die eine hierarchische Progression befolgen und maßgeblich unter dem Einfluss der neurologischen Reifung stehen (ebd., S. 10–12). Als erstes entwickelt das Baby die Fähigkeit, sein physiologisches oder autonomes System zu regulieren. Wenn dies gelingt, beginnt das Baby allmählich, sein motorisches System zu regulieren. Die nächste Aufgabe ist die Regulierung der Schlaf-Wachzustände, die einen voraussehbaren Rhythmus einnehmen. Die vierte Herausforderung ist die Regulierung des interaktiven Systems.[61] Stress setzt die Fähigkeit des Kindes, das erreichte Integrationsniveau aufrechtzuerhalten, unter Druck. Bei überwältigendem Stress treten bei einem Kind, das diese Entwicklungsstufen durchlaufen hat, Zeichen des allmählichen Verlustes dieser Errungenschaften – zuerst der interaktiven bis hin zur physiologischen Ebene. So tritt beim »still-face«-Experiment,[62] mit dem die Regulationsfähigkeit des Babys und die Sensitivität der Mutter untersucht werden, Folgendes ein: Die Kinder wirken verstört und setzen abwechslungsweise verschiedene positive und negative Affektäußerungen ein, um die Reziprozität des Austausches wiederherzustellen; wenn es nicht gelingt, verzweifeln sie und weinen sie, werden aufgeregt und unkoordiniert oder ziehen sich zurück (Weinberg & Tronick, 1994; Adamson & Frick, 2003). Bei längerdauernder Belastung werden in klinischen Berichten häufiges

61 Siehe auch Ausführungen dazu im Kapitel »Frühe Eltern-Kind-Beziehung und ihre Störungen«.

62 Die Mutter, die mit ihrem Baby »face-to-face« spielte, stellt sich plötzlich »tot«, d. h. ausdrucklos und nicht mehr interagierend; nach ein bis drei Minuten nimmt sie eine angemessene, zunächst tröstende Interaktion wieder auf. Das sogenannte »still-face-paradigma« wurde als Forschungssetting erstmals von E. Tronick erprobt (Tronick et al., 1978).

Schreien, Schlafstörungen, Schreckhaftigkeit, Essverhaltensstörungen sowie auffälliges Bindungsverhalten vermerkt. In den ersten drei Lebensmonaten sind im Rahmen der erwähnten NBO-Untersuchungen folgende Stresssymptome typisch: vermehrtes Zittern (der Arme, der Extremitäten, des ganzen Körpers), häufigere Schreckreaktionen, Veränderungen der Hautfarbe (blass-grau, fleckig, marmoriert, akrocyanotisch).

Da die Diagnose PTBS für das Vorschulalter in Anlehnung und als Anpassung der etablierten Diagnose bei älteren Personen entwickelt wurde, zählen intrusive Symptome (*»flashbacks«*), die den Einbruch verdrängter Erinnerungen signalisieren, obligat dazu. Die Erinnerungsfähigkeit entwickelt sich aber erst im Laufe der ersten Jahre. Zwei Arten von Gedächtnis sind in diesem Zusammenhang relevant: das *implizite, prozedurale* und das *explizite oder autobiographische Gedächtnis*. Ersteres speichert automatisierte Handlungsabläufe, die unbewusst bleiben; die dafür zuständigen Gehirnstrukturen sind im Alter von acht bis neun Monaten funktionsfähig. Das zweite entsteht und erweitert sich zusammen mit dem Spracherwerb ab dem 18. Monat, ist bewusstseinsfähig und äußert sich in kohärenten Narrativen nach dem 36. Monat (Scheeringa, 2009). Die PTBS-Diagnose kann also kaum vor dem neunten Monat und nur mit Vorsicht vor dem zwölften Monat gestellt werden (DC:0-5). Es stellt sich die Frage, wie gewisse Reaktionen auf Hinweiszeichen, die bereits in den ersten Monaten beobachtet werden können, zu verstehen sind. Jedenfalls kommen sie nicht mittels der gleichen kognitiven Verbindungen zwischen den neuen Wahrnehmungen und den bereits erlebten Gefahrenreizen zustande, wie dies später der Fall ist. Eine mögliche Hypothese ist, dass sie ähnlich wie die Konditionierung auf reflektorischem Verhalten beruhen; sie verschwinden auch relativ schnell, nachdem der unbeliebte Reiz weg ist.[63] Maria Mögel hat ein auffallendes Reaktionsmuster beschrieben, das bei einem Mädchen ab dem dritten Lebensmonat regelmäßig zu beobachten war: Wenn die Mutter auf ihre gewöhnlich intrusive Weise versuchte, von ihm ein Lächeln zu erhalten, so wandte das Kind ihr zwar das Gesicht mit geöffnetem Mund zu, streckte aber gleichzeitig Arme und Beine in Abwehrhaltung weit von sich weg (Pedrina & Mögel, 2016, S. 238–239).

63 Bei sehr früher chronischer Traumatisierung scheinen sich körpergebundene Symptome in Vorläufer des prozeduralen Gedächtnisses einzuschreiben und später bei allgemein belastenden Situationen regressiv als motorische Symptome wieder aufzutauchen. Siehe Kapitel »Deprivation und Misshandlung«.

PTBS ab dem zweiten Lebensjahr – akute Reaktion und misslingende Traumaverarbeitung

Eine PTBS beginnt mit einem Moment der Panik oder dem plötzlichen Gefühl der Verzweiflung und Ohnmacht. Das äußert sich in Schreien, Wimmern, Zittern, ängstlichem Gesichtsausdruck. Später tauchen Formen der Vermeidung auf, die Kinder möchten nicht über das Ereignis sprechen oder daran erinnert werden. Sie können aber auch ängstigende Träume mit oder ohne Bezug zum traumatischen Ereignis oder nächtliche Schreianfälle haben; Aspekte des Traumas können sich in repetitiven Spielsequenzen aufdrängen; heftige Reaktionen mit Paniksymptomen und anklammerndes Verhalten können tagsüber, mit oder ohne die Konfrontation mit einem Hinweis an das Ereignis, auftreten. Die Erkennung besonderer Auslösereize gibt wertvolle Auskunft darüber, was genau im Erleben des Kindes traumatisierende Wirkung entfaltete, und dies ist möglicherweise etwas ganz anderes als das, was die Betreuer beeindruckt hat. In einer Untersuchung über Traumafolgen bei drei- bis sechsjährigen Kindern, die beim Hurrikan Katrina aus New Orleans evakuiert wurden, wurde festgestellt, dass viele Kinder sich erst in Lebensgefahr erlebten, als sie im zerstörten Haus zurück waren und alle ihre Spielzeuge und Kleider beschädigt vorfanden. Andere Kinder erlebten als Bedrohung den Moment, als bei der überstürzten Abreise der Vater ohne Begründung im strömenden Regen hinterlassen wurde (Scheeringa & Zeanah, 2008). Die erwähnten Symptome können Zeichen einer akuten Belastungsreaktion sein, die häufig nach wenigen Wochen abklingt. Nicht alle Kinder, die einem bedrohlichen Ereignis ausgesetzt sind, entwickeln eine PTBS. Erst wenn die Symptome länger als einen Monat dauern, ist dies der Fall; dann können sie über zwei Jahren ohne wesentliche Veränderungen bestehen bleiben (der längerfristige Verlauf ist gemäß DC:0-5 nicht bekannt).

Seit der erstmaligen Formulierung des Syndroms sind drei Aspekte der Symptomatik (*posttraumatische Symptomtrias*) konstitutiv für die Diagnose:

1. Wiedererleben der Extremsituation in der Form intrusiver Symptome.
2. Vermeidung von allem, was mit jener Situation zu tun hat, wozu auch eine gewisse Abstumpfung (»numbing«) gehört.
3. Übererregung, die sich u. a. in Konzentrationsstörungen und Schreckhaftigkeit äußert.

In den neusten diagnostischen Manualen wurde eine vierte Kategorie von bei der PTBS regemäßig auftretenden Symptomen einbezogen, die auch das »numbing« aufnimmt und weiter präzisiert:

1. Negative Veränderungen in Kognitionen und Stimmungen, z. B. negatives Selbstbild, eingeschränkte emotionale Bandbreite.

Die heute *für Kinder unter sechs Jahren gültigen alternativen Diagnosekriterien* sind im DSM-5, nach der Feststellung der erlittenen, externen Traumaeinwirkung, in einer Liste mit mehreren durch Beobachtung erfassbaren Symptomen aufgeführt, die sich auf die erwähnten Forschungen von Scheeringa und Mitarbeiter stützt.[64] Zu den intrusiven Symptomen zählen wiederkehrende belastende Erinnerungen oder bei den Jüngsten zwanghafte Wiederholungen von Traumaaspekten im Spiel, Albträume, Episoden von Dissoziation mit objektiven Zeichen von »flashbacks«, psychische Belastungszeichen bei Konfrontation mit Hinweisreizen, körperliche Reaktionen auf Hinweisreize – wovon mindestens ein Symptom vorhanden sein muss. Als Vermeidungssymptome werden Vermeidung oder versuchte Vermeidung von Aktivitäten, Orten, physische Objekte, die Erinnerung an das Trauma hervorrufen, sowie aktuelle oder versuchte Vermeidung von Personen und Gesprächen, die mit dem Trauma assoziiert sind, aufgeführt. Als negative Veränderungen der Kognitionen werden eine bedeutende Zunahme von negativen Gefühlen (z. B. Ängstlichkeit, Traurigkeit, Scham- und Schuldgefühle, Konfusion), vermindertes Interesse und Teilnahme an Spielen, sozialer Rückzug, Einengung der emotionalen Bandbreite erwähnt; davon muss mindestens ein Symptom vorhanden sein. Zeichen der Übererregung können folgende sein: Reizbarkeit/Wutanfälle/extremes Trotzverhalten, Hypervigilanz, übertriebene Schreckhaftigkeit, Konzentrationsschwierigkeiten, Ein- und Durchschlafschwierigkeiten; wovon mindestens zwei Symptome erforderlich sind. Der Hauptautor dieser Liste, Michael Scheeringa, macht eindringlich darauf aufmerksam, dass der Therapeut in Verdachtsfällen bei der Anamneseerhebung mit den Kindsbetreuern alle Fragen durchgehen und diese in einer konkreten Art, die sie zum Zurückdenken anregen und eindeutige Antworten gestatten, formulieren soll. In seiner Erfahrung stellen sich auch bei der Anwendung der altersangepassten Kriterien viele Hindernisse in den Weg hin zu einer Diagnose. Es ist immer noch eine weitverbreiterte Meinung, dass Kleinkinder wegen ihrer kognitiven Unreife das Schlimme des Ereignisses nicht mitbekommen würden. Zudem sind die auskunftsgebenden nahen Bezugspersonen häufig vom Trauma mitbetroffen und haben Widerstände, eine mögliche Beeinträchtigung ihres Kindes anzunehmen, wovor sie es nicht schützen konnten (Scheeringa, 2009).

64 Der im deutschen Sprachraum benutzte, 1991 publizierte ICD-10 berücksichtigt die nachfolgende rege Forschung zur kindlichen PTBS nicht. Im DC:0-5 entspricht die Beschreibung derjenigen des DMS-5, ist jedoch weniger detailliert.

Psychodynamisch-ökologisches Modell der Traumaverarbeitung

Für das Verständnis des klinischen Bildes wurden zahlreiche Modelle entwickelt. Gerhard Fischer und Peter Riedesser stellen ein *Verlaufsmodell der psychischen Traumatisierung* vor, das das dialektische Verhältnis zwischen traumatogenen Umwelteinflüssen und subjektiven Verarbeitungs- bzw. Verletzungsprozessen über die Zeit, in der sich die Symptomatik entwickelt und verändert, im Fokus behält (Fischer & Riedesser, 2009). Darin integrieren sie Sichtweisen verschiedener theoretischer Traditionen (ebd., S. 33ff.). Sie unterscheiden drei Phasen: (1) die traumatische Situation, (2) die traumatische Reaktion und (3) der traumatische Prozess, wobei diese nicht unbedingt nacheinander eintreten, jedoch immer aufeinander bezogen sind. Eine Phase kann aus der anderen hervorgehen oder sie verlaufen parallel oder durchdringen einander.

Die *traumatische Situation* ergibt sich wesentlich aus dem Erleben der Diskrepanz zwischen bedrohlichen Faktoren und den individuellen Bewältigungsmöglichkeiten, das mit Gefühlen von Hilflosigkeit und Panik einhergeht sowie Selbst- und Weltverständnis erschüttert. Überfordert sind die sachbezogenen (sensori-motorischen, gemäß Piaget) Schemata und die Beziehungsschemata (Bowlbys »working models«), die das Individuum allmählich im Austausch mit seiner Umwelt aufgebaut hat. Es sind kognitive Strukturen, die im Subjekt im Spannungsfeld zwischen der Rezeption äußerer Wahrnehmungsreize und der eigenen verändernden Einwirkung auf die Umgebung entstanden sind, wobei die Zwischenschritte von Bedeutungserteilung und Bedeutungsverwertung eine erste unbewusste Abwägung in Hinblick auf eine zweckdienliche Handlung darstellen. Überforderung heißt, dass für den Umgang mit dem einwirkenden Ereignis keine Schemata zur Verfügung stehen und dass eine subjektiv angemessene Reaktion nicht möglich ist. Die Coping-Forschung hat gezeigt, dass bei übermäßigem Stress ein begrenzter Satz von Notfall-Strategien aktiviert werden kann: Kampf/Flucht oder Erstarrung. Weitere unmittelbare Folgen in der traumatischen Situation können Dissoziationszustände, Depersonalisationserlebnisse, Wahrnehmungseinengung (z. B. Tunnelblick) sein. Auf längere Sicht können zusammenhanglose Wahrnehmungsfragmente gespeichert bleiben und bei Reaktivierung erneut konfuses Erleben hervorbringen. Die traumatische Situation endet nicht unbedingt, wenn die äußere Bedrohung vorbei ist; dies gilt vor allem bei interpersonellen Traumen, bei denen erst die Anerkennung der Verursachung ein Ende der Bedrohung einleitet. Bei Kindern muss beachtet werden, dass sie in einer eigenen Welt von Bedeutungen leben, vor allem in der Zeit, in der magisches Denken noch neben realitätsnahen Vorstellungen gültig ist; Therapeuten müssen nachspüren, was genau für ein bestimmtes Kind verstörend war.

In der postexpositorischen Phase erfolgen Reaktionen, die zuweilen zur Überwindung des Traumas führen, was in manchen Fällen aber nur teilweise oder gar nicht gelingt. Die wichtigsten Elemente dieser Vorgänge hat Mardi Horowitz schon 1976 beschrieben; er bezeichnet die gelingende Verarbeitung als Stress-Reaktion oder auch als *traumatische Reaktion* (Horowitz, 1976). Nach der unmittelbaren Erschütterung folgt ein Zustand, in dem die Betroffenen sich gegen die Erinnerung wehren und das Geschehen verleugnen; dies kann bis zu extremem Vermeidungsverhalten gehen. Als weiteren Zustand erlebt der Betroffene das ungewollte Eindringen von Gedanken und Erinnerungsbildern; im pathologischen Fall treten die intrusiven Phänomene der PTBS auf. In einem folgenden Zustand wird es ihm möglich, sich mit dem traumatischen Ereignis und den eigenen Reaktionen auseinanderzusetzen. Ein wichtiger Merkmal dieser Durcharbeitungsarbeit besteht darin, dass diese in einem Wechsel zwischen Intrusionen und Abwehr (Vermeidung, Abstumpfung) geschieht: In mehreren Schritten werden Teile der wiederkehrenden Erinnerungen durch die wiedererlangte Fähigkeit zur Selbstberuhigung ausgehalten und kontrolliert wiedererlebt. Ein relativer Abschluss des Prozesses ist erreicht, wenn die betroffene Person sich an die traumatische Situation erinnern kann, ohne zwanghaft daran denken zu müssen. Wenn bei der traumatischen Reaktion das Durcharbeiten nicht ganz gelingt; bleiben u. a. Vermeidungssymptome, psychosomatische Störungen und längerfristig Persönlichkeitsveränderungen zurück. Fischer und Riedesser betonen, dass die Traumaverarbeitung nicht nur ein individueller Prozess ist, sondern das soziale Netzwerk der Betroffenen einbezieht. Dies ist bei Kindern besonders bedeutsam, da sie ohnehin bei der emotional-kognitiven Regulierung auf die Unterstützung ihres Umfeldes angewiesen sind.

Im *traumatischen Prozess*, der sich der misslingenden Bewältigung anschließt, vollzieht sich eine Anpassung an das Trauma, die Strukturveränderungen bewirkt. Wichtige Elemente dieses Prozesses sind einerseits das Traumaschema, das in der traumatischen Situation angebahnt wurde und die ständige Gefahr in sich enthält, dass die betroffene Person wieder in einen unkontrollierbaren Erlebniszustand wie bei der ursprünglichen Bedrohungssituation gerät; andererseits traumakompensatorische Schemata, nämlich irrationale Vorstellungen, die besagen, wie sich die Person verhalten soll, um das besagte Trauma zu vermeiden. Diese Prozesse führen zu komplexen Traumafolgestörungen, die im nächsten Kapitel behandelt werden.

Neurobiologie von Stress- und Traumareaktionen

Bei der Konzeptualisierung von Traumaprozessen war die Kenntnisnahme der Befunde der neurobiologischen Forschung, die gleichzeitig aufgrund neuer Untersuchungsmethoden intensiv und erfolgreich betrieben wurde, wichtig. Viele Einsichten aus der klinischen Beobachtung wurden dadurch untermauert. Obwohl diese Kenntnisse nicht unmittelbar als Grundlage psychotherapeutischen Handelns im individuellen Fall herangezogen werden können, beeinflussen Vorstellungen, wie diejenige, dass der Körper biologische Mechanismen zur Selbstregulierung bereithält und dass chronischer Stress bleibende Schäden in den Gehirnstrukturen hinterlassen kann, die Haltung und die Hoffnungen des Therapeuten.

Das Stressverarbeitungssystem

Die Stressforschung, die zunächst von Medizinern betrieben wurde, erzielte schon in den 1930er Jahren bedeutende Einsichten. Hans Selyes Darstellung der Stressreaktion (1936, zit. in: Fischer & Riedesser, 2009, S. 44), mit den drei Momenten von Alarm, Widerstand (d. h. Ressourcenmobilisierung) und Erschöpfung, gilt als Urmodell, das in weiteren Untersuchungen präzisiert wurde. In der aktuellen Literatur wird das Stressverarbeitungssystem wie folgt charakterisiert (Roth & Strüber, 2014, S. 145ff.): Merkmale eines stressreichen Ereignisses werden wahrgenommen und an die Gehirnzentren *Hippocampus, Hypophyse und Amygdala* weitergeleitet. In Hypothalamus und Amygdala kommt es zur Freisetzung des corticotropin-freisetzenden Hormons CRF, das die schnelle Antwort des Organismus einleitet, u. a. die Freisetzung von Noradrenalin, ein Neuromodulator der im Locus coeruleus des Hirnstammes produziert wird. Noradrenalin versetzt den Körper in erhöhte Alarmbereitschaft und verhindert die Beschäftigung mit kognitiv anspruchsvollen Aufgaben; es ermöglicht so eine hohe Verhaltensflexibilität. Zugleich erfolgt über den *Hypothalamus* die Aktivierung des vegetativen-sympathischen Systems, an dessen Funktion neben Acetylcholin Noradrenalin ebenfalls beteiligt ist. Dadurch werden Organfunktionen in Hinblick auf körperliche Aktivität beeinflusst, u. a. Erhöhung der Herzleistung und Herzschlagfrequenz, Erweiterung der Pupillen, Erweiterung der Blutgefäße der Skelettmuskulatur, Erhöhung der Schweißproduktion zur Temperaturregulierung. Dieser ersten schnellen Reaktion folgt verzögert eine zweite Reaktion: Ebenfalls durch CRF vermittelt, erfolgt die Ausschüttung des adreno-corticotropen Hormons ACTH, das durch die Blutbahn die Nebennierenrinden erreicht und dort die Bildung von glucocorticoiden Hormonen anstößt, vornehmlich des *Cortisols.* Cortisol ist basal im Blut gemäß einem schwankenden Konzentrationsprofil vorhanden, es bewirkt die Mobilisierung von Energiereserven (z. B. Bereitstellung von Glucose) und regt

Erkundungs- und Lernverhalten an. Bei Stress bewirkt die zusätzliche Freisetzung von Cortisol weitere Energie und beeinflusst stressbezogenes Verhalten und Gedächtnisleistungen. Cortisol wirkt überdies im Gehirn hemmend auf die CRF- und ACTH-Bildung; dadurch wird die Stressreaktion begrenzt und ein Überschießen der körperlichen Stressantwort verhindert. Übermäßige und komplexe Traumaeinwirkung löst weitergehende Effekte aus, die die Leistungsfähigkeit dieser Selbstregulierung sprengen. Auch auf frühere Belastungen zurückgehende Veränderungen der neuroendokrinen Ausgangsbedingungen beeinträchtigen den typischen Ablauf der Stressreaktion.

Die von Neurobiologen als Sitz des Psychischen anerkannten Gehirnstrukturen befinden sich im sogenannten limbischen System, das aus einem Netzwerk verschieden aufgebauten Zentren mit vielfältigen Funktionen besteht. Dabei werden eine untere und eine mittlere Ebene, in denen die Steuerung von vegetativ-affektivem Verhalten und unbewusste emotionale Konditionierung stattfinden, von einer oberen Ebene unterschieden. Die oben beschriebenen neurobiologischen Prozesse der Stressreaktion gehen von Zentren der unteren und mittleren Ebene aus. In der oberen limbische Ebene können Gefühle und Motive bewusst werden und das Handeln gemäß der Kritik der Vernunft angepasst werden. Sie umfasst Areale der Großhirnrinde (Allocortex), die sich erst im Laufe der Kindheit entwickeln, wovon der *orbitofrontale Cortex* bei Erziehung und Sozialisation besonders wichtig ist. Hier findet eine Synthese emotionaler und kognitiver Informationen statt. Hier bildet sich die Fähigkeit zur Impulshemmung, zur Frustrationstoleranz und Empathie aus, die rückwirkend einen handlungssteuernden Einfluss auf die subcorticalen Zentren ausüben. Als vierte Ebene der psychisch wirksamen Gehirnstrukturen gilt der bezüglich des Zellaufbaus anders geschichtete Isocortex, in dem bewusste Sinneswahrnehmungen verarbeitet, willkürliche Bewegungen gesteuert, kognitiv-assoziative Leistungen und sprachliche Kommunikation geleistet werden. Dieses spielt aber bemerkenswerterweise eine unwesentliche Rolle bei der Handlungskontrolle (ebd., S. 63ff.).

Eine zentrale Rolle spielen bei der PTBS Erinnerungen und ihre ungewollte, belastende Reaktivierung. Gedächtnis ist eine eminente Funktion des Gehirns. Das unbewusste, prozedurale Gedächtnis ist vornehmlich in den Basalganglien und im Kleinhirn lokalisiert, während die Inhalte des bewusstseinsfähigen autobiographischen Gedächtnisses in der assoziativen Großhirnrinde gespeichert werden. Speicherung und Abruf dieser Erinnerungen werden im *Hippocampus* organisiert (ebd., S. 162). Bei traumatischen Situationen wird der Hippocampus mit Stresshormonen überflutet, die seine organisierende Funktion beeinträchtigen. Erinnerungsfragmente werden hoch emotional geladen in die Amygdala gedrängt und abgelegt; von dort können sie später unkontrolliert, spontan oder bei Hinweisreizen in den Hippocampus gelangen und nachträglich nach Einbindung in Handlungsschemata suchen. Dies geschieht wegen der frühen Funktionsfähigkeit der Amygdala bzw. der späteren Reifung des Hippocampus umso mehr, je jünger das Kind ist. Des Weiteren unterbrechen die im Überfluss vorhandenen Stresshormone die Verbindungen des Hippocampus zum orbitofrontalen Cortex und verhindern damit die mäßigende Wirkung der in der Sozialisation erworbenen Kompetenzen.

Das Bindungssystem

Wegen der Bedeutung der Eltern-Kind-Beziehung in der frühen Kindheit soll ein weiteres neuropsychologisches Grundsystem erwähnt werden, das bei nicht überwältigendem Stress aktiviert wird und protektiv wirkt: nämlich das Bindungssystem. Es beginnt sich ab den ersten Wochen nach der Geburt in den Interaktionen zwischen Säugling und Eltern auszubilden. Dessen wichtigster Vermittler ist *Oxytocin*, das in der *Hypophyse* gespeichert und von dort abgegeben wird. Es erhöht die Fähigkeit, emotionale und soziale Signale zu erkennen, und fördert die soziale Motivation. Neuere Studien besagen, dass es bei Müttern und Vätern auf unterschiedliche Weise wirkt: Bei Frauen wird es in höheren Mengen ausgeschüttet und hat weniger Antagonisten als bei Männern, sodass Mütter eher eine protektive, fürsorgliche (passive) Haltung einnehmen anstatt aktiv Kampf- oder Flucht zu ergreifen (Taylor et al., 2000). Diese Neigung wird von Taylor und Mitarbeiter als »tend-and-befriend« bezeichnet, sie bildet ein Gegengewicht zur »fight-or-flight«-Reaktion und wird allenfalls als Alternative wirksam. Sie kommt bei der Anwendung bindungsunterstützender Interventionen den Zielen des Therapeuten entgegen.

Neurobiologie und Psychotherapie

Cortisolmessungen (im Blut und auf einfachere Weise im Speichel) sowie funktionelle Darstellungen vom Gehirn durch moderne bildgebende Verfahren, die die erhöhte Aktivität in den genannten Zentren anzeigen, werden in klinisch-neurobiologischen Forschungen eingesetzt und in zahlreichen Arbeiten der Psychotraumatologie diskutiert. Aus neurowissenschaftlicher Sicht lassen sich verschiedene Behandlungsansätze jeweils als Unterstützung physiologischer Erholungsmechanismen analysieren, wobei die vorläufigen Befunde nur einzelne Aspekte des therapeutischen Prozesses erfassen und zum Teil widersprüchliche Ergebnisse vorliegen. Relativ eindeutig und im Einklang mit der klinischen Erfahrung ist, dass im akuten Stresszustand die vegetative Regulierung im Vordergrund steht und ein an den Realitätssinn knüpfendes Gespräch nicht greift. Bezüglich der anschließenden Verarbeitung äußert Gerhard Roth (Roth & Strüber, 2014, S. 340ff.), dass verhaltenstherapeutisches »Überschreiben unangepasster Verknüpfungen« mit neuen Verhaltensweisen bei der Konfrontation mit Traumaaspekten eher bei in einem relativ späteren

Alter erfolgten und einfachen traumatischen Einwirkungen gelingt, während sehr frühe Traumatisierungen dadurch unerreicht bleiben. Die häufig angewandten kognitiv-behavioralen Verfahren, welche kognitive Umstrukturierung und kognitive Kontrolle anstreben, zeigen sich am wirkungsvollsten, wenn sie mit Stärkung der emotionalen Kontrolle einhergehen. Die wenigen einschlägigen Studien über neurobiologische Korrelate psychoanalytischer Therapien zeigen vor allem, dass sich ein anfängliches Ungleichgewicht zwischen corticalen und subcorticalen limbischen Arealen nach erfolgreicher Behandlung normalisiert, ohne dass rein kognitive Areale beteiligt wären. In der psychoanalytisch orientierten Therapie genügt in Bezug auf die Arbeit mit traumatisierten Patienten der klassische Grundsatz nicht, dass die Erinnerungsarbeit und die Bewusstmachung von verdrängten traumatischen Inhalten ein wesentlicher Teil des Heilungsprozesses ausmacht; das, was subcortical abläuft, wird prinzipiell nicht bewusst und kann nicht verbalisiert werden. Es braucht dazu die in einer vertrauensvollen therapeutischen Beziehung reaktivierte emotionale Erfahrung der zuvor nicht bewussten Inhalte, die im neuen Kontext erlebt, erkannt und verarbeitet werden – ein Punkt, den Selma Freiberg in ihrer pionierhaften Arbeit zur Eltern-Baby-Therapie schon 1980 herausgehoben hat (Fraiberg, 1980).

Behandlungsgrundsätze

Die interdisziplinäre Auseinandersetzung in der Psychotraumatologieforschung hat sich auch in der Ausarbeitung der Behandlungstechnik fortgesetzt. In der psychoanalytisch orientierten Eltern-Kleinkind-Psychotherapie hat sich dies in der geschärften Wahrnehmung der Stresssymptomatik geäußert, mit der Folge, dass der Therapeut gegebenenfalls mehr als üblich eine aktive Rolle einnimmt und gezielt interveniert, um absehbaren Dekompensierungen zuvorzukommen.[65] Des Weiteren bedurfte die Frage der Konfrontation mit dem traumatischen Geschehen im Dienste der Traumaverarbeitung einer differenzierten Erörterung, die zu unterschiedlichen Optionen je nach Alter des Kindes und Kontextes geführt hat: auch hier ist ein aktives Gestalten der Intervention gefragt.

Derzeit stehen mehrere evidenzbasierte Verfahren zur Verfügung. Auch das von Alicia Lieberman und Mitarbeiter entwickelte, psychoanalytisch orientierte CPP (»child-parent psychotherapy«)-Manual gehört dazu: Damit konnte die Wirksamkeit von Eltern-Kind-Psychotherapie bei PTBS mehrfach nachgewiesen werden (Lieberman et al., 2006; Weiner at al., 2009). Die wichtigsten Therapieformen haben derweil gemeinsame Komponenten, wie eine kürzlich

65 Siehe Fallbeispiel Jimmy im Kapitel »Deprivation und Misshandlung«.

erschienene, von internationalen Experten herausgearbeitete Übersichtsarbeit festgestellt hat (Schnyder et al., 2016), die in der folgenden Darstellung berücksichtigt werden.

In der Regel beinhalten Traumatherapien drei aufeinanderfolgenden Phasen:

1. Sicherheit und Stabilisierung
2. Traumaverarbeitung und Wiederherstellung des Gedächtnisses
3. Integration des Erlebten im Selbstbild.

Der Zeitverlauf nach dem traumatischen Ereignis muss beachtet werden. Zu allererst kommen Notfallinterventionen zur Anwendung, in denen die Herstellung von Sicherheit, Beziehungsaufnahme und soziale Unterstützung im Zentrum stehen (Zehnder, 2008). Diese werden bei Katastrophen durch eigens geschulte Teams durchgeführt. In der ambulanten Praxis werden eher Patienten gemeldet, bei denen sich die posttraumatische Symptomatik nach den ersten Wochen aufgedrängt hat; erst dann spricht man von psychotherapeutischer Intervention.

In der Anwendung für Kleinkinder geht es (1) in der ersten Phase um die Beendigung der traumatischen Situation, um die Herstellung eines sicherheitsgebendes Beziehungsnetz, um die Behandlung somatischer Läsionen und Schmerzbekämpfung, um die Begleitung und Behandlung der mittraumatisierten wichtigen Bezugspersonen. Zugleich soll der Stresszustand reduziert werden; wenn es nicht spontan geschieht und die tröstende Zuwendung der Bezugspersonen nicht genügt, kann die emotionale Regulation durch verschiedene Verfahren (jeder Therapeut hat solche zur Verfügung: Atemübungen, Entspannungsübungen, Imaginationen) unterstützt werden.

(2) Wenn das Kind beruhigt ist und in der Lage, kognitive Mitteilungen aufzunehmen, erweist sich Psychoedukation als wirksam. Die Informationen über den Verlauf von Stressreaktionen und der posttraumatischen Symptomatik werden auch den Angehörigen mitgegeben und sollen helfen, Ressourcen und bereits eingeübte Bewältigungsformen zu identifizieren sowie die Mitarbeit des Patienten einzuleiten. Zur Traumaverarbeitung gehört die direkte Auseinandersetzung mit dem traumatischen Ereignis. Diese erfolgt meist in Teilschritten: Dem Kind werden Hinweisreize vorgesetzt und die Erinnerung soweit zugelassen, wie emotional erträglich bzw. mit Stabilisierungsübungen unterbrochen, sobald starke Stresszeichen auftreten. Die Konfrontation kann mittels Exposition oder analog auf der Spielebene stattfinden. Mit Kindern, die jünger als 2½ Jahre sind, sieht es anders aus. Soll man sie im Spiel, bei dem die Herstellung der Erinnerung an den Unfall angestrebt wird, einbeziehen? Soll man mit ihnen später über den Unfall reden? Erst ab 2½ Jahren erinnern sich Kinder an das Geschehen; mit der Zeit vergessen sie vielleicht Details davon,

jedoch nicht gänzlich, dass der Unfall stattgefunden hat. Nach diesem Alter ist es also angezeigt, mit dem Kind über die Umstände des Unfalls zu reden. Mit jüngeren Kindern hingegen besser nicht, außer sie würden selbst danach fragen. Die Diskussionen über das Ereignis würde beim Fehlen eigener Erinnerungen eher das Erzählte als Erinnerung schaffen, als das präverbal Erlebte verarbeiten helfen (Scheeringa, 2009).[66]

(3) Die Therapie wäre nicht abgeschlossen ohne den Anspruch, ein kohärentes Traumanarrativ zu schaffen und die Ohnmachtserfahrung in die individuelle Biographie einzuordnen. Dies erfordert gegebenenfalls die Mitwirkung des Umfeldes. Mit diesem Schritt wird das Selbstbild gestärkt und der Fokus auf zukunftsorientierten Themen, d. h. bei Kleinkindern auf die nächsten Entwicklungsaufgaben, gesetzt.

Klinische Beispiele von der Anwendung von traumafokussierten Verfahren bei sehr jungen Kindern sind noch nicht häufig. Es gibt jedoch Hinweise, dass auch mit Vier- bis 4½-jährigen das Einüben von Entspannungsübungen und die verbale Rekonstruktion des traumatischen Geschehens mit Hilfe der stark einbezogenen Mütter möglich ist (Scheeringa et al., 2007). Bemerkenswert ist die nachträgliche Aussage einer dieser Mütter, die selbst noch deutlicher traumatisiert war als das Kind, wonach ihre Heilung erst in Gang kam, nachdem sie ihr Kind auf gutem Weg sah.

Fallbeispiel – Autounfall

Familie E. mit Eltern, Basil elf Jahre, Birgit 9½ Jahre und Egon zwei Jahre. Die Familie wird mir vom Kinderarzt zugewiesen. Die Eltern waren mit ihren drei Kindern drei Monate zuvor bei der Rückreise von den Ferien in einem schweren Autounfall involviert. Alle seien seither nervös und schliefen nicht mehr, der Kinderarzt wurde mehrmals mit dem einen oder anderen Kind aufgesucht.

Erste Sitzung – Eltern mit Egon

Zur ersten Sitzung hatte ich die Eltern eingeladen. Sie haben Egon mitgenommen, da er sich zurzeit nicht leicht fremdbetreuen lässt. Ohnehin machen ihnen die beiden älteren Kinder mehr Sorgen. Der Unfall geschah am späten Abend auf der Autobahn, als es bereits dunkel war. Der Vater saß am Steuer. Er verlangsamte, als er einen unklaren Gegenstand auf der Fahrbahn sah; darauf fuhr ein schwerer Lastwagen von hinten auf sein Auto auf. Herr E. hat Fotos

66 Eine interessante und seltene Darstellung des Umgangs mit präverbalen Traumata in späteren Therapien mit Kindern findet sich in (Gaensbauer, 1995). Hier werden in besonderen Konstellationen die sehr frühen Traumata im Spiel sichtbar, die der Therapeut dann verbalisiert.

mitgebracht und zeigt mir, wie das Hinterteil seines Wagens demoliert ist; der Personenraum ist hingegen nur wenig eingedrückt.

Ich lasse den Ablauf schildern und frage nach, wenn ich den Hergang nicht nachvollziehen kann – im Bestreben, die Geschichte der einzelnen Betroffenen in den Blick zu bekommen.

- Der Vater holte alle aus dem Auto; die Mutter saß hinten und blieb eine halbe Stunde bewusstlos.
- Der Vater nahm Egon zu sich, der in den Armen der Mutter weinte, und trug ihn weinend während der ganzen Rettungsaktion umher.
- Birgit schlief auf dem Hintersitz, als es zum Aufprall kam. Sie blutete, war an Kopf und Gesicht verletzt. Sie wurde zusammen mit der Mutter mit der Ambulanz ins Spital gefahren. Die Mutter kam erst in der Ambulanz wieder zu Bewusstsein.
- Basil saß vorne und war wach; er weinte aus Angst.
- Einige Zeit später waren alle im örtlichen Spital. Der Vater erlebte die Situation als Chaos, er konnte sich zudem mit dem Personal wegen der fremden Sprache schlecht verständigen; erst nach fünf Stunden erfuhr er, dass seine Frau und seine Tochter nicht schwer verletzt waren.
- Am nächsten Tag wurde Frau E. in ein Zürcher Spital transportiert. Zwei Tage später wurde sie mit einer Halskrause entlassen. Sie hatte noch Rückenschmerzen. Birgit verbrachte zwölf Tage im ausländischen Spital, der Vater blieb bei ihr. Basil und Egon wurden von einer Verwandten im Privatauto nach Zürich gefahren und wurden bis zur Rückkehr der Eltern von der Großmutter betreut.

Erst später entwickelten die Kinder Symptome. Birgit ist nervös, aggressiv, fordernd geworden, sie hat Angstträume und will nicht schlafen. Basil hat komische Erscheinungen: Jeweils an Freitagen, dem Tag des Unfalles, hat er Anfälle von Schwitzen und bekommt Angst. Egon hat einen unruhigen Schlaf, gelegentlich schreit er auf, zudem schreit er im Auto – und zwar bei jeder Kurve und nur dann. Der Vater gibt zu, dass auch er schreckhaft geworden ist und v. a. bei Autosirenen zusammenzuckt. Frau E. scheint sich am ehesten von den Unfallfolgen erholt zu haben.

Während der Sitzung beschäftigt sich Egon mit den zur Verfügung gestellten Spielzeugen, begibt sich gelegentlich zur Mutter und lässt die im Gespräch vertieften Erwachsenen weitermachen.

Intervention: Ich kläre die Eltern über die Symptome und den zu erwartenden Verlauf nach einem traumatischen Ereignis auf. Ich beabsichtige, Basil und Birgit einzeln zu sehen, bevor das weitere Vorgehen festgelegt wird. Die kurz erhobene Anamnese der drei Kinder ist vor dem Unfall unauffällig.

Zweite Sitzung – Birgit

Birgit musste zum Arztbesuch motiviert werden. Sie meinte: »Ich bin ja nicht krank.« Ihr ist es kaum anzusehen, dass sie am Kopf verletzt war. Der Vater, der sie zur Sitzung begleitet hat, gibt ihr noch mit, dass sie mit mir von ihren Angstzuständen sprechen soll. Birgit erzählt von Ängsten beim Einschlafen. Ich frage, was sie schon dagegen versucht habe: Früher musste die Mutter etwas vorsingen, jetzt spricht sie mit dem Bruder, der im Zimmer nebenan schläft. Manchmal wird sie in der Nacht bei Alpträumen wach, in denen Lastwagen ihr entgegenfahren; sie steht dann auf und geht Wasser trinken. Ihre Hauptsorge ist eine andere: Sie wird wegen der Narben an der Stirn und dem unschönen Haarschnitt ausgelacht – nicht von ihren Freundinnen, aber von den Kindern der höheren Klassen. Ihr schlimmstes Erlebnis in Zusammenhang mit dem Unfall war der Besuch der Großeltern im Spital: Sie weinten, als sie sie mit eingebundenem Kopf sahen. Sie ist hingegen der Tante sehr dankbar, die ihren im Spital verunstalteten Haarschnitt ausgebessert hat.

Intervention: Ich gebe Birgit zurück, dass ihre Ängste und Schlafstörungen zu »normalen« (im Sinne von üblicherweise auftretenden) Reaktionen nach schlimmen Ereignissen gehören und dass sie bereits am Abklingen sind. Birgit hat keine Angst beim Erzählen ihrer Erinnerung des Unfalls und auch beim Beantworten meiner Fragen; sie will aber lieber nichts Genaueres darüber wissen. Sie ist trotzdem einverstanden, an einer Familiensitzung, an der der Unfall nochmals besprochen wird, teilzunehmen.

Dritte Sitzung – Basil

Basil erzählt zuerst, welche verstörenden Zwischenfälle ihm seit dem Unfall passiert sind. Einmal hat er beim Velofahren einen Sack auf der Straße liegen sehen, er machte eine Vollbremsung, stürzte und zog sich eine Verletzung am Kopf zu. Drei Wochen später hat er erneut einen Sack gesehen, bremste langsamer, darauf fuhr sein Kollege mit seinem Velo auf ihn auf. Diesmal trug er eine Prellung am Ellbogen davon, genau dort, wo er beim Unfall verletzt wurde. Damals wurde er geröntgt und erhielt einen Verband, den er eine Woche lang behalten musste. Ein anderes Mal stürzte er beim Fussballspiel und ein Kollege trampte gerade auf diesen Ellbogen. Auch Basil fällt es auf, dass er jeden Freitag nicht einschlafen kann. Er träumt, steht auf, geht Wasser trinken. Er sagt, dass er nicht mehr im Auto mitfahren will; in den kommenden Ferien wird er mit Einverständnis der Eltern zum Urlaubsort fliegen.

Nach seiner Erinnerung an den Unfall gefragt, berichtet Basil, dass er dabei wach war; die Türe war verklemmt, er konnte nicht selbst aus dem Auto aussteigen. Der Vater holte Egon – dann wird seine Erzählung unklar. Wie fuhr er ins Spital? Wer war in der Ambulanz? Basil erwähnt ein Detail, von dem bisher keine Rede war: Hinter dem Lastwagen war ein weiteres Auto in den Unfall verwickelt, da gab es Beinbrüche. Im Spital erfuhr er von einem deutschsprechenden Arzt, dass seine Schwester eine Verletzung am Kopf hätte; er bekam Angst und erinnerte sich an einen früheren Sturz, bei dem sie ebenfalls eine Kopfverletzung erlitt. Die Erinnerung an die Rückfahrt nach Zürich mit dem Onkel scheint wieder klar: Er hatte Angst, weil der Onkel zu schnell fuhr. In Zürich war er schockiert und bekam wieder Angst, als er die Mutter mit der Halskrause sah.

Intervention: Bei Basil bezeichne ich die unklare Erinnerungen an den Unfalltag, die nachfolgende Schreckhaftigkeit, die ihn zu reflexartigen Reaktionen zwingt, und die Schlafstörung als »normale« posttraumatische Symptome. Bei der Frage, was ihn noch mehr Sicherheit geben würde und beruhigen könnte, sagt Basil zuerst, dass er eher derjenige sei, der anderen helfe (er wurde als »peace-maker« in seiner Schulklasse ernannt) und die Eltern nicht belasten wolle. Am besten halfen ihm früher die Gutnachtgeschichten, die seine Mutter erzählte. Ich schlage ihm vor, dies mit der Mutter zu besprechen. Den Vorschlag zur Familiensitzung, an der er hören könnte, wie alles beim Unfall abgelaufen sei, findet er gut.

Vierte Sitzung – Familie E.

Die Mutter berichtet, dass die Kinder viel besser schlafen würden, seit sie ihnen abends Geschichten vorlese. Der kleine Egon schlafe zurzeit noch bei ihr, ist tagsüber aber weniger anhänglich.

Intervention: Es soll der Unfallhergang und die folgende Zeit anhand von Spielautos nachgestellt werden. Ich erkläre das Vorgehen mit für alle geltenden Stopp-Regeln, falls Unruhe oder Angst aufkommen würde.

An der Rekonstruktion durch die jeweiligen Erinnerungen machen alle mit; nur Birgit bleibt zurückhaltend und sagt wiederholt: »Ich weiß nicht«, jedoch ohne Zeichen der Aufregung. Egon hinterlässt auch diesmal einen unauffälligen Eindruck. Als neues Element stellt sich die Not vom Vater dar. Er kümmerte sich um alle in einem deutlichen Stresszustand. Er klagte erst nach einigen Tage über Schmerzen, die er zuvor nicht beachtet hatte; seine Kontusionen wurden erst dann behandelt. Alleine bei der Tochter im fremden Land geblieben, vom Rest der Familie getrennt, litt er unter Heimweh und beklagt sich über die Abfertigung durch das Spitalpersonal, das er als rücksichtslos empfand. Ich weise ihn auf die Möglichkeit persönlicher psychotherapeutischer Hilfe hin.

Die Eltern schätzen die Fortschritte, die bei allen seit Beginn der Konsultationen erzielt wurden, und haben das Gefühl, dass sie auf einem guten Weg sind. Sie wünschen keine weiteren Sitzungen. Die Mutter bestätigt telefonisch drei Wochen später, dass es den Kindern gut geht. Bei meiner telefonischen Nacherkundigung anlässlich dieser Niederschrift sieben Jahre später sagt der Vater, dass der Unfall für ihn ein Einschnitt in seinem Leben bedeutete (»wie ein zweiter Geburtstag«), und betont aber, dass es den Kindern gut geht, dass die älteren Kinder sich in der Lehre gut bewähren und Egon ein erfolgreicher Primarschüler ist.

Kommentar: Im geschilderten Fall konnten an den beiden älteren Geschwistern, bereits Schulkindern, einige typische Kennzeichen der PTBS aufgezeigt werden. Die individuelle Interpretation des Traumaereignisses tritt hervor. Birgit erschrickt, als sie den Schreck und die Konfusion in den Augen der Großeltern sieht und sich so selbst gespiegelt sieht. Das Thema des Aussehens ist bei ihr zentral, sie fühlt sich unterstützt von der Tante, die ihr Aussehen ausbessert; sie fürchtet, von den Gleichaltrigen ausgelacht zu werden. Basil erlebt Angst und Verwirrung in der Unfallsituation, die ihn (und den Vater) im Wachzustand getroffen und an die er immer noch eine konfuse Erinnerung hat. Angst erlebt er bewusst beim Hörensagen der Verletzung der Schwester, die er mit früheren Erinnerungen kombiniert; sie überfällt ihn bei der anschließenden Autofahrt und bleibt in Bezug auf das Autofahren lange bestehen; Angst hat er wieder, als er die beschädigte Mutter sieht. Bei allen Kindern sind Zeichen der Überregung da. Bei Basil ist das lauernde Traumaschema spürbar, mit der Fehleinschätzung von Objekten auf der Straße und der übermäßigen Reaktion, die ihn wiederholt Unfälle inszenieren lässt. Die merkwürdigen Schwitzanfälle jeweils freitags regen ihn zu Erklärungsgedanken an. Bei Birgit ist die Vermeidungsstrategie spürbar, bis in die gespielte Unfallsituation, bei der sie ausweichend reagiert. Bei beiden Kindern konnten Ressourcen mobilisiert und Mitarbeit erzielt werden, wobei die Eltern jeweils sehr bereitwillig die Vorschläge der Kinder (z. B. das abendliche Vorlesen) aufnahmen. Weniger konturiert ist das klinische Bild vom zweijährigen Egon, der sich offensichtlich schneller erholte und auch bei meiner Beobachtung im Familiensetting unauffällig war. Sein Hauptsymptom war der unruhige Schlaf; erst an der letzten Sitzung erfahre ich, dass er auch mit starker Anhänglichkeit reagiert hatte. Er wurde nach dem Unfall sofort schützend vom Vater, der in einem Ausnahmezustand war, auf dem Arm genommen; in den kommenden Wochen reagierte die Mutter spontan auf seinem unruhigen Schlaf damit, dass sie ihn nachts in das eigenen Bett nahm. Er behielt noch das Symptom des Aufschreiens, wenn er im Auto in Kurven kam: Darf man annehmen, dass sich in seinem Körpergedächtnis ein seitlicher Druck eingraviert hatte (beim Unfall? beim Gehaltensein vom Vater?), der in den Kurven als Hinweisreiz wirkte? In diesem Unfall hat der traumatisierte Vater eindeutig protektiv gegenüber seiner Familie reagiert und seine eigenen Schmerzen erst nach Tagen wahrgenommen.

Deprivation und Misshandlung – Komplexe Traumafolgestörungen[67]

Kinder sind gerade heute, in einer von sozialen und politischen Verwerfungen geprägten Zeit, häufig wiederholten traumatischen Erfahrungen ausgesetzt – direkt von Gewalt betroffen, Zeugen von Gewalt oder in ihren Bedürfnissen verkannt und vernachlässigt. Beklemmend sind die Lebensgeschichten der Kinder, die mit den neuen Immigrationsbewegungen aus nicht allzu entfernten Kriegsschauplätzen zu uns gelangen. Und nach wie vor sind wir trotz der öffentlichen Aufmerksamkeit gegenüber diesem Thema und der ständigen Verbesserung institutioneller Maßnahmen mit betroffenen Kindern aus hier lebenden überforderten Familien und Pflegeeinrichtungen konfrontiert. Nicht nur die aktuelle Not dieser Kinder erfordert die Aufmerksamkeit psychotherapeutischer Fachpersonen. Forschungsarbeiten weisen darauf hin, dass frühe traumatische Einwirkungen zentrale Funktionen wie die emotionale Selbstregulation und die Beziehungsfähigkeit dauerhaft beeinträchtigen und die Anfälligkeit für erneute Traumaepisoden erhöhen. Ihre Folgen reichen also bis ins Erwachsenenleben hinein.

Emotionale Deprivation war ein zentrales Thema der Kinderpsychiatrie um die Mitte des letzten Jahrhunderts. Die bahnbrechenden Arbeiten von René Spitz zu den Folgen von längerdauerndem Entzug emotionaler Zuwendung in Heimen (Spitz, 1945, 1946) und von John Bowlby zu den kindlichen Reaktionen auf die plötzliche Trennung des Kindes von vertrauten Bezugspersonen (Bowlby et al., 1952) haben eine von der WHO unterstützte weltweite Bewegung ausgelöst, die die Betreuungszustände in Säuglingsheimen und den Umgang mit Kindern bei Hospitalisierungen radikal verändert hat. Bowlby hat die Bedeutung der Bindung zu einer vertrauten und zuverlässigen Bezugsperson ausgearbeitet, die seither zu einer zentralen Orientierung für alle Fachleute, die im Bereich der frühen Kindheit arbeiten, wurde. Die damals beschriebenen klinischen Bilder waren in der Folge kaum mehr zu beobachten und verloren an Interesse. Das änderte sich schlagartig nach dem Fall der Berliner Mauer und mit dem zunehmenden Informationsfluss aus dem zuvor abgeschotteten Osten Europas. Nach dem Ende der rumänischen Diktatur 1989 gelangten Bilder schwer deprivierter Säuglinge aus den dortigen Heimen an die Öffentlichkeit und legten Zeugnis der darin praktizierten und ideologisch begründeten, in den

67 Dieser Kapitel stellt eine Überarbeitung und Aktualisierung von zwei früheren Publikationen dar: »Emotionale Deprivation heute: Therapeutische Arbeit im institutionellen Kontext« (Pedrina, 2009) und »Posttraumatische Störungen bei Mutter und Kind: Grundlagen vernetzter Interventionen« (Pedrina, 2013).

Augen westlicher Beobachter jedoch unmenschlichen Pflege und Betreuung ab. Heutige Beschreibungen von Deprivationsfolgen gehen auf die zahlreichen longitudinalen Studien zurück, die mit den nun adäquat versorgten rumänischen Heimkindern durchgeführt wurden.

Das Thema Kindesmisshandlung erlangte etwas später Aufmerksamkeit, da noch lange in unserer Gesellschaft Gewalt als Mittel der Erziehung toleriert wurde. Mit Schrecken wurden Pädiater allmählich auf die gehäufte Verbindung von Frakturen und subduralem Hämatom aufmerksam und äußerten den Verdacht, dass diese als Unfallfolgen deklarierten Läsionen willentlich zugefügt wurden. Henry Kempe schuf 1961 den Begriff des »battered child syndrome«, das mit seinem mit Ray Helfer verfassten Buch ebenfalls weltbekannt wurde (Helfer & Kempe, 1968). Noch später musste zur Kenntnis genommen werden, dass auch sexueller Missbrauch an Kindern nicht – wie viele Psychotherapeuten glaubten – vorwiegend einer kindlichen Phantasie entspricht, sondern eine Realität ist. Seit Mitte der 1970er Jahre sind allmählich fachlich geführte Kinderschutzinstitutionen entstanden, die diesen Einsichten Rechnung tragen, im deutschsprachigen Raum u. a. die Kinderschutzzentren[68] und die in pädiatrischen Kliniken und anderen sozialen Institutionen eingerichteten interdisziplinären Kinderschutzgruppen.[69]

Die klinischen Bilder von Deprivation und Misshandlung wurden anfänglich getrennt ausgearbeitet. Beide Begriffe werden aber meist in einem erwähnt und eine der führenden internationalen Fachgesellschaften, die sich der Problematik annimmt, führt beide in ihrer Bezeichnung auf.[70] Der Grund dafür ist, dass sowohl vernachlässigende Distanzierung als auch gewaltträchtige Nähe gegenüber Kindern häufig zugleich auftreten. Manchmal ist es dieselbe Betreuungsperson, die ihre stark ambivalente Haltung auf diese Weise auslebt; in anderen Fällen, wenn eine Person regelmäßig Gewalt ausübt, schauen wahrscheinlich andere Bezugspersonen, die Schutz bieten müssten, weg. Die aktuelle Forschung, angeregt durch die konzeptuelle Entwicklung um die Posttraumatische Belastungsstörung (PTBS) macht diese Unterscheidung obsolet, indem sie Trauma zum Ausgangspunkt ihres Diskurses nimmt – aufgefasst als außerordentliche Belastung jeglicher Art, die das Subjekt in seiner physischen oder psychischen Integrität bedroht.[71] Jenseits der erkannten Aufgabe, in ext-

68 In Deutschland wurde das erste Kindesschutzzentrum 1976 in Berlin von Reinhard Wolff gegründet.

69 Vor allem in der Schweiz. Die größte Kinderschutzgruppe ist diejenige des Kinderspitals Zürich, die 2018 528 Fälle bearbeitete, am häufigsten betreffend Kinder unter 7 Jahren.

70 ISPCAN – International Society for the Prevention of Child Abuse and Neglect, gegründet 1977.

71 Siehe diesbezügliche Ausführungen im Kapitel »Stress, Traum und die Posttraumatische Belastungsstörung«.

remen Fällen zunächst für Sicherheit und adäquate Betreuung des Kindes zu sorgen, rücken nun Fragen betreffend der Diagnostik, dem Verständnis von Pathogenese und Psychodynamik sowie zum psychotherapeutischen Vorgehen in den Vordergrund.

Anfangs der 1990er Jahre mehrten sich Berichte, die neben der etablierten Symptomentrias der PTBS Wiedererleben/Vermeiden/Übererregung weitere typische Symptome feststellten und dieses erweiterte Syndrom in Zusammenhang mit wiederholten und längerdauernden Traumatisierungen sahen. Judith Herman schlug als erste mit Bezug auf Opfer chronischer häuslicher Gewalt, sexueller Ausbeutung und politischer Verfolgung das Konzept der *komplexen Traumafolgestörung* vor (Herman, 1992). In der Folge wurde auch die Problematik chronisch traumatisierter Kinder untersucht. Ihre Besonderheiten führten zur Formulierung der *posttraumatischen Entwicklungsstörung (developmental trauma disorder – DTD)* (van der Kolk, 2005). Dieses Kapitel stellt dieses facettenreiche, diagnostisch noch nicht definitiv festgelegte Störungsbild vor und gibt die laufende Fachdiskussion wieder. Beiträge zur Begründung dieses Konstruktes kommen, neben der Klinik, aus der Entwicklungspsychopathologie und aus der neurobiologischen Forschung. Therapeutische Ansätze knüpfen an der langjährigen Erfahrung der Eltern-Kleinkind-Psychotherapie mit gefährdeten Familien an (Fraiberg, 1980) und werden durch wichtige Einsichten aus der neueren Forschung erweitert. Abschließend werden in zwei Fallbeispielen betreffend das erste Lebensjahr bzw. das Kleinkindalter das Erscheinungsbild und das prozesshafte Vorgehen in der Abklärung dargestellt und der jeweils der Situation angepasste Behandlungsplan diskutiert.

Komplexes Trauma – Definition

Kennzeichnend in den Vorgeschichten von Patienten mit einem erweiterten posttraumatischen Symptomenspektrum war, dass sie wiederholten traumatisierenden Episoden durch eine andere Person im Kontext einer Abhängigkeitsbeziehung ausgesetzt waren, die demütigend waren und das Vertrauen in Beziehungen erschütterten (Herman, 1992). Kleinkinder sind naturgemäß vom Austausch und von der Unterstützung durch ihre Betreuer abhängig; der Vertrauensverlust stellt eine besonders einschneidende Beeinträchtigung ihrer Entwicklung dar. Komplexes Trauma in der frühen Kindheit wird folgendermaßen definiert:

- Es besteht aus wiederholter oder längerdauernder Exposition an negativen, die Entwicklung beeinträchtigenden Einwirkungen,
- die dem Kind durch andere Personen, sehr oft die betreuende Person, zugefügt werden
- in einer frühen, sensiblen Phase seiner psychologischen und neurophysiologischen Entwicklung.

Negative Einwirkungen schließen physischen, sexuellen und emotionalen Missbrauch, Vernachlässigung, familiäre Gewalt oder das Miterleben von sozialer Gewalt ein (Cook et al., 2005; Ford, 2005). In einer breit angelegten, von Joseph Spinazzola koordinierten Studie des amerikanischen Netzwerkes zum kindlichen Trauma[72] wurde nachgewiesen, dass sich auch psychologische Misshandlung allein in gleichem Ausmaß wie physische Misshandlung auf die spätere psychische Gesundheit von Kindern und Jugendlichen auswirkt (Spinazzola et al., 2014). Die frühkindliche chronische Traumatisierung greift in die neurobiologische Entwicklung ein, sie hat regelmäßig eine Beeinträchtigung der Selbstregulation und der Beziehungsfähigkeit mit anschließenden strukturellen Defiziten zur Folge. Die PTBS-Symptomatik kann u. U. hingegen fehlen. Betroffene Individuen sind weniger widerstandsfähig gegenüber spätere Stresssituationen und haben als Erwachsene häufiger soziale, psychische oder Gesundheitsprobleme.

Entwicklungspsychologische, beziehungsdynamische und psychodynamische Aspekte der Symptomentwicklung

Die kindliche Entwicklung findet im Austausch des Kindes mit seinen engsten Betreuungspersonen statt, indem das Kind erlebte Interaktionen, d. h. ganzheitliche Erfahrungen von eigenem Ausdruck mit der modulierenden Reaktion durch das Gegenüber, internalisiert. Voraussetzung dafür ist die Funktion seiner auf soziale Kontakte ausgerichteten neurobiologischen Ausstattung. Die involvierten Prozesse sind komplex, interdependent und integrieren sich im Fortschreiten der Zeit zu immer neuen Konfigurationen und Potenzialen. Das Versagen der Umwelt bei Deprivation und Misshandlung kann in verschiedenem Alter und wechselnder Ausprägung eintreten; entsprechend uneinheitlich sind die daraus resultierenden klinischen Bilder. Die nachfolgend dargestellten pathogenetischen Elemente können in einer Krankengeschichte kumulativ auftreten und schwerste Behinderung verursachen. Wenn nur bestimmte Fähigkeiten betroffen sind, können hingegen andere gelungene Errungenschaften das Kind auf seinem schwierigen Weg in eine positivere Richtung lenken.

---

72 National Child Traumatic Stress Network (NSCTN), gegründet in 2001.

Säuglinge sind von Anfang an für die *Regulation physiologischer Funktionen* auf die Unterstützung ihrer Bezugspersonen angewiesen. Mangelnde Fürsorge stellt die Fähigkeit, den Wach-Schlafrhythmus und die körperlichen Funktionen zu regulieren sowie die Aufmerksamkeit aufrechtzuerhalten, in Frage. Überspannte und/oder hypotone Körper stehen der motorischen Entwicklung und der Erfahrung von Wirksamkeit im Wege; die flüchtige Aufmerksamkeit erschwert beruhigende Interaktionen mit responsiven Betreuern und begünstigt frühe Teufelskreise der gegenseitigen Entfremdung (Nugent et al., 2007).[73]

Im Laufe der ersten Monate entwickelt sich im Austausch mit wenigen zuverlässigen Hauptbezugspersonen die *Bindungsbeziehung*. Die sichere Bindung gilt als ideale Voraussetzung für den intensiven, intimen, dyadischen Dialog zwischen Baby und Bezugsperson, in der durch gegenseitige Identifizierung die Differenzierung der Affekte und deren Modulation sowie die Differenzierung zwischen Selbst und den Anderen stattfinden können. Zugleich erwirbt das Baby ein Verständnis der Affekte und die Fähigkeit, diese in der Kommunikation einzusetzen; frühe Erfahrungen des emotionalen Austausches legen den Grundstein für spätere soziale Kompetenz. Eine sichere Basis ermöglicht außerdem dem Baby, sich im Schutz des Betreuers fremden Personen und der gegenständlichen Welt zuzuwenden und diese zu erforschen. Mit unzuverlässigen Bezugspersonen, die sich auf unvorhersehbare Weise verhalten, wird es dem Säugling kaum gelingen, das Gefühl einer sicheren Bindung aufzubauen. Gemäß ihrem Verhalten während dem Test der »fremden Situation« weisen nur 50–60% der Kinder eine sichere Bindung auf (Grossmann et al., 1997), aber auch Kinder mit unsicheren Bindungsstilen können wenig auffällige Entwicklungen durchlaufen, zumal sich die Bindungsqualität bei Änderungen des Beziehungskontextes ebenfalls verändern kann. Bindungsunsicherheit erhöht das Risiko für spätere Pathologie, wenn sie mit anderen Risikofaktoren zusammentrifft (Deklyen & Greenberg, 2016). Das größte Risiko lastet auf Kindern mit desorganisierter Bindungsqualität, die durch unvorhersehbares Verhalten – wechselnd zwischen anhänglich, unterwürfig und wütend – gekennzeichnet ist (Cook et al., 2005). Emotionale und kognitive Entwicklung sind stark ineinander verwoben und beide leiden, wenn die Bindungsbeziehung schwer beschädigt ist. Zeichen davon sind unsicheres Selbstgefühl und Selbst-Objekt-Abgrenzung, Misstrauen, Probleme mit der Empathie, soziale Isolation, und später geringer Selbstwert, Scham- und Schuldgefühle. Daraus können sich *verschiedene umschriebene Beeinträchtigungen* ergeben, die sich zu massiven klinischen Problemen auswachsen können. Auf mangelnde Erkenntnis und Verständnis für eigene Affekte fol-

73 Siehe ausführlicher in den Kapiteln »Frühe Eltern-Kind-Beziehung« sowie »Stress, Trauma und die Posttraumatische Belastungsstörung«.

gen Probleme der emotionalen Regulation und Schwierigkeiten, eigene Wünsche und Bedürfnisse zu kommunizieren. Emotionale Dysregulation geht mit unzureichender Verhaltenskontrolle einher, d.h. mit Impulsdurchbrüchen, mit Aggression gegen Andere und Selbstverletzungen, mit oppositionellem Verhalten. Auf die mangelnde Fähigkeit, aufmerksam zu sein und auf ein Geschehnis zu fokussieren, folgen die Schwierigkeit, Herausforderungen zu erkennen und Lösungen zu suchen, sowie allgemein Schwierigkeiten im Lernen und beim Spracherwerb.

Wenn ein Kind wenig Kompetenz entwickeln kann, ist er gegenüber zusätzlichen Belastungen und Stressepisoden besonders hilflos. Säuglinge reagieren dann mit primitiven Formen der Abwehr: mit Flucht, »Einfrieren« oder Aggression (Fraiberg, 1982). Diese Kinder neigen später dazu, entweder sich der Forderung des Anderen zu unterwerfen oder aber ein rigides, kontrollierendes Verhalten anzunehmen, welches kein Abrücken von einer etablierten Routine duldet (z.B. beim Essen). Andere verlieren ganz die Verhaltenskontrolle. Die Schwierigkeit, eine unvorhergesehene Situation zu verstehen, erzeugt Konfusion und führt zuweilen zu dissoziativen Zuständen. Auch können frühere traumatische Episoden reaktiviert werden, wobei die Kinder manchmal ihr Gegenüber verführen und in entsprechende Reinszenierungen einbeziehen (Cook et al., 2005).

Frühkindliche Deprivation und Misshandlung haben bei vielen Betroffenen negative Langzeitfolgen. Gegen Ende des letzten Jahrhunderts hat eine breitangelegte retrospektive Studie aus Kalifornien, in der über 13.000 Klienten einer HMO-Einrichtung einbezogen wurden und bei der ihre durch gezielte Befragung erhaltenen anamnestischen Angaben mit ihren aktuellen Gesundheitsdaten abgeglichen wurden, ein verstörende Ergebnis veröffentlicht (sogenannte »adverse childhood experiences (ACE)-study«: Felitti et al., 1998). Mehr als die Hälfte der Probanden berichtete über erlittene Misshandlungen oder andere belastende Erfahrungen in der Kindheit, und diese korrelierten mit erhöhtem Vorkommen gesundheitlicher Probleme, insbesondere Alkoholismus, Drogenmissbrauch, Depression und Suizidversuche. Es bestand auch ein deutlicher Zusammenhang zwischen der Anzahl und den Arten negativer kindlicher Erfahrungen und dem Risiko, eine Erkrankung wie z.B. Herz-Kreislaufleiden, Krebs oder Diabetes mit frühem tödlichem Ausgang zu erleiden. Diese Studie löste in den USA verstärkte präventive Maßnahmen aus. Ihre Ergebnisse wurden in zahlreichen Folgestudien bestätigt und breit rezipiert.

Rolle der Familie und transgenerationale Transmission

Das Verständnis und die Unterstützung durch eine vertraute Bezugsperson, insbesondere durch die Mutter, stellt für ein traumatisiertes Kind den wichtigsten Beitrag dar, dass es aus seinem Zustand des emotionalen und kognitiven Zusammenbruchs herausfinden kann, seine Stabilität und Fähigkeiten zurückgewinnen und – in einem längerdauernden Prozess – das Vorgefallene in sein Selbstbild einordnen kann. Günstig ist dabei, wenn die Bezugspersonen selbst emotional stabil sind und über innere Zustände reflektieren können. Allzu häufig ist dies nicht der Fall, im Gegenteil: Sehr viele chronische Misshandlungen finden im Rahmen der Familie statt, durch oder im Beisein von Familienangehörigen, die selbst psychisch belastet sind. Dieser Umstand legt die Annahme einer transgenerationalen Transmission traumatischer Erfahrungen nahe und wirft die Frage auf, welche Mechanismen in der frühen Kindheit daran beteiligt sind.

Verschiedene Autoren haben sich mit dieser Frage beschäftigt. Erste Hypothesen stammen aus der Bindungsforschung in Zusammenhang mit der Entwicklung des »Adult Attachment Interview« (AAI). Mary Main und Erik Hesse fanden heraus, dass die damit gemessene Kohärenz und Integration der Narrative der Bezugspersonen über ihre Beziehung zum Kind mit den Bindungsstil gemäß der Fremden-Situation-Untersuchung korrelieren. Insbesondere konnten sie eine direkte Verbindung zwischen einer mütterlichen Erfahrung des Verlustes und der unbewältigten Trauer einerseits und der desorganisierten Bindungsqualität ihres Kindes andererseits feststellen (Main & Hesse, 1990). Diese Autoren stellten die Frage, ob das elterliche Verhalten, das sie als verängstigt und/oder angstmachend (»frightened/frightening«) charakterisieren, die Ursache der sich verfestigenden Verwirrung des Kindes ist. Das Kind ist nämlich mit dem paradoxen Impuls konfrontiert, sowohl von dieser Person zu flüchten, als auch bei ihr Schutz zu suchen. Karen Lyons-Ruth und Mitarbeiter führten diese Untersuchung weiter und gingen der Frage nach, wie Mütter auf den Ausdruck desorganisierter Verhaltensweisen ihres Kindes reagieren (Lyons-Ruth et al., 1999). Zuvor entwickelten sie ein Messinstrument, das ihnen erlaubte, die mütterliche Fähigkeit, angemessen auf das Kind einzugehen, einzuschätzen und mit dem fünf verschiedene Dimensionen eines atypischen, dysfunktionalen emotionalen Verhaltens erfasst werden: (1) emotionales Missverständnis, (2) Verwirrung (»frightened«), (3) negativ-intrusives Verhalten (»frightening«), (4) Rollenkonfusion, (5) Rückzug. Ihre Analyse zeigte ein differenziertes Bild der dysfunktionalen Interaktionsmuster, die zum desorganisierten Bindungsstil führen. Mütter von desorganisierten Kindern, die unter Stress hauptsächlich vermeidend reagieren, verhalten sich eher negativ-intrusiv und Rollen verwischend. Mütter von desorganisierten Kindern, die unter Belastung vorwiegend Nähe suchen, missverstehen am meisten die kindlichen emotionalen Äußerungen. Kinder, die eine Mischung von Vermeiden und Widerstand ausleben, sind am ehesten mit dem desorientiert-verwirrten Verhalten ihrer Mütter konfrontiert.

In neueren Arbeiten tritt das Traumaparadigma in den Vordergrund. Daniel Schechter hat dazu eine sehr interessante Figur der Interaktion zwischen traumatisiertem Kind und posttraumatisch gestörtem Elternteil ausgearbeitet, die auch konkrete Hinweise für therapeutische Interventionen beinhaltet (Schechter & Willheim, 2009b; Schechter & Rusconi Serpa, 2011). Er betont, dass viele misshandelnde Eltern an einer PTBS leiden, meist als Folge erlittener interpersonaler Gewalt. Sie befinden sich in einer defensiven, hypervigilanten Position, die ihnen erschwert, die nötige, kontinuierliche Verfügbarkeit und Zuwendung für ein kleines Kind aufzubringen. Schechter hat seine Aussagen mit neurobiologischen Untersuchungen untermauert. Diese zeigten, dass in den MRI-Abbildungen des Gehirns traumatisierter Mütter, die während einer beobachteten Trennungssituation aufgenommen wurden, eine höhere Aktivierung der limbischen Areale stattfand, während die normalerweise zu erwartende Aktivierung der corticalen präfrontalen Areale ausblieb; dies geschah parallel zum emotionalen Abbruch und dem Auftreten atypischer Verhaltensweisen (ebd., 2011). Der Befund bedeutet, dass das aufgebrachte Kind bei der Mutter als »trigger« wirkt und bei ihr die posttraumatische Reaktion reaktiviert. Damit bleibt die Regulation der kindlichen Not aus, Mutter und Kind verheddern sich im negativen Teufelskreis einer disruptiven Interaktion. Dieser Einblick in die Beziehungsdynamik traumatisierter/traumatisierender Familien erklärt nur einen Teil der komplexen Prozesse, die in der transgenerationalen Transmission involviert sind. Eine Intervention in dieser frühen Phase leistet aber bestimmt einen Beitrag zur Verbesserung der kindlichen und familiären Entwicklungsperspektive. Schechter hat eine videogestützte therapeutische Methode entwickelt, bei der die von Mutter und Therapeut gemeinsam kommentierte problematische Interaktionsaufnahme als Ausgangspunkt für die Unterstützung der Mentalisierungsfähigkeit der Mutter genutzt wird (Schechter et al., 2006; Schechter & Willheim, 2009b). Die Mutter soll zuerst ihre unkontrollierte, der Situation unangemessene Reaktion erkennen, um dann einen offenen Zugang zum Erleben des Kindes zu gewinnen und zugleich einen neuen Umgang mit den eigenen Gefühlen zu erproben. Das Miterleben solcher Episoden und auch schon die Kenntnis der Möglichkeit einer durch das Kind getriggerten traumatischen Reaktion bereichern das Verständnis des Therapeuten und erweitern sein Repertoire in der Eltern-Säugling-Therapie.

Neurobiologische und genetische Befunde bei chronischer Traumatisierung

Wie im Falle der PTBS hat die Konzeptualisierung der komplexen Traumafolgestörung im intensiven Austausch zwischen klinischer und neurobiologischer Forschung stattgefunden. Die Aussage, dass chronischer Stress sich in die biologische Grundlage des menschlichen Lebens einschreibt, ist nicht aus der Luft gegriffen. Julian Ford hat ein prägnantes Bild geschaffen, das die stressbedingten Verschiebungen der neurobiologischen Aktivität im Gehirn des Kleinkindes zusammenfasst: Gehirn (und Körper) schalten von einer lernorientierten auf eine das Überleben sichernde Funktionsweise um – vom »learning brain« zum »survival brain« (Ford, 2005). In seiner Anfangszeit entwickelt sich das Gehirn dank Neubildung und Differenzierung von Nervenzellen, die sich unter dem Einfluss von Erfahrungen untereinander verbinden bzw. absterben, wenn sie nicht benutzt werden. Mit der Zeit konsolidieren sich gewisse Verbindungen und die zunächst mögliche Ausbildung alternativer Pfade und Netzwerke wird unwahrscheinlicher. Als Gegengewicht dazu gibt es jedoch zeitlich beschränkte, kritische Perioden, die als Übergänge in der Entwicklung empfunden und beschrieben werden, in denen ungewöhnlich schnelle Veränderungen in den neuronalen Netzwerken stattfinden, wobei auch bereits stabile Verbindungen aufgelöst werden können. Eine klassische Übergangszeit ist das zweite Lebensjahr, in dem sich zusammen mit dem Spracherwerb die Individuation entfaltet. In dieser Zeit bilden sich vor allem diejenigen Hirnareale aus, die diesen psychologischen Funktionen dienen, insbesondere die präfrontal-corticalen und (para-)limbischen Strukturen, darunter der Hippocampus. Eine weitere Übergangszeit ist die Adoleszenz, in der sich die Hirnareale, die mit höheren symbolischen Funktionen und Gedächtnisleistungen betraut sind, durch verstärkte Myelinisierung stabilisieren (ebd., S. 33). Negative Einflüsse in diesen Zeiten haben mit großer Wahrscheinlichkeit komplexe Störungen zur Folge; umgekehrt sind es Zeiten, in denen therapeutische Interventionen am ehesten wirksam sind. Eine unbelastete Lebenserfahrung lässt dem lernenden Gehirn Raum, um Pfade der emotionalen Regulation und Pfade für die Aneignung neuen Wissens auszubauen. Das in der Not aktivierte überlebensorientierte Gehirn ist hingegen damit beschäftigt, das bedrohte Gehirn vor dem bevorstehenden Schaden zu schützen, mit hoher Vigilanz weitere mögliche Gefahren zu antizipieren, Abwehrreserven zu mobilisieren und den Körper funktionsfähig zu erhalten. Er greift dabei auf schnelle automatische Prozesse zurück, die in den primitiven Hirnarealen wie Hirnstamm, Mittelhirn und Teile des limbischen Systems – v. a. der Amygdala – stattfinden und vernachlässigt hingegen die Areale (s. oben), die die komplexe Anpassung an die Umwelt leisten (ebd., S. 32).

Die Verbindungen zwischen den bei seelischen Prozessen involvierten Hirnarealen werden durch die synaptischen Verschaltungen zwischen den Nervenzellen hergestellt, wobei neurochemische Substanzen bei der Reizübertragung eine zentrale Rolle spielen. In einer akuten Stresssituation wird eine erste schnelle Reaktion durch die Freisetzung des Neuropeptids CRF vermittelt, das erhöhte Wachsamkeit bewirkt; eine zweite langsamere Reaktion wird mit der Aktivierung der Hypophysen-Nebennieren-Achse, d. h. der Ausschüttung der Hormone ACTH und Cortisol, vermittelt, die die Mobilisierung von Energien bewirkt, Erkundungs- und Lernverhalten anregt sowie in negativer Rückkoppelung die akute Stressreaktion dämpft.[74]

Wenn die Belastungssituation andauert, bleibt das Gehirn schwerpunktmäßig auf die Überlebensfunktion fixiert. Die daraus folgende Psychopathologie lässt sich anhand der Beeinträchtigung zweier grundlegender Aspekte der frühkindlichen Entwicklung charakterisieren: (1) der emotionalen Dysregulation und (2) der Dysregulierung der Informationsverarbeitung. Das Beharren des neurologischen Systems im Modus der Stressreaktivität äußert sich z. B. in der anhaltenden Hypervigilanz, in der Unfähigkeit Affekte zu modulieren, in aggressivem Verhalten. Reize, die wegen zu kurzer Aufmerksamkeitsspanne nicht interpretiert werden können, unterhalten eine chronische Angst. Die Reflexionsfähigkeit entwickelt sich kaum. Sowohl in den neurochemischen Untersuchungen betreffend das Stressverarbeitungssystem als auch mit bildgebenden Verfahren zur Darstellung von Hirnfunktionen konnten entsprechende Auffälligkeiten festgestellt werden. Personen mit PTBS weisen andere Werte bestimmter neuroaktiver Substanzen als unbelastete Probanden auf; z. B. fallen Cortisolwerte in Anschluss an eine längere Überproduktionsphase unter den normalen (schwankenden) Ruhewerte ab, der Anstieg bei erneutem Stress bleibt bescheiden. In Widerspruch dazu wurden bei Mädchen mit einer Geschichte erlittenen sexuellen Missbrauchs konstant höhere Ruhe-Cortisolwerte gemessen, auch beim Fehlen einer PTBS-Symptomatik. Diese Befunde spiegeln die komplexe Adaptationsleistung des ganzen Stressverarbeitungssystems im Zeitverlauf (veränderte Reagibilität, veränderte Reizübertragung, anatomische Veränderungen) wider. Sie lassen die Vermutung zu, dass frühkindliche Traumatisierungen sich im Körper dieser Kinder einschreiben, auch wenn klinisch keine Folgestörungen mehr zu erfassen sind (De Bellis, 2001). Ergänzend soll erwähnt werden, dass auch das immunologische Abwehrsystem durch chronische Traumatisierung beschädigt wird.

Bei der Erfassung der Gehirnaktivität zeigt sich, dass bei Personen mit PTBS eine Überfunktion der Amygdala vorliegt, die für die erhöhte Ängstlichkeit verantwortlich ist. Der präfrontale Cortex und die limbischen Zentren,

74 Eine ausführliche Darstellung der akuten biologischen Stressverarbeitung findet sich im Kapitel »Stress, Trauma und die Posttraumatische Belastungsstörung«.

die die Amygdala hemmen könnten, zeigen eine reduzierte Aktivität; die Ausschaltung des präfrontalen Cortex könnte das Gefühl der Leere erklären, das bei dieser Erkrankung häufig ist (Strüber & Roth, 2014, S. 270ff.; Fitzgerald et al., 2018). Der Hippocampus wird bei erneutem Stress weniger aktiviert. Bei traumatisierten Erwachsenen wurde auch wiederholt eine Verminderung des Hippocampus-Volumens festgestellt, nicht aber bei Kindern. Diesbezüglich ist anzumerken, dass im ersten Lebensjahr Amygdala, Hippocampus und Cortex noch nicht ausgereift sind; entsprechend zeigt sich bei sehr früher Traumatisierung kaum funktionelle Aktivierung in diesen Bereichen und keine anatomische Veränderung (De Bellis, 2001, S. 554). Andere Arbeiten zum Volumen einzelner Hirnstrukturen zeigten im Langzeitverlauf ein kleineres Corpus callosum, an dem die Myelinisierung der Verbindung zwischen der rechten und linken Hirnhemisphäre abzulesen ist. Dies bedeutet, dass der normalerweise stattfindende Wechsel von der rechtshämisphärischen zur linkshämisphärischen Dominanz – von der Wahrnehmungs- und Gefühlsorientierung zur Sprache und abstraktem Denken – unterentwickelt bleibt (ders., S. 552; Cook et al., 2005). Viel Aufmerksamkeit hat in neuer Zeit die Bedeutung der Interaktion zwischen genetischer Ausstattung und Umwelteinflüssen erhalten. Strüber & Roth fassen den aktuellen Wissensstand folgendermaßen zusammen (Strüber & Roth, 2014, S. 19):

> Es ist deutlich geworden, dass die individuellen Gene der neurochemischen Systeme die Empfindlichkeit gegenüber den Auswirkungen früher Erfahrungen vorgeben und so die Psyche schützen oder gefährden können. Die Erfahrungen können ihrerseits in einem epigenetischen Prozess auf die Gene zurückwirken und deren Umsetzung in Proteine, d. h. in Komponenten der neurochemischen Systeme beeinflussen.

Gezielte Untersuchungen an Personen, die den Anschlag 9/11 in New York überlebten, legen nahe, dass der über Generationen hinweg feststellbare langfristig verminderte Cortisolwert auf eine epigenetische Veränderung des Glucocorticoid-Rezeptor-Gens zurückzuführen ist, die vererbbar ist (ebd., S. 273). Von Bedeutung ist die Tatsache, dass Kinder von Müttern mit PTBS schon im ersten Lebensjahr geringere Cortisolwerte als Kinder gesunder Mütter aufweisen, was für sie ein erhöhtes Risiko, bei Belastung selbst eine PTBS zu entwickeln, bedeutet. Mit diesem epigenetischen Befund ist präzis eine Komponente der transgenerationalen Transmission erfasst.

Symptomatik und Behandlung komplexer Traumafolgestörungen im Spiegel neuerer Forschung – Probleme der Diagnostik, Konsens im therapeutischen Vorgehen

DTD – Ein neuer diagnostischer Vorschlag und die diagnostische Klassifikation

Nach ausgiebiger Forschung, vor allem aus dem Umkreis des bereits erwähnten Trauma-Netzwerkes, wurde ein Vorschlag für die Aufnahme des »Developmental Trauma Disorder« (DTD, traumabedingte Entwicklungsstörung) ins DSM-5 eingereicht (van der Kolk et al., 2009). Die Kriterien umfassten, neben der Exposition an wiederholten oder längerdauernden traumatschen Einwirkungen:

- Zeichen der emotionalen und physiologischen Dysregulation,
- Zeichen der Dysregulation von Aufmerksamkeit und Verhalten,
- Zeichen der Beeinträchtigung des Selbstgefühls und der Beziehungsfähigkeit,
- mindestens zwei Symptome aus dem PTBS-Cluster.

Die Symptomatik müsste sich mindestens sechs Monate lang manifestieren und mit bedeutenden Einschränkungen in verschiedenen Funktionsbereichen einhergehen.

Der Vorschlag hatte keinen Erfolg, im Unterschied zum PTBS unter sechs Jahren. Als Grund für die Nicht-Berücksichtigung galt, dass die Vielfalt der Symptomatik kaum eine spezifische Zuordnung der Patienten zulassen würde. Im kurze Zeit später erschienenen Manual DC:0-5 wurde DTD ebenfalls nicht aufgenommen; dafür würde allenfalls die Restdiagnose »andere Trauma-, Stress- und Deprivationsbedingte Störungen der frühen Kindheit« zur Verfügung stehen. Mit Recht wurde hingegen auf die Diagnose »Deprivation/Misshandlung-Störung« verzichtet, die im vorgängigen Werk DC:0-3/R aufgeführt war. Deren Beschreibung war mit der einseitigen Erwähnung der beiden klassischen Muster von Bindungsstörung hochgradig unvollständig und stimmt nach heutigen Kenntnissen nicht mehr.[75]

Warum also noch am Konzept festhalten? Diverse Autoren haben darauf aufmerksam gemacht, dass, wenn die emotionalen oder kognitiven Problemen, Dissoziationen oder Schmerzen als Komorbiditäten eines PTBS betrachtet werden, diese sich einer integrativen Behandlungsplanung entziehen. Mehr

---

75 Die komplexe Traumafolgestörung entsprechend dieser Beschreibung ist hingegen in der Release-Ausgabe des revidierten ICD-11 zu finden, der jedoch noch nicht implementiert ist. Vgl.: https://icd.who.int/browse11 [Stand 5. Juli 2018].

noch: Die Behandlung des PTBS nach einer evidenzbasierten Methode im Kontext einer traumabedingten Entwicklungsstörung ist u. U. nicht wirksam oder gar schädlich (van der Kolk & Courtois, 2005). Judith Herman, die erfahrene Pionierin auf diesem Gebiet, spricht im Vorwort des Buches zur Behandlung komplexer Traumafolgestörungen von der »Schönheit« dieses Konzeptes (Herman, 2009). Diese liege in ihrer integrativen Natur, die nicht nur den Behandelnden zugutekomme, sondern ebenso den Patienten. Therapeuten beginnen, das tiefe Misstrauen und die kontraproduktiven Beziehungsmuster von Opfern chronischer Gewalt zu verstehen. Der Aufbau einer therapeutischen Beziehung wird leichter, wenn der Therapeut von Anfang an weiß, dass der Patient sich eine fürsorgliche, freiwillige, gegenseitig befriedigende Beziehung gar nicht vorstellen kann. Es wird zu seiner Aufgabe, dem Patienten diesen Umgang vorzuleben und ihn einzubinden, im Wissen, dass er dies zu Beginn als Vorbereitung eines Verrats erlebt. Im nachfolgenden Therapieverlauf ermöglicht der Bezug auf die traumatische Geschichte zusammen mit den Kenntnissen zur Beeinträchtigung bestimmter Entwicklungsschritte sinnhafte Deutungen.

Symptomatik der Deprivation/Misshandlung in aktuellen prospektiven Studien – die Kinder aus Rumänien und ein Rückblick auf die »anaklitische Depression«

An dieser Stelle sind die Befunde zu erwähnen, die die sorgfältigen Nachuntersuchungen an den 1989 in das öffentliche Bewusstsein getretenen Kindern der rumänischen Waisenhäuser, die unter massiv deprivierenden Bedingungen aufgewachsen waren, hervorgebracht haben. Diesen verdanken wir aktuelle Kenntnisse über den Verlauf der kindlichen Entwicklung nach früher emotionaler Vernachlässigung und auch Hinweise zur vergleichenden Wirksamkeit rehabilitativer Interventionen.

Viele dieser Kinder wurden nach dem Zusammenbruch der kommunistischen Diktatur in westlichen Familien adoptiert. In verschiedenen Ländern (u. a. Kanada, Niederlande, Großbritannien) entstanden kinderpsychiatrische Projekte zur Erfassung ihres klinischen Zustandes und zur langfristigen Verfolgung dessen Verlaufs. Stellvertretend wird hier die englische Studie von Michael Rutter und Mitarbeiter (»English and Romanian Adoptees Study« – ERAS) vorgestellt, die ab Mitte der 1990er Jahre regelmäßig diesbezügliche Forschungsergebnisse publizierten (Rutter et al., 1998; Übersicht in: Rutter, 2006). Von den untersuchten Kindern waren bei der Adoption 58 jünger als sechs Monate, 58 zwischen sechs und 24 Monate alt; später kamen 28 Kinder dazu, die im Alter zwischen 24 und 42 Monate adoptiert wurden. Als Kontrollgruppe wurden 52 englische Kinder ohne Deprivationserfahrung, die vor dem sechsten Monat adoptiert wurden, in die Studie aufgenommen. Bei der

Ankunft waren die rumänischen Kinder massiv unterernährt; etwa die Hälfte davon waren bezüglich Gewicht, Größe und Kopfumfang unter der dritten Perzentile. Die meisten hatten einen geistigen und sozialen Entwicklungsrückstand. Vielfach stellten die Forscher atypische Bindungsmuster fest, jedoch kaum Formen der gehemmten Bindungsstörung (O'Connor et al., 2003). Mehrere Kinder wiesen atypische Verhaltensweisen auf, wie den Kopf oder den Körper schaukeln, Selbstverletzungen, ungewöhnliche sensorische Stimulierungen, Schwierigkeiten beim Kauen oder Schlucken (Becket et al., 2002).

In den Nachfolgeuntersuchungen mit vier, sechs und elf Jahren zeigte sich, dass die Kinder in ihrer körperlichen und kognitiven Entwicklung beträchtlich aufgeholt hatten. Die Erholung war bei den Kindern, die vor dem sechsten Monat adoptiert wurden, fast vollständig. Weiterhin Defizite bestanden bei Kindern, die später eine angemessene Betreuung erhielten, wobei deren Ausmaß von der Dauer des Heimaufenthaltes abhängig war. Dies gilt für die kognitive Beeinträchtigung, die mit elf Jahren weiterhin deutlich war (durchschnittlicher IQ 101 bei Heimaufenthalt unter sechs Monaten, IQ 86 bei Heimaufenthalt zwischen sechs und 24 Monaten, IQ 83 bei mehr als 24 Monaten), und auch für die Entwicklung einer Bindungsstörung mit undifferenziertem Bindungsverhalten (2 % in der ersten Gruppe sowie in der Kontrollgruppe, 8 % bzw. 19 % in den anderen beiden Gruppen; Rutter, 2006). Einige Kinder, vor allem diejenigen, die kognitiv am stärksten beeinträchtigt waren, entwickelten bis zum vierten Lebensjahr autistische Verhaltensweisen, die sich jedoch bis zum sechsten Jahr stark zurückbildeten (Rutter et al., 1999). In der frühen Adoleszenz nahmen bei den bereits früher auffälligen Kindern emotionale Probleme, jedoch nicht Verhaltensprobleme zu (Colvert et al., 2008).

Einen Einblick in das Entstehen dieser Symptomatik vor der Aufhebung der Deprivationsbedingungen gibt uns die klassische Beschreibung der sogenannten »anaklitischen Depression« von René Spitz von 1946, die wir heute als traumabedingte Störung verstehen würden und kaum mehr auf diese Weise werden beobachten können (vgl. Spitz, 1965). Spitz beschrieb das Syndrom, das bei 19 von 123 beobachteten Babys eines einer Strafanstalt angeschlossenen Säuglingsheims auftrat. Im Unterschied zu den anderen Babys waren die Betroffenen nach den ersten sechs Monaten aus Gründen des Strafvollzugs von ihren Müttern getrennt worden und – wie damals üblich – nur noch von wenigen Säuglingsschwestern betreut worden. Zunächst reagierten sie mit auffallender Weinerlichkeit und klammerten sich an den Beobachter; sie wurden zunehmend unruhig und schlaflos. Nach etwa einem Monat ging das Weinen in Schreien über. Es kam zu Gewichtsverlust und der Entwicklungsquotient blieb stehen. Im dritten Monat verweigerten die Babys den Kontakt, lagen meist in ihrem Bett auf dem Bauch mit weggewandtem Kopf und leerem Blick. Sie beachteten den Untersucher nicht mehr; manchmal fingen sie an zu weinen, wenn dieser auf einer Annäherung bestand. Es trat eine motorische Verlangsamung hinzu sowie eine Anfälligkeit für Krankheiten. Nach dem dritten Monat stellte sich ein starrer Gesichtsausdruck ein, das Weinen wurde ein Wimmern, die Verlangsamung mündete in Lethargie, der Entwicklungsquotient fing an zu sinken. Bei einer anderen Gruppe von Säuglingen eines anderen Säuglingsheims, bei denen die emotionale Deprivation (bei guter physischer Pflege) sehr lange andauerte, konnte Spitz den anschließenden Übergang zum Bild des sogenannten »Hospitalismus« beobachten. Die Kinder verloren weiter an Gewicht; sie wurden total passiv, wodurch sie nur noch auf dem Rücken lagen, so wie sie hingelegt wurden; die motorische Koordination zerfiel, es traten bizarre Bewegungen auf und schließlich häufigere Krankheitsfälle mit erhöhter Sterblichkeit.

Therapeutische Grundsätze bei traumabedingten Entwicklungsstörungen

In Fällen, in denen das Kind nicht angemessen versorgt oder misshandelt wird, stehen zunächst – wie bei der PTBS – Sicherheit und Stabilisierung im Vordergrund. Die traumatisierende Situation muss beendet werden, entweder mit der Herstellung eines sicherheitsgebenden Beziehungsnetzes um die überforderte Familie, oder – wenn nötig – mit einer extrafamiliären Lösung. Wenn die Platzierung in einer Pflegefamilie oder einem Kinderheim erfolgen muss, soll dieser Übergang mit Acht auf das Erleben und die Bedürfnisse des Kindes sorgfältig begleitet werden. Auch die mittraumatisierten wichtigen Bezugspersonen brauchen Begleitung und eventuell therapeutische Unterstützung. Angestrebt soll die Aufrechterhaltung eines situativ angemessenen Kontaktes des Kindes mit der Ursprungsfamilie werden. Unter Umständen müssen Pflegeeltern oder die verantwortlichen Bezugspersonen im Heim bei der Aufnahme ihrer neuen Betreuungsaufgabe spezifisch angeleitet und beim Umgang mit den leiblichen Eltern unterstützt werden.

Die Behandlung des chronisch traumatisierten Kindes ist in den meisten Fällen eine langfristige Angelegenheit, die eine mehrstufige, situativ angepasste Therapieplanung verlangt (Van der Kolk & Courtois, 2005). Die verschiedenen, als hilfreich eingestuften Interventionen sollen primär auf die Phasen des Verarbeitungsprozesses beim Kind abgestimmt werden; des Weiteren diktieren Anforderungen der schulischen Integration die Auswahl bestimmter entwicklungsfördernder Maßnahmen in besonders betroffenen Bereichen (z.B. Frühförderung, Logopädie). Maßnahmen, die das Lebensumfeld des Kindes betreffen, sollen ebenfalls in Hinblick auf die weitere Entwicklung des Kindes koordiniert werden. Zu gegebener Zeit können Psychotherapie von Mutter oder Vater angezeigt sein. Die Leistung der Familie und der Pflegepersonen, die sich in der unerlässlichen Aufgabe der Gestaltung einer rehabilitierenden nahen Umgebung verpflichten, muss anerkannt und unterstützt werden.

Neuere Therapiemodelle für die Psychotherapie des Kindes mit DTD-Symptomatik stellen die umfassende Dysregulierung, die als Folge der neurologischen Überaktivierung der Stresssysteme zu Lasten des lernenden Gehirnes verstanden wird, in den Fokus (Ford et al., 2013). In einem für jüngere Kinder geeigneten Modell (ebd., S. 265ff.) werden folgende drei Bereiche gezielt angegangen: Aufbau von vertraulichen Beziehungen (Bindung), Entwicklung von Selbstregulierung und Aufbau von exekutiven Kompetenzen sowie Selbstgefühl. Als viertes Therapieziel wird die Integration der traumatischen Erfahrung in einem selbstreflexiven Prozess angestrebt, die den Weg für die persönliche Formulierung zukunftsgerichteter Bestrebungen freimachen kann.

Nicht alle Kinder mit DTD zeigen ausgeprägte PTBS-Symptome. Wenn wir eine solche bei der Begegnung des Kindes mit seinen Eltern erkennen, die zugleich einer Re-traumatisierung in der Eltern-Kind-Interaktion gleichkommt, ist eine unmittelbare schützende Intervention nötig. Danach ist die Abklärung vorzunehmen, ob die Eltern therapeutisch zugänglich für das Verständnis der ablaufenden unbewussten Psychodynamik sind und die Fähigkeit erarbeiten können, selbst den Teufelskreis zu durchbrechen (Schechter & Willheim, 2009b).

Zwei Fallbeispiele

Deprivation im ersten Lebensjahr – Romina, zehn Monate

Rominas Vater, der schon mehrmals besorgt bei der Erziehungsberaterin der zuständigen Kleinkindberatungsstelle angerufen und die Überforderungssituation in der Familie geschildert hatte, nimmt ihren Rat entgegen, das Kind zur Entlastung vorübergehend in das Kinderspital zu bringen. Die Mutter von Romina litt in dieser Zeit an einem Rückfall eines schmerzhaften Rückenleidens und konnte nicht kontaktiert werden.

Diagnostik in der Kinderklinik

Gemäß der dortigen pädiatrischen Untersuchung ist Romina gut gepflegt und wohl ernährt, sie weist einen normalen Muskeltonus und zeigt aktive Spontanbewegungen mit harmonischem Bewegungsmuster. In einer eingehenden Abklärungsuntersuchung durch den Entwicklungspädiater werden einige Auffälligkeiten festgehalten: zurückhaltende Stimmung, stereotyp wirkendes Erkundungsverhalten, seltenes monotones Vokalisieren. Die psychomotorische Entwicklung wird als knapp altersentsprechend eingeschätzt. In der Anamnese mit dem Vater wird festgehalten, dass Romina ein Schreikind sei, es gehe mit ihr jedoch zurzeit etwas besser. Sie schlafe durch, sei aber am Tag oft unzufrieden und quengelig. Gemäß dem Vater hätten seine Frau und er nie eine richtige Beziehung zu Romina aufbauen können, da vom Kind her nichts komme. Romina lache selten, suche selten Nähe und Trost und wolle allein gelassen werden. Einzig mit dem dreijährigen Bruder habe sie einen guten Kontakt. Wegen den drängenden und zunehmend widersprüchlichen Mitteilungen des Vaters zur familiären Situation und seinen Fragen zu Pflegeplätzen, entscheiden die involvierten Fachleuten des Spitals nach wenigen Tagen mit seinem Einverständnis, das Kind zwecks Abklärung und Planung der Betreuungssituation der Kindesschutzbehörde zu melden und in das Kinderheim zu verlegen.

Beobachtungen im Kinderheim

Den Heimbetreuerinnen zeigt sich bald ein weit besorgniserregenderes Bild als zunächst angenommen. Da der Vater entgegen dem abgemachten Vorgehen Romina unvermittelt vom Heim nach Hause nehmen will, kommt es zum Obhutsentzug und zum Auftrag für eine umfassende kinderpsychiatrische Abklärung. Ich schildere im Folgenden die Beobachtungen von Frau K., die Hauptbezugsperson von Romina im Heim, wie ich sie im Rahmen des Gutachtenauftrages erfahren habe. Ihre Schilderung des Umganges des Heimpersonals mit Romina würde ich als Zähmung eines verängstigt ausweichenden Kindes bezeichnen.

Anfänglich blieb Romina meistens starr sitzen und jammerte vor sich hin. Sie hatte große leere Augen, schaute ins Leere, »durch die Menschen hindurch« und nahm keinen Blickkontakt auf. Sie wehrte sich gegen Berührung, ließ sich nicht hochnehmen. Wenn sie trotzdem hochgenommen wurde, wurde ihr Körper steif, sie streckte sich nach hinten und drückte ihre Arme seitlich nach hinten. Die Betreuerinnen hatten beobachtet, dass diese Reaktion auch mit dem Vater auftrat, obwohl er sie liebevoll behandelte. Die Ernährung war schwierig, Romina war passiv und musste gefüttert werden. Sie zeigte keine Reaktion auf die Personen um sich herum, keine Emotionen, keine Neugier, sodass bei den Betreuerinnen die Frage aufkam, ob sie gut höre. Auch ihr Jammern war nicht auf Personen gerichtet.

Im ersten Monat fand eine vorsichtige Annäherung an das schwer erreichbare Kind statt. Erste vom Kind zugelassene Berührungen bestanden aus Fingerspielen mit den Bezugspersonen. Nach etwa einem Monat begann Romina Blickkontakt aufzunehmen, zunächst flüchtig. Sie jammerte weniger und wurde beim Aufnehmen weniger steif. Allmählich entstanden erste Anzeichen für soziale Interaktion: Zum Beispiel weinte sie, wenn sie abgelegt wurde, und gab damit ein Signal, dass sie gerne auf dem Schoß der Betreuerin wäre. Sie konnte durch Blickkontakt beruhigt werden. Wichtig schien ihr ein Tatzelwurm zu sein, den sie von zu Hause mitbekommen hatte. Ein deutlicher Schritt fand statt, als Romina begann die Arme auszustrecken, um hochgenommen zu werden. Danach wurde ihr Weinen differenzierter und bekam eine Appellfunktion, ihre Stimme wurde lauter. Das Essverhalten blieb immer noch passiv.

Sie begann sich zwar mit den Fingern zu bedienen, war aber wenig bei der Sache und vieles fiel zu Boden. Wenn sie auf dem Kinderstuhl am Tisch saß, tauchte ein stereotypes Verhalten auf, das noch anhält: Sie schaukelt heftig und zwanghaft mit dem Körper nach vorne und hinten und wehrt sich aufgeregt gegen Versuche der Betreuerinnen, dies zu unterbinden.

Nach drei Monaten Aufenthalt im Heim scheint sich Romina etwas mehr an bestimmten Betreuungspersonen zu orientieren. Sie zeigt sich eifersüchtig, wenn sich die vertraute Betreuerin entfernt, um andere Kinder zu versorgen. Es sind jedoch noch keine Zeichen für eine deutlich beständigere Bindung vorhanden. Romina hat noch nie gefremdelt. Von Anfang an war ihre Vorliebe für männliche Personen auffällig, sodass ihr, wenn möglich, ein männlicher Betreuer zugeteilt wurde. In der sprachlichen Entwicklung sind die Fortschritte langsam. Neben den gutturalen Tönen, die sie bis dahin gewöhnlich zur Kommunikation in Begleitung mit Gesten verwendet, beginnt sie erst zu lallen. Im beginnenden sozialen Austausch zeigt Romina mehr Interesse an Erwachsenen als an Kindern. Ab und zu geht sie sogar auf die Babys los, ist häufig grob mit ihnen, sodass diese geschützt werden müssen. Romina ist häufig alleine in ihrer Ecke, gelegentlich treten auch ohne Anlass Rückfälle in einen Zustand des Jammerns ohne Appellcharakter auf, den die Betreuerinnen als depressiven Rückzug empfinden.

Eigene Beobachtungen im Alter von 13 Monaten

Romina schaut mich aus den Armen von Frau K. an, sie ist anmutig und offen. Auf den Boden gestellt, wirkt sie angespannt, lässt sich aber von der Betreuerin beruhigen und nimmt meine Zuwendung an. Sie bleibt lange Zeit steif und unbeweglich neben der angebotenen Spielzeugkiste sitzen, sie exploriert zurückhaltend die Spielsachen, die sie nur schüttelt oder wegwirft. Nach längerer Zeit lässt sie sich in ein kleines Spiel mit mir ein: Ich rolle ihr einen Ball zu, sie schiebt ihn unbestimmt zurück, ohne Emotion. Trotzdem ergibt sich eine leichte Entspannung und sie beginnt sich fortzubewegen. Dies erfolgt in einem eigenartigen Bewegungsmuster: Sie schiebt sich sitzend im Schneidersitz vor, indem sie sich hinten auf die Arme aufstützt, und wirkt dabei – oben steif, unten schlaff – wie gelähmt (anders als ein gewöhnlicher »shuffler«), wie wenn sie die unteren Extremitäten nicht richtig wahrnehmen würde. Neben dem gehemmten sozialen Austausch und der besonderen Bewegungsart ist Romina vor allem in ihrem sprachlichen Ausdruck auffällig. Sie produziert nur wenige gutturale Töne. Frau K. schildert, dass sie erst begonnen hat zu lallen und dabei die anderen nachahmt. Romina wiederholt tatsächlich prompt einige gerade von der Betreuerin vorgetragene Laute; sie wirken aufgesetzt, nicht als Mittel der Kommunikation. In ihrer Explorationsrunde hält Romina plötzlich inne und sucht Rückversicherung bei Frau K., die sie diesmal erfolglos ermuntert. Sie wird weinerlich und bleibt unbeholfen stecken. Frau K. begibt sich zu ihr, lässt sie aufstehen und führt sie an beiden Händen im aufrechten Gang zurück, was sie sehr genießt. Fortan, bis zum Ende der Sitzung, braucht Romina ihre Zuwendung und erträgt nicht mehr, dass ich mit Frau K. spreche.

Weiterer Verlauf

Inzwischen hatten die Abklärungen der Behörde dazu geführt, dass die überforderten Eltern Romina – die, wie sich herausstellte, ein adoptiertes Kind war – zur Readoption freigaben. Romina drückte ihre neu entstandene Bindung zu den bevorzugten Betreuerinnen mit Eifersuchtsszenen aus. Es wurde großer Wert auf eine gute Übergabe zu den bald gefundenen neuen Adoptiveltern gelegt. Eine erzieherische Herausforderung zu diesem Zeitpunkt war, ein Gleichgewicht zwischen der nötigen unterstützenden Zuwendung und dem exzessiven Entgegenkommen angesichts der erpresserischen Gefühlsausbrüche des Kindes zu finden. Die Empfehlung zur Frühförderung wurde den Adoptiveltern leider nicht klar genug weitergegeben und sie nahmen eine solche nicht in Anspruch. Romina machte im wohlwollenden neuen Umfeld weitere Fortschritte und zeigte eine befriedigende Entwicklung.

Im Alter von fünf Jahren war sie laut ihrer Kinderärztin körperlich und sozial gut entwickelt und im Kindergarten gut integriert. Zu Hause zeigte sie immer noch wenig Interesse am Essen und war für die Adoptiveltern noch anspruchsvoll.

Bei einer Rückfrage im Alter von zehn Jahren wurde Romina als offen und fröhlich beschrieben. In der Schule zeigte sie aber Konzentrationsprobleme und Legasthenie. Im Rahmen einer Familienkrise hatte sie zudem Tics und motorische Unruhe entwickelt, wofür eine kinderpsychiatrische Abklärung nötig wurde. Die Eltern mussten einsehen, dass sie über Jahre einen übermäßigen Einsatz geleistet hatten, und schätzten die nun eingerichtete regelmäßige fachliche Beratung.

Kommentar: Über die Ursache des eindrücklichen Krankheitsbildes konnten keine zusätzliche Informationen gewonnen werden, außer dass Romina bis zum Alter von sechs Wochen in einem wahrscheinlich unterdotierten Säuglingsheim verbracht hatte. Der erste Adoptivvater berichtete, dass es von Anfang an schwierig war, mit ihr in Beziehung zu treten. Falls das Kind schon im Heim Deprivationserfahrungen gemacht hatte, wäre bei guter Betreuung eine weitgehende Erholung zu erwarten gewesen. Möglicherweise gelang damals die Einstimmung auf die besonderen Bedürfnisse des Babys nicht; erschwerend wirkte sich die beschränkte Verfügbarkeit der erkrankten Adoptivmutter aus. Die in diesem frühen Alter entstandene Deprivationssymptomatik umfasste neben der beeinträchtigten Beziehungsfähigkeit einen globalen Entwicklungsrückstand sowie zahlreiche körperlich eingeschriebene Auffälligkeiten (unausgewogener Tonus, besondere Bewegungsmuster, Essprobleme); später, nach der Umplatzierung, haben verzögerte Sprachentwicklung,

Konzentrationsstörung, Legasthenie Sorge bereitet; im Rahmen einer Krise im Alter von zehn Jahren tauchten Tics auf.[76] Die Behandlung im Anschluss an die Begutachtung bestand im Wesentlichen im Herstellen einer zugewandten, fürsorglichen Familienbetreuung, die die rehabilitierende Arbeit der Betreuerinnen des Kinderheimes weitergeführt und bei Romina die Entwicklung eines Zugehörigkeitsgefühls ermöglicht hat. Die zweiten Adoptiveltern von Romina gestehen rückblickend ein, dass die Begleitung durch eine Frühförderstelle hilfreich gewesen wäre, und wollen es als Rat an andere Eltern, die sich zu einer ähnlichen Aufgabe entscheiden, weitergeben. Sie ergänzen, dass sie dazu hätten gedrängt werden sollen, da sie – wie andere Familien in dieser Situation – einerseits selbst ihre Tragfähigkeit überschätzt hatten und andererseits in ihrer Umgebung unter dem inneren und äußeren Druck standen, die heroische Aufgabe alleine zu bewältigen.

Chronische Deprivation/Misshandlung – Jimmy, 3½ Jahre

Den Auftrag zur Abklärung im Fall des 3½-jährigen Jimmy erteilt uns[77] die zuständige Kindesschutzbehörde. Seit einem halben Jahr lebt Jimmy in einer Pflegefamilie, die ihn im Anschluss an eine Misshandlung durch die Mutter notfallmäßig aufgenommen hat. Die Mutter will ihn zurück. Der gesetzlich zugeteilten Beiständin bereitet hingegen der Ablauf der vierzehntäglichen Besuche der Mutter Sorgen, die in einem begleiteten Familienbegegnungszentrum stattfinden. Sie beschreibt den Verlauf eines Besuches wie folgt: Jimmy klammerte sich an die Pflegemutter und war versteinert. Die Mutter verhielt sich ungeschickt mit ihm, indem sie ihn unvermittelt dazu aufforderte, für ein Foto in die Kamera zu schauen, dann am Telefon mit dem Onkel zu sprechen; danach zog sie sich zurück und beschäftigte sich nur noch mit ihrem Baby (ihrem dritten Kind). Jimmy war danach verstört, aggressiv, nässte wieder ein, konnte nicht mehr schlafen. Die Gutachtenfrage beschränkt sich auf die Handhabung der bis dahin vierzehntäglich durchgeführten Besuche, da gemäß den Vorabklärungen die Rückkehr von Jimmy nach Hause ohnehin als verfrüht beurteilt wurde.

76 Dieses motorische Symptom wurde gehäuft bei aus Rumänien adoptierten Kindern in Krisensituationen beobachtet (mündliche Mitteilung von Prof. M. Wildermuth, 8. Dezember 2017).

77 Die Untersuchung wurde von der Autorin in Zusammenarbeit mit Maria Mögel durchgeführt.

Vorgeschichte Jimmys und seiner Mutter

Jimmy war ein gewünschtes Kind. Seine 20-jährige Mutter, Schweizerin mit Migrationshintergrund, hatte damals eine Beziehung zu einem älteren Mann aus ihrem Herkunftsland, von dem sie sich noch während der Schwangerschaft trennte. Die ersten Monate verbrachte er in einer Mutter-Kind-Einrichtung. Bald entschied sich die Mutter, Frau J., dazu, Jimmy bei einer Großtante im Herkunftsland, bei der sie selber aufgewachsen war, unterzubringen. Über seine Entwicklung dort ist wenig zu erfahren, die Sprachentwicklung schien verzögert zu sein. Die Mutter holte ihn zu sich zurück, als sie mit dem zweiten Kind schwanger war. Da war er knapp dreijährig. Der Umzug war für Jimmy völlig unvorbereitet; erst am Flughafen verstand er, dass er seine bisherige Familie verlassen musste. Er weinte immer wieder und wurde traurig. Bei der Geburt des Bruders platzierte ihn die Mutter bei ihr bekannten, doch dem Kind völlig fremden Personen auf dem Land. Als sie ihn zurückholte, war sie schnell durch die Doppelbelastung und insbesondere durch das massiv regressive und provozierende Verhalten Jimmys überfordert. Jimmy folgte nicht und kotete in der Wohnung herum. Einmal ergab sich eine Eskalation, bei der die Mutter ihn heftig schlug. Zufällig kam am nächsten Tag eine Polizeipatrouille in ihrer Sozialwohnung vorbei, die den Wohnort einer anderen Person verifizieren wollte. Frau J. geriet unmittelbar außer sich, wurde aggressiv und musste von zwei Beamten überwältigt und zu Boden gedrückt werden. Ein dritter Polizist wurde inzwischen von Jimmy in Beschlag genommen; er zeigte ihm seine Hämatome und Striemen auf dem Bauch und sagte dazu wiederholt »Mama«. Er führte ihn zum Zimmer und zeigte den Gurt und die Sandale, mit denen er geschlagen wurde. Frau J. gab den Tatbestand sofort zu, so landeten sie und beide Kinder auf dem Polizeiposten, wo sie getrennt wurden. Jimmy kam in eine SOS-Pflegefamilie. Anfänglich zeigte er der Pflegemutter, Frau P., wiederholt seine Wunden und ließ sich von ihr pflegen. Zugleich hatte er im Alltag ein extrem angepasstes Verhalten. Er wirkte passiv und willenslos, wie wenn er Angst von den Folgen seiner Willensäußerungen hätte – z. B. verließ er morgens sein Bett nicht, bis er dazu aufgefordert wurde. Er erschrak leicht und klammerte sich dann an Frau P. Er hatte Schlaf- und Verdauungsprobleme. Mittlerweile geht es ihm in der Pflegefamilie besser.

Die Vorgeschichte von Frau J. weist eindrückliche Parallelen zur Geschichte ihres ersten Kindes auf. Frau J. wurde im Alter von einem Jahr bei einer Tante zurückgelassen, als ihre Mutter in die Schweiz emigrierte. Mit zehn Jahren wurde sie gegen ihren Willen in die Schweiz geholt und hatte große Probleme, sich zu integrieren. Sie brach eine begonnene Lehre ab und jobbte unregelmäßig. Noch vor dem 18. Lebensjahr siedelte sie in ihr Ursprungsland zurück und versuchte erfolglos, dort Fuss zu fassen. Sie kam erneut in die Schweiz, wo sie Jimmys Vater kennenlernte.

Kommentar: Schon bei der Anmeldung wird ersichtlich, dass die Begegnungen zwischen Mutter und Kind nach der Misshandlungsepisode den Teufelskreis einer posttraumatischen Interaktion in Gang setzen. Bereits die Planung der Abklärung muss diesem Umstand Rechnung tragen. Das zur Beobachtung angesetzte Mutter-Kind-Treffen soll möglichst so gestaltet werden, dass eine erneute retraumatisierende Erfahrung vermieden wird und Ansätze für die Überwindung der negativen Psychodynamik aufgespürt werden. In der Anamnese finden sich Hinweise, dass beide – Mutter und Kind – an einer komplexen Traumafolgestörung leiden. Eindrücklich sind die Parallelen in deren Lebensgeschichte: Tatsächlich ist Jimmy das Kind, mit dem sich seine Mutter identifiziert und unbewusst auch zur Wiederholung des Traumas beiträgt.

Vorbereitung der Interaktionssitzung

Meine erste Begegnung mit Jimmy, jetzt 4½-jährig, erfolgt zunächst in Anwesenheit der Pflegeeltern. Jimmy hält sich ganz nah bei Frau P. und weigert sich, mir die Hand zu geben. Ich erkläre ihm mein Anliegen, nämlich ihn kennenzulernen, damit ich einen Rat geben kann, wie es mit den Besuchen der Mutter am besten weitergehen könne. Jimmy schüttelt heftig den Kopf (ich interpretiere: über die Mutter will er nichts hören); kurz darauf – und das ist eine eindrucksvolle, klare Geste – blickt er mich an und streckt mir direkt die Hand entgegen (ich interpretiere: er lässt sich doch mit mir ein, mal sehen, ob ich helfen kann). Im weiteren Austausch während des Spiels merke ich bald, dass die verbale Verständigung kaum möglich ist. Er murmelt Unverständliches, meist verneint er, auch wenn er offenbar, gemäß den Situationskenntnissen der Pflegemutter, »ja« sagen sollte. Jimmy spielt ohne Zögern mit den angebotenen Spielsachen. Er beginnt, kleine Puppen eine Rutschbahn hinuntersausen zu lassen; bald fallen die Puppen von Dach des Puppenhauses; dann steckt er sie in den Kasten. Hier sagt Frau P., dass Jimmy derzeit gerne »Versteckis« mit dem gleichaltrigen Pflegebruder spiele, dabei verstehe er nicht, dass er leise sein soll, vielmehr mache er auf sich aufmerksam, damit er schnell gefunden werde. Das Spiel entfaltet sich nicht weiter. Hatte das »Puppen in den Kasten stecken« eine andere – etwa schutzsuchende – Bedeutung? Nun veranstaltet er ein Autorennen. Dabei wird deutlich, dass Jimmy zwar ein Miteinander sucht (lässt mich z.B. ein Auto auswählen), den Mitspielenden aber kontrollieren will (er weigert sich, meine Spielansätze entgegenzunehmen). In Hinblick auf das von mir begleitete Treffen mit der Mutter lasse ich die Pflegemutter probeweise den Raum verlassen. Jimmy nickt deutlich, und doch will er kurze Zeit später gar nicht mehr spielen – ein Zeichen dafür, dass er ihre sicherheitsgebende Anwesenheit vermisst. Ich lade ihn ein, im Warteraum nachzuschauen, ob Frau P. wirklich auf ihn warte. Das will er nicht und geht stattdessen ein Buch aussuchen. Ich helfe ihm dabei, ein geeignetes Bilderbuch zu finden; er betrachtet die Bilder ruhig und duldet meine darauf bezogenen gelegentlichen

Kommentare zum Leben auf dem Land (wo er jetzt wohnt) oder in der Stadt (wo er mit der Mutter wohnte). So suche ich mit ihm Ansätze, wie ich ihm bei der zu erwartenden Angst- und Stressbewältigung beistehen kann.

Nach einer zweiten Sitzung weiß Jimmy, dass ich beim Treffen dabei sein werde, dass seine Mutter auch ängstlich und unsicher ist und durch eine Kollegin von mir begleitet sein wird. Ich versichere ihm, dass er nach dem kurzen oder längeren Treffen zurück zu Frau P. gehen wird. Bei der Ankündigung des Treffens sagt mir Jimmy »nein« und wendet sich ab. Im Vorfeld des Treffens, sagt Frau P., freut er sich aber. Auch die Mutter braucht Unterstützung. Bei ihr tauchen vor der Begegnung heftige Gefühle auf. Sie möchte Jimmy so schnell wie möglich wieder zu sich nehmen und ist sehr enttäuscht, von uns zu hören, dass wir uns nur über die Besuche äußern werden und dass die Rückplatzierung gar nicht zur Diskussion steht. Meine Kollegin bereitet sie darauf vor, in der kurzen Zeit der Begegnung ihr Kind in seiner Realität zu sehen. Sie legt ihr nahe, sich die Rückkehr als Prozess der Wiederannäherung vorzustellen.

Kommentar: Die Vorbereitung des Mutter-Kind-Treffens hat den Zweck, einerseits Jimmy einen sicheren zeitlichen und örtlichen Rahmen zu bieten und ihm zu vermitteln, dass, falls er in Not geraten würde, ich intervenieren oder ihn gar aus der belastenden Situation befreien würde. Ich lerne Jimmy als einen Junge kennen, der bezüglich der Begegnung mit der Mutter in großer Ambivalenz steckt; er schwankt zwischen klaren Äußerungen und Konfusion; er braucht zwar die sicherheitsgebende Anwesenheit seiner neuen Bindungsperson, Frau P., entscheidet sich aber unter mildem Stress für Autonomie; dann ist es ihm am wohlsten, wenn er die Situation – das Spiel – kontrolliert. Auch die Vorgespräche mit der Mutter sind wichtig, indem sie darin unterstützt wird, auch die Sicht des Kindes einzunehmen und damit die Reflexion über das Interaktionsgeschehen anzubahnen.

Therapeutisch begleitete Begegnung Jimmys mit der Mutter

Zuerst empfange ich Jimmy mit einem ihm vertrauten Begleiter des Familientreffzentrums. Er gibt mir eine mitgebrachte Zeichnung und sagt, ich sei die Person, die er unter dem Regenbogen gezeichnet hat. Als ich ihm das Bild zurückgebe, das ja sicher für seine Mutter bestimmt sei, sehe ich, dass auf der Hinterseite des Blattes die Erklärung steht, Jimmy selbst sei diese Figur. Der Begleiter verlässt uns nun und wird im Nebenraum auf Jimmy warten; Jimmy beginnt sein bevorzugtes Autospiel mit mir. Nun kommt die Mutter in Begleitung meiner Kollegin herein. Mutter und Sohn sind kurze Zeit verlegen, dann findet eine hastige Begrüßung statt und Jimmy übergibt abrupt seine Zeichnung. Auf die Frage der Mutter hin, sagt er, sie sei die Figur unter dem Regenbogen. Nun sagt Frau J., auch sie habe ein Bild für ihn: Sie packt ihn, nimmt ihn auf ihren Schoß und zeigt ihm Fotos seiner Geschwister auf dem Handy. Beide sind Kopf an Kopf, fast wie eine Person, vor dem kleinen Bildschirm versunken. Für beide Beobachterinnen ist das eine zu schnelle, vereinnahmende und überfordernde Annäherung. Jimmy ist grau und erstarrt, der ebenfalls erstarrten Mutter laufen inzwischen die Tränen runter.

Wir intervenieren: Meine Kollegin lädt Frau J. ein, sich auf dem bequemen Sessel hinzusetzen und sich zu beruhigen, während ich Jimmy zurück zum Autospiel einlade und zugleich verbalisiere, dass seine Mama wahrscheinlich aufgeregt ist, wie er auch, oder vielleicht traurig. Nachdem beide beruhigt sind, lade ich die Mutter ein, am Straßenbau im Autospiel mitzumachen. Bald geht das gemeinsame Spiel los und die Therapeutinnen können sich zurückziehen. Doch Frau J. braucht offensichtlich Anregung und Anleitung; ihr wird es schnell langweilig und sie schaut sich nach einem anderen Spiel um. Jimmy hat aber bereits die Andeutung der Mutter aufgenommen und rennt zum Spielsachengestell, etwas Neues holen. Er bringt die Kasse und anderes Material zum Verkäuferspiel. Die Mutter steigt ein und nimmt diesmal eine rigide erzieherische Rolle ein, sie möchte ihm das Zahlen mit Geld beibringen. Es entstehen Missverständnisse, die Mutter insistiert und merkt nicht, dass Jimmy überfordert ist.

Wir intervenieren wieder vermittelnd. Die Mutter nimmt sich ein wenig zurück; Jimmy, der sich zuvor dem Wunsch der Mutter gefügt hat, bringt sie nun dazu, Autos zu verkaufen und dann nur noch Auto zu fahren, sein Lieblingsspiel. Es entstehen einige ruhige Sequenzen, in der beide nebeneinander – nicht miteinander – spielen. Die Mutter schafft es nicht, Ansätze von Jimmy zum weiteren Ausbau seines Spieles aufzunehmen, vielmehr verliert sie sich selbst wie ein Kind im Erforschen interessanter Details eines Spielzuges. Doch dann ergibt sich eine Szene, die beide Therapeutinnen als bedeutungsvoll wahrnehmen. Die Mutter lässt einen kleinen Zug auf die soeben aufgestellten Schienen fahren, Jimmy fährt mit seinem Auto nebenher. Plötzlich fällt der Lokführer aus seinem Wagen; die Mutter hält inne und sagt: »Wir brauchen doch einen Pilot.« Jimmy: »Nein, er hat sich verletzt.« Mutter: »Sollen wir die Ambulanz holen?« Jimmy: »Nein, jetzt bleibt er dort.« Hier ist die Mutter bezogen und rücksichtsvoll, Jimmy kann sich gut abgrenzen. Er leitet die Mutter an, mit dem Zug vor dem Bahnübergang zu warten, bis er mit seinem Auto durchgefahren ist.

Die Zeit ist nun fortgeschritten, die Therapeutinnen kündigen den baldigen Abschluss des Treffens an. Jimmy wendet sich schnell ab, wirft sein Auto in eine Ecke und geht weg. Ich lade ihn ein, sich von der Mutter zu verabschieden. Er kommt zurück und gibt ihr die Hand. Auf ihre Frage hin lässt er sich küssen. Mama fragt respektvoll, ob auch er sie küssen möchte; das will er nicht. Erst draußen im Nebenraum, wo seine Vertrauensperson auf ihn wartet, zeigt sich Jimmy sehr unruhig, er geht hin und her, rennt plötzlich ganz verwirrt in den anderen Raum zur Mutter zurück. Ich folge ihm, leite ihn zu einem zweiten kurzen Abschied an und führe ihn wieder raus. Ich nehme ihn dabei an die Hand und merke, dass sie nass und kalt ist. Jimmy ist im Stress.

Reaktionen nach dem Treffen: Einige Tage später erzählt die Pflegemutter bei meiner telefonischen Erkundigung, dass Jimmy aufgeregt und aggressiv vom Besuch zurückkam, dass er jedoch weniger aufgewühlt als bei früheren Treffen mit der Mutter wirkte. Am Abend konnte er nicht schlafen und wollte ganz viel reden; dabei teilte er Konfuses mit: Dass Mami wegen dem Polizisten weinte, dass der Polizist ihn gerettet habe, warum hat ihn Mami so fest geschlagen, er wolle nie mehr nach Zürich. Er hat auch vom Abschiedskuss gesprochen, den er verweigert habe. Darüber ist die Pflegemutter für ihn stolz, da er früher willenslos alles mit sich habe machen lassen. Jimmy hat seit dem Treffen wieder begonnen tags und nachts einzunässen. Am nächsten Tag hat er seine Hautnarben wieder gezeigt und über das Geschlagen-Werden gesprochen. Erst nach vier bis fünf Tagen konnte er wieder wie gewohnt im Kindergarten mitmachen. Bei diesem Telefongespräch wird deutlich, wie wenig die Pflegeeltern über die Vorkommnisse, die zur Notplatzierung geführt hatten, informiert worden sind. Ebenso sind sie kaum imstande, dem Jungen aktuelle Informationen und Bilder zu seiner Mutter und seinen Geschwistern zu vermitteln, da sich Frau J. ihren diesbezüglichen Anfragen widersetzt. Die Episode mit der Polizei erzähle ich Frau P., damit sie dem konfusen und dissoziierten kindlichen Bericht eine real stattgefundene Szene entgegensetzen kann.

Kommentar: Die anfängliche, unklare Zuordnung des Bildes verrät Jimmys Neigung zur Überanpassung an die andere Person. Mit der Mutter ergibt sich schnell eine Szene der intrusiven Einvernahme, in der beide erstarrt wirken. Die Therapeutinnen unterbrechen die Interaktion und ermöglichen einen zweiten Annäherungsversuch in respektvollerer Distanz. Dabei scheint Jimmy den Ton anzugeben; die Mutter hält sich daran, wirkt aber in ihrer Rolle überfordert. Beim Abschied bricht die Ambivalenz von Jimmy wieder auf und macht wieder eine starke Führung durch die Therapeutinnen nötig. Bei der nachträglichen Beschäftigung Jimmys mit der traumatischen Episode wird die Pflegemutter darin angeleitet, mit ihm seine bruchstückhaften Erinnerungen zu ordnen.

Weiterer Verlauf, gutachterliche Empfehlungen und Therapieplan

Ein zweites Treffen im gleichen Rahmen findet auf Wunsch Jimmys mit Teilnahme des geliebten 1½-jährigen Halbbruders statt. Es wird deutlicher, wie es der Mutter schwer fällt, das aufgeregte Spiel der beiden Buben einzugrenzen. Am Schluss verletzt sie sich an einer Möbelkante. Jimmy hingegen fühlt sich in der belebten Aktivität nicht bedrängt, er verabschiedet sich aktiv von Mutter und Bruder, küsst beide und geht selbstsicher zum wartenden Begleiter. Zu Hause schläft er gut und will nichts mehr erzählen. Die Empfehlung bezüglich den Besuchen der Mutter lautet, dass deren Frequenz reduziert werden sollte und dass diese vorerst in einem Mutter-Kind-Setting therapeutisch begleitet werden sollten. Damit sollen eine angemessene Kontinuität seiner Fortschritte im neuen Umfeld gesichert und der Bezug zu seiner Herkunftsfamilie unter besseren Bedingungen, nämlich von der traumatischen Dynamik entlastet, ermöglicht werden. Die Integration in die Pflegefamilie und im Kindergarten bildet einen wichtigen Teil der Rehabilitation Jimmys. Dazu gehören die fortgesetzte Unterstützung im Austausch der Pflegefamilie mit der enttäuschten Mutter und die Abklärung der sonderpädagogischen Bedürfnisse des Kindes mit Einleitung der entsprechenden Maßnahmen. Weitere Optionen der Psychotherapie (für das Kind, für die Mutter) sollen in einem zweiten Moment im Kontext eines gesicherten Lebensumfeldes nach Bedarf und Möglichkeit erwogen werden.

Die Erholung eines Kindes mit komplexer Traumastörung nach der Herstellung fürsorglicher Bedingungen und der Einleitung entwicklungsunterstützender Maßnahmen erfordert manchmal eine lange Zeit. Deshalb muss der Verlauf regelmäßig überprüft und die fachliche Begleitung gemäß dem sich wandelnden klinischen Bild angepasst werden.

Bindungsstörungen und ihre Prävention

In Zusammenarbeit mit Maria Mögel

Bindungsstörungen gemäß der seit den 1980er Jahren international festgelegten Definition sind selten. Sie wurden damals als Folge emotionaler Deprivation im Kontext institutioneller Betreuung beschrieben.[78] Trotz seltenem Vorkommen ist der Ausdruck heute weit verbreitet und verhaltensauffällige Kleinkinder werden schnell damit in Verbindung gebracht. Dies ist den frühen Erfolgen der Bindungstheorie und der Bedeutung, die sie dank ihrer Anwendung in den Bereichen der Kindesbetreuung und der Psychotherapie erlangt hat, zuzuschreiben. Ausgehend von den frühen klinischen Beobachtungen, die Anlaß zur Formulierung des Bindungskonzeptes waren, hat sich dank der Entwicklung von Testverfahren eine ausgedehnte Forschung ergeben, die inzwischen zu vielen differenzierten Hypothesen und Neuformulierungen der Bindungsbeeinträchtigung und -pathologie geführt haben. Der erwähnte Widerspruch verlangt deshalb eine auf aktuellem Wissen basierende Klärung. Das Kapitel beginnt mit einem Rückblick auf die interessante Geschichte der Diagnose »Bindungsstörung« von ihrer ersten Kategorisierung bis heute. Diese legt Zeugnis davon ab, wie lebendig die Diskussionen im noch jungen Fachgebiet des »infant mental health« sind. Die Erarbeitung von interdisziplinär abgestützten Grundlagen für die zuvor durch Empathie und Identifikation gewonnenen Einsichten ist nämlich noch nicht abgeschlossen.

Durch alle Diskussionen hindurch haben sich die zwei ursprünglich beschriebenen, als Pathologie definierbaren Symptombilder, die durch ein gehemmtes bzw. ein enthemmtes Beziehungsverhalten charakterisiert sind, gehalten. Darüber besteht in der einschlägigen Literatur Konsens. Umstritten ist, wie schlüssig sie mit der misslingenden Bindungsentwicklung erklärt werden können. Gegenwärtig hat sich die Ansicht, dass die enthemmte Form nicht mehr als Bindungsstörung aufgefasst werden soll, bis in die neuesten Klassifikationsmanuale durchgesetzt. Noch eher als Provokation gilt der Vorschlag, den Begriff Bindungsstörung überhaupt – also auch in Bezug auf die gehemmte Form – aus der Diagnostik zu streichen (Allen, zit. in: Boris & Renk, 2017). Wir halten uns an die derzeit geltende Diagnostik und stellen die »reaktive Bindungsstörung« und die »Störung mit enthemmtem sozialem Engagement« mit je einem ausführlichen Fallbeispiel vor.

Die unabdingbare therapeutische Maßnahme bei diesen Krankheitsbildern ist die Besorgung adäquater Betreuungsbedingungen, in denen die Qualität

78 Frühere Arbeiten der Autorinnen zu diesem Thema, s. Pedrina & Mögel, 2014, 2016.

der emotionalen Zuwendung im Vordergrund steht. Weitere Interventionen sowie Psychotherapie sind fallspezifisch, gemäß den komplexen Beeinträchtigungen und Entwicklungsgefährdungen, die allenfalls mit Deprivation einhergehen, zu planen. Der Aspekt der Behandlung wird hier nicht vertieft, da diese im Kapitel zu den komplexen Traumafolgestörungen eingehend dargestellt ist. Hingegen wollen wir die Aufmerksamkeit auf die Zeit vor der Diagnosestellung richten, da die erschütternden Anamnesen dieser Kinder die Frage aufwerfen, ob sich abzeichnende problematische Entwicklungen nicht früher aufgehalten und korrigiert werden können. Wir gehen deshalb abschließend auf die neueren Kenntnisse betreffend pathogenetischer bzw. entwicklungsfördernder Betreuungsverhältnisse ein, aus denen in präventiver Absicht Empfehlungen zu Familieninterventionen oder zur Gestaltung und Begleitung von nötig gewordenen Fremdunterbringungen abgeleitet werden können.

Forschungsgrundlage, Begriffsentwicklung und Kontroversen

Die heute allgemein anerkannte grundlegende Bedeutung von Bindungsbeziehungen für die menschliche Entwicklung geht auf Forschungsarbeiten in der Zeit vor und nach dem Zweiten Weltkrieg zurück. Damals häuften sich Beschreibungen von besorgniserregenden Entwicklungen bei Kindern, die in Institutionen unter Bedingungen emotionaler Vernachlässigung aufwuchsen. Ähnliche Störungen wurden bei Kindern festgestellt, die im Krieg verwaist oder von ihren Eltern getrennt wurden (Siegler et al., 2005, S. 583ff.). Der englische Psychoanalytiker John Bowlby, der sich bereits mit den Folgen von Heimerziehung befasst hatte, wurde daraufhin von der WHO mit einer Bestandsaufnahme der psychischen Gesundheit von Waisenkindern im kriegsversehrten Europa beauftragt (publiziert 1951). Angeregt von dieser Arbeit entwickelte er später unter Einbezug ethologischer und evolutionärer Konzepte die Bindungstheorie, deren zentrale Idee die »sichere Basis« ist, nämlich die notwendige Anwesenheit einer vertrauten Person, die dem Kind ein Gefühl von Sicherheit bietet und ihm dadurch ermöglicht, die Umwelt zu explorieren (Bowlby, 1969, 1973, 1980). Die Entwicklung von standardisierten Testverfahren zur Beurteilung des Bindungsverhaltens des Kindes (der Fremde-Situation-Test: Ainsworth et al., 1978) und der Bindungsrepräsentationen bei Erwachsenen (Adult Attachment Interview AAI: Main et al., 1985) hat eine beeindruckende Forschungstätigkeit ausgelöst, die zahlreiche Korrelationen aufgezeigt und eine neue entwicklungspsychologische Perspektive hervorgebracht hat. Im heutigen Verständnis der frühkindlichen Entwicklung und in aktuellen Konzepten der Frühförderung und der Psychotherapie ist der Aspekt der Bindung integriert und unverzichtbar.

Obwohl die klinischen Auffälligkeiten der deprivierten Kinder der Nachkriegszeit in Zusammenhang mit der Beeinträchtigung von Bindung gesehen wurden, schloss sich danach kaum klinische Forschung an. Prägend für die spätere nosologische Diskussion wurde die 1975 erschienene Studie von Barbara Tizard und Judith Rees, die erstmals zwei Formen der längerfristigen Deprivationspathologie charakterisierten (Tizard & Rees, 1975). Diese Autorinnen untersuchten 26 Kinder im Alter von ca. vier Jahren, die spätestens seit dem vierten Lebensmonat ununterbrochen in Heimen betreut worden waren. Als Vergleichsgruppe wurden 39 Kinder aus diesen Heimen untersucht, die zwischen dem zweiten und vierten Lebensjahr zu ihren Familien zurückgehen konnten oder von anderen Familien adoptiert worden waren; eine zweite Kontrollgruppe bestand aus 30 gleichaltrigen Kindern aus Londoner Arbeiterfamilien (d.h. mit ähnlichem sozialem Hintergrund), die zu Hause lebten. Bemerkenswert ist, dass es sich bei den Heimen um gut geführte Institutionen handelte, in denen die Kinder in kleinen altersgemischten Gruppen von je sechs Kindern mit zwei Betreuerinnen und genügenden Aktivitätsangeboten aufwuchsen. Jedes Kind erlebte jedoch zahlreiche Betreuerinnen. Diese wurden gemäß damaligen Standards angewiesen, das Eingehen von Bindungsbeziehungen zu vermeiden. Acht der heimbetreuten Kinder wurden als emotional zurückgezogen und sozial wenig verfügbar eingeschätzt; zehn zeigten ein aufmerksamkeitssuchendes bis anklammerndes Verhalten gegenüber den Personen ihrer Umgebung, und auch gegenüber Fremden; bei acht wurden selektive Bindungen zu ihren Betreuerinnen festgestellt. Die zwei Formen des gestörten Bindungsverhaltens fanden bald Eingang in die meist verbreiteten diagnostischen Klassifikationsmanuale ICD und DSM. Im derzeit noch geltenden ICD-10 (WHO, 1991) sind im Kapitel »Störung sozialer Funktionen mit Beginn in der Kindheit« die Diagnosen: (1) »reaktive Bindungsstörung des Kindesalters« mit Übervorsichtigkeit, Furchtsamkeit, nicht Ansprechen auf Zuspruch, Unglücklich-Sein, sowie (2) »Bindungsstörung des Kindesalters mit Enthemmung« mit Anklammerung und diffusem, nicht-selektivem Bindungsverhalten aufgeführt. Eine größere Veränderung fand bei der Neuformulierung im DSM-5 (APA, 2013) statt. Darin wurde neben der (1) *reaktiven Bindungsstörung* die zweite Diagnose in (2) *Störung mit enthemmtem sozialem Engagement* umbenannt; zudem wurden beide im Kapitel »Trauma und Stress« eingeordnet. Diese, dem heutigen Wissensstand entsprechenden Änderungen wurden vom DC:0-5 (ZTT, 2016) übernommen. Während die Zuordnung zu einem posttraumatischen Geschehen im Einklang mit der gesicherten Erkenntnis von negativen Auswirkungen früher Deprivationserfahrungen steht, hat die Abkehr vom Bezug zur Bindung beim enthemmten Störungsbild Widerspruch ausgelöst (Lyons-Ruth, 2015). In einer ausführlichen, im Kontext dieser Revision verfassten Übersichtsarbeit zu den beiden Störungen haben Charles Zeanah und Mary Gleason diesen Schritt begründet (Zeanah & Gleason, 2015a; 2015b). Emotionale Deprivation ist zwar für beide Störungsbilder eine notwendige Bedingung, was eine gemeinsame Ursache in der beeinträchtigten Bindungsentwicklung suggerieren könnte. Beide Störungen unterscheiden sich aber markant in allen ihren Symptomen. Bei der enthemmten Störung – argumentieren die Autoren weiter – geht es nicht um inadäquates Bindungsverhalten gegenüber vertrauten Betreuern, sondern um inadäquates Sozialverhalten gegenüber Nicht-Bindungspersonen. Dieses kann nach heutigem Wissen nicht nur bei Kindern auftreten, die keine Bindungsfiguren haben oder sehr unsichere bis desorganisierte Bindungsmuster aufweisen, sondern auch bei Kindern, die sichere Bindungen zu ihren Betreuern haben. Aus diesen Erwägungen soll künftig die Entwicklung des Sozialverhaltens bei der enthemmten Form der Störung differenzierter erforscht und nicht nur als Übertragung von früheren Erfahrungen aus Bindungsbeziehungen in das soziale Umfeld betrachtet werden.

In der einschlägigen Literatur wird heute empfohlen, den Begriff Bindungsstörung restriktiv im Sinne der oben erwähnten neuen diagnostischen Klassifikationsmanuale zu verwenden. Man muss jedoch betonen, dass sich diese Haltung erst kürzlich nach einer intensiven fachlichen Auseinandersetzung durchgesetzt hat, nachdem über lange Zeit eine andere, zahlreiche Auffälligkeiten umfassende Auffassung in Gebrauch war. Noch heute ist im Austausch mit vielen, nicht täglich mit der Thematik konfrontierten Fachleuten davon auszugehen, dass der Ausdruck »Bindungsstörung« eine undifferenzierte deskriptive Bedeutung hat.

Bindungsqualität, Bindungsrepräsentationen und ihr Bezug zur Bindungsstörung

Ein auf Bowlby zurückgehendes Grundkonzept der Bindungstheorie sind die inneren Arbeitsmodelle – unbewusste Vorstellungen vom Selbst, von anderen und von Beziehungen –, die das Verhalten des Kindes leiten. Sie bilden das jeweilige Bindungsmuster des Kindes mit seiner vertrauten Bezugsperson ab und sind dynamisch veränderbar. Die Klassifizierung dieser Bindungsmuster bzw. Bindungsqualitäten in organisierte (sicher, unsicher-vermeidend und unsicher-ambivalent) und desorganisierte ist empirisch gut abgesichert (AB-CD-Modell nach Ainsworth und Main). Zahlreiche Untersuchungen haben gezeigt, dass die sichere Bindung das Kind vor psychischen Fehlentwicklungen schützt, während die unsichere Bindung und ganz besonders die desorganisierte Bindung als Risikofaktoren gelten. Diese Bindungsmuster stellen jedoch für sich allein genommen keine Pathologie dar; erst wenn weitere Risikofaktoren hinzukommen, erhöht sich die Wahrscheinlichkeit einer späteren Pathologie. Deshalb müssen diese Bindungsstile klar gegenüber Bindungsstörungen abgegrenzt werden (Zeanah & Boris, 2005; Schechter & Willheim, 2009a; Deklyen & Greenberg, 2016). Mehr als die in der Testsituation erfassten

Bindungsmuster, wurden in nachfolgenden Arbeiten klinische Auffälligkeiten der Eltern-Kind-Beziehung als frühe Zeichen von Pathologie ins Auge gefasst. Es wurden Versuche unternommen, diese auf einer bindungstheoretischen Basis zu klassifizieren. Alicia Lieberman und Jeree Pawl beschrieben verschiedene Formen sogenannter »secure-base-distortions« (Lieberman & Pawl, 1988). Charles Zeanah und Niels Boris erweiterten diesen Vorstoß zu einer alternativen Einteilung von Bindungsstörungen (Zeanah & Boris, 2000; Brisch, 1999). Sie schlugen drei Kategorien vor: (1) das Fehlen von Bindung, worunter die zwei ICD-10/DSM 5-Diagnosen fallen, (2) Verzerrungen der sicheren Basis, mit vier Unterkategorien (Interaktionsmuster mit Selbstgefährdung, mit exzessiver Anklammerung, mit übertriebener Wachsamkeit und mit Rollenumkehr) und (3) Bindungsstörung nach plötzlichem Verlust der Bindungsperson, die die bereits von Bowlby beschriebenen Trennungs- und Trauerreaktionen umfasst. Besonders bedeutsam für die diagnostische Weiterentwicklung war das Schicksal der »secure-base-distortions«: Die vorgeschlagenen Zustandsbilder konnten nicht validiert werden. Es hat keine diesbezügliche Forschung stattgefunden, da die Operationalisierung von Beziehungen sich als zu komplex erwiesen hat. Auffällige Interaktionen werden deshalb weiterhin qualitativ beschrieben und gelten wie die unsicheren und die desorganisierten Bindungsmuster nur als Risikofaktoren. Sie werden in der neueren Literatur als *Bindungsbeeinträchtigungen* und nicht mehr als Bindungsstörungen bezeichnet (Pedrina & Mögel, 2014). Schließlich war der allzu weit verbreitete und stigmatisierende Gebrauch des Ausdruckes »Bindungsstörung« im öffentlichen Diskurs ausschlaggebend für die Rückbesinnung auf dessen ursprüngliche strenge Anwendung im klinischen Kontext (Stellungnahme der GAIMH in: Hédervári-Heller et al., 2018).

Im Gegensatz zur reichhaltigen entwicklungspsychologisch orientierten Bindungsforschung blieb die Untersuchung der klinischen Formen der Bindungsstörung auch nach deren Aufnahme in den Klassifikationsmanualen spärlich. Sie hat erst ab 1989 nach dem Bekanntwerden des Skandals um die rumänischen Waisenkinder richtig eingesetzt, der die Deprivationsproblematik wieder in den Fokus der öffentlichen Aufmerksamkeit gerückt hat.[79] Grundlegende Arbeit wurde in den langjährigen follow-up-Untersuchungen mit rumänischen Waisenkindern, die in viele westliche Staaten adoptiert wurden, geleistet (besonders ausführlich die ERAS-Studie von Michael Rutter und Mitarbeiter in London;[80] letzte publizierte Arbeit: Sonuga-Barke et al., 2017).

79 Siehe auch Kapitel »Deprivation und Misshandlung – komplexe Traumafolgestörungen«.

80 Auführlicher Überblick über die »English and Romanian Adoptees Study« ERAS und Zusammenfassung der Befunde im Kapitel »Komplexe Traumafolgestörungen«. Und: https://www.nuffieldfoundation.org/english-and-romanian-adoptee-study.

Ebenso wichtig waren die Untersuchungen an Waisenkindern, die in rumänischen Familien untergebracht wurden und deren Entwicklung mit derjenigen der in Heimen verbliebenen Kindern verglichen wurde (BEIP-Studie von Charles Zeanah und Mitarbeiter;[81] letzte Arbeit: Zeanah et al., 2017; Überblick in: Nelson et al., 2014). In diesen Arbeiten wurde deutlich, dass Deprivation nur bei wenigen Kindern eine Bindungsstörung zur Folge hatte, vielmehr standen andere Störungen im Vordergrund. Weitere spezifische Einsichten vor allem hinsichtlich der Vorbeugung von Bindungsbeeinträchtigungen und -störungen kamen aus der neu erwachten Aufmerksamkeit für das Schicksal der in unseren westlichen Gesellschaften institutionell untergebrachten Kinder und aus der Pflegekinderforschung (z. B. Dozier et al., 2002; Schofield & Beek, 2005).

Die folgende Beschreibung übernimmt die diagnostischen Kriterien, die im DC:0-5 festgehalten sind und gibt den aktuellen Stand des Wissens wieder.

Zwei anerkannte klinische Bilder – gemeinsame Ursache, unterschiedliche Charakterisierung

Abgesehen davon, dass beide Störungsbilder in ähnlichen Situationen von sozialemotionaler Vernachlässigung, die als obligate Bedingung gilt, entstehen, unterscheiden sie sich in vielfacher Hinsicht.[82]

Die *Reaktive Bindungsstörung (RAD – »reactive attachment disorder«)* ist charakterisiert durch fehlendes oder abnormes Bindungsverhalten in allen Beziehungen. Pathognomonisch ist das abnorme Verhalten gegenüber der mutmaßlichen Bindungsperson: Das Kind sucht unter Stress keinen Trost beim bevorzugten Betreuer und reagiert nicht auf seine tröstende Zuwendung. Für die Diagnosestellung ist die Beobachtung des Verhaltens des Kindes mit dieser Person unerlässlich. Verminderte emotionale und soziale Gegenseitigkeit sowie mangelnde Fähigkeit zur emotionalen Regulation sind weitere Merkmale dieser Störung. Es wird das minimale kognitive Alter von neun Monaten verlangt, da früher in der Regel noch keine selektive Bindung klar erkennbar ist.

Die *Störung mit enthemmtem sozialem Engagement (DSED – »disinhibited social engagement disorder«)* ist hingegen von abnormem Sozialverhalten gekennzeichnet. Man ist davon abgekommen, dies als nicht-selektives Bindungsverhalten zu verstehen, da bei der Beobachtung die inadäquate Annäherung an

81 »Bucharest Early Intervention Project« BEIP. http://www.bucharestearlyinterventionproject.org.

82 Diese Ausführungen stützen sich vorwiegend auf das ausführliche Forschungsreview von Zeanah & Gleason, 2015.

unvertraute Erwachsene und die fehlende Vorsicht gegenüber Fremden im Vordergrund steht. Besonders auffällig ist die initiale Kontaktnahme mit fremden Personen, die bis zur Bereitschaft, mit ihnen wegzugehen, geht. Typisch ist der Mangel an angemessener physischer und sozialer Abgrenzung, bisweilen die nachdrückliche Suche nach Körperkontakt. Gegenüber ihren Bindungspersonen im vertrauten Umfeld können diese Kinder Bindungsverhalten aufweisen und den benötigten Trost bevorzugt bei ihnen suchen. Es ist unklar, ob diese Störung auch bei Kindern auftritt, die keine Gelegenheit hatten, eine Bindungsbeziehung zu bilden. Es steht jedoch fest, dass bei Kindern, die nach der Adoption eine Bindung zu ihren Adoptiveltern ausbilden, ein vorbestehendes indiskriminiertes, enthemmtes Sozialverhalten weiter persistiert. Auch hier gilt die Forderung des minimalen Alters von neun Monaten; bis zum Alter von zwölf Monaten soll die Diagnose mit Vorsicht gestellt werden.

Prävalenz

RAD und DSED sind selten. In allgemeinen Prävalenzstudien werden sie nicht erfasst. Ihre Häufigkeit ist sogar in Hochrisikogruppen (Vernachlässigung, Heimunterbringung) gering.

Ursachen

Deprivation ist eine notwendige, aber keine alleinige Erklärung für die Entstehung von RAD und DSED nicht. Einerseits wird die Frage diskutiert, welche Aspekte der defizitären Betreuung sich pathogenetisch auswirken. Besonders deprivierende Heimbedingungen (z. B. hohe Personalfluktuation) wirken sich bezüglich beider Störungen negativer aus als bessere Heimbedingungen. Zusätzliche Misshandlung, psychiatrische Hospitalisierung der Mutter und die Anzahl der Umplatzierungen korrelieren mit höheren DSED-Raten. Belastungen noch vor der Heimunterbringung, z. B. Krankheiten der Mutter oder Frühgeburtlichkeit, gehen ebenfalls häufiger mit enthemmtem Verhalten einher (Literaturverweise in: Zeanah & Gleason, 2015).

Andererseits stellt sich angesichts der Tatsache, dass nicht alle deprivierten Kinder eine dieser Störungen entwickeln, die Frage der kindlichen Vulnerabilität. Es gibt Hinweise, dass eine sensible Phase von der Geburt bis zum Alter von sechs Monate besteht; eine Heimunterbringung während dieser Zeitspanne steht eher mit einem späteren DSED in Verbindung. Die Dauer der Deprivation spielt eine Rolle. Kinder mit beeinträchtigtem Wachstum, die wahrscheinlich an Ernährungsmangel gelitten haben, haben ein erhöhtes Risiko für DSED. Schließlich gibt es genetische Untersuchungen, die protektive und Risiko-konfigurationen für enthemmtes Sozialverhalten in der genetischen Ausstattung zu klären versuchen (Literaturverweise: ebd.).

Komorbidität und Differentialdiagnose

Deprivation kann auch zu anderen Beeinträchtigungen führen, die allenfalls komorbid auftreten, z. B. kognitive Retardierung. Umgekehrt ist aber ein Entwicklungsrückstand keine Erklärung für Bindungsstörungen. Die Posttraumatische Belastungsstörung tritt bei vielen Kindern auf, die früher Misshandlungen ausgesetzt waren. Entgegen den Erwartungen besteht eine geringe Korrelation zwischen RAD und internalisierenden Störungen bzw. zwischen DSED und externalisierenden Störungen in der frühen Kindheit. DSED geht aber bei älteren Kindern ab 4½ Jahren häufiger mit ADHS einher. Die Beziehung zwischen RAD und Depression ist kaum erforscht; bei den Kindern der BEIP-Studie wurde eine mittlere Korrelation festgestellt. Eine andere Sicht ergibt sich bei der Untersuchung von platzierten Kindern ohne die Einschränkung auf Bindungsstörung mittels eines allgemeinen Symptomenscreenings: In einer breitangelegten Untersuchung fielen bei den Null- bis Fünfjährigen bis zu 20 % der Kinder mit Verhaltensauffälligkeiten auf, 15 % davon in klinischem Ausmaß; dabei waren sowohl externalisierende als auch internalisierende Störungen sowie ausgeprägtes Rückzugsverhalten vermerkt (Heflinger et al., 2000).

Autismus zeigt z. T. ähnliche Symptome wie RAD, u. a. verminderter Ausdruck positiver Affekte, kognitive und sprachliche Entwicklungsverzögerung, beeinträchtigte soziale Reziprozität. Diese Diagnose schließt gemäß den neuen diagnostischen Manualen RAD aus; beim DSED wird diese Frage offen gelassen. Die Beziehung zwischen Deprivation und Autismus ist in der Literatur noch nicht ausdiskutiert. Rutter und Mitarbeiter haben an sieben Kindern ihrer ERA-Studie (165 Probanden) ein »quasi-autistisches« Bild beschrieben, bei dem die Autismuskriterien gemäß validiertem diagnostischem Interview (ADI-R) erfüllt waren, der symptomatische Ausdruck jedoch atypisch war. Diese Kinder zeigten keine Reziprozität in den sozialen Interaktionen, suchten aber den sozialen Kontakt und waren indiskriminiert freundlich; einige wiesen vorübergehend in der sprachlichen Kommunikation stereotype Wiederholungen auf, im Übrigen beschränkte sich aber das repetitive Verhalten auf die intensive Beschäftigung mit einer sensorischen Reizquelle oder mit einem anderen spezifischen Interesse (Rutter et al., 1999). Diese Symptome waren bei der Erstuntersuchung bei der Adoption nicht vorhanden, traten erst ab dem vierten Lebensjahr in Erscheinung und bildeten sich danach, wie die Untersuchung mit sechs Jahren zeigte, allmählich zurück. Es wurde angenommen, dass, im Unterschied zum stark genetisch verankerten Autismus, das Bild des »quasi-Autismus« die Folge eines tiefgreifenden Mangels an sensorischen und sozialen Erfahrungen darstellt. Bei der letzten ERAS-Nachuntersuchung im jungen Erwachsenenalter wird die anfänglich optimistische Prognose relativiert: Die beschriebenen Auffälligkeiten sind erhalten geblieben (Sonuga-

Barke et al., 2017). Es sei bemerkt, dass die Mehrheit der Kinder mit indiskriminiertem Verhalten keine Symptome von Quasi-Autismus zeigen (Zeanah, Chesher et al., 2016).

Interessanterweise tritt das gleiche Symptombild des DSED beim Williams-Syndrom, einer bekannten Chromosomenaberration, auf, ohne dass Vernachlässigung vorgefallen wäre. Die Feststellung einer genetischen oder neurobiologischen Ursache schließt ausdrücklich die Diagnose DSED aus. Dies betont die Bedeutung der Erhebung der Anamnese, die soziale Deprivation nachweisen muss.

Neurobiologie

Neuere neurobiologische Untersuchungen zu den Auswirkungen von Deprivation bei heimplatzierten Kindern zeigen Beeinträchtigungen sowohl der Gehirnstruktur als auch der Funktionen. Es wurde eine Verminderung des Volumens der grauen und weißen Substanz festgestellt, die im EEG mit einer verminderten elektrischen Aktivität bei den höheren Frequenzen und erhöhter Aktivität bei den niedrigen Frequenzen einhergeht. Diese Veränderung kann dauerhaft sein; das EEG hat sich aber bei den Kindern, die vor dem zweiten Lebensjahr in Familien untergebracht wurden, normalisiert. Des Weiteren wurde eine spezifische Störung der Verbindung zwischen Amygdala und präfrontalem Cortex nachgewiesen (Literaturverweise in: Zeanah & Gleason, 2015). Diese und weitere Befunde müssen zwar durch weitere Untersuchungen bestätigt werden, sie weisen jedoch darauf hin, dass eine neurobiologische Verletzbarkeit durch Deprivation besteht.

Verlauf und unterschiedliche Reaktion auf Interventionen

Ohne Intervention weisen die typischen RAD- und DSED-Symptome eine gewisse Stabilität auf. Bisherige longitudinale Studien zu Kindern, die in Heimen betreut wurden, u. a. die oben erwähnten mit rumänischen Waisenkindern, berichten über spätere funktionelle Beeinträchtigungen. In Zusammenhang mit RAD wurden Schwierigkeiten in den interpersonalen Beziehungen als Folge der ausgesprochenen Rückzugsneigung festgestellt. Beim DSED ergaben sich Probleme in Zusammenhang mit intrusivem Verhalten und geringer Sozialkompetenz; viele der betroffenen Kinder beanspruchten später Unterstützung durch psychiatrische Dienste. Eingehendere Aussagen zum Verlauf der RAD und DSED in der späteren Kindheit und Adoleszenz sind aber derzeit nicht möglich, da es noch keine Untersuchungen gibt, die sich auf die neu eingeführte einheitliche und differentielle Diagnostik dieser Störungen beziehen.

Eindrücklich ist der unterschiedliche Erfolg von Interventionen, die primär darauf gerichtet sind, den Deprivationszustand zu beenden. RAD bildet sich bei heimplatzierten Kindern nach der Familienunterbringung häufig zurück. Die BEIP-Studie konnte zeigen, dass die Besserung eng mit der Qualität der familiären Betreuung verbunden war. DSED ist hingegen wenig beeinflussbar; es kann auch kein besserer Erfolg dank hochqualitativer Betreuung erzielt werden. Am besten ist die Prognose, wenn die Familienplatzierung vor dem 24. Monat erfolgt (Bos et al., 2011; Smyke et al., 2012; Zeanah et al., 2017).

Abklärung von Kleinkindern mit Verdacht auf Deprivation im aktuellen Lebensumfeld oder in der Anamnese

Bei Abklärungen in Kinderschutzfällen ist die Einschätzung der emotionalen Zuwendung, des Schutzes und der Förderung, die das Kind in seinem Umfeld erfährt, eine prioritäre Aufgabe. In schweren Fällen von Versagen der Betreuung werden Behörden involviert, die unter Umständen eine dauerhafte Fremdunterbringung erwägen und die Expertise einer psychiatrischen oder psychotherapeutischen Fachperson einholen. Eine andere Situation liegt bei der Abklärung von Kindern mit emotionalen oder Verhaltensstörungen vor, die seit Längerem in fremder Obhut leben oder adoptiert wurden und von den besorgten Eltern oder Pflegeeltern vorgestellt werden. Auch hier ist es jedoch angezeigt, die aktuelle Betreuungssituation sorgfältig zu überprüfen, vor allem bei Kindern, die infolge der Deprivation ungünstige Verhaltensweisen pflegen und damit in der Aufnahmefamilie Konflikte auslösen.[83]

Nicht immer ist die Vorgeschichte eines Kindes offensichtlich. Relevante Informationen über die Gesundheit und das Beziehungsumfeld von Kindern, die zur Pflege oder Adoption vermittelt werden, werden häufig nicht weitergegeben oder nicht beachtet. Manchmal ziehen es Adoptiveltern vor, die Herkunft des Kindes zu verschweigen. Es empfiehlt sich in diesen Fällen, die Eltern aktiv darüber zu befragen. Wenn eine frühe Deprivationserfahrung bestätigt ist, soll sich der Untersucher genauer über das Bindungsverhalten des Kindes gegenüber seinen engsten Bezugspersonen und auch über seinen Umgang mit unvertrauten Personen erkundigen. Wenn sich der Verdacht auf eine Bindungsstörung oder eine Störung mit enthemmtem sozialem Engagement erhärtet, ist eine vertiefte diesbezügliche Anamnese angebracht, die die früheren Betreuungsbedingungen und Betreuerwechsel klärt und auch die Entwicklung des Bindungsverhaltens (Trost suchen, Protest bei Trennungen

83 Die hier formulierte Empfehlungen richten sich nach der AWMF-Leitlinie »Psychische Störungen im Säuglings-, Kleinkind- und Vorschulalter« Kapitel Bindungsstörungen (2015) und nach dem ausführlicheren »Practice Parameter für RAD und DSED« der American Academy of Child and Adolescent Psychiatry, das 2016 aktualisiert wurde (Zeanah, Chesher et al., 2016).

ausdrücken) beinhaltet. Zudem gehört die direkte und wiederholte Beobachtung des Bindungsverhaltens in den klinischen Abklärungssitzungen dazu. Dabei kann der Untersucher feststellen, wie das Kind mit ihm als Fremdem Kontakt aufnimmt und sich in das gemeinsame Spiel einlässt. Er kann gezielt Bindungsverhalten auslösen, indem er den Betreuer auffordert, für kurze Zeit das Zimmer zu verlassen; er kann zudem das kindliche Verhalten gegenüber dem vertrauten Betreuer in dieser Belastungssituation mit demjenigen ihm gegenüber vergleichen. In der Literatur werden inzwischen strukturierte Beobachtungssequenzen zur klinischen Einschätzung von Bindungsverhalten als Test vorgeschlagen, allerdings sind sie noch nicht validiert (z.B. in Zeanah, Chesher et al., 2016). Wichtig ist zu wissen, dass sich der bekannte Fremde-Situation-Test für diese Diagnostik nicht eignet, da es nicht darum geht, Bindungsqualitäten zu erfassen. Ebenso wenig aussagekräftig sind Bindungsrepräsentationen, die bei etwas älteren Kleinkindern mittels Geschichten ergänzenden Verfahren erhoben werden. Wie schon erwähnt, bestehen keine zuverlässigen Korrelationen zwischen Bindungsqualitäten bzw. Bindungsrepräsentationen und den beiden klinischen Störungen RAD und DSED. Es kann jedoch in Hinblick auf die Therapie nützlich sein, geeignete Geschichten ergänzende Verfahren zu verwenden, die Auskunft über Beziehungskonflikte und die bevorzugten Bewältigungsstrategien des Kindes geben, wie z.B. die MacArthur Story Stem Battery (MSSB: Bretherton et al., 2003). Letztere kann ab dem Alter von drei Jahren eingesetzt werden und liegt auch in einer angepassten Form für Kinder vor, die in nicht normorientierten Familienkonstellationen leben (Bretherton et al., 2009; Mögel, 2019).

Ein weiterer wichtiger Aspekt der Abklärung ist die Durchführung einer umfassenden kinderpsychiatrischen Untersuchung, die eventuelle Entwicklungsprobleme oder komorbide Störungen erfassen soll. Mehrere Studien belegen, dass misshandelte Kinder in der Regel bei Entwicklungsrückständen, Sprachentwicklungsverzögerungen und allgemeinen medizinischen Störungen nicht ausreichend behandelt werden (Zeanah, Chesher et al., 2016). Spezifischer äußert eine neuere englische Arbeit mit Adoptivkindern die Sorge, dass die vorschnelle Zuschreibung der Diagnose »Bindungsstörung« noch häufig die involvierten Fachleuten dazu verleitet, andere, behandelbare Störungen wie ADHS, PTBS, Angststörungen und Depression zu übersehen (Woolgar & Scott, 2014).

Fallbeispiele – Differentialdiagnose und Komorbiditäten

Die Erfahrung der Autorinnen mit Kindern, die Deprivation erlitten haben, erwächst aus der Zusammenarbeit mit Säuglingsheimen und anderen Institutionen, die längerfristig oder vorübergehend Kleinkinder allein oder mit ihren Müttern betreuen; außerdem aus Gutachtenaufträgen seitens der Behörden in

Kinderschutzfällen. In unserem Archiv konnten wir kaum »reine« RAD- bzw. DSED-Zustandsbilder finden. Die Fallbeispiele spiegeln die Tatsache wider, dass komplexe und traumatisierende Vorgeschichten meistens Beeinträchtigungen hervorbringen, die sich nicht nur auf die Bindungsfähigkeit und auf die Fähigkeit zur sozialen Teilnahme beschränken.

Reaktive Bindungsstörung bei chronischer Belastung – Saliou, 2¾-jährig

Diese Fallgeschichte[84] scheint aufgrund des anfänglich beobachtbaren kindlichen Bindungsverhaltens zur Darstellung und Diskussion einer reaktiven Bindungsstörung geeignet. Dennoch lösten weitere Symptome wiederholt Zweifel aus, ob es sich nicht eher um eine autistische Störung handelte oder ob eine schwere Entwicklungsbeeinträchtigung vorlag. Zudem schlug sich die fortgesetzte traumatische Belastung der Familie in der verzögerten Remission des Störungsbildes nieder.

Auf der Suche nach Kontakt, zwischen Entwicklungsstillstand und Panik

Der noch nicht ganz dreijährige Saliou war von einer Kollegin, die seine Eltern in der ethnopsychiatrischen Sprechstunde einer großen Klinik betreute, zur Abklärung überwiesen worden. Die Eltern und ihre Behandelnden machten sich große Sorgen, da Salious psychische und soziale Entwicklung sehr auffällig war und er noch nicht sprach.

Tatsächlich hörte ich Saliou das erste Mal, bevor ich ihn sah. Seine Eltern waren mit ihm lange vor dem vereinbarten Termin gekommen. Saliou schrie so verstört und durchdringend, dass ich eine Patientenstunde unterbrechen und die im Treppenhaus herumirrenden Eltern und das Kind in das Wartezimmer geleiten musste. Dabei fiel mir auf, dass der große und gut gepflegt wirkende Junge mit weit aufgerissenen Augen ins Leere starrte und keine Rückversicherung bei seinen Eltern suchte. Saliou verstummte, sobald sich diese vergewissert hatten, dass sie am richtigen Ort angekommen waren, blieb aber wie angewurzelt im Wartezimmer stehen. Im folgenden Erstgespräch schilderten die Eltern, dass Saliou wenig Interesse an Kontakt habe, andere Kinder meide und ungewöhnlich ängstlich sei. Er spreche kein Wort in seiner Muttersprache und auch nur ein einziges deutsches Wort: lecker. Wenn er spreche, dann äußere er sich in einer ihnen völlig unverständlichen Weise, die nichts mit irgendeiner Sprache zu tun habe, die sie je gehört hätten. Als Asylbewerber hatten sie ihr Kind bisher nur einem Hausarzt vorstellen können, der Saliou als völlig gesund beurteilt hatte. Sie fragten sich jedoch, ob etwas mit seiner Zunge oder seinem Gehör nicht in Ordnung sei. In dieser ersten Begegnung erlebte ich Salious Eltern ruhig und liebevoll im Umgang mit ihm. Sie mach-

84 Diese Abklärung und Behandlung wurden durch Maria Mögel durchgeführt.

ten jedoch einen in sich gekehrten, wie erloschenen Eindruck. Während ihrer ersten Mitteilungen hatte sich Saliou in einigem Abstand vor mich hingestellt und redete in zunehmend erregter Weise, wieder mit aufgerissenen Augen und angespannt auf mich ein. Ich hatte den Eindruck, dass er mir weniger etwas mitzuteilen, als mich in Schach zu halten versuchte. Auch seinen Eltern gegenüber verhielt er sich ungewöhnlich. Er wandte nur wenige Male den Kopf in ihre Richtung, ohne sie anzusehen. Mein Versuch, via Spielfiguren mit ihm in Kontakt zu kommen, schlug fehl. So folgte ich wieder dem Bericht der Eltern, bis ich plötzlich bemerkte, dass Saliou meine roten Schuhbändel abschleckte. Ich erschrak einerseits über seinen rasanten Wechsel von Panik zu unvermittelter Nähe und säuglingshaftem Erkunden und dachte gleichzeitig an Autismus. Beide Eltern saßen bewegungslos auf ihren Stühlen, ohne die Szene zu kommentieren. Meine Nachfrage zu einem besonderen Interesse Salious für spezifische Texturen beantworteten sie einzig mit seiner Abneigung, neue Speisen auszuprobieren. Saliou akzeptierte auch rasch, dass ich ihm als Ersatz für die Schuhbändel eine Lokomotive mit Anhänger anbot. Er ließ diese lange Zeit stumm und repetitiv auf dem Boden kreisen, und als die Lok ihren Wagen verloren hatte, mühte er sich vergeblich, ihn wieder anzuhängen. Er akzeptierte fast regungslos die Hilfe seiner Mutter und versank danach rasch wieder in seine liegende Position auf dem Boden, ohne wieder aufzusehen oder Laute von sich zu geben. Zum Schluss der Stunde hatte Saliou nicht einmal gelächelt oder die körperliche Nähe seiner Eltern gesucht, auch nicht, wenn sie ihn von sich aus berührten oder mit seinem Namen ansprachen.

Bei der zweiten Begegnung fand ich Saliou im Wartezimmer ruhig mit Malstiften beschäftigt. Die Eltern schienen davon auszugehen, dass ich ihn alleine sehen wolle, aber er weigerte sich und ich bat sie mitzukommen. Auch das ging erst, als Saliou einen Malstift in den Mund und mehrere in die Hand nahm. Die Stifte schienen ihm auf dem Weg ins Therapiezimmer Halt zu geben. Beide Eltern wollten Salious heftiges Kauen auf dem Stift unterbinden. So regte ich an, ihm etwas zu essen zu geben. Als Saliou begann, einen von der Mutter angebotenen Keks zu essen, »fütterte« auch ich meinen Plüschbär und Saliou wiederholte meine Geste. Darauf ließ ich den Bären aus einer Tasse trinken und bot auch Saliou eine Tasse an. Er ahmte auch diese Geste nach, und die Mutter konnte ihn nun dazu bewegen, Trinkgeräusche zu machen und das Wort lecker zu benutzen. Als beide Eltern mit Freude, in der aber auch angestrengte Erschöpfung zu spüren war, nicht ganz stimmig wiederholt »bravo« sagten und die Mutter Saliou einen Kuss geben wollte, wich er zurück. Dieses auffällige Bindungsverhalten tauchte auch in den folgenden Stunden immer wieder auf. Manchmal war es eine kleine einschränkende Geste, manchmal blieb der Auslöser unverständlich. Saliou erstarrte dann plötzlich mit eingezogenem Mund und weit geöffneten Augen und ließ sich nach hinten fallen, so dass sein Kopf auf den Teppich aufschlug. Ich erschrak sehr, die Eltern konstatieren dagegen resigniert, das sei oft so. Diese offensichtliche Verstörung des Kindes und die verstörte Regungslosigkeit seiner Eltern korrespondierten bei mir mit einer ständig schwankenden Einschätzung der Situation: Hatte ich eine reaktive Bindungsstörung ohne institutionelle Vorgeschichte, ein depressiv autistisches oder ein traumatisiertes behindertes Kind vor mir? Die Eltern wirkten liebevoll, wenn auch schwer depressiv, aber keinesfalls bedrohlich oder aggressiv. Für eine Autismus-Spektrum-Störung schien Salious Blickkontakt zu gerichtet und intensiv, ein geistig behindertes Kind hätte dagegen mehr soziale Routine in Austausch und Kontaktverhalten gezeigt.

Um Salious Entwicklungsstand und Förderbedarf beurteilen zu lassen, schlug ich den Eltern, zusätzlich zur psychotherapeutischen Begleitung der Eltern-Kind-Beziehung und dem Besuch einer Spielgruppe mit Sprachförderung, eine entwicklungspädiatrische Untersuchung vor. Die Abklärungsbefunde[85] beim damals 2¾-jährigen Saliou bestätigten seinen guten körperlichen Allgemeinzustand, wiesen jedoch auf einen kognitiven Entwicklungsrückstand mit einem ungefähren Entwicklungsalter von ca. 22 Monaten (EQ 65) sowie auf eine schwere rezeptive und expressive Spracherwerbsstörung hin. Außerdem zeigten sich bei Saliou deutliche feinmotorische Ungeschicklichkeiten und leichte grobmotorische Einschränkungen. Es wurden eine logopädische Behandlung sowie heilpädagogische Frühförderung mit Hausbesuchen eingeleitet. Da jede Krise der Eltern, sei es im Aufenthaltsverfahren oder in ihrer psychischen Verfassung, unmittelbar zu Rückzug und Entwicklungsstillstand bei Saliou führte, hatten die jährlichen Kontrollen durch die Entwicklungspädiaterin der Kinderklinik eine besondere Bedeutung. Sie dokumentierten Salious zwar sehr langsame, aber doch kontinuierliche Fortschritte.

Im Verlauf von drei Jahren entwickelte sich so rund um Saliou ein sich eng miteinander austauschendes Helfernetz, bestehend aus der Heilpädagogin, der Logopädin, den Leiterinnen der Spielgruppe, die Saliou dreimal wöchentlich besuchte, den Psychotherapeuten der Eltern und unserer alle zwei Wochen stattfindenden Eltern-Kleinkind-Therapie, flankiert von freiwilligen Entlastungshelferinnen, die Vater und Mutter in Krisen unterstützen. In diesem Containment aus Förderung und Behandlung entstand für Saliou und seine Eltern eine zwar nach wie vor fragile, aber Halt gebende Umwelt, in der sich die Eltern ihrem Kind zuversichtlicher und adäquater zuwandten und Saliou seine Entwicklung wieder aufnahm.

85 Mit bestem Dank an Dr. med. Martina Hug, Kinderspital Zürich.

Anamnese einer Deprivation im ersten Lebensjahr

Salious Anamnese erfuhr ich eher bruchstückhaft und entlang dessen, was seine Eltern mitzuteilen selbst ertrugen. Sowohl Salious Vater wie seine Mutter waren im Kleinkindalter von ihren Müttern getrennt und zu Verwandten gegeben worden. Diese in ihrer Herkunftskultur nicht unübliche Praxis wurde von Salious Mutter als schmerzhaftes Schicksal erlebt. Salious Eltern hatten aufgrund von Familienstreitigkeiten ihre wirtschaftliche Existenz im Herkunftsland verloren und ihre beiden älteren Kinder, die schon im fortgeschrittenen Schulalter waren, bei Verwandten zurückgelassen. Auf der Suche nach einem Auskommen im Nachbarland fanden sie nur äußerste Armut und kriegsähnliche Zustände vor, stellten die Schwangerschaft mit Saliou fest und entschieden sich zur Migration nach Europa. Das Kind wurde ohne weitere Geburtskomplikationen in Libyen geboren und erlebte mit vier Wochen die Überfahrt nach Italien. Zwei Wochen später wurde die Familie an der Schweizer Grenze überraschend getrennt. Bis Saliou knapp einjährig war, lebte die verzweifelte Mutter mit ihm unter beängstigenden Umständen und voll Angst, ob es ihr gelänge, dem Vater nachzureisen. Sie schilderte aus dieser Zeit beeindruckende Szenen von Salious Rückzugsverhalten im Säuglingsalter. Nie hatte er geplaudert, immer habe er sich ruhig verhalten. Er hätte erschrocken auf Erwachsene und auf abrupte Bewegungen reagiert, so dass sogar sie selbst sich ihm ganz bewusst nur langsam annäherte. Da sich Saliou von sich aus nicht bemerkbar machte, stillte sie ihn, wann immer sie vermutete, dass er Hunger haben könnte. Nach der Wiedervereinigung der Familie nahm er zwar an Gewicht zu und lernte laufen, entwickelte sich jedoch im Vergleich zu seinen älteren Geschwistern kaum weiter. In Abwesenheit der Mutter äußerte der Vater die Vermutung, dass Saliou als Baby häufig von verschiedenen Personen fremdbetreut worden war, die die Mutter zwangen zu arbeiten. Beide Eltern erwähnten wiederholt, wie stark Saliou in Angst geriet, wenn mehrere Erwachsene laut miteinander sprachen. D.h., auch wenn die erfahrene Mutter sich fürsorglich um ihr Kind gekümmert hatte, so muss der emotionale Austausch zwischen ihnen in dieser von Gewalt und abrupten Trennungen geprägten Zeit eine deprivierende Erfahrung für Saliou gewesen sein. Diese von der Mutter berichtete Stimmung aus Angst und Verzweiflung hallte in Phasen elterlicher Depression immer wieder nach, wenn Saliou seinerseits in Rückzug und Erstarrung verfiel.

Allmähliche Stabilisierung im Fördersetting trotz anhaltend fragiler Umwelt

Schon in den ersten Behandlungsstunden begann Saliou Bruchstücke von Kommunikation zu imitieren: Zunächst ahmte er mein Winken nach, dann den Handschlag zu Beginn und am Ende der Stunde. Die Eltern stellten fest, dass er in ihrer Abwesenheit das Wort Mama und Papa benutzte und seinen eigenen Namen durchaus sich selbst zuordnete. Vor allem wurden Zeichen der Bindung zu den Eltern deutlicher. Saliou begann – zunächst zögerlich, dann selbstverständlicher – zuerst die Hand der Mutter und dann die körperliche Nähe seiner Eltern zu suchen. Einen Monat nach dem Erstgespräch notiere ich ein erstes Lächeln bei Saliou und nach zwei Monaten bemerkten die Eltern, dass er sich erstmals wie ein normales Kleinkind und nicht wie ein »Wesen aus einer anderen Welt« verhalte. Erst als Saliou deutliche Fortschritte gemacht hatte und die Mutter selbst viel stabiler war, ordnete sie diese Bemerkung auch ihrer eigenen psychischen Verfassung zu: Während der traumatischen Trennung vom Vater hatte sie das Kind als engelhaftes und von ihrer verstorbenen Mutter zu Hilfe geschicktes Wesen erlebt.

Nach den ersten zwei Monaten der Behandlung verschwand Salious große Anspannung und er schien allmählich Freude an den gemeinsamen Stunden mit seinen Eltern und mir zu bekommen. Einige Male war auch ein Plüschtier mit von der Partie, das von Saliou wie die Malstifte getragen, aber noch nicht symbolisch bespielt wurde. Dann fehlte die Mutter zweimal wegen Krankheit. In der zweiten dieser Sitzungen schien Saliou sehr aufgeregt zu sein, und der Vater berichtete, dass sie auf dem Weg das Plüschtier verloren hatten. Ich bat den Vater, es zu suchen, und zum Glück fand er es wieder. Saliou reagierte jedoch kaum auf das Wiedersehen und versank über längere Zeit in stereotypes Hantieren mit einem Zug. Als ich versuchte, einen Zusammenhang zwischen dem Fehlen der Mutter und dem Verlust des Stofftiers herzustellen, wurde deutlich, dass es auch dem Vaters sichtlich schwer fiel, Saliou die Abwesenheit der Mutter verständlich und emotional stimmig nahezubringen. Auch als ich ihn auf die Mami ansprach, reagierte Saliou zuerst nicht, dann schien er sie aber zu suchen, ging kurz in das Wartezimmer und kam wieder mit Malstiften in der Hand zurück, legte sie auf den leeren Stuhl und sagte mit fragendem Blick »Mami«. Auf diese Weise begann Saliou entgegen aller Befürchtungen doch zu sprechen, zwar nur in Deutsch und mit einigen englischen Ausdrücken aus den Youtube-Kindervideos, mit denen er lange sein autistisch anmutendes Spiel mit Lokomotiven begleitete. Solche kleinen Fortschritte wurden in den ersten zwei Jahren der Behandlung immer wieder durch bedrückende Phasen von lähmendem Stillstand unterbrochen. Diese entstanden, wenn es wieder zu einer psychiatrischen Hospitalisierung eines der Eltern oder zu Befragungen der Familie durch die Behörden kam, die bei den Eltern Angst vor einer Rückschaffung auslösten. Saliou reagierte dann jeweils prompt mit Rückzug aus der Beziehung und autistischen Beschäftigungen. Dank des unverdrossenen Einsatzes des Helfernetzes, gelegentlicher psychiatrischer Hauspflege für die Mutter und Arbeitseinsätzen für den Vater gelang es aber, Salious Welt zu stabilisieren.

Während die Eltern wieder einmal von ihrer tiefen Hoffnungslosigkeit sprachen, baute Saliou einen Turm mit mir, den er vergnügt mit dem Ball umwarf. Seine deutliche Freude an einer neuen Fertigkeit und dass es ihm gelang, diese unabhängig von der elterlichen Niedergeschlagenheit aufrechtzuerhalten, belebte auch mich. Als ich die Eltern an dieser Beobachtung teilhaben lassen und eine Verbindung zum Arbeitseinsatzes des Vaters herstellten konnte, der der Familie gut getan hatte, entwickelte sich ein gemeinsames Ballspiel, das eine Zeitlang zum Schlussritual der gemeinsamen Stunden wurde. Ganz entscheidend sorgte in den nächsten beiden Jahren vor allem der tägliche Besuch des Kindergartens für Stabilisierung und Anregung. Auch eine erneute Entwicklungskontrolle am Ende des zweiten Kindergartenjahrs, die zumindest die Erholung von Salious kognitiver Entwicklung bestätigte, wirkte beruhigend (Kontroll-Untersuchung mit 5 und 11 Jahren: SON-EQ 79). Im zweiten Kindergartenjahr trat für Kind und Eltern eine große Entlastung ein, als die Familie dabei unterstützt wurde statt des aussichtslosen Asylverfahrens, einen humanitären Aufenthaltsstatus anzustreben. Gleichzeitig wurden Salious Aktivitäten strukturierter und gerichteter. Er begann kleinkindlich zu zeichnen und variierte gehörte oder gesehene Geschichten in kurzen Spielnarrativen, in die eigene Erlebnisse mit einflossen. Er benutzte nun seine Eltern als bevorzugte Bindungspersonen, teilte ihnen Sorgen und Beobachtungen mit, präsentierte ihnen stolz Gebasteltes und fragte z. B. seine Mutter beharrlich über ihre Familie aus. Auch wenn Saliou im schulischen Rahmen immer noch sonderpädagogische Unterstützung benötigte und er weiterhin ein eher vorsichtiges Kind war, so konnte er nun Beziehungen eingehen, Emotionen und Gedanken verbalisieren und Geborgenheit in der Beziehung zu seinen Eltern finden.

Kommentar: Die Diagnosestellung einer Reaktiven Bindungsstörung ICD-10 bzw. RAD nach DC:0-5 setzt voraus, dass das Kind in der frühen Kindheit deprivierende Betreuungserfahrungen gemacht hat, wie sie Saliou in einer bedrohlichen, seine Mutter verstörenden Umwelt und mit wechselnden Betreuungspersonen erlebt hat. Auch Salious Symptomatik eines anfänglich fehlenden Bindungsverhaltens und sein höchst eingeschränktes soziales Repertoire, seine hohe Irritabilität, das Fehlen positiver Affekte und der emotionale Rückzug korrespondieren mit den erforderlichen Kriterien. Eine für die RAD typische, ausgeprägte Dysphorie war bei Saliou jedoch nicht zu beobachten. Rutter und Mitarbeiter (1999) beschrieben bei wenigen Kindern ihrer Deprivationsstudie eine »quasi-autistische Symptomatik«, die, wie auch bei Saliou zu beobachten war, noch längere Zeit nach der Milieuverbesserung anhielt.

Der Verlauf zeigte, dass sich Saliou bzw. seine Entwicklung unter stabileren und förderlichen Verhältnissen langsam, aber stetig erholte. Die Verbesserungen im Bindungsverhalten wie im emotional-sozialen und verbalen Austausch befähigten ihn, sich stärker gegenüber den anhaltenden Umweltbelastungen und der chronisch depressiven Grundstimmung der Eltern zu behaupten. Während Zeanah und Gleason (2015) eine eher rasche sozial-kognitive Erholung der Kinder nach der Platzierung in ein günstiges Milieu beschreiben und damit von der Diagnose eines globalen schweren Entwicklungsrückstands abgrenzen, verlief die Remission bei Saliou langsamer. Salious ist weiterhin auf heilpädagogische Förderung angewiesen und liegt mit seiner kognitiven Begabung damit deutlich niedriger als seine Geschwister, die im Herkunftsland erfolgreich höhere Schulen absolvierten. Ob dies eher eine Folge der beschwerlichen Migration während der Schwangerschaft und frühen Deprivation oder der chronischen psychischen Belastungen seiner Eltern auch unter förderlicheren Bedingungen ist, bleibt offen.

Vielleicht lässt sich die in mehrfacher Weise belastete und durch kumulierte traumatische Episoden gekennzeichnete Entwicklung Saliou am ehesten mit dem Konzept einer posttraumatischen Entwicklungsstörung (van der Kolk, 2005) erfassen. Diese stützt sich weniger auf die umschriebene Symptomatik der Bindungsstörung als auf die Beschreibung der unterschiedlich betroffenen Funktionsbereiche des Kindes. Die medizinischen, sozialpädagogischen und psychotherapeutischen Konsequenzen sind jedoch dieselben: Sie streben die Herstellung einer stabilen Umwelt und die Förderung des Beziehungsaustauschs zwischen Kind und primären Bezugspersonen an.

Störung mit enthemmtem sozialem Engagement – Nelly, 5½-jährig

Die folgende Fallgeschichte[86] wurde ausgewählt, da die kleine Nelly mir als ein offenes, überfreundliches Mädchen in Erinnerung geblieben war, die zunächst scheinbar nur mit ihrer Pflegemutter Probleme hatte, mit der aber auf langer Sicht kein Betreuungssystem zurechtkam. Die Aspekte, die für die Diagnose DSED sprechen, wurden zuweilen von ihren massiven Beziehungskonflikten überdeckt, die von der intrusiven Inbesitznahme ihrer Bezugspersonen bis zur aggressiven Ablehnung derselben reichten. Auch dieser Fall wirft differentialdiagnostische Fragen auf.

Nelly wurde mir im Alter von 5½ Jahren von ihrem Beistand überwiesen, der um Rat im Vorfeld einer sich anbahnenden Umplatzierung des Kindes bat. Aus der leiblichen Familie konnten weder Mutter noch Vater, beide drogenabhängig, in die Abklärung einbezogen werden; nur eine Großmutter hatte in sehr beschränktem Rahmen, aber regelmäßig Kontakt mit der Enkelin. Nelly lebte seit gut einem Jahr zusammen mit zwei weiteren Pflegekindern in einer Pflegefamilie. Entgegen der Hoffnung hatte sich ihr unausgeglichenes Verhalten im Laufe der Zeit so sehr verschlimmert, dass die Pflegeeltern daran zweifelten, sie weiterhin betreuen zu können und den bevorstehenden Schuleintritt als geeigneten Moment für einen Betreuungswechsel vorschlugen. Bei der telefonischen Vorbesprechung zeigte sich der Pflegevater, Herr P., gegenüber dem Ansinnen einer Abklärung besorgt. Er hätte Nelly so spät wie möglich informieren wollen, da er die voraussehbare Unruhe fürchtete. Vor allem die

86 Diese Abklärung und Beratung wurden durch Fernanda Pedrina durchgeführt.

Pflegemutter wäre dadurch belastet worden, die bereits an ihrer Grenze gewesen sei; sie wollte an der Untersuchung nicht teilnehmen. Herr P. berichtete in einer ersten Sitzung bereitwillig über die Entwicklung Nellys seit der Aufnahme in die Familie. Das Kind war damals vorübergehend bei der Großmutter untergebracht, die deutlich signalisiert hatte, dass sie mit ihm überfordert war. Es fand eine zwei Monate dauernde Eingewöhnungsphase statt. Kurze Zeit später, nachdem es definitiv im Hause war, kam unerwartet ein etwas jüngerer Pflegebub dazu, dessen Eintritt zwar geplant, aber immer wieder aufgeschoben worden war. Für Nelly war dies eine große Umstellung und Herausforderung. Sie war anfangs sehr angepasst und schüchtern, doch eine aufmerksame Beobachterin. Sie war motorisch ungeschickt, aber sprachlich sehr weit; sie sprach korrekte Sätze und wirkte fast altklug. Nach einiger Zeit wurde sie extrem anhänglich; die Pflegeeltern durften sie nicht mehr allein lassen, sie mussten sie sogar auf die Toilette begleiten. Nelly erwies sich als ein fröhliches Kind, lachte sehr viel und erzählte viele Geschichten. Im Umgang mit fremden Personen fiel ihre Distanzlosigkeit auf, während sie mit Verwandten der Pflegefamilie eher scheu reagierte. Der Eintritt in den Kindergarten war für Nelly eine belastende Angelegenheit. Sie war dort zwar angepasst, dafür aber umso unruhiger zu Hause, sodass diskutiert wurde, ob der Eintritt um ein Jahr hätte verschoben werden müsste. Die Kindergärtnerin war zuversichtlich und sprach sich dafür aus, sich mit diesem Entscheid noch Zeit zu lassen.

Nelly war zunächst dem Pflegevater näher als der Pflegemutter. Dies änderte sich, als die am Anfang noch häufigen und verstörenden Treffen mit der leiblichen Mutter, die zusehends wirr wurden, aufhörten. Nach solchen Treffen war Nelly unruhig, traurig, regressiv und sehnte sich nach der Mutter; als diese abtauchte, ließ sie sich in eine enge Beziehung zu Frau P. ein. Nun wurde sie ihr gegenüber verlangend »wie ein Baby«; Frau P. erlebte sie zunehmend als »ein Faß ohne Boden«. Nelly tolerierte keine Frustrationen, reagierte vorübergehend autoaggressiv und schlug sich den Kopf an; später setzte sie Brüllen und unsinniges Verhalten ein, um stets Aufmerksamkeit zu erhalten.

Die Pflegeeltern mussten immer mehr intervenieren, um Eskalationen zu brechen und den Pflegebruder zu schützen. Nelly dominierte das Geschehen der Familie, die sich Mühe gab, ihre Empfindlichkeit mit zuverlässiger Vorplanung des Tagesablaufs zu berücksichtigen und sich nun zunehmend eingeschränkt fühlte.

An dieser Stelle füge ich die später erhaltenen Informationen der Kindergärtnerin hinzu: Am Anfang der Kindergartenzeit war Nelly zurückhaltend; es fiel aber auf, dass sie sich auf Erwachsene stürzte, die auf Besuch kamen. Auf die Kindergärtnerin hat sie sich nie fixiert, wohl aber auf ein gleichaltriges Mädchen; diese Beziehung hatte sich allmählich gelöst, doch Nelly neigte weiterhin dazu, jeweils ein anderes Kind zu sehr für sich einzunehmen. Nelly war schon immer fröhlich; mit der Zeit wurde sie mutiger und frecher, was aber als Ablegen der früheren Scheu positiv bewertet und toleriert wurde. Nelly war gemäß Urteil der Lehrperson kognitiv im durchschnittlichen Bereich, mit guten sprachlichen Fähigkeiten. Sie konnte selbstständig arbeiten und Hilfe holen, wenn sie nicht weiter wusste. Im Allgemeinen störte sie den Klassenbetrieb nicht und beanspruchte die Lehrperson nicht übermäßig, um sozial zurechtzukommen.

Nelly habe ich zweimal in der Praxis untersucht und sie einmal in der Pflegefamilie beobachten können. Zum ersten Treffen kam sie in Begleitung von Herrn P. Sie wirkte scheu und hielt sich eng an ihm. Ich stellte mich vor und erklärte – mit Rücksicht auf die Sorge der Pflegeeltern –, dass ich sie kennenlernen möchte, um den Eltern einen Rat in Bezug auf den Schuleintritt geben zu können, und erinnerte daran, dass der Kindergarteneintritt für sie alle nicht leicht war. Nelly folgte meiner Einladung zum Spiel relativ schnell und vertrauensvoll und ließ bald Herrn P. ins Wartezimmer gehen. Nach einer Weile ging sie aber raus, um nachzusehen, ob er wirklich dort war; und später ging sie wieder unvermittelt raus, um ihm zu erzählen, was sie gerade gespielt hatte. Ihr Spiel war energievoll, sie hatte Initiative und inszenierte großzügig: Wir wären zwei Mütter mit je einem Kind und müssten sie abends ins Bett tun; dafür wurden die Rollläden runtergemacht und das Zimmer verdunkelt. Sie pflegte rücksichtsvoll ihre Puppe und sprach verklausuliert von ihrer Aggression: Die Puppe (der Bruder) sei klein und unsicher auf den Beinen, wenn sie sie schupsen würde, würde sie umfallen (was sie in Wirklichkeit mit dem Bruder tat). Sie schupste mich heftig, um zu zeigen, wie es wäre; als ich das kommentierte, betonte sie, mit dem Bruder sei sie aber nett. Das Spiel erlaubte es, in ein kleines Gespräch zu ihrem Leben einzusteigen. Nelly gab oberflächlich und ohne Gefühlsausdruck Auskunft. Sie gehe nicht so gerne in den Kindergarten, die Kindergärtnerin sei nett, aber einige Buben (sie zählt ihre Namen auf) seien nicht nett, sie wäre lieber immer zu Hause. Sie sehe ihre Mutter schon lange nicht mehr. Ich: »Sie ist ja krank, nicht?« Sie: »Ja, wegen dem Zauberpulver.« Das Gespräch behagte ihr nicht, unsere Beziehung blieb distanziert. Nelly wandte sich ab und richtete ihr Schlafzimmer hinter einem Vorhang ein, mich beschäftigte sie mit Befehlen: Ich soll meiner Puppe eine Gutnachtgeschichte vorlesen…

Die zweite Sitzung erfolgte – wie angekündigt – in einem etwas strukturierteren Rahmen. Nelly versuchte, sich dem Auftrag zu einer Familienzeichnung zu entziehen, und hätte lieber mit Puppen spielen wollen; als sie doch dazu einwilligte, rannte sie zum Fenster, um zu sehen, ob zufällig ein Hund als Modell vorbeigehen würde. Die gezeichneten Figuren waren sehr einfach gestaltet (es ließ sich ein etwas verminderter Mannzeichen-Quotient von 72 errechnen); die Ich-Figur war als lächelndes Kind mit Zauberstab zwischen den größeren Vater- und Mutter-Figuren platziert. Beim Ausgestalten einiger Geschichten aus dem Geschichtenergänzungs-Test fiel auf, wie Nelly besonders auf

Trennungsthemen unbeholfen und unausgeglichen reagierte und sich in witzigen Details verlor; bei der Geschichte mit dem Geschwisterstreit musste der/die Älteste befehlen.

Die dritte Beobachtung fand beim Hausbesuch statt. Nelly empfing mich zunächst zurückhaltend, wurde aber schnell sehr aktiv. Sie und der Pflegebruder spielten in aufregenden Bewegungsspielen jeder für sich; erst allmählich kamen gemeinsame Spielsequenzen zustande, wobei Nelly die Rolle der Fürsorglichen übernahm. Sie bezog dann schnell auch den anwesenden Pflegevater und mich ein, uns ebenfalls umsorgend. Der Bruder, der das Baby spielen und quäken sollte, begann sich zu entziehen; die Spannung stieg; mit diskreten Interventionen konnte Herr P. verhindern, dass das Spiel aus dem Ruder laufen würde. Ohne Erwachsene, meinte er, würde es anders aussehen: Die Kinder könnten nie zusammen alleine gelassen werden.

Inzwischen hatte sich der Beistand gemeldet mit der Nachricht, dass die Großmutter die Unruhe um die Einschulung gespürt hatte und selbst bei ihm nach Rat gesucht hatte, um Nelly bei diesem Übergang unterstützen zu können. Die angestrebte Trennung von der Pflegefamilie konnte nicht mehr infrage gestellt werden; die Umplatzierung wurde nun auch mit Nelly offen besprochen, die mit Neugier einen Schulheimbesuch mitmachte und sich vom Pflegevater seiner künftigen Besuche versichern ließ.

Nellys Vorgeschichte

Die Lebensgeschichte von Nelly war bei der Großmutter aufgehoben, die im Rahmen ihrer Möglichkeit den Kontakt mit ihr kontinuierlich pflegte. Es war ihr bewusst, dass sie die einzige Person war, die zuverlässig ihre Entwicklung begleitete. Nellys Mutter wurde im Jugendalter drogenabhängig und lernte den deutlich älteren Vater Nellys im Drogenmilieu kennen. Mitte Zwanzig, als beide im Ausland lebten, wurde sie schwanger. Unter einer Überdosis erlitt sie Krampfanfälle und wurde hospitalisiert. Die Geburt erfolgte per Sectio, das Kind blieb sechs Wochen zum Drogenentzug im Spital. Nach der Entlassung wurde die Mutter bald wieder beim Drogenkonsum erwischt, Nelly musste notfallmäßig in eine SOS-Pflegeinstitution gegeben werden. Sie kam zurück zur Mutter, als sich diese entschied, selbst einen Entzug in einem dafür eingerichteten Mutter-Kind-Heim in der Schweiz zu machen. Das bedingte die definitive Trennung vom Vater, der im Ausland blieb. Nelly war in dieser Zeit in einer gut geführten Krippe, bis die Mutter vom Mutter-Kind-Heim zum betreuten Wohnen übertreten durfte. Hier stürzte sie bald wieder ab. Laut Großmutter wurde Nelly in dieser Periode sehr vernachlässigt, sie weinte viel und war häufig traurig. Nach einem weiteren erfolglosen Versuch der Stabilisierung in einer Mutter-Kind-Unterbringung wurden dank der Intervention der Behörde die definitive Inobhutnahme in einer Pflegefamilie und die Beistandschaft verfügt. Bevor die Übergabe an Familie P. erfolgte, lebte die 3½-jährige Nelly drei Monate lang bei der Großmutter, die durch Nellys Ängste, ihre extreme Anhänglichkeit und emotionalen Ausbrüche überfordert war.

Umplatzierung und Follow-up

Die Behörde entschied sich dazu, Nelly nach dem zweijährigen Aufenthalt in der Pflegefamilie in einem Heim zu unterbringen, in dem die Kinder in kleinen Gruppen betreut wurden und die öffentliche Schule besuchten. Die Sommerzeit, in der Nellys Befindlichkeit und Verhalten sehr instabil waren, wurde mit Hilfe der Großmutter überbrückt. Die Trennung von Herrn P. war aufwühlend. Dann gelang das Einleben in Heim und Schule erstaunlich gut; am Wochenende bei der Großmutter war aber der Teufel los. Diese berichtete, dass das Mädchen wieder extrem anhänglich und kontrollierend war; immer wieder gab es Wutausbrüche, in denen es schrie, Sachen zerstörte, die Katze angriff. Als die Großmutter hilfesuchend und gegen den Widerspruch von Nelly dies den Heimerziehern mitteilte, zerbrach diese Art von Gleichgewicht und die Stimmung im Heim verschlechterte sich. Drei Jahre später erfuhr ich, dass die Probleme im Heim und in der Schule trotz intensiver therapeutischer Bemühungen so groß geworden waren, dass andere Lösungen erwogen werden mussten.

Kommentar: Bei Nelly wurde in mehreren Situationen die ungehemmte Kontaktnahme mit fremden Personen beobachtet. Zur Diagnose DSED passen die Vorgeschichte sowie die Unwirksamkeit der sonderpädagogischen Maßnahmen und der Psychotherapie. Kinder können gemäß Forschungsergebnissen in jedem Alter Bindungsbeziehungen aufbauen; vielleicht war Herr P. zu einer Bindungsfigur geworden, an die sich Nelly häufig sicherheitssuchend wandte. Das Bild war aber durchsetzt von Schwierigkeiten, die mit dem Versagen der emotionalen Regulation zusammenhingen, und so zerstörte Nelly die Beziehungsbereitschaft vieler zugewandter Personen, u. a. der Pflegemutter. Dieses Versagen verweist auf eine grundsätzliche Beeinträchtigung der Bindungsqualität, die aber nicht mit einer Bindungsstörung gemäß neueren Definitionen gleichzusetzen ist. Nelly hatte außer der Deprivation mehrmals die Mutter in psychischen Ausnahmezuständen erlebt, und sie hatte im Alter zwischen zwei und drei Jahren eine längere Phase durchgemacht, die von einer depressiven Symptomatik geprägt war. Als Ressource ist die durchgehend als positiv beschriebenen Krippenbetreuung zu werten. Möglicherweise drückte sich dies in Nellys Fähigkeit aus, Konflikte im Raum des Kindergartens und der Schule möglichst lang unter Kontrolle zu halten, und in ihrer Bereitschaft, den Anweisungen einiger auserwählter Personen (Herr P., die Lehrpersonen) zu folgen. Die kognitive Entwicklung war gemäß der Lehrpersonen nicht beeinträchtigt; das Gespräch mit der Untersucherin war aber oberflächlich, die Zeichnung sehr kleinkindlich. Große Phantasie entfaltete sich nur, wenn Nelly alleine spielte, d. h. wenn sie die Auseinandersetzung mit der äußeren Realität entschieden vermeiden konnte. Darin zeigt sich, dass die Mentalisierungsfähigkeit nicht altersgemäß entwickelt war. Zum Ausweichen gehörte auch eine große Ablenkbarkeit, bei der sich die Frage eines Aufmerksamkeitsdefizits stellte. Zusammenfassend war in diesem Fall DSED ein Teil einer komplexen posttraumatischen Symptomatik, deren Komponenten im weiteren Verlauf – wenn es dazu noch Spielraum gegeben hätte – hätten vertieft abgeklärt und therapeutisch angegangen werden sollen. Im weiteren Verlauf zeigte sich deutlich, wie die innere Spaltung ihr lange ermöglicht hatte, neben den schwer erträglichen Beziehungen zu einzelnen, angegriffenen Bezugspersonen auch befriedigendere – wenn auch oberflächliche – soziale Beziehungen zu pflegen. Unter der Belastung der nochmaligen Umplatzierung und Trennung bekam aber die introjizierte »böse« Beziehungsrepräsentanz die Oberhand und entfaltete ihre destruktive Kraft.

Rückblickend kann festgestellt werden, dass die kinderpsychiatrische Abklärung angefordert wurde, als Nellys unheilvolle Entwicklung schon weit fortgeschritten war und die therapeutische Herausforderung zu groß geworden war. Vielleicht wurde Nellys Leid unterschätzt, weil sie so stark und gewinnend erschien und zunächst nur in bestimmten Beziehungen und Situationen dekompensierte. Unter Belastung ließ sie zunächst nur wenige enge Bezugspersonen mitleiden, während sie sich bemühte, ihr Sozialleben normal weiterzuführen. So wurden zu lange, wie es noch häufig in ähnlichen Fällen geschieht, die Bedürfnisse der Mutter in den Vordergrund gestellt und die legalistischen Aspekte des Sorgerechts respektiert.

Beziehungserleben von Kleinkindern in hoch belasteten und in Kinderschutzverfahren eingerichteten Betreuungsverhältnissen – psychodynamische Grundlagen für Prävention und Therapie

Forschungsbefunde zum Beziehungserleben in frühen Platzierungsverhältnissen – Zugehörigkeit

Die Entwicklungspsychologie sieht im engen und für beide, Eltern und Kind, zutiefst bedeutungsvollen Beziehungsgeschehen der frühen Kindheit die Voraussetzung zum Aufbau einer gesunden Selbstorganisation und Beziehungsfähigkeit. In Zusammenhang mit Pflegeplatzierungen ist es nötig, auch die relevanten Beziehungsvorgänge vor und neben der Bindungsentwicklung in den Blick zu nehmen. Joseph Lichtenberg und Co-Autoren (2011) vermuten, dass sich ein kohäsives und über die Zeit kontinuierliches Selbstgefühl eines Kindes im multimodalen Beziehungsaustausch mit seinen Bezugspersonen und der spezifischen Umwelt, in die die Beziehung eingebettet ist, heranbildet. Sie sprechen in Zusammenhang mit dem frühen Selbst- und Beziehungserleben deshalb von der Zugehörigkeit des Kindes zu einer fürsorgegebenden

Umwelt (»affiliation to a caregiving group«). Ein solches, von Kind und Eltern gemeinsam kreiertes Erleben von Zugehörigkeit setzt vor der Bindungsentwicklung ein und bereitet diese gewissermaßen vor. Werden Säuglinge und Kleinkinder zu ihrem Schutz durch eine Platzierung von ihren Eltern getrennt, verlieren sie zunächst auch ihre, zur Selbstvergewisserung notwendigen Zugehörigkeiten. Das alterstypisch starke Bindungsbedürfnis im ersten und zweiten Lebensjahr regt die Kinder zwar dazu an, neue Beziehungen einzugehen, aber Bezugspersonenwechsel in Heimen oder als provisorisch konzipierte Platzierungsarrangements unterbrechen solche reparativen Prozesse und befördern bei den Kindern Rückzug oder dysfunktionales Beziehungsverhalten. In Obhut genommene Säuglinge und Kleinkinder sind deshalb darauf angewiesen, dass sich entweder die Beziehung mit ihren Herkunftseltern in kurzer Zeit so erholt, dass sie zurückkehren können oder dass sie in einem Pflegeverhältnis enge und langfristige Beziehungen eingehen können, die das Erleben von Zugehörigkeit und Bindung fördern. Entgegen der häufig geäußerten Ansicht, Kinder unter sechs Monaten könnten Platzierungen leichter verkraften, finden sich in der Forschungsliteratur gerade schon bei Säuglingen Hinweise auf verstörende Reaktionen von Trauer und Verunsicherung in Zusammenhang mit vorübergehenden Platzierungsarrangements oder Umplatzierungen (Déprez & Antoine, 2011; Wakelyn, 2011).

»Commitment« – eine verbindliche Pflegebeziehung

Eine Reihe von Untersuchungen dokumentiert, dass die häufigen psychosozialen Belastungen platzierter Kinder nicht nur mit den Risiken ihrer Herkunft, sondern auch mit abrupten Inobhutnahmen und institutionellen oder ungünstigen neuen Betreuungsverhältnissen in Verbindung stehen können (Oosterman & Schuengel, 2008; Vasileva & Petermann, 2018). Zudem scheinen Settings mit identitätsstiftender, verbindlicher Zugehörigkeit (Adoption, Verwandtschaftspflege, kontinuierliche Pflegefamilienbetreuung seit der frühen Kindheit) die Entwicklungsverläufe platzierter Kinder zu verbessern. Wie bedeutsam eine enge und verbindliche Beziehung zu den neuen Bezugspersonen für platzierte Babys und Kleinkinder ist, bestätigten Kristin Bernard und Mary Dozier mit einer Studie, die sie unter dem Titel »This is my baby: foster parent's feelings of commitment and displays of delight« (2011) publizierten. Sie fanden bei platzierten Kleinkindern, deren Pflegemütter Freude im Austausch mit ihnen erlebten und die sich für eine unbefristete Beziehung zum Kind engagierten, ein sicheres Bindungsverhalten im Alter von zwei Jahren und stabile Bindungsrepräsentationen im Vorschulalter. Diejenigen Kinder der Studie, deren Pflegemütter ein professionelles Selbst- und Beziehungsverständnis zeigten, fielen dagegen durch ein desorganisiertes Bindungsverhalten und später durch belastete Bindungsrepräsentationen auf. Auch konnte in einer weiteren großen Studie der modulierenden Effekt des hohen pflegeelterlichen Beziehungsengagements auf kindliche Verhaltensproblematiken nachgewiesen werden: Kinder im Alter von 24 bis 68 Monaten, deren Pflegemütter die Beziehung als für sich selbst langfristig verbindlich und bedeutungsvoll einschätzten, zeigten deutlich seltener externalisierende Symptome als Kinder, deren Pflegemütter eine rein professionelle Verbindlichkeit äußerten (Lindhiem & Dozier, 2007). Die Autoren nehmen an, dass sich ein hohes »commitment« bei Pflegeeltern und günstige kindliche Verhaltenseigenschaften der Kinder wechselseitig bedingen. Weitere Forschungsbefunde lassen vermuten, dass emotionale Distanz in den Pflegebeziehungen, wie sie in Kleinkindheimen oder auch in manchen Pflegefamilienorganisationen gefordert wird, mit Beunruhigung der Kinder, desorganisiertem Bindungsverhalten und Inkohärenz in den Narrativen von Vorschulkindern insbesondere dann einhergeht, wenn die Kontakte zu den leiblichen Eltern für die Kinder unberechenbar und belastend sind. Zuverlässige, häufige und sensitive Besuche der Herkunftseltern scheinen dagegen die Befindlichkeit der Kinder auch schon im Säuglingsalter zu stabilisieren (Bernard & Dozier, 2011; Déprez & Antoine, 2011; Wakelyn, 2011; Mögel, 2019).

Identität in komplexen Beziehungswelten konstruieren

Das Bestreben gerade sehr junger Kinder, komplexe Verhältnisse zu einer Beziehungswelt und damit langfristig kohärent in die eigene Identität integrieren zu können, verlangt von Pflegeeltern wie Herkunftseltern große Anstrengungen zur elterlichen Kooperation. Vielerorts wird jedoch die Zusammenarbeit mit den Herkunftsfamilien als die schwierigste und die Beziehung zum Kind am nachhaltigsten belastende Herausforderung für Pflegefamilien angeführt (Déprez & Antoine, 2011). Auch die mangelnde Abstimmung der Betreuungssysteme untereinander (Herkunftsfamilie, Pflegefamilie, Behörden) und inadäquate bzw. retraumatisierende Besuchssettings werden als Belastungen angegeben.

Wenn der Kontakt zur Herkunft aus Gründen des Kinderschutzes nicht oder nur sehr dosiert möglich ist, scheint trotzdem die Bereitschaft der Bezugspersonen, sich für die andere Beziehungswelt des Kindes zu interessieren, ohne ihm das Gefühl zu vermitteln, weggeschickt zu werden, ein hilfreicher Schutz gegen destruktive Identifikationen mit der eigenen Herkunft zu sein. Eine gute Kooperation von Bezugspersonen und Herkunftsfamilie mit dem Fokus auf die Sicht und Befindlichkeit des Kindes verbessert darüber hinaus die in der Forschungsliteratur lange Zeit als schlecht eingeschätzte Prognose für Rückplatzierungen bei früh in Obhut genommenen Kindern. Neuere Untersuchungen zeigen, dass eine gute Qualität der Zusammenarbeit, d. h. regelmäßige und zuverlässige Besuchskontakte vor der Rückplatzierung sowie eine möglichst gemeinsame Inanspruchnahme von psychologischer und pädagogischer Beratung die Entwicklungsverläufe der Kinder nach einer Rückplatzierung positiv beeinflussen konnten.

Kommen die Kinder in das Vorschulalter, sind die erwachsenen Bezugspersonen gefordert, die nun oft ganz eigene Sicht der Kinder auf ihre Lebenswelten zu berücksichtigen. Mit dem Einsetzen des biografischen Gedächtnisses, d. h. mit etwa drei Jahren, beschäftigen sich Kinder zunehmend auch gedanklich mit Zugehörigkeit und Identität in Familie und Peergruppe. Platzierte Kinder stehen nun vor der Aufgabe, die Beziehung zu ihren leiblichen und sozialen Eltern auf dem Hintergrund von Normvorstellungen von Familie einzuordnen, mit denen sie in Spielgruppe und Kindergarten konfrontiert sind. So stellten z. B. platzierte Vorschulkinder in einem Geschichtenstammverfahren – im Vergleich mit einer Normstichprobe – ungewöhnlich viele Situationen von Verlust und Ausschluss dar, die auch von Schuld- und Schamgefühlen begleitet waren (Mögel, 2019). In den häufig wegen externalisierender Verhaltensprobleme aufgesuchten Psychotherapien und Elternberatungen werden die oben beschriebenen Ängste und Leiden der Kinder dann sichtbarer, wenn die »Leerstellen« in ihrer Identität und Fragen der Zugehörigkeit zur Sprache kommen. So müssen platzierte Kinder z. B. eine erträgliche Erklärung dafür finden, warum »die Mamis, bei denen sie im Bauch« waren, nicht für sie sorgen können, und »die Mamis, mit denen sie wohnen«, ihnen nicht ganz angehören. Während die Erwachsenen häufig davon ausgehen, dass die Kinder vor allem ihren förderlichen Bezugspersonen zugetan wären, suchen junge Kinder genauso Kohärenzerfahrungen in ihren belasteten Herkunftswelten. Jacqueline Wendland und Justine Gaugue-Finot (2008) berichten z. B., dass auch platzierte Schulkinder in projektiven Verfahren noch die Sehnsucht äußerten, dass alle – die sozialen wie die leiblichen – Eltern den Wunsch haben sollten, mit ihnen zusammenzuleben.

Prävention – Umgang mit Trennungen und die Gestaltung von Betreuungsübergängen

Damit die Maßnahme einer Platzierung in der frühen Kindheit ein Baby oder Kleinkind vor erheblichen Gefährdungen in seiner Herkunftsfamilie schützen kann, ohne zusätzlich seiner weiteren psychosozialen Entwicklung zu schaden, muss die oben beschriebene hohe Empfindlichkeit von Säuglingen und Kleinkindern gegenüber Umwelt- und Bezugspersonenwechseln in der Praxis von Inobhutnahmen stärker berücksichtigt werden.

Setting und Zeitrahmen von Kriseninterventionen

Eines der drängendsten Anliegen dürfte es sein, dass Kindesschutzbehörden, Fachleute der Kinder- und Jugendhilfe und Pflegefamilienorganisationen bzw. Heime offene Platzierungsperspektiven als klärungsbedürftige Notfälle wahrnehmen. Insbesondere sogenannte Übergangs- oder SOS-Platzierungen sind im Zeitverständnis von Säuglingen und Kleinkindern schon nach wenigen Wochen oder Monaten als tatsächliche Platzierungen zu verstehen und sollten nicht allein aufgrund administrativer Abläufe verlängert werden. Auch müsste darüber Konsens geschaffen werden, dass professionelle bzw. als provisorisch verstandene Betreuungssettings nur kurzfristig den unmittelbaren Schutz von Säuglingen, Klein- und Vorschulkindern gewähren können. Langfristig belasten sie hingegen durch das entstehende Beziehungsvakuum die psychische Gesundheit und soziale Entwicklung so junger Kinder. Während Experten der frühen Kindheit in den USA dazu raten, Kleinkinder nach zwölf bis 15 Monaten Pflegeplatzierung nicht mehr von ihrer primären Umwelt, also dem Pflegekontext, zu trennen, sollten unserer Meinung nach zumindest entsprechend des Entwicklungsalters eines Kindes Fristen gesetzt werden, wann eine Krisenintervention in etwa abgeschlossen sein dürfte und Maßnahmen zur Einrichtung eines langfristigen Pflegeverhältnisses getroffen werden müssen.

Kinderpsychotherapeutische Einschätzung und Begleitung

Es wäre wünschenswert, dass der Beginn einer Frühplatzierung von einem Psychotherapeuten der frühen Kindheit begleitet wird. Das Ziel einer Inobhutnahme ist die Erholung des Kindes und seiner Befindlichkeit sowie der Schutz seiner Entwicklung. Die Reaktionen eines verstörten Kindes gegenüber seinen Bezugspersonen nach einem Umweltwechsel führen häufig zu Fehlinterpretationen, sei es, weil Trauerreaktionen nicht erkannt oder weitere Belastungen der Kinder übersehen werden. Es gilt, mögliche Fehlentwicklungen früh zu erkennen und die Reinzenierung traumatisierender Interaktionen, die zum Beziehungsabbruch und Pflegeplatzwechsel führen können, zu vermeiden. Der geschulte Psychotherapeut versucht, die komplexe Beziehungswelt des platzierten Säuglings und Kleinkindes durch vertiefte Beobachtung der Interaktionen des Kindes mit allen seinen relevanten Bezugspersonen einzuschätzen. Die weitere kinder- und familienpsychotherapeutische Begleitung soll die Entwicklung des Kindes und seine Sicht in den Fokus rücken sowie darauf bezugnehmend seine Elternschaften in ihrer anspruchsvollen Aufgabe unterstützen.

Elternarbeit zu Beginn und im Verlauf einer Platzierung

Zu Beginn einer Platzierung sind beide Elternschaften eines Kindes in einer geschwächten Position: Die Herkunftseltern erleben sich durch Überforderung bzw. Krankheit und Obhutsentzug entwertet und die Pflegeeltern sind mit dem Kind noch nicht vertraut, zudem rechtlich nur auf das Auftragsverhältnis mit der Behörde abgestützt.

Viele Herkunftseltern ziehen sich nach einer Platzierung beschämt und resigniert zurück oder verlieren sich in Kämpfen mit den Behörden oder gegen die Platzierung. Mancherorts bleiben Babys oder Kleinkinder über die eigentliche Krisenintervention hinaus in Heimen oder sonderpädagogischen Großfamilien platziert, damit die Eltern von Konkurrenzängsten entlastet werden und ihre Compliance gegenüber den Behörden erhalten bleibt. Würden institutionelle Platzierungen mit Verweis auf die frühkindlichen Bedürfnisse nach einem engen Beziehungsaustausch und die Schädlichkeit unbestimmter Platzierungsperspektiven zeitlich limitiert, könnten leibliche Eltern vielleicht eher für zuverlässige Besuchskontakte und eine Pflegefamilienplatzierung gewonnen werden. Auch könnten sich für leibliche Eltern neue Perspektiven in der Beziehung zu ihren Kindern eröffnen, wenn sie darüber aufgeklärt werden, dass sich platzierte Kinder schon im Vorschulalter mit ihrer Herkunft befassen und sie einordnen wollen, auch wenn sie weiterhin Nähe und Zugehörigkeit bei ihren vertrauten Bezugspersonen im Pflegekontext suchen. Nicht zuletzt sollte Herkunftseltern auch zu bedenken gegeben werden, dass die langfristige Beziehungsfähigkeit von Säuglingen und Kleinkindern eher durch die Platzierung in Pflegefamilien als in professionellen Settings geschützt werden kann, gerade wenn diese psychotherapeutisch begleitet werden. Um die leiblichen Eltern besser für eine Zusammenarbeit gewinnen zu können, sollten ihre Helfer, wie Erwachsenenpsychiater und weitere Fachleute, verbindlicher als bisher üblich in den interdisziplinären Austausch bei einer Platzierung einbezogen werden. Sie benötigen jedoch Kenntnisse über die Bedürfnisse junger Kinder in Platzierungsprozessen wie zu den Aufgaben, die ihre Patienten als Eltern und im Austausch mit Pflegeeltern gewärtigen. Damit könnten Erwachsenenpsychiater und -psychotherapeuten ihre Klienten gezielter in der nun eingeschränkten Elternschaft für ihr Kind unterstützen und den verantwortlichen Fachleuten helfen, besser zwischen Krisen in Eltern-Kind-Beziehungen, die vorübergehende Platzierungen verlangen, und Verhältnissen zu unterscheiden, in denen Eltern im sozialen Austausch mit ihrem Kind dauerhaft überfordert sein dürften und Langzeitplatzierungen installiert werden müssen.

Pflegeeltern benötigen ebenfalls Beratungsangebote, in denen sie ihre herausfordernde geteilte Elternschaft und ihr Beziehungsengagement mit Fokus auf die Sicht ihres individuellen Pflegekindes in einem geschützten Rahmen reflektieren können. Häufig identifizieren sie sich jedoch mit der Position der

»besseren Elternschaft«, was sie hindern kann, Beratungshilfen für sich und die Kinder anzunehmen. Sie riskieren damit, sich selbst zu erschöpfen und die Integration des Kindes durch einen Platzierungsabbruch zu gefährden (Pedrina & Mögel, 2016).

Die erstaunliche Anpassungsfähigkeit junger Kinder führte lange dazu, dass die Gestaltung von Platzierungen zeitlich und inhaltlich vor allem von den Belangen der Erwachsenen bestimmt wurde. Neue Studien lenken die Aufmerksamkeit darauf, dass das Platzierungsvorgehen die psychische Gesundheit von Babys und Kleinkindern beeinflusst, die ihrerseits auf eine enge und gegenseitig bedeutungsvolle Beziehungswelt angewiesen sind. Kurze Kriseninterventionen, langfristige Pflegefamilienplatzierungen und klare Konzepte im Kontaktsetting mit den primären Bezugspersonen können die Belastungen einer Frühplatzierung auf Säuglinge und Kleinkinder verringern. Das Erleben und Konstruieren von Zugehörigkeit und geteilter Elternschaft beruht dagegen auf nicht planbarer gegenseitiger Anziehung und benötigt Zeit. Damit die Kinder und ihre Bedürfnisse in solchen unvermeidbaren und belastenden Passagen zwischen ihren Lebenswelten nicht verlorengehen, sollte eine kinderpsychologische Abklärung und psychotherapeutische Begleitung zum Standardprozedere einer Platzierung gehören.

Frühkindliche Essstörungen – ambulant und stationär

Eine interdisziplinäre Herausforderung

In Zusammenarbeit mit Monika Strauss

Probleme um die Ernährung und das Gedeihen von Säuglingen und Kleinkindern nehmen eine Sonderstellung in der Entwicklung von Verständnis und Behandlung früher Störungen ein. Nachdem bis in die 1960er Jahre nur bei schweren Fällen mit ungenügender Gewichtszunahme organische Ursachen abgeklärt wurden, gerieten Fütterstörungen danach in den Fokus der Interaktionsforschung. Nun wendete sich das Interesse auch auf grobe Auffälligkeiten des Essverhaltens, mit oder ohne beeinträchtigtes Gedeihen. Für die gerade aufkommende Eltern-Kind-Psychotherapie waren Fütterstörungen, zusammen mit anderen sogenannten Regulationsstörungen, paradigmatisch für die Untersuchung der psychischen Pathogenese im Rahmen der negativen Gegenseitigkeit der Mutter-Kind-Interaktion. Erst die richtungsweisenden Arbeiten von Irene Chatoor (2002) machten wieder darauf aufmerksam, dass die gestörte Interaktion nur eine der möglichen Ursachen einer Fütterstörung war und dass deren Behandlung differenzierter angegangen werden müsste. Chatoors diagnostische Einteilung in sechs Subkategorien der Essverhaltensstörung hat sich im Bereich der Säuglingspsychiatrie bis heute etabliert, ihre Konsistenz wird jedoch neuerdings durch ein komplexeres Verständnis der involvierten Entwicklungsprozesse in Frage gestellt. Im unlängst publizierten neuen diagnostischen Klassifikationsmanual für die frühe Kindheit DC:0-5 ist die Einteilung wieder relativ unspezifisch und offen; sie soll dazu anregen, in der künftigen Forschung die noch offenen Fragen gestützt auf eine breitere, multidisziplinäre Grundlagenkenntnis zu klären.

In der folgenden Darstellung der Essproblematik in der frühen Kindheit wird zuerst der aktuelle Stand der Diagnosestellung diskutiert. Im darauf folgenden Abschnitt werden die physiologischen, interaktiven und sozialen Faktoren, die sich auf den Prozess des Ernährungsaufbaus und der Entwicklung eines angemessenen und selbstständigen Essverhaltens des Kindes auswirken, besprochen. Dem schließen sich klinische Betrachtungen zur Abklärung, Therapieindikation und zum therapeutischen Vorgehen an. Die hohe Prävalenz von beklagten Essproblemen fordert von der Therapeutin, dass sie bei relativ leichter Pathologie die Eltern anhand der allgemein für frühe Essstörungen gültigen Empfehlungen gut beraten kann, dass sie bei gravierenden

Interaktionsstörungen die Techniken der beziehungsorientierten Eltern-Kleinkind-Therapie störungsspezifisch umsetzen kann und dass sie die schwere Essproblematik, die einer spezialisierten Behandlung in einem multidisziplinären Team bedarf, erkennen kann.

Entwicklung der Diagnostik frühkindlicher Essstörungen und aktueller Stand

Sorgen um das Gedeihen und Essverhalten des Kindes wurden schon immer primär gegenüber dem Kinderarzt geäußert. In den 1970er Jahren lag in pädiatrischen Kreisen der Schwerpunkt eindeutig auf der somatischen Dimension. Die Aufmerksamkeit galt den schwersten Formen, die als *Dystrophie* bezeichnet und als Folge von Unter- oder Fehlernährung verstanden wurden. Therapeutisch musste die pathogene Ernährungssituation unter Berücksichtigung der inzwischen beschädigten Körperfunktionen korrigiert werden (Fanconi & Wallgren, 1967, S. 122–128). Auch die Appetitlosigkeit des Kleinkindes, *Anorexie*, wurde erörtert und in eine organische und eine funktionelle Form unterteilt. Bei der funktionellen Appetitlosigkeit wurde empfohlen, die Angemessenheit der Erwartungen der Eltern zu überprüfen, ihnen allenfalls vor unangebrachten Methoden wie Zwangsfüttern abzuraten und im Übrigen »die ganze suggestive Kraft [des Arztes] bei Eltern und Kind in die Waagschale zu legen« (ebd., S. 722–723). In den damaligen pädiatrischen Praxen war die Klage »non mangia niente« (»es isst nichts«) der italienischen Mütter bekannt und wurde als frustrierende – weil nicht medizinische und oft erfolglose – Aufgabe empfunden. Im englischen Sprachraum war der Begriff »failure to thrive« im Gebrauch; das breite Spektrum an Differenzialdiagnosen führte dort neben den vielen somatischen Ursachen auch emotionale Deprivation und Kindesmisshandlung auf (Illingworth, 1971, S. 1–20). Als sich für die frühe Kindheit der auf die Mutter-Kind-Beziehung fokussierte Ansatz entwickelte, wurde darin auch die Essproblematik behandelt und die interaktive Psychodynamik in das Zentrum gerückt (z. B. Fraiberg, 1980, S. 104–105). Die Unterscheidung zwischen organischer und nicht-organischer Gedeihstörung bürgerte sich ein, wobei die nicht-organischen Formen kurzerhand mit der gestörten Mutter-Kind-Beziehung erklärt wurden. Dies kritisierte Irene Chatoor mit ihrer bahnbrechenden Forschung und schlug eine viel differenziertere Einteilung vor, in welcher unterschiedliche Ätiologien je spezifische Interventionsstrategien begründeten (Chatoor, 2002). Sie unterschied sechs Typen von Fütterstörungen: (1) mit Beeinträchtigung der homöostatischen Regulation, (2) mit unzureichender Reziprozität in der Beziehung zwischen Kind und Betreuungsperson, (3) infantile Anorexie, (4) sensorische Nahrungsverweigerung, (5) in Zusammenhang mit einer somatischen Erkrankung, (6) posttraumatisch/in Verbindung mit Eingriffen in den Gastrointestinaltrakt. Die somatische Genese fand hier wieder Beachtung dank der präziseren Interaktionsdiagnostik sowie der neu erschlossenen neurobiologischen Dimension, die es ermöglichte, die organische Grundlage auch bei weniger offensichtlich körperlichen Problemen zu sehen. Nur die Diagnose (2) entsprach einer interaktiven Regulationsstörung. Diese Einteilung wurde im DC:0-3R (ZTT, 2005) unter dem Titel *Essverhaltensstörungen* übernommen.

Auch Chatoors Vorschlag wurde später relativiert. In Hinblick auf Neuformulierungen für das DMS-5 wurde eine ausgiebige Literaturrecherche durchgeführt, die auf die Vielzahl von Einteilungen für Fütter- und Essstörungen hinwies, die in verschiedenen Fachbereichen in Gebrauch sind (Bryant-Waugh et al., 2010). Die hier hervorgehobenen und weiteren Kritikpunkte wurden bei der Revision des Klassifikationsmanuals für die frühe Kindheit DC:0-5 berücksichtigt (Keren, 2016). Chatoors ätiologische Einteilung widerspricht dem Prinzip der deskriptiven Orientierung in der Diagnostik. Des Weiteren gibt es in der Beschreibung ihrer Kategorien Überlappungen; manchmal treffen in einem klinischen Fall mehr als eine Kategorie zu und im klinischen Verlauf kann sich das Bild von einer Kategorie zu einer anderen hin verwandeln. Auf die Diagnose Essstörung mit Beeinträchtigung der homöostatischen Regulation will man verzichten, da sie der Beschreibung der mangelhaften Regulation an sich entspricht und somit eher ein Symptom als eine diagnostische Kategorie darstellt. Essstörung als Ausdruck einer Beziehungsstörung kommt meistens in Begleitung einer anderen Symptomatik vor und soll unter der neuen Kategorie »beziehungsspezifische Störung« bzw. unter Achse II (Beziehungskontext), wenn sie sich mit mehreren Bezugspersonen zeigt, eingeordnet werden. Ähnlich wird die posttraumatische Essstörung behandelt, sie soll mit der zutreffenden Kategorie des Kapitels »Störungen nach Trauma, Stress und Deprivation« klassifiziert werden. Die Bezeichnung infantile Anorexie schließlich ist missverständlich, da diese Störung nicht eine Frühform der Anorexia nervosa darstellt. Weitere Veränderungen gegenüber der vorbestehenden Klassifikation betreffen die Terminologie. Die neue Diagnose heißt *Essstörung*,[87] nicht mehr Essverhaltensstörung und auch nicht Fütterstörung. Letztere verweisen je auf ein Verhalten des Kindes bzw. auf die Eltern-Kind-Interaktion; die neutralere Bezeichnung Essstörung meint eine kindliche Störung und stellt zugleich eine Brücke zu den später diagnostizierten Essstörungen her, zu denen gemäß klinischer Erfahrungen möglicherweise Kontinuitäten bestehen. Zudem wird generell auf das Kriterium der Untergewichtigkeit verzichtet, damit auch Fälle erfasst werden, die trotz massiver Symptomatik normalgewichtig bleiben (z. B. ein Kind, das nur nachts im Schlaf aus der Flasche trinkt). Deutliches Untergewicht kann aber als Zeichen des Schweregrads

87 »eating disorder«.

der Störung gelten. Pathologisch ist gemäß DC:0-5 wie bei allen klinischen Bildern ein Zustand, der für das Kind oder für seine Familie eine erhebliche Belastung darstellt oder die Teilnahme des Kindes an altersentsprechenden sozialen Aktivitäten und seine Entwicklung beeinträchtigt.

Die neue Klassifikation der frühkindlichen Essstörung im DC:0-5 (ZTT, 2016) beinhaltet nun nur drei Hauptkategorien:

1. *Essstörungen mit ungenügender Nahrungsaufnahme.*
2. *Essstörung mit übermäßiger Nahrungsaufnahme.*[88] Diese Kategorie wurde neu eingeführt. Darüber existieren noch kaum Arbeiten, obwohl Übergewicht schon im Kleinkindalter eine große Sorge darstellt und als Risiko für die spätere Entwicklung der Adipositas gilt. Sie wird als exzessive Beschäftigung mit Nahrungsmitteln auf Kosten anderer entwicklungsangemessener Aktivitäten definiert.
3. *Atypische Essstörungen.* Darunter sind Pika, Rumination, Hamstern von Nahrungsmitteln an ungewöhnlichen Orten oder diese im Mund behalten, ohne zu schlucken, zu finden. Außer Rumination, die schon ab dem Alter von drei Monaten auftreten kann, kommen die anderen Formen nicht unter zwei Jahren vor (Keren, 2016).

Diese Reduzierung der diagnostischen Kategorien der Essstörung auf die Grundsymptomatik der ungenügenden bzw. übermäßigen Nahrungsaufnahme soll als Grundlage für die künftige Forschung dienen. In der Praxis ist ein Vorgehen, das vom vielschichtigen Symptom Essproblem zu angemessenen therapeutischen Strategien überleitet, kaum von ätiologischen Zuweisungen zu trennen. Ein solches Vorgehen stellen wir weiter unten vor.

Essverhalten – physiologische und Entwicklungsaspekte, Eltern-Kind-Interaktion, kulturelle und soziale Faktoren

Homöostatische Regulation von Hunger und Sättigung, Geschmackspräferenzen

Das Essverhalten ist durch neuroendokrinologische Rückkoppelungsschleifen, welche hypothalamische Zentren, das gastrointestinale System, den Pankreas und das Fettgewebe vernetzen, homöostatisch reguliert. Bei Energiedefizit wird die zentrale Ausschüttung von appetitstimulierenden Peptiden angeregt, die mit zunehmender Sättigung wieder abnimmt. Bei übermäßig vorhandener Energie wird zudem die Bildung appetithemmender Substanzen ausgelöst

88 »undereating disorder« und »overeating disorder«.

(Gahagan, 2012). Dieses System strebt eine ausgeglichene Energiebilanz an, bei der Unterernährung einerseits und Fettsucht andererseits vermieden werden sollen. Das Essverhalten wird jedoch im Alltag von weiteren Faktoren beeinflusst, die unabhängig vom Energiebedarf sind. Die Mechanismen, die die Selbstregulation der Nahrungsaufnahme bei Säuglingen bewirken, sind noch kaum untersucht; insbesondere spielt die Rückkoppelung zwischen Saugen und Milchproduktion beim Stillen eine Rolle. Es zeigt sich, dass nur gestillte Kinder eine vollständige Selbstregulation aufweisen, während bei Säuglingen, die mit der Flasche ernährt werden, zum großen Teil die Eltern die Kontrolle über die Nahrungsmenge übernehmen (Henkel et al., 2016).

Als ein Zusammenspiel von genetischer Disposition und Erfahrung wird die Entwicklung von Geschmacksvorlieben beschrieben. Die meisten Säuglinge mögen süß und salzig, während bittere und saure Nahrungsmittel, wie manches Gemüse, häufig zunächst abgelehnt werden. Mit allmählicher Angewöhnung können aber ablehnende Reaktionen überwunden werden und die Nahrung vielfältiger gestaltet werden. Bereits intrauterin nimmt das werdende Kind die Geschmacksvielfalt in der mütterlichen Ernährung wahr, nach der Geburt wird diese bei gestillten Babys durch die Muttermilch vermittelt. Dies macht es ihnen leichter, neue Speisen zu akzeptieren, als es bei flaschenernährten Kindern der Fall ist (Henkel et al., 2016). Erst nach ca. dem dritten Jahr beginnt auch das neurobiologische Belohnungssystem in die Regulierung des Essverhaltens einzugreifen und dafür zu sorgen, dass besonders schmackhafte Speisen bevorzugt und zuweilen im Übermaß eingenommen werden.

Funktionelle Entwicklung und kultureller Rahmen

In der postnatalen Periode werden bezüglich des Essverhaltens drei Entwicklungsphasen unterschieden (Gahagan, 2012):

(1) Phase der reinen Trinkernährung, in der Regel vierter bis sechster Monat. In den ersten Tagen muss das Baby richtig saugen lernen. Es wird dabei vom Saugreflex unterstützt; wenn dieser zu wenig ausgeprägt ist, kann *Trinkschwäche* entstehen, wie es typischerweise bei Frühgeborenen der Fall ist. Schlucken und Atmen treten in Konkurrenz und müssen koordiniert werden; auch hier können sich bei neurologischer Unreife Probleme im Sinne von *Dysphagien* ergeben. Nach etwa zwei Wochen ist bei termingeborenen Kindern kompetentes Saugen etabliert, was eine Voraussetzung für problemloses Stillen oder Flaschenernährung ist. Trinken bzw. Füttern nehmen einen großen Teil der Zeit ein, in der das Baby wach ist und in der zugleich Mutter und Kind in gegenseitigem Austausch sein können. In diesem Kontext beginnen sich Beziehung und Bindung zu entfalten, die zu einem wesentlichen Faktor in der weiteren Gestaltung des Essverhaltens werden.

(2) Phase der Übergangs- oder Breiernährung zwischen dem Alter von sechs und zwölf Monaten. Ab sechs Monaten reicht die Zufuhr an Kalorien und anderen Nahrungselementen aus Milch allein für ein gesundes Gedeihen nicht mehr aus, sodass diese durch zusätzliche Nahrungsmittel ergänzt werden soll. Zu diesem Zeitpunkt kann das Baby seinen Kopf gut halten und mit wenig Unterstützung sitzen; zudem spuckt es nicht mehr reflexartig aus, wenn festere Speisen auf seine Zunge gelegt werden. Empfehlungen zur Säuglingsernährung unterscheiden sich bezüglich des Beginns der Zusatznahrung kontextbedingt sehr. Das Akzeptieren von Brei seitens des Kindes erfolgt zwischen dem vierten und achten Monat, auch die Annahme von festen Esswaren, wie z. B. weichen Keksen, variiert beträchtlich. Gegen Ende des ersten Jahres, mit zunehmendem motorischem Geschick (Pinzettengriff, Halten einer Tasse), beginnt das Kind, selbstständig zu essen und zu trinken. Kauen fester Nahrung mit kreisenden Kaubewegungen gelingt erst mit ca. zwei Jahren.

(3) Phase der kindadaptierten Erwachsenenernährung. Nach dem 12. Monat erhält das Kind, was auf den Familientisch gelangt, wobei es allmählich an neue Speisen herangeführt werden soll. Die Neigung des Kindes, neue Speisen abzulehnen, ist nach dem Abstillen relativ klein, nimmt aber mit zunehmendem Alter bis zu einem Höhepunkt zwischen zwei und drei Jahren zu. In dieser Zeit ist die Haltung der Eltern und der Umgebung bei der Diversifizierung und Bereicherung des Nahrungsangebots entscheidend. Bekannt als meist passagere Phänomene sind die *Neophobie*, die durch die Angstreaktion beim Vorsetzen einer neuen Speise charakterisiert ist, sowie das *selektive Essen (»picky eating«)*, bei dem das Kind zunehmend neue und auch ihm vertraute Esswaren zurückweist, manchmal auch erst nachdem es diese gekostet hat (Lafraire et al., 2016). Die Faktoren, die bei diesen Formen des Essverhaltens mitspielen, sind vielfältig; zusätzlich zu den hier ausgeführten physiologischen und sozio-emotionalen Aspekten werden auch kognitive Faktoren diskutiert.

Die große Variabilität beim Aufbau der Säuglingsernährung ist auch dem Einfluss kultureller Vorstellungen geschuldet. Ob das Baby auf dem Arm, in einem Hochstuhl oder frei herumlaufend, ob es alleine oder bald am Familientisch gefüttert wird, ob es von Erwachsenen bedient oder früh zum selbstständig Essen ermutigt wird, hängt von tradierten Wertvorstellungen und Praktiken ab. Auch die Auswahl an angebotenen Lebensmitteln lehnt sich an die jeweiligen Esskulturen an. Babys sind demnach sehr anpassungsfähig, individuelle Besonderheiten können aber in jedem kulturellen Kontext zu Problemen um das Essen führen.

Essverhalten und Eltern-Kind-Beziehung – Koregulation, Individuation, Autonomie

Da der Säugling von Anfang an über eine biologische Ausstattung zur Selbstregulation des Essverhaltens verfügt, die ihn bei Hunger zum Saugen animiert und bei Sättigung die Beendigung der Mahlzeit veranlasst, ist es wichtig, dass die Mutter die Zeichen dieser Befindlichkeiten versteht und sich danach richtet, indem sie die Brust bzw. die Flasche anbietet und, nachdem das Bedürfnis befriedigt ist, entzieht. In den ersten Tagen wird sie auch mit Geduld dem ungeschickten Baby dabei helfen, sich mit dem Saugen und Schlucken vertraut zu machen. Nach dieser anfänglichen, weitgehenden Anpassung der Mutter an die biologischen Rhythmen des Babys, das zunächst regelmäßige Nahrungszufuhr über Tag und Nacht verlangt, werden im Rahmen der interaktiven Regulation[89] gemeinsame, in das Familienleben integrierbare Essgewohnheiten entwickelt. Zunächst geht es um längere Pausen zwischen den einzelnen Mahlzeiten, insbesondere längere Pausen nachts, entsprechend der Entwicklung der zirkadianen Tag-Nacht-Rhythmen. Babys mit schwacher selbstregulatorischer Ausstattung und wenig sensitiven Müttern stehen schon in der Anfangszeit vor höheren Hürden bei der Gestaltung der gegenseitigen Kommunikation; wenn beide Bedingungen vorliegen, ist das Risiko, schon früh Essprobleme zu entwickeln, erhöht (Hagekull et al., 1997).

Babys beginnen früh, mit Objekten zu hantieren und zu entdecken, dass sie physisch auf sie einwirken können. Ab dem dritten bis vierten Monat, mit der längeren Aufmerksamkeitsspanne, wird der Austausch mit ihren Bezugspersonen intensiver; sie lernen, dass sie mit ihren Ausdrücken von Unwohlsein und Wohlbefinden soziale Wirksamkeit erlangen. Kognitive Prozesse und emotionale Differenzierung schreiten in enger gegenseitiger Bedingtheit voran. Neben dem Dialog im freien Spiel ist die Gestaltung der Esssituationen und -rhythmen ein wichtiges Feld dieser Entwicklung. Die Mutter hilft dem Kind, die Aufmerksamkeit auf das Essen zu fokussieren; das Hungergefühl als Signal für die Handlung zu verstehen, die es mit dem entsprechenden Ausdruck auslösen kann; die Sättigung als neuen Zustand zu erleben, in dem es seinem Interesse an sozialer Interaktion und seiner Neugier nach neuen Gegenständen nachgehen kann. Die differenziertere Kommunikation erlaubt es, erste Schritte der Individuation zu initiieren, indem die Mutter nicht mehr ohne Aufschub die Wünsche des Babys erfüllt, sondern allmählich Erfahrungen von Frustration und Trennung zulässt. Derweil hantiert das Kind als Vorstufe eines späteren gezielten Gebrauchs mit Löffel und Tasse, die ihm die Mutter anbietet, und perfektioniert die Koordination von Hand- und Mund-Motorik. In dieser Phase des averbalen Austausches ist sowohl die feinfühlige Zuwendung der Mutter

89 Siehe ausführlicher im Kapitel »Frühe Eltern-Kind-Beziehung und ihre Störungen«.

als auch die Kooperation seitens des Babys gefragt. Die Erfahrung des Abstillens und des Übergangs auf Breinahrung fallen in diese Zeit und können durch die Trauer oder die Konflikte, die sich um die Entsagung der frühen Intimität bei beiden Partner regen, belastet werden.

Im letzten Drittel des ersten Lebensjahres erwirbt das Kind die Fähigkeit, sich mit der Bezugsperson über ein drittes Objekt zu verständigen, und zugleich sich und den Anderen als getrennte Subjekte wahrzunehmen. Es entfaltet allmählich einen eigenen Willen und muss zuweilen mit den anders gerichteten Willensäußerungen des Gegenübers zurechtkommen. Mit dem aufrechten Gehen verstärkt sich sein übermütiges Erkunden der Umgebung, das nach einschränkenden Interventionen durch die Eltern ruft. Wenn das Kind hingegen seiner Selbstüberschätzung gewahr wird, sucht es von sich aus Schutz bei Mutter oder Vater. Abhängigkeit-Autonomiekonflikte prägen diese Entwicklungsphase und sind auch typisch für die Machtauseinandersetzungen am Esstisch. Die Aufgabe der Eltern, nun auch im triadischen Austausch, ist es, klare Regeln und die Esskultur der Familie einzuführen und mit der nötigen Flexibilität durchzusetzen, ohne exzessiv autoritär oder bestrafend zu werden. Eltern müssen auch das Kind entsprechend seiner motorischen Fertigkeiten zum selbstständigen Essen hinführen und seinen Speiseplan so ergänzen, dass es beim künftig sinkenden Milchkonsum über eine vollwertige Ernährung verfügt.

Für das Gelingen aller geschilderten frühen Phasen des Ernährungsaufbaus ist die Eltern-Kind-Beziehung ein überaus wichtiger Faktor. Insbesondere hilft die Feinfühligkeit der Hauptbezugsperson dabei, auch ungünstige Bedingungen, die das Kind mitbringt, zu überwinden. Störungen der Eltern-Kind-Beziehung, insbesondere Belastungen, die die elterliche Haltung negativ beeinflussen, wirken sich schnell auf das Essverhalten aus.

Essverhalten und soziales Lernen

Das Essverhalten wird stark von sozialen Erfahrungen beeinflusst. Schon Babys trinken schneller und mehr, wenn die Mutter sie beim Stillen anschaut und mit ihnen involviert ist. Im zweiten Lebensjahr schauen sie modellhaft den Eltern ab, was und wie sie essen. Auch in der Krippe lassen sie sich eher zum Essen neuer Speisen verleiten, wenn neben ihnen eine vertraute Person ebenfalls die gleiche Speise isst (Addessi et al., 2005). In größeren sozialen Gruppen kann später soziale Suggestion die vorhandenen Geschmackspräferenzen verändern oder zur Entwicklung neuer Vorlieben beitragen – in der Adoleszenz nicht immer im gewünschten Sinne.

Essstörung – Symptom einer vorübergehenden Entwicklungskrise oder lebensbedrohliche Erkrankung? Abklärung und Therapieindikation

Epidemiologische Studien ergeben, dass ca. 25 % der Kinder zwischen null und drei Jahren ein auffälliges Essverhalten aufweisen. Bei etwa 2–5 % der Kinder liegt eine klinisch bedeutsame Essstörung vor, mit oder ohne eine begleitende Gedeihstörung. Nur 0,5 % dieser Kinder werden hospitalisiert (Henkel et al., 2016). Mütter klagen über ihre Sorge meist zuerst beim Pädiater. Häufig genügen die somatische Untersuchung und die pädiatrische Beratung, um die Schwierigkeiten zu überwinden. Der Kinderpsychiater/-psychotherapeut wird entweder anlässlich einer wegen begleitenden Verhaltens- und Interaktionsproblemen erfolgten pädiatrischen Überweisung oder aber im Rahmen komplexer Entwicklungs- und Beziehungsstörungen mit der frühen Essproblematik konfrontiert. Auch ihm stellt sich nach dem Ausschluss somatischer Ursachen die Frage, ob es sich um den Ausdruck einer vorübergehenden Entwicklungskrise oder um eine schwer therapierbare spezifische Beeinträchtigung der Entwicklung des Essverhaltens handelt. Alle Klagen, die sich auf das Ernähren des Kindes beziehen, verdienen ernst genommen zu werden, auch wenn sich bald herausstellen sollte, dass sie von Fehlwahrnehmungen und unangemessenen Erwartungen der Mütter oder Väter herrühren. Die Bewältigung der dadurch mitgeteilten Schwierigkeiten wird die Beziehungsentwicklung entlasten und längerfristigen Problemen zuvorkommen. Einige spezifische Symptome weisen jedoch auf die Schwere der sich entwickelnden Problematik hin und sollten zu einer erhöhten Aufmerksamkeit und eventueller Einbeziehung eines Fachspezialisten führen.

Warnsignale in der Anamnese und bei der Beobachtung

Wenn bei einem Kind Essprobleme auftauchen, bedeutet dies in der Regel eine hohe emotionale Belastung für die Eltern, insbesondere für die Mütter. Sie haben Angst, dass ihr Kind nicht gedeiht, sie fühlen sich verunsichert, schuldig oder schämen sich. Sie berichten unter hohem Druck über viele Auffälligkeiten in Zusammenhang mit Essen. Therapeuten sollen besonders aufhorchen, wenn das Kind kaum Interesse am Essen zeigt, wenn es zum Essen immer mehr Ablenkung braucht oder aber wenn es nur im Schlaf mit der Flasche ernährt werden kann. Auch wenn ein Kind negativ auf neue Nahrungsmittel reagiert, würgt und erbricht, besteht Handlungsbedarf. Durch gezieltes Nachfragen erfährt man, als weitere Warnsignale, dass Mahlzeiten länger als 45 Minuten dauern, von den Eltern stark gelenkt und kontrolliert werden müssen und dass die Ernährung des Kindes sie mehr als fünf Stunden im Tag beschäftigt.

Besorgniserregend ist es auch, wenn die Eltern mitteilen, dass sie selbst aufgehört haben, mit dem Kind gemeinsam zu essen, dass die Probleme um das Essen den Familienalltag dominieren und andere Aktivitäten verhindern. Wenn die Eltern mitteilen, dass sie schon »alles probiert haben« und »nichts mehr hilft«, ist dies ein Zeichen ihrer Frustration und Erschöpfung (Strauss, 2017).

Den größten Aufschluss über die Problematik bekommt man, wenn man das Kind direkt beim Essen beobachten kann. Das Einnehmen einer Mahlzeit in einer eigens dafür organisierten Sitzung oder ein Hausbesuch zur Essenszeit sind bei anamnestischen Hinweisen auf eine ernsthafte Essstörung sehr empfehlenswert. Dabei kann die Therapeutin sich direkt einen Eindruck über das Essverhalten des Kindes, über den Umgang der Eltern mit ihm und über das Gestalten der Esssituation in der Familie verschaffen. Zudem lassen sich die orale Motorik, die Fähigkeit, mit Tasse und Löffel umzugehen, und die Koordination zwischen Hand und Mundmotorik beurteilen (ebd.). Die Beobachtung der Mahlzeit ist bei frühkindlichen Essstörungen ein äußerst wichtiger Abklärungsschritt, dank dem bereits Hinweise auf gravierende somatische und entwicklungsneurologische Störungen erhalten werden können. Phänomenologische Aspekte der Interaktion können auf Videoaufnahmen erfasst werden, welche Eltern von einer Esssituation erstellen und mitbringen; bei der gemeinsamen Visualisierung fehlen aber gemäß unserer Erfahrung das unmittelbare Miterleben emotionaler Spannungen und die Möglichkeit, auf den Verlauf der Interaktion selbst Einfluss zu nehmen.

Selbstverständlich ist Untergewichtigkeit ein zwingender Grund, eine gründliche somatische Abklärung zu veranlassen.

Erste differenzierende Einschätzung

Ausgehend von der Art der Fütterungsprobleme, die Eltern beklagen, haben Benny Kerzner und Mitarbeiter – unter Einbezug von Irene Chatoor – ein Abklärungsvorgehen entwickelt, das eine erste, noch wenig differenzierte diagnostische Zuteilung vornimmt (Kerzner et al., 2015). Diese zielt auf eine vorläufige Einschätzung der Ätiologie und der bevorzugten therapeutischen Strategie ab. Auch eine vorläufige Beurteilung des Schweregrades ist möglich und begründet gegebenenfalls eine vertiefte Abklärung bzw. Überweisung an ein spezialisiertes Team. Diese Autoren haben drei unterschiedliche Schwerpunkte bezüglich des gestörten Essverhaltens des Kindes ausgearbeitet.

1. *Das Kind hat keinen Appetit:* Am Ende des ersten Lebensjahres verlangsamt sich das Wachstum und Kinder haben normalerweise weniger Appetit. Am häufigsten sind Eltern von eher kleinen Kindern darüber beunruhigt und neigen dazu, das Essen zu forcieren. In diesen Fällen liegt meistens eine Fehlwahrnehmung der Eltern vor, die Kinder essen

objektiv nicht zu wenig. Des Weiteren gibt es sehr aktive, neugierige Kinder, die sich wenig fürs Essen interessieren und in der Zeit des Übergangs zum selbstständigen Essen eine »frühkindliche Anorexie«, wie sie Chatoor definiert hat, entwickeln. Diese Kinder essen ungenügend und nehmen nicht mehr zu, ohne dass eine organische Ursache der Gedeihstörung zugrunde liegen würde. Sehr zurückgezogene, depressive Kinder können ebenfalls zu wenig essen und einen Zustand der Unterernährung entwickeln. Diese kann ihrerseits die Depression verstärken und damit einen psychopathologischen Teufelskreis in Gang setzen. Schließlich können organische Krankheiten mit Appetitlosigkeit einhergehen, sodass bei mangelndem Gedeihen eine eingehende somatische Abklärung nötig ist.

2. *Das Kind isst nur ausgewählte Speisen:* Die bereits erwähnte Neophobie gehört im zweiten Lebensjahr zum normalen Verhalten und wird danach allmählich schwächer. Trotzdem kann sie von Eltern als alarmierendes Verhalten wahrgenommen werden. Eine milde Selektivität beim Essen ist meist unbedenklich (»picky eaters«). Allerdings können die damit verbundenen Spannungen in der Beziehung zu Verhaltensstörungen, Depression und anderen Fehlentwicklungen führen. Bei hoher Selektivität müssen sensorische Störungen in Betracht gezogen werden. Autismus stellt in diesem Sinne einen Extremfall dar.
3. *Das Kind hat Angst vor dem Essen:* Beim exzessivem Schreien werden dem Baby häufig Schmerzen zugeschrieben, meistens geht es aber um Schwierigkeiten bei der emotionalen Regulation. Babys, die sich plötzlich von der Brust oder der Flasche abwenden, verbinden dies vermutlich mit unangenehmen Erinnerungen; zuweilen kommt es bis zum Würgen und Erbrechen. Manchmal geschieht dies in Folge forcierter Nahrungszufuhr. Jedenfalls muss man in diesen Fällen an traumatische Ereignisse, besonders an solche, die den oralen und gastroösophagalen Bereich betreffen, denken. Auch organische Ursachen, die Schmerzen beim Essen verursachen, wie z. B. eine Entzündung der Speiseröhre, müssen eingehend abgeklärt werden.

Weil die Interaktion ein unverzichtbarer Aspekt bei der Beurteilung von frühkindlichen Essstörungen ist, legen auch diese Autoren Wert darauf, jeweils das *Fütterungsverhalten der Betreuungspersonen* genauer zu erfassen. Die Haltung der Eltern wird in der Entwicklungsforschung in Bezug auf ihre Fähigkeit, der widersprüchlichen Aufgabe nach Beistand und Grenzsetzung nachzukommen, wie folgt eingeteilt: (1) responsiv, (2) kontrollierend, (3) nachgebend und (4) vernachlässigend (s. auch Gahagan, 2012). Bei der Ernährung mit Flasche oder Löffel ist die responsive Haltung, bei der die Mutter die Signale des Kindes aufnimmt, ihm geeignete Speisen anbietet und den Rahmen der Mahlzeiten setzt, ausschlaggebend; die anderen haben in der Regel negative Folgen. Die kontrollierende Haltung ist sehr verbreitet und artet manchmal in Zwang aus. Eine breite Literatur besagt, dass diese trotz anfänglicher scheinbarer Erfolge kontraproduktiv wirkt und zum Widerstand animiert. Eine nachgebende Haltung, bei der die Mutter sich nach den Bedürfnissen und Launen des Kindes richtet, führt zu ungesunder Ernährung und häufig zu Übergewicht. Vernachlässigende Eltern überlassen die Verantwortung fürs Essen dem Kind selbst, dessen Essverhalten konfus und mit emotionalen Anliegen verwickelt bleibt; sowohl Übergewicht als auch Gedeihstörungen können damit einhergehen.

Indikation für eine spezifische, interdisziplinäre Abklärung und für stationäre Behandlung

Eine spezifische, vertiefte, interdisziplinäre Abklärung einer frühkindlichen Essstörung wird nötig, wenn außer allgemeinen Warnsignalen auch noch Hinweise für die schwereren Störungen vorliegen, die soeben in Zusammenhang mit ausgeprägter Inappetenz, mit hoher Nahrungsselektivität, mit Angstreaktionen beim Essen aufgeführt wurden. Diese wird in der Regel von spezialisierten Zentren bzw. Spitalabteilungen durchgeführt. Dazu gehören eine gastroenterologische Abklärung eventueller somatischer Erkrankungen und die Ernährungsberatung, die u.a. Fehl- oder Mangelernährungen feststellen kann. Die logopädische Beurteilung erfasst orale Koordinationsstörungen und Hypersensibilitäten, eine ORL-Untersuchung soll bei Bedarf Schluckstörungen ausschließen. Die psychologische/kinderpsychiatrische Abklärung gibt Auskunft zum entwicklungspsychologischen Stand des Kindes und zu zugrundeliegenden psychischen Störungen beim Kind, in seinen Beziehungen und in der Familie. Die so erhobenen Befunde werden in einer interdisziplinären Beurteilung integriert, die als Grundlage des Behandlungskonzeptes mit den jeweils nötigen fachspezifischen Schwerpunkten dient.

Ein Klinikaufenthalt ist in folgenden Situationen indiziert:

- bei akuten bedrohlichen Zuständen, wie z.B. Dehydrierung, erfolgt unabhängig vom Grundleiden eine notfallmäßige Einweisung;
- die stationäre Aufnahme drängt sich auf bei schwerer Symptomatik, wenn ambulante Maßnahmen keine Besserung gebracht haben;
- die stationäre Aufnahme ermöglicht eine eingehende somatische Abklärung, wenn die Essstörung mit einer körperlichen Krankheit einhergeht.

Therapeutische Grundsätze

Verschiedene spezialisierte Zentren haben Essensregeln aufgestellt, die für alle Kinder empfohlen werden, aber besonders bei Fütterungsproblemen beachtet werden sollen (von Hofacker et al., 2004, S. 191; Kerzner et al., 2015; www.drchatoor.com: feeding guidelines 2015[90]). Die Bezugsperson bestimmt, wo, wann und was das Kind essen soll, sie achtet beim Füttern auf kindliche Signale, sie bietet altersgerechte Nahrungsmittel an; das Kind bestimmt autonom, wieviel es essen mag, wobei Lob oder Kritik in Bezug auf die eingenommene Menge unterlassen werden sollen. Die Dauer einer Mahlzeit ist begrenzt (in der Regel 20–30 min.); es finden vier bis sechs Mahlzeiten/Tag mit Nahrungskarenz zwischen den Mahlzeiten statt, damit das Kind hungrig wird. Die Bezugsperson führt beständig neue Nahrungsmittel ein und bietet diese mehrmals an; sie unterstützt selbstständiges Essen und toleriert dabei eine gewisse Ungeschicktheit und Unordnung. Sie bleibt freundlich und reagiert auf provokatives Verhalten des Kindes mit Gelassenheit und wenn nötig mit klarer Grenzsetzung – die nach Chatoor bis zum »time-out« gehen kann – bzw. Beendigung der Mahlzeit. Dysfunktionale Regulationshilfen, wie Ablenkung, TV oder Spiel, sollen vermieden werden. Mit zunehmendem Alter soll das Kind in den regelmäßigen Tagesablauf der Familie integriert werden und wenn möglich die Mahlzeiten gemeinsam mit den anderen Familienmitgliedern einnehmen.

Die Eltern-Kind-Beziehung ist bei allen schwereren Essstörungen belastet – ungeachtet davon, ob diese kausal für die Störung oder reaktiv aufgrund kindlicher Schwierigkeiten entstanden ist. Die Eltern haben Angst, dass ihr Kind verhungert oder zumindest Schaden nimmt. Dies verunmöglicht eine gelassene, responsive Haltung beim Essen, sondern führt auch bei ursprünglich adäquaten Eltern zu enormem Stress und Druck. Das Kind wird ständig verschärft beobachtet, kontrolliert und gezwungen. Sein Explorationsverhalten und seine Autonomieentwicklung werden dadurch beschnitten. Je nach Alter und Temperament reagiert es mit Abwehr und Verweigerung. Ein Teufelskreis entsteht. Die Beratung der Eltern umfasst die gemeinsame Bewertung der besorgniserregenden Beobachtungen und die Anleitung zu einem adäquaten Umgang mit den Esssituationen. Besonderes Gewicht verdient die Empfehlung, kontrollierende Vorgehensweisen zu vermeiden. Wenn die Konfliktsituation nicht entschärft werden kann, muss die Beratung durch eine beziehungsorientierte Eltern-Kind-Therapie ergänzt werden. Je mehr die Eltern einen unzweckmäßigen Erziehungsstil pflegen, desto eher wird die Verbesserung der Beziehung zum Fokus der Therapie. Die Interventionen trachten danach, die Eltern für die Wahrnehmung der Ausdrücke des Kindes zu sensibilisieren und sie zur Entwicklung von Vorstellungen über die Gefühlswelt und die Motivationen

90 www.drchatoor.com: feeding guidelines [Stand 21. Oktober 2018].

des Kindes zu animieren. Vor allem in den ersten beiden Lebensjahren werden u. U. Konflikte der Eltern sichtbar, die aus ihren eigenen Kindheitserfahrungen stammen; einige von ihnen hatten selbst mit einer Essproblematik zu kämpfen. Die Klärung und wenn möglich Deutung dieser latenten oder unbewussten Hintergründe trägt zur Entlastung der Beziehung und zur Individuation des Kindes bei, womit auch das Essverhalten besser gelenkt werden kann.

Neben diesen allgemein gültigen Ansätzen lassen sich je nach zugrundliegender Ursache einige spezifische Schwerpunkte formulieren, die in den nachfolgenden Fallbeispielen eingehender dargestellt werden.

Ein Fall im ambulanten Setting – Verwandlung der Symptomatik

Das folgende Fallbeispiel will zeigen, dass sich die Zuordnung der Essstörung mit unzureichender Nahrungseinnahme gemäß den ätiologischen Unterkategorien im Verlauf ändern kann. Diese Beobachtung kann eher in den längerdauernden ambulanten Behandlungen gemacht werden.[91] Hier geht es um eine frühe traumatisch bedingte Essstörung, die von einer Interaktionsstörung abgelöst wird und später in eine frühkindliche Anorexie übergeht.

Frau C. meldet sich auf Rat der Kinderpsychiaterin des Krankenhauses, wo ihr Baby im Alter von zwei Monaten wegen schwerem Reflux hospitalisiert war. Seit dem Austritt verhalte es sich »komisch«, es verweigere phasenweise die Nahrung und das beunruhige sie sehr. Ich lade sie mit Sohn und Partner ein.

Norman ist knapp fünf Monate alt, als ich ihn erstmals mit seinen Eltern treffe. Die Mutter hält ihn auf dem Arm. Während sie zu mir spricht, achtet sie kaum auf ihn. Norman sucht derweil häufig die Brust. Ich mache Frau C. darauf aufmerksam; sie sagt dazu, dass Norman abgestillt ist. Wenn sie ihm jetzt eine Milchflasche anbieten würde, würde er sie nicht nehmen. Als er später wieder so tut, als wolle er die Brust, wende ich mich ihm kurz zu. Er reagiert sofort und lächelt mir zu. Die Mutter schildert derweil seine schwierige Vorgeschichte: In der zweiten Lebenswoche wurde Norman bei einer plötzlichen Verschlechterung seines Zustandes mit Verdacht auf Sepsis notfallmäßig hospitalisiert und eine Woche lang antibiotisch behandelt. Als er sechs Wochen alt war, erlitt die Mutter eine Brustentzündung und musste selbst einige Tage ohne Kind in das Krankenhaus. Norman trank nach seiner Spitalentlassung wenig, stieß häufig Milch auf und schrie viel. Die Behandlung des Kinderarztes bewirkte keine Besserung; als noch Fieber dazukam, überwies er das Kind, nun zehn Wochen alt, zur Infektabklärung zum zweiten Mal in das Spital. Ein Infekt lag nicht vor, hingegen wurde ein Reflux (Rückfluss von

91 Diese Behandlung wurde von Fernanda Pedrina durchgeführt, auf Überweisung vom Kinderspital (Monika Strauss).

Magensäure vom Magen in die Speiseröhre) festgestellt und eine Behandlung mit Antacida eingeleitet. Norman schrie trotzdem weiterhin vor dem Essen, als ob er Schmerzen befürchten würde, und musste lange beruhigt werden; danach konnte er gut seine Flasche austrinken. Die gute Phase war aber kurz. Nun treten gelegentlich bei den Mahlzeiten Krisen auf, bei denen Norman nach ein paar Schlucken plötzlich den Kopf wegwendet und nichts mehr trinken will; wenn die Mutter insistiert, beginnt er, sich zu wehren und zu schreien.

Frau C. gibt zu, dass sie selber so angespannt ist, dass sie ihm nicht mehr in Ruhe die Flasche geben kann. Sie war während der ganzen Schwangerschaft sehr ängstlich und hätte gerne alles unter Kontrolle gehabt. Sie war sehr entlastet, als das Kind endlich geboren wurde: »Dann könnte man helfen, wenn etwas passiert.« Konkret hat sie jetzt große Angst, Norman müsse wieder in das Spital und könne sich dort wieder einen Infekt holen. Der Vater ist weniger besorgt und würde dem Kind mehr Vertrauen schenken. Er bestätigt, dass seine Frau so angespannt sei, dass man »die Luft mit dem Messer schneiden könnte«; auch er würde in dieser Situation nicht essen wollen. Die letzte Krise wurde so gelöst, dass er Norman für zwei Tage zur Großmutter brachte.

Bei dieser ersten Sitzung, nachdem die belastende Geschichte vor und nach der Geburt dargelegt wurde, drängt sich die aktuelle belastete Beziehung zwischen Mutter und Kind in den Vordergrund. Frau C. ist einverstanden mit der Einschätzung, dass ihre Spannung vom Kind wahrgenommen wird und es darauf reagiert. Wir erarbeiten Entlastungsszenarien für die Mutter und besprechen zugleich die Einführung eines strukturierten Ernährungsplans. Insbesondere rate ich davon ab, weiterhin Norman, dessen Gewichtskurve befriedigend verläuft, nachts im Schlaf die Milchflasche zu geben.

Kommentar: Beim Kind besteht zunächst der Verdacht auf eine *posttraumatische Essstörung*, die mit einer Verletzung des Gastrointestinaltraktes verbunden ist. Typisch dafür ist die panische Reaktion vor dem Essen. Die Vorbereitung zur Nahrungsverabreichung, die die Schmerzerfahrung beim Trinken wachrief, wirkte bei Norman eine Zeit lang als Auslösereiz. Diese Reaktion, die auch nach der Einleitung der medikamentösen Behandlung anhielt, ließ allmählich dank geduldiger Regulation durch die Mutter nach. Sie schaffte diese Aufgabe gut, obwohl die zuvor erlittenen abrupten Trennungen die Mutter-Kind-Beziehung bereits fragilisiert hatten. Deutlich ist in der Folge gemäß den Beschreibungen in der Erstkonsultation die neu aufgetretene Interaktionsstörung während der Mahlzeiten mit beginnenden Machtkämpfen zwischen Mutter und Kind sowie die massive Angstsymptomatik der Mutter. Ihr aktueller Angstgrund ist, dass das Kind schwer erkranken könnte. Weil die Symptomatik fast nur mit der Mutter ausbricht, steht nun die Diagnose einer *beziehungsspezifischen Störung* mit vorwiegender Essproblematik zur Diskussion.

In den nächsten Sitzungen berichtet Frau C., die nun ohne Partner kommt, wie sie sich mit wechselndem Erfolg bemüht, den Essensplan einzuhalten und ein Teil der Verantwortung betreffend dem Essen auch an Familienmitglieder zu übergeben. Ich erfahre von ihr, dass sie zwar nicht an einer Angststörung leide, aber ihr großes Kontrollbedürfnis schon früher in ihrem Leben zu Schwierigkeiten geführt hatte. Das rühre vielleicht – so hat sie in einer früheren Therapie erkannt – von Geschwisterkonflikten in ihrer Kindheit her, bei denen sie unter Druck kam und von den Eltern nicht ernst genommen wurde. Frau C. schafft es zunehmend, Norman nachts nicht mehr die Flasche zu geben, was sie zur eigenen Beruhigung tat, und beginnt sich zu fragen, wie sie das häufige nächtliche Weinen verstehen soll, wenn es nicht Hunger sei. Sie zeigt sich unsicher und traurig, wenn mit Norman nicht alles so gut klappt, wie sie es gewünscht hätte. Sie packt jedoch auch konkret die Tagesplatzierung des Kindes für die bevorstehende Wiederaufnahme ihrer beruflichen Tätigkeit an.

Norman ist nun sechsmonatig. Er erhält keine Nachtmilchflasche mehr und schläft manchmal durch. Frau C. ist bei den Milchmahlzeiten am Tag aber immer noch sehr angespannt. Sie berichtet, dass das Kind nicht auf ihrem Schoß trinken will, sie lege es auf den Boden und biete dann nochmals die Flasche in dieser Lage an, was Norman zu schätzen scheint. Für sie ist das Vorgehen frustrierend und immer noch nicht normal. Ich beobachte derweil Norman, der auch während unserer Sitzung meistens auf dem Boden liegt, wie er ruhig das Manipulieren von Gegenständen übt, während die Mutter sehr zurückhaltend bleibt. Für Frau C. ist es wichtig, dass ich beide bei der Mahlzeit sehe, und sie bringt ein Homevideo mit. Die Ernährung gelingt einigermaßen, aber der Austausch scheint zu kontrolliert und wenig lebendig zu sein. Immer wieder neigt die Mutter dazu, zu schnell die Flasche zu geben und sich ebenso schnell zurückzuziehen, wenn sie merkt, dass es dem Kind nicht behagt.

Eine erneute Dekompensierung bahnt sich ab dem siebten Monat mit dem Übergang zur Breinahrung an. Norman trinkt zeitweise gut, macht aber ein Theater um das Breiessen. Die Mutter wünscht Unterstützung, damit nicht wieder ein Machtkampf entsteht. Sie fragt sich, warum diese Verweigerung der Breinahrung sie so verzweifelt mache. In einer emotionsgeladenen Sitzung arbeiten wir heraus, wie schwierig es für sie ist, den richtigen Weg zwischen Aufopferung und Für-sich-Schauen zu finden. So hatte sie das erzwungene Abstillen im zweiten Monat als eine besonders unerträgliche Ambivalenz erlebt, weil sie sich eigentlich aufopfernd auf das für sie ungeliebte Stillen eingelassen hatte. Die jetzigen Schwierigkeiten beim Essen lassen bei ihr die früheren, für sie selbst fast traumatischen Szenen wieder aufleben. Wir machen einen nächsten Termin zur Zeit einer Mahlzeit ab. Bei dieser Gelegenheit kann ich nun beobachten, dass Frau C. kompetent damit umgeht, dass Norman aber nach wenigen Löffeln sich abwendet, völlig uninteressiert ist, sich Ablenkung sucht. Die Mutter insistiert nicht, lässt den Brei stehen und geht zur Flasche über. Norman trinkt etwa zwei Drittel der angebotenen Menge, dann gewinnt wieder sein Desinteresse die Oberhand. Wenn früher also die Interaktionsstörung von der Anspannung der Mutter auszugehen schien, drängt sich jetzt das Desinteresse des Kindes in den Vordergrund. In diesem Sinne bespreche ich mit Frau C., dass es besonders wichtig ist, Norman gegenüber eine klare Haltung zu haben, sich zu keinen Tricks verleiten zu lassen und die jeweiligen Verantwortungen – die Mutter für das Angebot der Nahrungsmittel, das Kind für die Menge – klar wahrzunehmen. In einem nächsten Schritt schalte ich den Kinderarzt ein. Ich informiere ihn über die Situation und bitte ihn, die alleinige Kontrolle über das somatische Gedeihen zu übernehmen. Wir vereinbaren, in Absprache mit der Spitalärztin, dass wir ein gewisses Abfallen in der Perzentilenkurve in Kauf nehmen, und informieren die Mutter in diesem Sinne. Sie soll das Essen nicht mehr abmessen und das Gewicht nicht mehr nachprüfen.

Kommentar: Die Symptomatik hat sich gewandelt. Im Verhalten des Kindes sind nun die Merkmale der *infantilen Anorexie* zu erkennen. Das Kind zeigt kein Interesse für das Essen und nimmt freiwillig ungenügend ein; ein erbitterter Machtkampf ist oft die Folge. Die Symptomatik taucht typischerweise beim Übergang zum selbstständiges Essen auf; in diesem Fall taucht sie zugleich zusammen mit der eher späten Einführung der Breinahrung auf. Die Mutter von Norman nimmt eine Verschärfung des Konfliktes mit ihm wahr und sucht präventiv Unterstützung. Ihre Angst gilt jetzt dem voraussichtlichen Machtkampf, dem Schiffbruch der Beziehung zum Kind. Im Gespräch wird ihr Autonomiekonflikt in den ersten Monaten nach der Geburt bewusst; die damals traumatisierenden Szenen können nun verarbeitet werden. Das stellt einen wichtigen Schritt in Hinblick auf die Lockerung des interaktiven Teufelskreises bei der Fütterung dar. In dieser Therapiephase wird jedoch deutlich, wie schwer es ist, die grundlegende Angst um das Gedeihen und Überleben des Kindes in den Griff zu bekommen. Die strenge Führung seitens der Therapeutin beim Aufbau einer adäquaten Esskultur genügt nicht, um die Mutter vom Druck und entsprechenden Rettungsbemühungen abzuhalten. Es braucht eine dezidierte Delegierung der somatischen Sorge an den Kinderarzt und die Rückendeckung der Spitalärztin, die die Verantwortung für ein allfälliges Unterschreiten der Gewichtsgrenze – eine bei der infantilen Anorexie durchaus mögliche Entwicklung – übernimmt. In diesem Sinne ist auch im ambulanten Setting vorübergehend eine interdisziplinäre Zusammenarbeit nötig.

Frau C. fühlt sich ernst genommen und kann den Plan umsetzen. Endlich kann sie entspannter mit Norman umgehen, und er beginnt, unter den klaren Rahmenbedingungen besser zu essen. Die Sitzungen finden nur noch alle zwei bis vier Wochen statt. Bei einer Sitzung (an der auch der Vater teilnimmt) heißt es, Norman esse viel und mit Appetit am Tisch, am liebsten aus den Tellern der Eltern; die Breiphase hat er übersprungen. Als Norman etwa ein Jahr alt ist,

ist die Essverhaltensstörung überwunden; die Mutter hat nach eigenem Bekunden keine Angst mehr. Eine Weile lang wacht Norman manchmal nachts auf, schreit verzweifelt und ist nicht erreichbar; die Mutter bleibt ruhig bei ihm, bis er wieder einschläft. Wir verstehen diese Symptomatik zum Teil als Rest der posttraumatischen Störung. Zum anderen Teil gibt es Zeichen, dass Norman altersgerecht mit der Autonomieentwicklung beschäftigt ist. Er zeigt sich zeitweise extrem wagemutig und überautonom, provoziert damit die Mutter, lässt sich nicht helfen oder trösten, wenn etwas nicht geht; in anderen Momenten hingegen kann er ganz klebrig an der Mutter hängen und passiv auf ihre Anregungen warten. Mit den neuen Auffälligkeiten kann die Mutter gut zurechtkommen: »Es ist ja nicht mehr lebensbedrohlich!«

Fallbeispiele aus der Klinik – Häufige Formen, interdisziplinäre Herangehensweise

Sensorische Nahrungsverweigerung

Die häufigste Essstörung im Kleinkindalter, die in der Spezialambulanz der Kinderklinik[92] gesehen wird, ist zweifelsohne die sensorische Nahrungsaversion. Grundlage für diese Essstörung ist eine meist angeborene (oder bei Fällen mit einer schwerwiegenden medizinischen Vorgeschichte auch erworbene) Übersensibilität im Mund-Rachenbereich. Diese kann Geschmack, Konsistenz, Temperatur oder eine Kombination dieser sensorischen Qualitäten betreffen. Ob eine sensorische Überempfindlichkeit zu einem klinischen Problem führt, kommt sehr auf die Ressourcen bzw. zusätzlichen Schwierigkeiten im Umfeld an. Von einer beschwerlicheren Breiphase, die die Bezugspersonen mit wenig fachlicher Unterstützung meistern, bis zur notfallmäßigen Aufnahme in einer Kinderklinik sind alle Verläufe möglich. Wenn diese Auffälligkeit rechtzeitig (d. h. bis zum Alter von ca. 15 Monaten) entdeckt wird, kann meist mit wenigen Instruktionen oder logopädischen Behandlungen eine normvariante Essentwicklung gefördert werden. Wenn hingegen auf die Schwierigkeiten des Kindes (in Unwissenheit um die Natur seiner Probleme) mit Druck, Zwang und Stress reagiert wird, kann es zu schweren Verläufen mit Essverweigerung bis zur Dehydrierung kommen.

Diese Störung wird häufig mit dem so genannten »picky eating« verwechselt, welches keine spezifische sensorische Grundlage hat, sondern eine Form von auf das Essen bezogenes Autonomie- und Trotzverhalten eines

92 Die folgende Ausführungen und Fallbeispielen stammen aus der Arbeit des interdisziplinären Teams für frühkindliche Essstörungen und Sondenentwöhnung am Kinderspital Zürich (Leitung und Koordination: Monika Strauss).

Kleinkindes darstellt. Hierbei werden bestimmte Nahrungsmittel vom Kind »herausgepickt«, die es dann selektiv bevorzugt und nichts anderes akzeptiert. Im Gegensatz zur sensorischen Nahrungsaversion wechseln diese Vorlieben jedoch plötzlich und es ist kein sensorisches Muster erkennbar. Z. B. akzeptiert ein Kind eine Zeit lang nur eine bestimmte Sorte Fleischkäse, um diesen nach ein paar Wochen vehement abzulehnen und nur noch Cracker und Joghurt anzunehmen. Das »picky eating« kann manchmal im Verlauf einer anderen Essstörung als zusätzliche Problematik auftreten und die Dynamik entsprechend verändern.

In den folgenden Fallbeispielen wird ersichtlich, wie dieselbe zugrundeliegende Störung je nach Reaktion der Umgebung sehr unterschiedliche Auswirkungen haben kann.

Gustav wird im Alter von elf Monaten von seiner Kinderärztin überwiesen. Die Eltern berichten, dass ihr Sohn »nichts esse«. Bereits im ersten Termin bei einer Mahlzeit mit der Therapeutin und der ganzen Familie im Restaurant des Kinderspitals zeigt sich Gustavs ausgeprägte Abneigung gegen breiförmige Substanzen, während das fröhliche und kommunikative Baby grundsätzlich an Essen interessiert scheint. Wenn unbekannte Nahrungsmittel auf ihn zukommen, fängt er an zu würgen, schon bevor sie seinen Mund erreichen. Seine Hauptnahrungsquelle ist Milch, die er gut aus dem Schoppen trinkt. Die Eltern sind besorgt, aber sehr geduldig und trotz ihrer Sorgen auch in der für sie belastenden Essenssituation Gustav gegenüber liebevoll zugewandt und feinfühlig. Sie sind erleichtert zu hören, dass es sich wahrscheinlich um eine Normvariante handelt, da ihr Sohn zu den ca. 2 % Kindern gehört, die die »Breiphase« auslassen und direkt zu fester Nahrung übergehen. Von der Ernährungsberaterin hören sie, dass Gustav über die Pulvermilchschoppen und die wenigen festen Speisen, die er isst, ausreichend mit allen Nährstoffen versorgt ist. Die Empfehlung, auf weitere »Fütterungsversuche« mit Brei und Löffel ganz zu verzichten und Gustav Fingerfood anzubieten, können sie gut umsetzen. In der Folge erweitert sich Gustavs Nahrungsspektrum langsam, aber stetig. Er besucht gerne die Gruppentherapie »Playpicknick« (M. Diez und M. Strauss, 2018), wo er sich spielerisch mit den anderen Kindern an verschiedene Speisen herantraut, während ihre Eltern sich Rat bei den Fachleuten holen können. Insgesamt ist die Beziehung zwischen Eltern und Kind durch die Situation wenig beeinträchtigt und Gustavs Gesamtentwicklung ungestört. Die Eltern, die beide berufstätig sind, unterstützen und entlasten sich gegenseitig. Zu Arztterminen kommen sie meist gemeinsam und bei den Playpicknick-Sitzungen wechseln sie sich ab.

Im zweiten Beispiel handelt es sich ursprünglich ebenfalls um eine Form der sensorischen Nahrungsverweigerung, die jedoch einen schweren Verlauf nimmt. Mit der Zeit wird die Mutter, Frau L., so belastet, dass sie selbst psychische Symptome entwickelt und psychotherapeutische Unterstützung für den Umgang mit der Situation braucht.

Wir lernen Mateo kennen, als er mit elf Monaten notfallmäßig hospitalisiert wird. Er hat in den letzten fünf Monaten nicht mehr zugenommen, zeigt ein verlangsamtes Längenwachstum sowie einen Stillstand der motorischen Entwicklung. Mateo wurde seit Geburt voll gestillt und verweigerte sowohl den Übergang auf die Milchflasche als auch den Brei, als die Eltern versuchten, diesen mit sechs Monaten einzuführen. Mateo würgte beim Versuch, ihm Brei mit dem Löffel einzugeben, und wehrte sich vehement. Beide Eltern stammen aus dem europäischen Ausland und sind in anspruchsvollen Berufen in Leitungspositionen tätig. Die Mutter hatte im Hinblick auf die Wiederaufnahme ihrer Tätigkeit angefangen, das Stillen zu reduzieren, und auf Rat ihrer Schwiegermutter einen »Hungerversuch« mit forciertem Abstillen unternommen. Die Hoffnung war, dass Mateo dann die Milchflasche akzeptieren und anfangen würde, Brei zu essen. Hingegen führte der durch den Entzug der Brustnahrung entstandene Stress dazu, dass Mateo nicht nur weiterhin die Milchflasche, sondern auch die wenigen zuvor erfolgreichen Annäherungsversuche an Früchtebrei verweigerte. Die Eltern reagierten mit Druck bei den Versuchen, ihm die Flasche oder Brei zu geben. Durch die Stillpause war die Milchproduktion bei der Mutter zurückgegangen. Mehrere Infekte kamen dazu, so dass Mateo immer schwächer wurde.

Bei Aufnahme im Kinderspital ist Mateo deutlich untergewichtig und ganz auf die Brust fixiert. Die Mutter ist voller Sorgen und Schuldgefühlen. In den Esssituationen spürt man ihre Verzweiflung, Mateo wendet sich sofort ab und schlägt den Löffel weg. Die pädiatrischen Abteilungsärzte möchten eine Ernährungssonde legen, sind aber einverstanden, damit noch ein paar Tage zu warten. In gemeinsamen Sitzungen mit der Logopädin und der Kinderpsychiaterin gelingt es, den Druck aus den Essenssituationen etwas von der Mutter wegzunehmen. Mateo interessiert sich spielerisch und langsam für verschiedene angebotene Nahrungsmittel, wie z. B. Joghurt, den er in sehr kleinen Mengen mit den Fingern isst. Er kann ohne Sondierung entlassen werden, allerdings ist seine Ernährung nun von einer medizinischen Trinknahrung abhängig, die er neuerdings akzeptiert. Es erfolgt in enger Absprache mit dem Kinderarzt eine intensive ambulante interdisziplinäre Behandlung mit logopädischen Sitzungen für Mateo, Ernährungsberatung zur Optimierung der Kalorienzufuhr, einzeltherapeutischen Sitzungen mit der Mutter und einer Einbindung in die Gruppentherapie »Playpicknick« für beide. Mateo kann schnell Gewicht aufholen, auch das Längenwachstum und die motorische Entwicklung gleichen sich an die Altersgruppe an. Er ist ein aufgeweckter, meist fröhlicher und kommunikativer Junge geworden, allerdings bleibt er ein recht schlankes Kleinkind mit sehr speziellen Ernährungsgewohnheiten. Seine Hauptnahrungsquelle bleibt die Muttermilch und die medizinische Trinknahrung. Daneben lernt er unter der antiaversiven Therapie langsam, neue Nahrungsmittel zu entdecken und zu akzeptieren. Er kann verschiedene Konsistenzen, z. B. Banane, Schokolade, Chips, Früchte, verarbeiten und manchmal auch ganze Portionen davon essen. Allerdings ist er bezüglich der Menge der aufgenommenen Speisen sehr inkonsistent, manchmal isst er lieber gar nichts und trinkt nur seine Trinknahrung und die Muttermilch. Dies setzt die Mutter dann sehr unter Stress. Sie zeigt ein Jahr nach Beginn der Behandlung sowohl behandlungspflichtige Symptome einer Erschöpfungsdepression als auch Symptome, die einer psychischen Traumatisierung entsprechen: Wenn sie sich an die Zeit vor der Klinikaufnahme erinnert, sieht sie ihr so dünn gewordenes Kind wieder vor sich und spürt ganz aktuell die Angst, er könne verhungern oder schweren Schaden nehmen. Wenn Mateo das Essen verweigert, wirkt dies als Trigger für diese schmerzhaften und angstgefärbten Erinnerungen. Sie leidet unter Schuldgefühlen sowie erhöhter Ängstlichkeit, die sie nun ihrerseits am Stillen festhalten lassen, obwohl sie nach eigener Einschätzung nicht zu dem Typ Mutter gehört, der jahrelang stillen würde. Erst als Mateo im Alter von zwei Jahren klar zeigt, dass er in bestimmten Situationen die Brust nicht mehr will, kann die Mutter aufhören, ihn zum Stillen in der Krippe zu besuchen und ihn dann abstillen. Mateo zeigt eine vermehrte Anhänglichkeit an die Mutter und braucht viel Regulationshilfe, um in den Schlaf zu finden, nachdem das Stillen als Einschlafritual nicht mehr zur Verfügung steht. Insgesamt ist die ganze Familie durch die Ereignisse um Mateos Essen sehr belastet.

Essstörung in Zusammenhang mit somatischen Erkrankungen

Wenn frühkindliche Essstörungen zu einem stationären Krankenhausaufenthalt führen, sind eventuelle Verbindungen mit einer somatischen Erkrankung abzuklären. Dabei ist als erstes die *Gastroösophageale Refluxerkrankung (GÖR)* zu nennen, die v. a. Säuglinge von zwei bis zehn Monaten betrifft, aber auch noch später auftreten kann. Von einem »silent reflux« spricht man, wenn die typischen Symptome von häufigem Regurgitieren und Erbrechen fehlen, der saure Mageninhalt aber in die Speiseröhre zurückfließt, eventuell bis in den Rachen (man sieht dann Kau- und Schluckaktivität außerhalb der Mahlzeiten, das sogenannte »Ruminieren«). Durch die Säure entsteht eine schmerzhafte Entzündung im unteren Teil der Speiseröhre und in manchen Fällen ein Teufelskreis: Die Bauchschmerzen werden von Kind und Eltern als Hungersignale fehlinterpretiert und mit einem Nahrungsangebot beantwortet. Das Trinken von Milch kann kurzfristig zu einer Linderung führen, die kurzen Abstände zwischen den Mahlzeiten verschlimmern jedoch die Übersäuerung und die Refluxproblematik und in der Folge die Schmerzen. Wenn das Baby den Schmerzreiz mit Trinken assoziiert, kann es zu einer Trinkverweigerung kommen, die bei Säuglingen schnell bedrohlich wird, da sie aufgrund ihres noch unreifen Stoffwechsels auf regelmäßige Nahrungszufuhr und stets ausreichende Flüssigkeit angewiesen sind. Kommt es dann aufgrund einer Austrocknung oder gravierenden

Gewichtsabnahme zur Aufnahme eines Säuglings in die Klinik, bedeutet dies für die Eltern meist eine sehr bedrohliche Situation und sie stehen unter extremem Stress. Sie haben dann ihre natürliche Wahrnehmung in Bezug auf die Signale des Kindes nicht mehr zur Verfügung und sind gedanklich auf die Gewichts- und Trinksituation des Babys fixiert. Daher benötigen sie die Unterstützung eines erfahrenden Pflegeteams, um die notwendigen Maßnahmen, wie z. B. eine Verlängerung der Trinkpausen, umsetzen zu können. Die Zusammenarbeit und der Vertrauensaufbau zwischen Eltern und Pflegeteam sind dabei von zentraler Bedeutung. Hier ist es mitunter die Rolle der Fachperson für Säuglingspsychosomatik, im Sinne einer Brücke zwischen Pflegenden und Eltern zu vermitteln und den Ängsten der Eltern einen geschützten Raum zur Verfügung zu stellen.

Bei der Abklärung einer *Gedeihstörung* (das Baby stagniert mit dem Gewicht und kreuzt seine Gewichtskurve um mehr als zwei Perzentilen nach unten) muss eine breite Palette von somatischen Differentialdiagnosen in Betracht gezogen werden: von Nahrungsmittelunverträglichkeiten, z. B. gegen Kuhmilchprotein, Gluten oder Fructose, über seltene genetische Störungen, wie zystische Fibrose, oder Stoffwechselerkrankungen bis hin zu schweren Erkrankungen, z. B. angeborenen Gefäßmissbildungen, einem Nierenleiden oder einem Hirntumor. Hier ist es die Aufgabe aller involvierten Fachdisziplinen, auch der Psychosomatik, während des ganzen Abklärungsprozesses offen zu bleiben und nicht aus einem einzelnen Befund vorschnelle Schlüsse zu ziehen. Es ist ein großes Verdienst der psychosomatischen Forschung, dass die medizinische Fachwelt für die Zusammenhänge zwischen seelischen Störungen und ihrem Ausdruck als körperliche Symptome sensibilisiert worden ist. Dies gilt auch und im Besonderen für Babys, die sich primär über den Körper ausdrücken. So können mitunter unnötige körperliche Untersuchungen und Eingriffe verhindert werden, wenn die emotionale Ursache eines Symptoms erkannt und angemessen behandelt werden kann. Allerdings besteht umgekehrt die Gefahr, dass eine auf der Verhaltensebene festgestellte »Interaktionsstörung« zur Interpretation eines Körpersymptoms als »psychogen« führt und den Blick für eine gravierende somatische Erkrankung verstellt.

Der 2½-jährige Corsin lebt in einem Bergkanton der Schweiz. Er wird von seinem Kinderarzt zum stationären interdisziplinären Assessment i. S. einer Zweitmeinung zugewiesen, nachdem er bereits an zwei Universitätskliniken anderer Kantone abgeklärt worden war. Es besteht eine Vorgeschichte von Lungenproblemen, deren Ursache letztlich nicht befriedigend geklärt werden konnte; bis zum Alter von 20 Monaten benötigte Corsin Sauerstoff. Seit neun Monaten trinkt er keine Milch mehr. Mit fester Nahrung hat er jedoch große Mühe und ist seither immer dünner geworden. Auf seiner Gewichtskurve sieht man, dass der früher eher pummelige Bub stetig abgenommen hat und inzwischen deutlich untergewichtig ist. In den voruntersuchenden Kliniken waren zahlreiche Abklärungen seitens Gastroenterologie, Pulmologie, Kardiologie, Stoffwechsel und Endokrinologie erfolgt. Inzwischen ist auch eine Verzögerung der motorischen Entwicklung sowie der Sprachentwicklung hinzugekommen. Es wurde keine somatische Ursache für die Gedeihstörung gefunden und letztlich unter der Diagnose »Essinteraktionsstörung« ein interdisziplinäres Behandlungssetting mit Frühförderung, Physiotherapie, Logopädie, Ernährungsberatung und Psychiatrie aufgelegt, das jedoch keine Verbesserung gebracht hat.

Als ich Corsin am Tag der Aufnahme zum ersten Mal in seinem Patientenzimmer sehe, ist er gerade auf dem Bett sitzend am Spaghetti essen. Er ist klar zum Essen motiviert, scheint jedoch große Mühe beim Schlucken zu haben. Die Eltern wirken sehr besorgt und etwas erschöpft, jedoch liebevoll und ruhig im Kontakt mit ihrem Sohn und zeigen keine Anzeichen von übermäßiger Kontrolle; auch der in diesem Alter bei Ernährungsschwierigkeiten oft typische Machtkampf zwischen Eltern und Kind ist nicht zu spüren. Mein Erstaunen über diese Szene ist so offensichtlich, dass ich es den Eltern direkt kommuniziere (»Sie sehen mein erstauntes Gesicht, weil ich etwas ganz anderes erwartet hatte!«) und auf ihre Nachfrage beschreibe, was meine Erfahrung bei Kleinkindern mit einer Essstörung ist. Bei Corsin fällt ein starkes Einwärtsschielen des linken Auges auf, das früher noch nicht beschrieben worden ist, sowie eine neu aufgetretene Gangunsicherheit. Des Weiteren berichten die Eltern, dass er auch nachts aus dem Schlaf heraus und nüchtern würge und erbreche. In der Summe ergibt sich bereits aus dieser ersten Begegnung der klare Verdacht auf eine schwerwiegende somatische Ursache für die Gedeihstörung. In der Besprechung mit den stationsverantwortlichen Kinderärzten sind sich alle einig, dass wir am ehesten von einer Raumforderung im Gehirn ausgehen müssen, was sich in einem unverzüglich veranlassten MRI des Schädels auch bestätigt: Bei Corsin ist ein großer Tumor in der hinteren Schädelgrube gewachsen, der auf den Hirnstamm drückt und bereits angefangen hat, verschiedene Hirnstrukturen zu verdrängen. Wenige Tage später erfolgt die Operation. Der Tumor muss schon seit langer Zeit gewachsen sein. Auch wenn die aktuell klaren neurologischen Symptome in den Monaten zuvor noch nicht sichtbar gewesen waren, hätte doch der untypische psychische Befund gemeinsam mit dem Verlauf Anlass sein können, früher nach einer seltenen Ursache im Gehirn zu suchen. Die Familie ist natürlich über die unerwartete Diagnose erschüttert, aber doch auch darüber entlastet, dass sie eine Erklärung haben, die im Gegensatz zu der vorherigen Interpretation der Situation als »interaktionsbedingt« zu ihrem Gefühl passt, dass etwas nicht stimmt.

Zu den Störungen mit einer somatischen Ursache gehören die in der Klinik häufig behandelten *Essstörungen aufgrund neurologischer Koordinationsschwierigkeiten (Dysphagien)*. Bei Säuglingen kann eine subtile Störung der

Saug-Schluck-Koordination vorliegen und zu einer *Trinkschwäche* führen. Dies ist bei Frühgeborenen häufig ab Geburt zu beobachten und erfordert oft eine Teilsondierung, bis das Baby die erforderliche Menge selbst trinken kann. Auch termingeborene Säuglinge können jedoch ein Reifungsdefizit in diesem Bereich haben, das sich sofort oder aber erst nach einigen Wochen bemerkbar macht. Besonders schwierig ist dies für Eltern und mitunter auch für Fachleute dann zu erkennen, wenn das Trinken in den ersten Lebenswochen oder -monaten gelungen ist. Das reflektorische Saugen der ersten Monate weicht einem reiferen Muster mit willkürlicher und bewusster eingesetzten Mundbewegungen (Biber, 2012, S. 32–37). Dies erfordert motorische und kognitive Reifungsschritte. So kann es sein, dass Schwierigkeiten des Kindes in der Kraft und/oder Koordination der Mundmotorik erst nach Wegfall des ersten reflektorischen Saugens das Trinken beeinträchtigen, ohne dass das Baby ansonsten als »neurologisch auffällig« imponiert. Es kommt zu Schwierigkeiten am Schoppen und/oder an der Brust und typischerweise zu Druck durch die Betreuungsperson und unter Umständen zur vollständigen Trinkverweigerung. Es braucht eine logopädische Fachperson, die auf die Diagnose und Behandlung von oromotorischer Funktion und Schlucken spezialisiert ist, um diesen Kindern gerecht zu werden. Je nach Schwere der Problematik und Verlauf kann die vorübergehende Ernährung mittels nasogastrischer Sonde nicht immer vermieden werden. Dabei ist auf eine enge Zusammenarbeit zwischen Logopädin, Hals-Nasen-Ohrenspezialistin, Ernährungsberaterin und Gastroenterologen zu achten. Die psychosomatische Fachperson wird gebraucht, wenn Kind und Eltern durch frustrane Trinkversuche traumatisiert werden und das Beziehungssystem der Familie in Mitleidenschaft gezogen wird.

Frühkindliche Essstörungen und Kinderschutz

Es gibt Situationen, in denen die mangelnde Ernährung eines Kindes eines von mehreren Merkmalen einer schweren Vernachlässigungs- oder Misshandlungssituation ist und sofortige Kinderschutzmaßnahmen erfordert. Die Kinder erhalten kein ausreichendes oder annähernd adäquates Nahrungsangebot oder die Eltern können die kindlichen Signale nicht lesen und interpretieren z. B. den Hungerschrei ihres Säuglings als Wut. Meist liegt dann eine psychische Störung oder Suchterkrankung eines Elternteils vor. Andererseits kann es bei verschiedenen Formen von kindlicher Essverweigerung aufgrund des beschriebenen extrem hohen Drucks auf die Bezugspersonen zu Situationen kommen, in denen Eltern aus der Not heraus inadäquat handeln. Diese grundsätzlich besorgten Eltern versuchen in ihrer Verzweiflung, dem Kind mit körperlicher Gewalt das Essen einzugeben. Sie können die entstehende Not und Angst ihres Kindes nicht mehr wahrnehmen, da sie selbst Angst haben, dass es verhungert. Für die Kinder entsteht eine traumatische Situation.

Wenn ihnen mit Gewalt, eventuell unter Zuhalten der Nase, Essen in den Mund gestopft und dieser dann zugehalten wird, haben sie Angst zu ersticken. Ihr Wille wird gebrochen und ihre Autonomieentwicklung untergraben. Meist sind bei diesen Fällen die Eltern froh um Hilfe. Wenn sie durch eine entsprechende therapeutische Unterstützung davon absehen können, ihr Kind zwangsweise zu füttern, sehen sie meist sehr rasch große Fortschritte beim selbstständigen Essen des Kindes und können ihr Verhalten anpassen. So kann die Zusammenarbeit mit einer Fachperson des »infant mental health«-Bereichs dazu beitragen, dass auf eingreifendere behördliche Maßnahmen verzichtet werden kann.

Schlussbemerkung

Der Bereich der frühkindlichen Essstörungen stellt für alle Beteiligten eine besondere Herausforderung dar. Keine andere Störung im psychiatrischen Liaisondienst der Kinderklinik geht für die Eltern mit einer ähnlich vitalen Bedrohung ihres Kleinkindes einher. Für die kleinen Patienten ist ein wichtiger Bereich ihres Lebens, der eine Quelle der lustvollen Betätigung und Entwicklung sein sollte, von starker Kontrolle, Zwang und Angst dominiert. Es sind in der Regel Fachpersonen aus verschiedenen Bereichen involviert, die teilweise eine unterschiedliche Fachsprache sprechen. Die somatisch zuständigen Ärzte stehen unter unmittelbarem Handlungsdruck, während der Schlüssel zu einer erfolgreichen Behandlung im interdisziplinären und psychodynamischen Fachwissen und »know-how« liegt. Die Fachperson für Eltern-Kleinkind-Psychotherapie muss sehr vernetzt denken und handeln können. Sie darf sich nicht auf den geschützten therapeutischen Rahmen mit der Familie zurückziehen, muss diesen jedoch jederzeit zur Verfügung stellen. Einerseits brauchen die Familien dringend das Gefühl, dass ihr Therapeutenteam viel Erfahrung mit ähnlichen Situationen hat; andererseits muss man jeden Fall neu betrachten und für Überraschungen bereit sein.

Für die im ambulanten Bereich tätigen Eltern-Kind-Psychotherapeuten ist festzuhalten, dass Auffälligkeiten im Essverhalten eine der häufigsten klinischen Fragestellungen darstellen und dass sich dahinter ein breites Spektrum von Zuständen – von der unbedenklichen normativen Entwicklungskrise bis hin zur lebensbedrohlichen Grunderkrankung – verbergen kann. Ihre Aufgabe bedingt, dass sie die komplexen neurophysiologischen, somatischen, psychischen und sozialen Zusammenhänge der Entwicklung des Essverhaltens verstehen und darauf gestützt in der Lage sind, geeignete Maßnahmen einzuleiten. Das sind je nach Fall beratende und therapeutische Interventionen sowie das Erkennen von klinischen Situationen, die die Überweisung an ein spezialisiertes multidisziplinäres Team verlangen.

Neurologisch bedingte Entwicklungsstörungen

Frühdiagnostik und Beratung bei frühen Zeichen von Autismus und ADHS

Es ist vielleicht anmaßend, Autismus und ADHS im selben Kapitel behandeln zu wollen, sind es doch zwei klinische Bilder, die in den letzten Jahrzehnten intensiv beforscht und deren Verständnis und Behandlungsanleitung durch zahlreiche Einsichten bereichert wurden. Diese Arbeit beschränkt sich ausdrücklich auf deren frühe Zeichen in den ersten Lebensjahren des Kindes, auf den Umgang des Therapeuten mit der emotionalen Not und den Unsicherheiten der betroffenen Familien in der Abklärungsphase sowie auf die Frühdiagnostik und erste Behandlungsempfehlungen. Auf dieser Ebene sind Gemeinsamkeiten vorhanden, zumal in Bezug auf die umfassenden Untersuchungen, die in schweren Fällen zur differentialdiagnostischen Klärung notwendig sind, und auf die Herausforderungen, die bei der Bestätigung des Verdachts auf die Familie zukommen. Anlass dazu ist auch die Einführung eines neuen Kapitels in den neueren Klassifikationsmanualen für psychische Störungen DSM-5 (APA, 2013) und DC:0-5 (ZTT, 2016) mit der Überschrift *»Neurodevelopmental Disorders«*, worin die in den letzten Jahren erarbeitete Evidenz bezüglich der maßgeblichen Pathogenese dieser Gruppe von Diagnosen (zu Autismus-Spektrum-Störungen und ADHS kommen andere, allgemeine und spezifische Entwicklungsstörungen hinzu) ihren Ausdruck findet.

Im Folgenden werden die Kategorien dieses Kapitels aus dem gezielt für die frühe Kindheit ausgearbeitetem DC:0-5 vorgestellt, in dem auch zwei neue, als Vorschlag für die Forschung gedachte diagnostische Konstrukte betreffend die Vorphasen von Autismus und ADHS aufgeführt sind. In zwei gesonderten Abschnitten werden der diagnostische Algorithmus und relevante Literaturarbeiten betreffend die frühen Phasen dieser beiden Hauptstörungen dargestellt. Früherfassung und Frühbehandlung, in je nach Störung unterschiedlicher Ausprägung, sind Gebote, die sich eindringlich aus der aktuellen Forschung ergeben und übereinstimmend mit Arbeiten aus verschiedenen Fachrichtungen begründet werden. Schließlich wird anhand eines ausführlichen Beispiels auf die notwendige Beratung durch eine zuverlässige Fachperson in der Abklärungsphase eingegangen. Das Auftreten vieler, voneinander unabhängig arbeitenden Experten und die Ratlosigkeit der Eltern im dargestellten Beispiel machen deutlich, wie notwendig eine Koordination der Untersuchungen sowie die Begleitung der Familie im Erarbeiten eines sinngebenden Narrativs sind. Dabei steht das Kind als Subjekt im Zentrum. Der Kontakt des Therapeuten mit dem Kind und seine Kompetenz im Erfassen und Deuten diskreter Auffälligkeiten im Verhalten und in der Interaktion sind der Ausgangspunkt, aus dem gemeinsam mit den Eltern eine diagnostische Klärung erzielt und gegebenenfalls der Aufbau eines multidisziplinären Unterstützungsnetzes eingeleitet werden können. Die Familie soll ein Verständnis der Symptomatik des Kindes entwickeln können, die ihr im Alltag Orientierung bietet, und die Auseinandersetzung beginnen, wie sie mit der Perspektive einer möglichen Beeinträchtigung seiner Entwicklung umgehen kann.

Neurologisch bedingte Entwicklungsstörungen – Ein neues Kapitel in der diagnostischen Klassifikation frühkindlicher psychischer Störungen

Neurologisch bedingte Entwicklungsstörungen unterscheiden sich in ihrer Erscheinungsform, haben jedoch einige gemeinsame Merkmale. Sie machen sich alle in der frühen Kindheit bemerkbar, der Rückstand oder die Auffälligkeiten in den mit fortschreitender Entwicklung auftretenden Funktionen sind eng auf die neurobiologische Reifung des zentralen Nervensystems bezogen, und sie weisen meist einen kontinuierlichen Verlauf, der nicht, wie bei anderen psychischen Störungen üblich, durch Remissionen und Rückfälle unterbrochen wird. Verschiedene dieser Störungen treten relativ häufig gleichzeitig auf, sodass einige Forscher die Frage aufgeworfen haben, ob es sich um Manifestationen einer einzigen Grundstörung handeln könnte. Doch ihre jeweilige Charakterisierung und therapeutischen Zugänge sind beim heutigen Wissenstand so spezifisch, dass sie als Komorbiditäten behandelt werden müssen. Kinder mit neurologischen Entwicklungsstörungen können von Therapien profitieren, das Grundleiden kann aber selten behoben werden (DC:0-5, S. 15).

Der früh auftretende Autismus war schon immer das paradigmatische Beispiel dafür, dass nicht jede Symptomatik des Säuglings- und Kleinkindalters mit der Störung der Eltern-Kind-Interaktion zu erklären ist. Nur fand er in den Anfangszeiten der Eltern-Säugling-Psychotherapie wenig Beachtung, u. a. weil die Diagnostik noch nicht so differenziert war und Entwicklungsverzögerungen allgemein der Frühförderung zugewiesen wurden. Umgekehrt gilt aber, dass Auffälligkeiten im Verhalten des Säuglings und Kleinkindes Verunsicherung in der Beziehung mit ihren Betreuern auslösen, die sich bis zu schweren Störungen aufschaukeln können. Diese sekundären Interaktions- und Beziehungsstörungen führen zu einer zusätzlichen Symptomatik, die unter Umständen das klinische Bild verwirrender macht. In therapeutischer Hinsicht ist heute anerkannt, dass psychosoziale Maßnahmen und Psychotherapien wirksam sind, obwohl diesen Störungen neurobiologische Dysfunktionen zugrundeliegen. Darüber hinaus gibt es Hinweise, dass die Verbesserung des interaktionellen Austausches die postnatale Reifung der Gehirnstrukturen positiv beeinflussen kann (s. unten). Jedenfalls müssen die Therapien in einem multidisziplinären Behandlungsplan eingebettet sein.

Im DC:0-5 werden folgende bekannte, gut untersuchte Krankheitsbilder unter die neurologisch bedingten Störungen einbezogen:

- *Autismus-Spektrum-Störung (ASS),* feststellbar ab 18 Monaten;
- *Aufmerksamkeitsdefizit-Hyperaktivität-Störung (ADHS),* ab drei Jahren;
- *Entwicklungsstörungen,* eingeteilt in allgemeiner Entwicklungsrückstand, Sprachentwicklungsstörung und Störung der motorischen Koordinationsentwicklung.

Diese Diagnosen wurden mit zwei weiteren ergänzt, die die frühesten Symptome des ASS bzw. ADHS umfassen, und deren Weiterentwicklung zum jeweiligen Syndrom bzw. deren Remission erforscht werden soll:

- *Frühe atypische Autismus-Spektrum-Störung,* nur zwischen neun und 36 Monaten zu diagnostizieren;
- *Hyperaktivität-Störung der frühen Kindheit,* zwischen 24 und 36 Monaten.

In der früheren Version des Manuals, im DC:0-3/R (ZTT, 2005), war Autismus noch nicht enthalten; dies, weil die entsprechenden diagnostischen Kriterien für Kleinkinder damals noch nicht klar definiert waren. Stattdessen gab es zwei nur vage beschriebene Kategorien, die »Störung der Bezogenheit und Kommunikation« und die »multisystemische Entwicklungsstörung« für Kinder unter zwei Jahren. Auch ADHS war noch nicht aufgeführt, weil diese Diagnose – wie heute noch – nicht unter drei Jahren (damalige Altersgrenze des Manuals) gestellt wurde. Im bei uns zurzeit noch gebräuchlichen und für den Verkehr mit Krankenversicherungen maßgebenden ICD-10 (WHO, 1991) sind die erwähnten Diagnosen in den Kapiteln »Entwicklungsstörungen« und »Störungen mit Beginn in der Kindheit und Jugend« untergebracht, ohne explizite Zuordnung zur entwicklungsneurologischen Pathogenese.

Autismus-Spektrum-Störungen (ASS) – frühe Symptomatik und Verlaufsmuster

Erste Beschreibungen von Kindern mit Autismus gehen auf die erste Hälfte des letzten Jahrhunderts zurück. Die nosologische Einordnung hat sich seither mehrmals geändert. Die im ICD-10 festgehaltene Einteilung, die sich überwiegend am beobachtbaren Verhalten orientiert und pathogenetische Hypothesen unberücksichtigt lässt, ist im deutschen Sprachraum bis heute gültig. Unter »tiefgreifende

Entwicklungsstörungen« werden einige Subkategorien unterschieden. Neben dem frühkindlichen Autismus sind atypischer Autismus, Asperger-Syndrom, Rett-Syndrom und andere desintegrative Störungen des Kindesalters erwähnt. Forschungen der letzten Jahrzehnte haben jedoch gezeigt, dass auf keiner der untersuchten Ebenen (auf der klinischen, neurobiologischen, kognitiven Ebene) sich eine klare Unterscheidung zwischen diesen Subgruppen treffen lässt, wohl aber ihre Abgrenzung gegenüber anderen nicht-autistische Störungen. Vielmehr wurden gemäß eines dimensionalen Ansatzes innerhalb der autistischen Störungen gemeinsame Merkmale festgestellt. Diese Ansicht hat sich in den Diskussionen, die im Vorfeld der DSM-5-Redigierung stattgefunden haben, konsolidiert und sich mit der Überführung aller autistischen Störungen in die einzige Kategorie der *Autismus-Spektrum-Störungen* durchgesetzt. Auch die neue AWMF-Leitlinie (2016)[93] hat diese weitgefasste, in der Forschung etablierte Diagnose übernommen (Sobanski, 2017). Während Autismus früher als eine ausgesprochen seltene Störung galt, scheint die Verbreitung von Störungen mit autistischer Symptomatik in letzter Zeit zuzunehmen. Dies bestätigen Prävalenzstudien, die ab dem Jahr 2000 durchgeführt wurden: Aktuell nimmt man eine Rate zwischen 0,9% und 1,1% an (AWMF-Leitlinie ASS). Einerseits ist dies auf die neue Definition ASS, die auch leichtere Fälle einschließt, zurückzuführen. Andererseits führt die höhere Sensibilisierung der Öffentlichkeit für diese wegen der optimistischeren Prognose nicht mehr tabuisierte Störung zu einer breiteren Erfassung. Bei der Prävalenzrate besteht ein eindeutiger Geschlechtsunterschied, indem Knaben häufiger betroffen sind als Mädchen in einem Verhältnis von 4:1. Neuere Studien weisen jedoch auf einen tieferen Wert von 2–3:1 hin und nehmen an, dass weibliche Betroffene bisher häufiger nicht erkannt oder später diagnostiziert wurden (AWMF-Leitlinie ASS).

Ein wichtiger Grund für die in den letzten Jahren aufgekommene Forcierung der Frühdiagnostik ist die Erkenntnis, dass früh einsetzende intensive Interventionen die autistische Kernsymptomatik zu beeinflussen vermögen und zu deutlichen Besserungen des Zustandsbildes führen (Dawson, 2008; Schmeck et al., 2014). In einem beachteten Artikel fasste Geraldine Dawson die vorliegenden Wirksamkeitsstudien zusammen: Ein bedeutender Teil bis zur Mehrheit der Kinder mit ASS, die eine intensive verhaltensorientierte Behandlung erhalten hatten, konnte sich im Alter von fünf Jahren sprachlich verständigen, zeigte weniger autistische Verhaltensweisen oder hatte sich so günstig entwickelt, dass keine Behinderung mehr vorlag. In dieser Arbeit stellte Dawson auch ein *Modell der autistischen Pathogene*se vor, in dem die bekannten gene-

93 AWMF-S3-Leitlinie Autismus-Spektrum-Störungen im Kindes-, Jugend- und Erwachsenenalter. Teil I: Diagnostik. https://www.awmf.org/uploads/tx_szleitlinien/028-018l_S3_Autismus-Spektrum-Stoerungen_ASS-Diagnostik_2016-05.pdf [Stand 18. April 2019]

tischen Risikofaktoren erst postnatal in negativen Gegenseitigkeitskreisen mit den durch sie beeinträchtigten interaktiven Prozessen zur allmählichen Ausbildung gestörter neuronaler Schaltkreise und des entsprechenden autistischen Syndroms führen. Darin kann die Begründung für die frühe, sogar präventive psychosoziale Intervention aufgezeigt werden.

Risikofaktoren und Dawsons »social motivation hypothesis«

Für die genetische Komponente in der Entstehung des autistischen Syndroms gibt es starke Evidenz. So wird bei monozygoten Zwillingen eine Konkordanzrate von 69–95 % gegenüber einem Wert von 3–8 % bei heterozygoten Zwillingen festgestellt. Bei Geschwistern von autistischen Kindern liegt eine höhere Inzidenz von 2,8–7 % vor, die bis zu 12–20 % geht, wenn man leichtere Varianten dazu zählt (Dawson, 2008). Im Laufe ausgedehnter Forschung wurden zahlreiche genetische Konstellationen nachgewiesen, die zu Autismus führen können. Unter den vererbten oder neu aufgetretenen Mutationen an einzelnen Genen sind u. a. der fragile-X-Syndrom, der Rett-Syndrom und die tuberöse Hirnsklerose zu finden. Vererbte oder neu aufgetretene Veränderungen an einzelnen Genen (Mikro-Deletionen und -Duplikationen) sowie chromosomale Veränderungen sind u. a. beim Angelmann- und beim Prader-Willi-Syndrom zu finden. Bei solchen Befunden in der genetischen Untersuchung kann von Anfang an auf das Auftreten möglicher Symptome einer ASS geachtet werden. Es gibt zudem bei vererbten Formen häufig festgestellten Varianten, die aber diagnostisch nicht verwertbar sind (AWMF-Leitlinie ASS). Die erhöhte Prävalenz von Epilepsie bei Patienten mit Autismus soll ein weiterer Hinweis auf genetische Prädisposition sein.

Zu den pränatalen Risikofaktoren gehören Vorerkrankungen der Eltern und die Exposition an Umweltschadstoffen während der Schwangerschaft. Vor allem somatische und psychiatrische Erkrankungen der Mutter spielen eine Rolle. Es ist seit Längerem bekannt, dass Röteln während der Schwangerschaft mit einer erhöhten ASS-Rate einhergehen. Die Einnahme gewisser Medikamente in dieser Zeit – Antiepileptika, insbesondere Valproat, SSRI-Präparate, möglicherweise andere psychoaktive Substanzen – hat die gleiche Folge. Diskutiert werden des Weiteren Toxine, z. B. Pestizide, und erhöhte Hormonspiegel bei Fertilitätsbehandlungen. Gemäß AWMF-Leitlinie sind aber die häufig in der Öffentlichkeit verdächtigten Faktoren MMR-Impfung, Quecksilber, Nahrungsallergien und Alkoholkonsum während der Schwangerschaft als Autismusursache ausgeschlossen worden. Schließlich besteht ein erhöhtes ASS-Risiko bei Migrationsgeschichte oder niedrigem sozio-ökonomischem Status der Eltern, wobei der Entstehungsmechanismus unklar ist.

Schwangerschafts- und Geburtskomplikationen können kaum isoliert in Bezug auf ASS untersucht werden, sondern werden im Kontext anderer Risikofaktoren gesehen. Extreme Frühgeburtlichkeit mit einem Geburtsgewicht unter 1.500 g ist mit einer leicht erhöhten ASS-Rate assoziiert (AWMF-Leitlinie ASS).

Erste Anzeichen im Verhalten von Säuglingen, die Vorboten von autistischer Störung sein könnten, werden in der zweiten Hälfte des ersten Lebensjahres sichtbar. Es zeigen sich Schwierigkeiten, u. a. beim Aufrechterhalten des Blickaustausches, bei der geteilten Aufmerksamkeit, und eine zunehmende Beeinträchtigung der sozialen Orientierung. Aufgrund dieser typischen Beobachtungen stellt Dawson die Hypothese auf, dass die sich entfaltende Symptomatik des ASS auf eine *grundlegende Beeinträchtigung der sozialen Motivation* zurückzuführen ist. Diese könnte auf das Versagen neurobiologischer Belohnungsmechanismen, die den sozialen Austausch als positiv erleben lassen, beruhen. Eine zentrale Rolle spielt dabei das Dopaminsystem, die wichtigsten involvierten Gehirnstrukturen sind die Amygdala und der orbitofrontale Cortex. Wegen des fehlenden Interesses für den sozialen Austausch verbringt das Baby wenig Zeit im Engagement mit der Mutter und mit anderen Personen, fokussiert sich stattdessen stärker auf Gegenstände. Mangelnde Entwicklung von Kompetenz im Verstehen von Gesichtsausdrücken, in der averbalen Kommunikation, in der sozialen Nachahmung und die verspätete und beeinträchtigte Sprachentwicklung sind die Folgen. Dementsprechend und parallel dazu ergibt sich eine mangelnde Ausbildung der neuronalen Netzwerke, die die soziale Kommunikation vermitteln, da diese erst durch die Beanspruchung angeregt wird. In diesem integrierten neuronalen System würden limbische, temporale, frontale und Kleinhirnregionen miteinander koordiniert (Dawson, 2008). Zahlreiche Studien trachten derzeit danach, die komplexen neurobiologischen Hintergründe des ASS noch weiter zu klären, um eventuell neue Marker für die Früherfassung zu definieren.

Nicht ein Frühzeichen, sondern ein weiterer Beleg für die neurobiologische Komponente des ASS ist die Kopfwachstumskurve. Diese zeigt eine schnellere Zunahme in den ersten zwölf Monaten, gefolgt von einer Verlangsamung bis zum 24. Monat. Bildgebende Verfahren lassen auf ein größeres Hirnvolumen schließen, das gemäß der Forscher in Zusammenhang mit dem Versagen der Anpassung synaptischer Verbindungen, d. h. der Elimination nicht-funktioneller Synapsen und ihrer Axone, stehen könnte (ebd., S. 786).

Klinische Zeichen von ASS und Verlaufsbilder

Das klinische Bild der ASS verändert sich erheblich über die verschiedenen Lebensphasen vom Kleinkind über das Schulkind bis zu Pubertät und Erwachsenenalter, da die sozialen und kommunikativen Anforderungen sich dem Alter entsprechend wandeln. Die Kenntnisse zu den Bildern im Säuglings- und Kleinkindalter haben erheblich zugenommen, seit prospektive Studien mit

Geschwistern von Autismus Betroffenen, bei denen selbst später eine ASS diagnostiziert wurde, ab Geburt durchgeführt worden sind (Soto et al., 2016). Als früheste Zeichen lassen sich ab dem sechsten Monat eine verminderte Fähigkeit, visuelle Aufmerksamkeit aufrecht zu erhalten und Temperamentauffälligkeiten im Sinne von verminderter Aktivität und erhöhter Häufigkeit/Intensität von Stressreaktionen ausmachen. Des Weiteren treten gegen Ende des ersten Lebensjahres die schon aus retrospektiven Homevideos bekannten Symptome auf: Die Babys schauen weniger auf das Gesicht des Gegenübers, haben weniger Blickkontakt, zeigen weniger auf Dinge, setzten kaum Zeigegesten (»pointing«) ein, um gemeinsames Interesse anzuregen, antworten nicht auf ihren Namen. Letzteres, zusammen mit vermindertem Blickkontakt, unterscheidet sie zuverlässig von Kindern mit einer allgemeinen Entwicklungsverzögerung allein (Dawson, 2008, S. 782).

In der Zeit zwischen zwölf Monaten und drei Jahren lassen sich zwei Verlaufsmuster unterscheiden: Rebecca Landa und Mitarbeiterinnen haben 107 Geschwister von autistischen Kindern prospektiv untersucht; bei 30 von ihnen wurde im Alter zwischen 30 und 36 Monaten ebenfalls die Diagnose einer ASS gestellt. In einer Auswertung dieser Untersuchungen zwischen 14 und 24 Monaten stellten sie fest, dass bei einem Teil dieser Kinder bereits im Alter von 14 Monaten aufgrund typischer Symptome ein starker Verdacht auf Autismus geäußert wurde (»early diagnosis group«, N=16); andere Kinder zeigten mit 14 Monaten keine Auffälligkeiten, bei ihnen traten hingegen im Laufe des zweiten Jahres Rückschritte in sozialen und kommunikativen Fähigkeiten auf und sie entwickelten zunehmend autistische Symptome (»later diagnosis group«, N=14). Diese Autorinnen vermuten, dass sich die Manifestationen von ASS bis zum Alter von drei Jahren allmählich entwickeln und zu unterschiedlichen Zeitpunkten die ASS-Diagnosekriterien erfüllen (Landa et al., 2007). Ab dem 24. Monat fallen die fehlende Zeigegeste, das fehlende Bringen von Gegenständen, die beschränkte soziale Interaktion, die zögerliche Sprachentwicklung und das geringe »als-ob«-Spiel im Vergleich zu nicht von Autismus betroffenen Kindern noch stärker auf.

In einer neueren Studie haben sich Emily Moulton und Mitarbeiter den Kindern angenommen, die mit zwei Jahren die autistische Symptomatik zeigen und überraschend erstaunliche Fortschritte machen, so dass sie später als nicht mehr auffällig gelten (Moulton et al., 2016). Zur Beurteilung der Stabilität des Syndroms bei früher Diagnose untersuchten sie erneut im Alter von vier Jahren 207 Kinder, die mit zwei Jahren als ASS diagnostiziert worden waren, und versuchten, die Kriterien auszuarbeiten, die mit einer günstigen Prognose assoziiert sind. Die Autismus-Diagnose ist übereinstimmend mit früheren Arbeiten weitgehend stabil, immerhin 9 % der Kinder zeigten bei der zweiten Untersuchung durchschnittliche kognitive und soziale Fähigkeiten sowie Sprachkompetenz. Andere Studien mit Kleinkindern halten fest, dass zwischen

6% und 18% ihrer Probanden diesen Verlauf zeigen und dass die Mehrzahl von ihnen aber eine andere Entwicklungsstörung (z.B. Sprachentwicklungsstörung) aufweist. Bei Kindern, die nach dem Alter von drei Jahren diagnostiziert wurden, sind günstige Verläufe sehr selten, was als Hinweis für die verminderte Wirksamkeit fördernder Interventionen interpretiert wird (Turner & Stone, 2006, zit. in: Moulton et al., 2016). Prognostisch für eine optimale Entwicklung sind weniger ausgeprägte sowie eine geringere Anzahl an ASS-Symptomen und ganz besonders fehlende repetitive/stereotype Verhaltensweisen; des Weiteren gute adaptive Fähigkeiten in den Bereichen Kommunikation, Sozialisation, Alltags-Skills und Motorik. Der letzte Befund betont den Beitrag der Bewegung sowohl für das Erwerben von Fertigkeiten als auch für den sozialen Austausch. Hingegen und gegen die Erwartung der Forscherinnen trugen bessere kognitive und sprachliche Fähigkeiten nicht zu einem günstigeren Entwicklungsverlauf bei.

Die diagnostische Neuerung im DSM-5 – und in Anlehnung dazu im DC:0-5 – beschränkt sich nicht auf die Zusammenfassung aller Autismusformen unter dem Konzept Autismus-Spektrum-Störung, sondern reduziert auch die Differenzierung der Symptome auf zwei Bereiche: soziale Kommunikation/Interaktion und restriktive/repetitive Verhaltensweisen. Im Algorithmus des DC:0-5 werden die Symptome gemäß ihrer Ausdrucksform in den ersten Lebensjahren aufgelistet. Die Erstmanifestationen sind ausgesprochen variabel. Zur Diagnose ASS werden zwingend drei Symptome, die gestörte soziale Kommunikation anzeigen, plus zwei des restriktiven/repetitiven Verhaltens verlangt. Sie können nicht vor dem neunten Monat festgestellt werden; die Diagnose soll vor dem 18. Monat mit Vorsicht geäußert werden. Es soll spezifiziert werden, ob zugleich eine allgemeine Entwicklungsverzögerung, eine Sprachentwicklungsverzögerung oder eine Störung der sensorischen Verarbeitung vorliegen; zudem soll das Vorliegen eines genetischen oder Umweltrisiko festgehalten werden (DC:0-5, 2016; Soto et al., 2016). Das DC:0-5 führt neu eine Diagnose »frühe atypische Autismus-Spektrum-Störung« ein, wofür zwei Symptome der gestörten sozialen Kommunikation und ein Symptom des repetitiven Verhaltens genügen. Diese kann nur im Alter zwischen neun und 36 Monaten angewandt werden und bezeichnet Kinder, die ein ASS-Risiko haben und deshalb enger in Hinblick auf das Auftreten zusätzlicher Symptomen überwacht werden sollten. Mit drei Jahren wird klar sein, ob sie eine autistische Störung haben oder nicht.

Screeninginstrumente, Abklärung und Abklärungsstellen

Der Verdacht auf eine autistische Störung wird anhand anamnestischer Angaben zum pränatalen Risiko, der Beobachtungen charakteristischer Symptome durch die Eltern und der Untersuchung eines erfahrenen Klinikers geäußert, wobei erst gegen Ende des ersten Lebensjahres Frühzeichen deutlich erkannt werden können. Ein in der Literatur häufig angewandtes, mögliches Screeningverfahren ist der M-CHAT (»modified check-list for autism in toddlers«, Robins et al., 2001; dt. in: Bölte & Poustka, 2005) – ein Elternfragebogen, der im Alter zwischen 16 und 30 Monate eingesetzt wird und nur bei klinisch verdächtigen Fällen eine genügende Sensibilität und Spezifität aufweist (Matson, 2011). Es gibt derzeit keine Screeningverfahren, die sich für die Anwendung auf die Gesamtpopulation eignen (AWMF-Leitlinie ASS). Bei Erhärtung des Verdachts soll das Kind zur Fortsetzung des diagnostischen Prozesses an eine multidisziplinäre Fachstelle überwiesen werden, die auf die Abklärung von ASS spezialisiert ist. Als diagnostische Instrumente stehen dort sehr ausführliche Protokolle zur Verfügung, die sowohl Informationen der Eltern als auch Beobachtungsdaten dokumentiere. Derzeit sind ADI-R (diagnostisches Interview für Autismus, revidiert) und ADOS (diagnostische Beobachtungsskala für autistische Störungen) die meist eingesetzten Verfahren. Das an ICD-10-Kriterien orientierte ADI-R scheint im Vorschulalter eine gute Validität zu haben. Beim ADOS kommen verschiedene Module je nach sprachlichen, kognitiven und sozial-interaktiven Fertigkeiten des Kindes zum Einsatz; für Kleinkinder zwischen zwölf und 30 Monaten ist der ADOS-Kleinkindmodul/Teil des ADOS-2 gedacht, das jedoch nicht als obligatorisch für die ASS-Diagnosestellung angesehen wird (ebd.).

Zusätzlich zu der Autismus-spezifischen Diagnostik ist es wichtig, eine gründliche allgemeine somatische und psychische Untersuchung durchzuführen. Einerseits gilt es, die Differentialdiagnose gegenüber genetischen und anderen neurobiologischen Entitäten zu leisten. Des Weiteren sollen eventuelle Komorbiditäten erfasst werden. Bei mehr als der Hälfte von Autismusbetroffenen Kindern liegen sprachliche, motorische oder geistige Entwicklungsstörungen vor. Häufig anzutreffen sind Schlafstörungen. Hyperaktivität ist ein häufiges Symptom, eine ADHS haben etwa ein Drittel der autistischen Kinder. Traumafolgestörungen, Depressionen, Störungen des Sozialverhaltens u. a. können autistische Symptome vortäuschen oder auch komorbid auftreten (ebd.).

Aufmerksamkeitsdefizit/Hyperaktivitätsstörung (ADHS) im Vorschulalter

Darf man ADHS ohne Weiteres im Kapitel der neurologisch bedingten Entwicklungsstörungen einordnen? Oder stellt dies von Seiten psychoanalytisch orientierter Therapeuten bereits eine Überanpassung gegenüber der biologisch ausgerichteten, in diesem Bereich dominierenden Forschungsrichtung dar? In den letzten Jahrzehnten ist zwischen unterschiedlichen Therapieschulen eine lebhafte Auseinandersetzung bezüglich der Genese und der Therapie der ADHS geführt worden (siehe z.B. im deutschen Sprachraum Borowski et al., 2010; Hopf, 2012; Laezer et al., 2014). In der bedeutsamen Frankfurter ADHS-Wirksamkeitsstudie, die zu dem Schluss kommt, dass psychoanalytische und verhaltenstherapeutisch/medikamentöse Behandlung bei sechs- bis elfjährigen Kindern gleichwertige Resultate erzielen, ist von »Desintegrationsstörung« oder von »sogenanntem ADH-Syndrom« die Rede. Damit wird die Distanzierung zum diagnostischen Konstrukt ADHS zum Ausdruck gebracht (Laezer et al., 2014; Tischer et al., 2014). In diesem Aufsatz wird die Position vertreten, dass Belastungen in der sozio-emotionalen Entwicklung und damit verbundene psychodynamische Konflikte ein wichtiger Hintergrund der Symptomatik bei der ADHS darstellen und volle Aufmerksamkeit verdienen, dies umso mehr als – im Unterschied zur ASS – die genetische Komponente weniger ausgeprägt ist und den Umwelteinflüssen eine größere Bedeutung in der Ausgestaltung des Syndroms zukommt. Die Annahme einer neurobiologischen Vulnerabilität, die die Entfaltung des Syndroms begünstigt oder prägt, stellt diese Haltung nicht in Frage. Bei eindeutiger Deprivation/Misshandlungs-Anamnese kann auch eine komplexe Traumafolgestörung mit ihren verschiedenen funktionellen Beeinträchtigungen diskutiert werden, die zum Teil ebenfalls mit sekundären neurobiologischen Veränderungen einhergehen (der enger gefasste psychodynamische Ausdruck Desintegrationsstörung bezieht sich hingegen allein auf die psychische Struktur). Im Kontext der frühen Kindheit fällt die Polemik zwischen biologisch bedingter ADHS und emotionaler Störung vielleicht weniger scharf aus, da die bei Hyperaktivität empfohlenen Interventionen im jungen Alter schon immer Elternberatung bzw. Eltern-Kind-Psychotherapien umfassten und die kritisierte Medikation mit äußerster Zurückhaltung gehandhabt wurde.

Eine weitere Sorge wird aber gerade auch in Bezug auf Kleinkindern häufig thematisiert: nämlich diejenige der Überdiagnostizierung. Die befürchtete Folge davon ist, dass Kinder früh stigmatisiert und mit Vorurteilen, die ihre Sozialisation zusätzlich erschweren, konfrontiert werden. Die Sorge ist zum Teil berechtigt, weil es sich bei der ADHS-Symptomatik um die extreme Ausprägung von Verhaltensweisen handelt, die in der normalen Entwicklung vorkommen und schnell den Verdacht auf diese Störung heraufbeschwören; aus fachlicher Sicht wird sie jedoch nicht durch epidemiologische Studien bestätigt. Nach vorliegenden Prävalenzzahlen handelt es sich bei der ADHS um eine relativ häufige Störung, mit Raten im Kindes- und Jugendalter um 5,3 %, wobei international keine wesentlichen Unterschiede bestehen; in Deutschland liegt die Häufigkeit bei 5 % (AWMF-Leitlinie ADHS, 2018).[94] Für das Vorschulalter

94 AWMF-S3-Leitlinie Aufmerksamkeitsdefizit-/Hyperaktivitätsstörung (ADHS) im Kindes-, Jugend- und Erwachsenenalter. https://www.awmf.org/uploads/tx_szleitlinien/028-045l_S3_ADHS_2018-06.pdf.

ergab eine amerikanische Referenzstudie 3,3 % (Egger & Angold, 2006); eine neuere norwegische Populationsstudie mit Vierjährigen stellt eine noch niedrigere Rate von 1,9 % fest (Wichström et al., 2012). Es gilt, darauf zu achten, dass die Diagnose nach strengen Kriterien von Fachpersonen gestellt wird und nicht zum populären Ausdruck für lebhaftes oder störendes Verhalten wird.[95]

Im Unterschied zur ASS wird die Forderung nach sehr frühen Diagnostellung weniger eindringlich erhoben, da das klinische Bild ja erst nach dem dritten Lebensjahr diagnostiziert werden kann. Ausgeprägte Symptome, die sich funktional einschränkend auswirken oder für die Familie eine übermäßige Belastung bedeuten, sollen trotzdem schon zuvor Anlass für therapeutische Interventionen sein.

Risikofaktoren und Pathogenese

ADHS tritt familiär gehäuft auf. Bei Geschwistern oder Eltern betroffener Kinder liegt die Rate der ebenfalls an ADHS Leidenden zwischen 10 und 35 %. Genomanalysen haben gezeigt, dass verschiedene Genvarianten für das ADHS-Risiko relevant sind; einige davon sind per se nicht pathologisch, andere sind auch bei Autismus oder Schizophrenie zu finden. In bildgebenden Verfahren konnten mehrere involvierte Hirnregionen und multiple neuronale Netzwerke in Zusammenhang mit ADHS darstellt werden. Die vielfältigen Befunde legen es nahe, dass ADHS Ausdruck einer genetisch mitbedingten neuronalen Entwicklungsstörung ist (Gleason & Humphreys, 2016; AWMF-Leitlinie ADHS, 2018).

Viele Umweltfaktoren stehen in der Diskussion, an der Genese der ADHS beteiligt zu sein. Es ist aber schwierig zu unterscheiden, ob sie direkt als Ursache zu verstehen sind oder ob indirekt komplexe gegenseitige Interaktionen wirksam werden. Des Weiteren ist nicht klar, welche Bedeutung den epigenetischen Veränderungen im Rahmen von der Umwelt-Gen-Interaktionen zukommt. Höhere ADHS-Raten werden bei Nikotin- und bei Alkoholkonsum während der Schwangerschaft festgestellt. Als Risiko gelten Frühgeburtlichkeit und aversive psychosoziale Bedingungen (wie psychische Erkrankung der Eltern, negatives elterliches Erziehungsverhalten, geringe familiäre Unterstützung) in der frühen postpartalen Zeit. Bei Kindern, die in extrem deprivierenden Institutionen betreut wurden, stellte man eine vierfach erhöhte ADHS-Rate im Vergleich zu Kindern, die in Familien betreut wurden, fest (Zeanah et al., 2009). Temperamentsmerkmale im Sinne einer erhöhten Aktivität und geringen Fähigkeit zur Selbstregulation können bei bestehender Vulnerabilität das Risiko, eine ADHS zu entwickeln, erhöhen.

95 Vgl. die ähnliche Problematik bei der Diagnose »Bindungsstörung« im entsprechenden Kapitel.

Es ist festzuhalten, dass die ADHS-Symptomatik im Laufe der Entwicklung zu ungünstigen und sich gegenseitig verstärkenden negativen Verhaltensweisen zwischen dem betroffenen Kind und seinen Betreuern und Peers führt, die schlussendlich in vielen Fällen für die relativ belastete Langzeitprognose dieser Störung verantwortlich sind.

Früh und spät auftretendes ADH-Syndrom, Verlaufsbilder

ADHS tritt nicht abrupt auf, es handelt sich vielmehr um eine allmählich zunehmende Symptomatik, deren Ausprägung irgendwann Verhaltensauffälligkeiten hervorbringt, die nicht mehr dem entsprechen, was die soziale Gruppe als altersadäquat und kulturkonform erachtet und zudem mit einer funktionellen Beeinträchtigung einhergehen (Sonuga-Barke & Halperin, 2010). Das Auftreten störungsspezifischer Symptome soll gemäß den neuen diagnostischen Manualen vor dem 12. Lebensjahr erfolgt sein; im ICD-10 war die Grenze noch bei sechs Jahren. Eine untere Grenze wird nur im DC:0-5 gestützt auf Validitätsstudien angegeben: Die Diagnose soll nicht vor dem dritten Jahr gestellt werden. Extreme Hyperaktivität kann auch schon früher exzessiv und beeinträchtigend sein; deshalb schlägt der DC:0-5 eine neue Diagnose *»Hyperaktivitätsstörung der frühen Kindheit«* (»Overactivity disorder of toddlerhood«) vor, welche zwischen 24 und 36 Monate vergeben werden kann, wenn die Symptome mindestens sechs Monate anhalten. Die Ausgestaltung der ADHS-Symptomatik variiert mit dem Alter. Je jünger das Kind, desto eher steht Hyperaktivität im Vordergrund; verminderte Aufmerksamkeit fällt bei Kleinkindern weniger ins Gewicht, da diese in diesem Alter kaum Probleme verursacht. Das Symptom Hyperaktivität scheint eine hohe Stabilität zu haben und vom Kleinkindalter in die Schulzeit hinein weiterzubestehen; die Konzentrationsfähigkeit wird in der Schule gefordert und deren Fehlen wird dann sehr relevant. Im Erwachsenenalter tritt die motorische Hyperaktivität zurück; Unaufmerksamkeit, innere Unruhe, Vergesslichkeit treten in den Vordergrund; unüberlegte impulsive Handlungen kommen weiterhin vor.

Die Forschung ist bemüht, die Diagnosekriterien so eng zu definieren, dass eine Zuschreibung zuverlässig erfolgen kann. Das ICD-10 verlangt, dass in allen drei Bereichen der Unaufmerksamkeit, Hyperaktivität und Impulsivität eine bestimmte Zahl von Symptomen erfüllt ist und diese seit mindestens sechs Monaten andauern; es muss eine funktionelle Beeinträchtigung vorliegen, die sich in mehreren Lebenskontexten äußert. Die Symptome, die im DC:0-5 aufgelistet sind, sind die gleichen wie im ICD-10 (im Band »Forschungskriterien«), werden aber so formuliert, dass sie die Lebensrealität von Kleinkindern widerspiegeln. Z. B. das Kriterium »[es] vermeidet ungeliebte Aufgaben, die häufig geistiges Durchhaltevermögen erfordern« wurde ergänzt durch: »wie mit einem Elternteil ein Buch zu lesen oder an einem Puzzle zu arbeiten«.

Es werden entweder sechs der neun Symptome des Hyperaktivität/Impulsivität-Clusters **oder** sechs der neun Symptome des Unaufmerksamkeits-Clusters für die Diagnose verlangt. Mit der Mindestanforderung von sechs Symptomen werden eine Sensitivität des Algorithmus von 64% und eine Spezifität von 100% erreicht. Auch gemäß DC:0-5 müssen die Symptome seit sechs Monaten vorhanden sein und in mindestens zwei Kontexten oder aber in zwei Beziehungen (mit Eltern, Krippenbetreuern, Untersuchern) nachweisbar sein. Die Störung muss sich deutlich auf das Wohlbefinden und den Entwicklungsverlauf des Kindes auswirken oder das Familienleben beeinträchtigen (Gleason & Humphreys, 2016). Mit dem Entscheid, dass Symptome nur in einem der zwei Bereiche Hyperaktivität bzw. Unaufmerksamkeit erfüllt sein müssen, lehnt sich DC:0-5 dem DSM-5 an und unterscheidet sich vom ICD-10. Dies ist auf die unterschiedliche Einteilung beider großen Referenzwerke in Bezug auf ADHS-Subtypen, je nachdem, in welchem Symptomenbereich der Schwerpunkt der Störung liegt, zurückzuführen (s. auch Herpertz-Dahlmann et al., 2008, S. 675). Diese Differenzierungen sind aber im frühen Alter nicht relevant, da die Zuordnung zu einem hyperaktiven, unaufmerksamen oder gemischten Subtyp noch nicht stabil ist. In einer longitudinalen Studie mit vier- bis sechsjährigen Kindern über einem Zeitraum von sieben Jahren wurde bei mehr als zwei Drittel der Kinder in Folgeuntersuchungen ein anderer Subtyp als derjenige der Anfangsabklärung nachgewiesen (Lahey et al., 2005, zit. in: Gleason & Humphreys, 2016). Bezüglich dem Schweregrad der Störung konnten in einer weiteren Studie mit über 1.000 Kindern, die mit drei, vier und fünf Jahren anhand von ADHS-Elternfragebögen diagnostiziert wurden, unabhängig vom Subtypprofil, verschiedene frühe Verläufe charakterisiert werden. Bei 71% der Kinder bestand nachhaltig eine relativ niedrige, bei 8% von ihnen eine nachhaltig hohe Anzahl und Ausprägung der Symptome. Bei 3,5% der Kinder, die anfänglich ein leichteres Bild zeigten, nahm die Symptomatik zu. Bemerkenswert ist ein Gruppe von 16% der Kinder, die anfänglich schwerer betroffen waren und bei denen ein Rückgang des Symptombildes zu verzeichnen war (Willoughby et al., 2012).

Ein wichtiger Einwand zur Diagnose ADHS betrifft die kulturell unterschiedliche Bewertung der Verhaltensweisen von Kleinkindern. Sowohl die Erwartungen an altersgemäßen Leistungen als auch die Toleranz gegenüber bestimmten Verhaltensweisen sind in die Kultur eingebettet, an die sich die Familie orientiert. Wann wird kleinkindliche Lebendigkeit als Getriebenheit wahrgenommen, wann Selbstbehauptung als verpönte Aggressivität? Da die Prävalenzraten von ADHS international keine nennenswerte Variabilität aufweisen, argumentieren die Manuale, dass der Einbezug des Kriteriums der funktionellen Beeinträchtigung, das im frühen Alter auf Aussagen des jeweiligen Umfeldes beruht, diesem Tatbestand genügend Rechnung trägt. Spätestens bei der Formulierung von Fallkonzept und Behandlungsplan ist eine differenziertere Auseinandersetzung mit diesem Thema nötig.

Abklärung, Tests, Komorbiditäten

Zur ADHS-Diagnostik gehören eine umfassende Erhebung der Anamnese, wenn möglich unter Einbezug mehrerer wichtiger Bezugspersonen des Kindes, u. a. Lehrpersonen, zudem die Untersuchung des Kindes und die Beobachtung der Eltern-Kind-Interaktion mit der psychopathologischen Beurteilung der Befunde. Es wird empfohlen, zum Festhalten der Symptomatik einen anerkannten standardisierten Fragebogen anzuwenden. Für das Alter von drei bis sechs Jahren eignen sich der Fremdbeurteilungsbogen für ADHS im Vorschulalter (FBB-ADHS-V, in: Döpfner & Görtz-Dorten, 2017) sowie die Vorschulversion der Conners Skalen zu Aufmerksamkeit und Verhalten (Conners-EC, in: Harbarth et al., 2015). Gemäß der neuen AWMF-S3-Leitlinie zur ADHS sollte die Abklärung durch eine/n Facharzt/ärztin für Kinder- und Jugendpsychiatrie oder durch eine/n psychologische/n Kinder- und Jugendpsychotherapeut/in bzw. einen Pädiater/in mit besonderer Erfahrung und Fachwissen in dieser Diagnostik durchgeführt werden.

Auch bei der ADHS muss eine eingehende psychische und somatische Untersuchung stattfinden. Da Kleinkinder mit ADHS überdurchschnittlich einen allgemeinen Entwicklungsrückstand oder Verzögerungen in bestimmten Entwicklungsbereichen aufweisen, muss der Entwicklungsstand differenziert erhoben werden. Differentialdiagnostisch soll die posttraumatische Störung erwogen werden; die Komorbidität mit anderen psychischen Störungen, z. B. mit Depression, Angststörungen oder oppositioneller Verhaltensstörung, ist hoch (DC:0-5). Organische Erkrankungen, die allenfalls eine ADHS vortäuschen oder auslösen können, müssen ausgeschlossen werden; zu erwähnen sind u. a. Hör- oder Sehstörungen, Epilepsie, gewisse genetische Syndrome (AMF-Leitlinie ADHS).

Betrachtungen zur psychotherapeutischen Begleitung der Abklärung und zur Frühbehandlung neurologisch bedingter Entwicklungsstörungen

Wir klassifizieren Störungen, nicht Kinder.[96] Bei den zahlreichen Abklärungsschritten und Spezialtests, die sich in manchen Verdachtsfällen von neurologisch bedingten Störungen als nötig erweisen, ist es eine Herausforderung, diesen Grundsatz präsent zu halten und der Gefahr zu widerstehen, das Kind als Untersuchungsobjekt zu sehen. Die Diagnose soll dazu dienen, wertvolle Informationen aus der Forschung zu erhalten – und nicht das Kind zu »etikettieren«. Als Therapeuten/innen begegnen wir Kindern, die Mühe haben, ihre

96 »We assess individuals, but we classify disorders«: Einleitung zu DC:0-5, S. 7.

Emotionen in den Griff zu bekommen und ihrem Erleben einen Sinn zu geben, und Halt suchen. Wir werden von Eltern aufgesucht, die durch das auffallende Verhalten ihres Kindes verunsichert sind und nicht mehr wissen, wie sie am besten mit ihm umgehen sollen; oder von Eltern, die in Panik sind, weil sie bereits eine schwere Entwicklungsbeeinträchtigung erahnen, zwischen Hoffnung und Verzweiflung hin- und her gerissen sind und mit dem Kind in eine gegenseitig negative Spirale geraten sind. Auf diese Ebene sucht die Therapeutin den Kontakt mit Eltern und Kind und bietet sich als ein Gegenüber an, das weniger Angst und Konfusion vor der Situation empfindet. Sie hat ähnliche Situationen als Fachperson schon erlebt und hat konkrete Vorstellungen dazu, wie der bevorstehende Abklärungsprozess – und parallel dazu die Meinungsbildung und emotionale Verarbeitung seitens der Betroffenen – verlaufen könnte. Sie ist die Person, die Halt geben kann, falls sie das Vertrauen der Eltern gewinnen kann und falls diese bereit sind, jemandem zu vertrauen (manchmal ist dies bei der ersten konsultierten Fachperson wegen der inneren Unruhe noch nicht möglich). Es ist hilfreich, wenn die Therapeutin ihre Kompetenz auf zwei Ebenen zeigen kann: in der Beratung der Eltern und in der eigenen Beurteilung des Kindes. Beim ersten geht es um die Weitergabe von allgemeinen erzieherischen Ratschlägen, die sich bei diesen Kindern in der Regel bewähren, wie z.B. zuverlässige Tagesstrukturen errichten, klare Anweisungen geben und kohärent einhalten, bei nicht routinemäßigen Anlässen das Kind früh vorbereiten. Hinweise erhalten sie auch von den aufgesuchten spezialisierten sonderpädagogischen Betreuungsstätten und können individuell noch angepasst werden. Es geht auch darum, den persönlichen Sorgen und Fragestellungen der Eltern zuzuhören und darauf einzugehen. Das Bedürfnis nach persönlichen psychotherapeutischen Gesprächen steht meistens nicht im Vordergrund. Ein solches Angebot kann in der Abklärungsphase leicht als Schuldzuweisung oder als Missachtung der dringenden Probleme, die das Kind aufwirft, aufgefasst werden und muss mit Vorsicht geäußert werden. Bezüglich der Untersuchung des Kindes ist es wichtig, dass die Eltern ihre Beobachtungen bestätigt sehen und dass sie (und schon früh auch das Kind selbst) Verständnis dafür entwickeln können. Dazu müssen nicht nur die Verhaltensauffälligkeiten, sondern auch das Kind in seiner ganzen Persönlichkeit und seinem Entwicklungspotenzial gewürdigt werden, mit den Fähigkeiten, die ihm im Laufe der Zeit ermöglichen, mit seiner Beeinträchtigung zurechtzukommen. Wenn am Ende des Abklärungsprozesses mit Wahrscheinlichkeit gewisse Beeinträchtigungen und eine längerdauernde Betreuung zu erwarten sind, wird die Therapeutin Kind und Eltern weiter auf dem Weg begleiten, der über Krisen zur Integration der Krankheit im eigenen und im familiären Selbstbild führt – dies im Kontext einer multidisziplinären Förderung und Behandlung.

Tatsächlich ist es für die Psychotherapeutin wichtig, die eigene Rolle und Verantwortung im Kreis der vielen involvierten Fachpersonen zu erkennen und zu definieren. Die fachliche Betreuung von autistischen Menschen entwickelt sich inzwischen in Richtung einer Subspezialität, die den Rahmen der allgemeinen Kinderpsychiatrie und -psychotherapie sprengt. Diese Entwicklung wird vorangetrieben von den Fortschritten in der Früherfassung in Zusammenhang mit der Erkenntnis, dass es eine kritische Zeitspanne in den ersten Lebensjahren gibt, in der wegen der noch vorhandenen größeren Neuroplastizität des Gehirnes intensive Behandlungen zur wesentlichen Reduktion der Symptome und zu besseren Entwicklungsergebnissen führt. Intensiv heißt hier Förderung und Therapien während mehreren Stunden täglich (18–25 Stunden/Woche), unter Einbezug der ganzen Familien während mehrere Monate (bis zu zwei Jahren). Die Zuweisung zu solchen Programmen erfolgt über die spezialisierten Abklärungszentren, die sich überall im deutschsprachigen Raum im Aufbau befinden. Noch nicht befriedigend ist das spezialisierte Angebot bezüglich der langfristigen Beratung, Koordination und therapeutischen Begleitung, die gemäß den gesundheitspolitischen Empfehlungen an ebenfalls spezialisierten Stellen auf regionaler Ebene erfolgen sollte (s. AWMF-Leitlinie Autismus, 2016 betr. Deutschland und Bericht Autismus-Spektrum-Störungen des Schweizer Bundesrates, 2018), derzeit aber immer noch vornehmlich von praktizierenden Kinderpsychiatern und Pädiatern wahrgenommen wird.

Für Kinder, bei denen eine derart intensive Behandlung nicht indiziert oder nicht möglich ist, stehen ab dem Alter von zwei Jahren gegebenenfalls als klassische Maßnahmen heilpädagogische Förderung, Ergotherapie und Logopädie zur Verfügung. Psychotherapeutisch kommen Formate der Eltern-Kleinkind-Therapie zur Anwendung, die die psychische Befindlichkeit, die Eltern-Kind-Beziehung und die Einbettung der Familie in einem unterstützenden sozialen und fachlichen Umfeld im Fokus haben – nicht anders als im ersten Teil dieses Buches dargestellt. Dies gilt auch für Kinder mit ADHS-Sympotmatik Ausdrücklich zu erwähnen ist, dass diese Interventionen implementiert werden sollen, auch wenn Symptome festgestellt werden, die eine Entwicklungsbeeinträchtigung nach sich ziehen könnten, ohne dass die Kriterien für eine spezifische Diagnose erfüllt sind. Als eine extrem frühe Form der präventiven Intervention wird zurzeit in einigen neonatologischen Stationen die Entwicklungsfördernde Pflege (EFP) implementiert, die mit dem epidemiologisch gesicherten Entwicklungsrisiko bei Frühgeborenen begründet wird. Damit werden im Rahmen der Intensivstation die Reduktion der Stressbelastung und die Gestaltung einer für das Baby entwicklungsfördernden Umwelt angestrebt (Martinet-Sutter et al., 2017; gestützt auf: Als et al., 1994).

Fallbeispiel – schwere Entwicklungsstörung – Begleitung einer Abklärung und Festlegung des Behandlungskonzeptes

Die 5½-jährige Laura wird mir von der Schulpsychologin zu einer erneuten Beurteilung ihrer schwierigen Situation und zur Beratung der Eltern zugewiesen. Laura befindet sich im integrativen Kindergarten, der sich im Umgang mit ihr wegen ihrer Wutanfälle zunehmend überfordert fühlt. Das Kind wurde bereits mehrfach fachlich untersucht und hat eine nicht näher definierte sprachliche und kognitive Entwicklungsstörung. Die seit Kurzem eingeleitete aufsuchende heilpädagogische Förderung brachte keine Entlastung. Die Eltern, Herr und Frau L., suchen weiterhin eindringlich Hilfe. Die Mutter, erfahre ich, spricht nicht Deutsch und klagt verzweifelt, dass sie niemand ernst nehme. Sie berichtet, dass das Kind neben den schwer auszuhaltenden Wutepisoden auch »Visionen« hat.

Ich sage der Anfrage gleich zu, weil ich vermute, dass die bisher involvierten Fachleute die auf eine kulturelle Krankheitsvorstellungen hinweisenden Vision zu wenig berücksichtigt haben. Dies hat sich schnell als falsche Hypothese erwiesen. Die anhaltende Krise war vielmehr die Folge einer unzureichenden Koordination in einem komplexen Abklärungsprozess. Die Fallgeschichte hebt die wichtige Funktion der kinderpsychiatrischen-psychotherapeutischen Begleitung von Kind und Eltern auf dem Weg zum Verständnis der kindlichen Eigenheit und zum kompetenten Umgang mit den damit verbundenen Schwierigkeiten hervor.

Erster Termin mit den Eltern – Anamnese

Zum ersten Termin lade ich beide Eltern ein, um mehr Informationen über die Vorgeschichte und ihre Ansicht zur Diagnose und zur aktuellen Problematik zu erhalten. Es sind zwei junge Menschen mit Migrationshintergrund – er Handwerker, sie Hausfrau –, die aus dem städtischen Milieu eines Landes in ökonomischer Dauerkrise stammen. Sie berichten einfühlsam über Laura und erweisen sich bald als kompetent bezüglich der eigenständigen Meinungsbildung im Internet. Verwirrend sind für sie die vielen unterschiedlichen und zum Teil unbefriedigenden Erklärungen von Ärzten in ihrem Herkunftsland und in der Schweiz, die bisher keine Hilfe brachten.

Zur frühen Entwicklungsgeschichte Lauras schildern sie, dass die Familie während der Schwangerschaft und der postnatalen Zeit unter ökonomischen und familiären Belastungen litt. Herr L. fand Arbeit in der Schweiz und konnte erst ein halbes Jahr später Mutter und Kind zu sich holen. Frau L. fühlte sich nach der Geburt nicht wirklich in Kontakt mit dem Baby; sie erinnert, dass es gierig trank, viel schlief und nie klagte. Lauras erste Entwicklungsschritte verliefen bis Mitte des zweiten Lebensjahres normal. Mit 19 Monaten ereignete sich ohne Vorboten eine auffällige Episode eines Panikanfalles nachts; als die Mutter Laura tröstend berührte, schrie sie noch mehr. In der Folge wiederholten sich solche nächtliche Szenen regelmäßig. Ab dem Alter von zwei Jahren stockte ihre Entwicklung, es fanden sogar Rückschritte statt, z. B. nässte sie wieder ein und musste bis 3½ Jahre wieder Windeln tragen. Zudem vermied sie ab diesem Zeitpunkt den Blickkontakt bis heute. Ab 2½ Jahren wurde sie an drei Tagen/Woche in einer Krippe betreut, wobei sie große Trennungsschwierigkeiten bekundete. Ab dem Alter von drei Jahren traten bei Laura plötzliche Wutanfälle auf, sowohl zu Hause als auch in der Krippe. Vorübergehend wies sie einen auffälligen Umgang mit ihrem Stuhl auf, den sie in die Hand nahm und auch aufs Gesicht und auf Gegenstände schmierte. Mit vier Jahren kam ihre Schwester auf die Welt, die Laura zunächst heftig ablehnte und mit der Zeit nur zögerlich annehmen konnte.

Im Alter von 4½ Jahren hat der Kinderarzt bei Laura, die wegen ihres unkooperativen Verhalten schwer zu untersuchen war, aufgrund ihres hyperaktiven und auffälligen sozialen Verhaltens eine eingehende entwicklungspädiatrische Untersuchung veranlasst. Es wurde ein deutlicher Entwicklungsrückstand diagnostiziert und heilpädagogische Förderung empfohlen, die aber wegen Wartefristen und Missverständnissen nicht zustande kam. Kurze Zeit später klagte Laura über Stimmhalluzinationen: Bei einer Autofahrt sagte sie plötzlich voller Angst: »Wer spricht? Wer spricht?« Seither traten gelegentlich Episoden auf, die auf visuelle Halluzinationen oder Fehlwahrnehmungen deuteten: Sie rief in ihrem Zimmer: »Geh weg! Verschwinde!«, die Mutter musste hingehen und die Figur verscheuchen. Ein anderes Mal wollte sie ein Bild nicht ausmalen, weil ihr die dargestellte, böse aussehende Kinderfigur es verbieten würde.

Im Laufe der nach der entwicklungspädiatrischen Untersuchung erfolgten ätiologischen Abklärungen wurden die Eltern wiederholt genauer über autistische Verhaltensweisen befragt, zudem erkundigten sie sich selbst ausgiebig über ähnliche Syndrome im Internet. In der erweiterten Familie gibt es eine Verwandte, die auffällig zurückgezogen lebt, ohne psychiatrisch betreut zu sein. Laura wird als stur und rigide beschrieben, sie hört nicht zu und ist schwer beeinflussbar. Sie weist Sprachauffälligkeiten auf, z. B. bezeichnet sie sich selbst in der dritten Person, wiederholt gleiche Sätze und nimmt Sätze anderer ab; aber sie verfügt über eine sehr differenzierte und reiche Sprache. Die Eltern beobachten, dass Laura mit der kleinen Schwester sehr berechnend spielt und diese mit Intelligenz nach der eigenen Pfeife tanzen lässt, wobei sich die Jüngere allerdings immer besser wehren kann. Sie können deshalb den Befund betreffend den Entwicklungsrückstand nicht nachvollziehen. Mit fünf Jahren wurde Laura in den Kindergarten eingeschult. Es gab anfänglich eine Phase der Beruhigung und Überanpassung, nach kurzer Zeit traten aber auf dem Heimweg nach dem Kindergarten Zwänge (z. B. wiederholtes Herumlaufen um einen Lichtpfahl), dann erneut Wutanfälle zu Hause auf. Die Kindergärtnerin beobachtete ebenfalls zuerst motiviertes Mitmachen und später Rückzug und depressive Stimmung. Wegen dem Auftreten von Wutanfällen auch im Kindergarten wird nun Laura regelmäßig frühzeitig nach Hause geschickt. Die Situation ist für die Eltern unerträglich geworden und sie machen sich große Sorgen wegen der stetigen Verschlechterung.

Zu den bereits erfolgten Untersuchungen erfahre ich, dass ein wegen den Halluzinationen konsultierter Neurologe in ihrer Heimat das (mir noch unbekannte) PANS-Syndrom erwogen habe. Bei der in Zürich durchgeführten kinderpsychiatrischen Untersuchung erhielten die Eltern hingegen die Auskunft, dass das Kind ein »F98« habe und dass der Rat des Entwicklungspädiaters, eine heilpädagogische Förderung einzuleiten, richtig sei. Frau L. hatte sich in jenen Beratungssitzungen so gefühlt, als würde sie die Kranke sein.

Nach dieser ersten Sitzung ist mir klar, dass eine Abklärung im Bereich der neurologisch bedingten Entwicklungsstörung bereits umfassend am Laufen ist und dass ich mich primär der Not der Eltern annehmen muss, die selber verunsichert sind und mit ihrem Kind in einem Teufelskreis von Unruhe, Aggression und emotionaler Überforderung gefangen sind. Auch das durch die Schulpsychologin unterstützte pädagogische Umfeld ist überfordert. Ich biete deshalb eine diagnostisch-therapeutische Krisenintervention an: Ich möchte Laura mit ihren Eltern sehen und vertage auf später die genauere Kenntnisnahme der zahlreichen Voruntersuchungen.

Erste Sitzung mit Laura und Eltern

Laura rennt in den Untersuchungsraum hinein und wendet sich sofort den Spielsachen zu. Als ich mich ihr vorstelle und mein Vorgehen erkläre (»Ich möchte dich kennenlernen, um deinen Eltern einen Rat geben zu können…«), schaut sie mir in die Augen und scheint in gutem Kontakt zu mir zu sein; sie wendet sich aber schnell wieder dem Spiel zu und weicht mir meist aus. Sie wählt den Arztkoffer aus und beginnt, die Objekte in ihrem jeweiligen Fach genau zu ordnen. Die Puppe, die ich ihr zum Doktorspielen anbiete, lässt sie links liegen; nach längerer Zeit steht sie auf und bringt die Puppe an ihrem Platz zurück. Das Arztmaterial benutzt sie korrekt, wichtiger ist aber dies in Ordnung zurückzulegen; hier wird derweil ihre feinmotorische/koordinative Ungeschicklichkeit deutlich. Bei Laura steigt die Spannung fast bis zur Wut, sie akzeptiert aber meine Hilfe und meine Erklärung, dass der Arztkoffer für junge Kinder allzu genaue Arbeit verlangt.

Kommentar: Blickkontakt und Beziehungsaufnahme sind adäquat. Laura ist bald unter Stress und greift gleich zu repetitiven Handlungen, lässt wenig Raum für Interaktionen. Sie zeigt aber auch symbolisierende Fähigkeiten. Es fallen Wahrnehmungs- und Koordinationsschwierigkeiten auf, mit denen sie schlecht umgehen kann; das macht sie noch gespannter. Ich biete ihr vorsorglich meine Hilfe zur emotionalen Regulation.

Wir wechseln zum Puppenhaus. Laura wird kommunikativer, der sprachliche Austausch bahnt sich an. Sie überrascht mich mit korrekten, differenzierten Sätzen (in ihrer Muttersprache). Sie hört mir zu, als ich ihr erkläre, dass ich auch sehen möchte, wie sie es schafft, selbstständig bei mir zu sein wie im Kindergarten. Sie will zunächst nicht alleine bei mir spielen, die Eltern müssen im Behandlungszimmer bleiben. Nach zehn Minuten Spielen schaut sie wiederholt und verstohlen zur Mutter; auf die Frage nach ihrer Besorgnis, sagt sie: »Weil Mama wirklich weggeht.« Wir beginnen darüber zu reden, wie wir es handhaben würden, wenn die Eltern ins Wartezimmer gehen würden. Laura lässt sich überzeugen, dass sie dort auf sie warten werden und lässt sie gehen. Als ich am Ende der Sitzung ihre Trennungsangst anspreche und anfüge: »Ich weiß, dass es für dich schwierig ist, den ganzen Tag ohne Mama im Kindergarten zu sein«, fragt Laura präzis: »Warum ist es so für mich?« Ich bin überrascht und erkläre, wie ich aus meiner Beobachtung der Szene und aus den Erzählungen der Eltern auf die Idee der Trennungsangst gekommen bin, dass ich aber über den Grund ihrer Erlebensweise noch nicht viel sagen kann.

Kommentar: Die Trennungsangst wird in dieser Sequenz inszeniert und kann handelnd und verbalisierend überwunden werden. Lauras Frage am Schluss der Sitzung lässt sogar eine gewisse Fähigkeit zur Einsicht in die eigene Gefühlswelt, somit Ansätze zur Mentalisierung, aufscheinen.

Im Puppenhausspiel wird bald klar, dass sich Laura mit der kleinen Katze identifiziert, die auf dem Dach des Hauses hockt und das Geschehen im Haus beobachtet und kontrolliert. Beim Befestigen der Katze auf dem Dach kommt wieder die ungeschickte Feinmotorik zum Vorschein. Puppen ausziehen geht auch nicht; sie übergibt sie mir und sagt: »Ich kann es nicht.« Im Puppenhaus geschehen gefährliche Sachen: Ein Drache klaut das Essen und verschleppt die Mutter. Darauf Spielabbruch, ich muss den Drachen weit weg entsorgen. Um den Kontakt mit ihr wieder aufzunehmen, lade ich Laura zum Zeichnen ein; sie macht mit. Sie braucht nur Rosa, ihre Lieblingsfarbe. Sie will auf keinem Fall auf dem Blatt Test-Formen nachzeichnen, die ich vorgebe, sie braucht ein eigenes Blatt. Sie kann den Farbstift gut halten (Tripodus), beginnt spontan, Formen auszumalen; das gelingt nicht, sie rastet aus und will das ganze Bild mit wilden Strichen zerstören.

Beim Abschied will Laura nicht gehen. Sie erträgt auch nicht, dass ich mit den Eltern rede. Diese müssen sich ganz ihr zuwenden und entschieden vorgehen.

Kommentar: Im Spiel zeigt sich ein recht gutes Symbolisierungsniveau, der Spielinhalt beunruhigt aber und muss vorläufig weggedrängt werden. Ist der Drache eine Metapher für ihre eigene Gier und den Wunsch, sich der Mutter zu bemächtigen? Oder für die gefährliche Schwester, die ihr alles wegnimmt? Dann treten wieder die rigiden Spielweisen und die Frustrationsintoleranz in den Vordergrund. Beim Abschied kommt ihre mangelnde Flexibilität, auf neue Situationen einzugehen, zum Ausdruck.

Sitzung mit den Eltern, Rückmeldung zur klinischen Einschätzung

Als Einstieg erzählt die Mutter nochmals, wie schwierig Lauras Verhalten ist. Soeben ist sie von Kindergarten nach Hause geschickt worden, weil sie dort wütete. Zu Hause erklärt Laura der Mutter: »Die Lehrerin war heute ein ›Lausmädchen‹!« Frau L. sieht die Komik der Situation, wenn das Kind die sozialen Rollen so eigensinnig interpretiert. Im weiteren Gespräch wird deutlich, wie die Eltern bemüht sind, ihr Kind zu verstehen und zugleich von ihrer gegenwärtigen Unfähigkeit, sie in der Familie zu integrieren und die jüngere Schwester zu schützen, frustriert sind. Sie bringen weitere Beispiele, die zeigen, wie Laura einerseits sensibel ist und andererseits Mühe hat, mit anderen Kindern in Austausch zu kommen: so fragt sie abends, was das Wort »Versteckis« heiße und inszeniert dann das Spiel mit der Schwester so, dass sie schnell gefunden wird. Meinerseits schildere ich meine Beobachtungen, etwa wie sich Trennungsangst gezeigt hat, wie ihre motorische Schwierigkeiten sie nervös machten und wie ich intervenierte, um einem Wutanfall vorzubeugen. Ich berichte von meinem »Gespräch« mit Laura und von meinem Eindruck, dass ihre Entwicklung nicht in allen Bereichen gleich beeinträchtigt ist. Ich teile meinen Eindruck mit, dass Laura bei steigender innerer Spannung mit zwanghaften Handlungen reagiert. Herr und Frau L. sagen, ich hätte in einer Stunde mehr herausgefunden als andere Untersucher mit vielen Tests; vor allem über die Diagnose F98 sind sie erbost, da sie damit ja gar kein Kind mehr vor sich haben. Sie haben mir inzwischen die von mir verlangten Berichte mitgebracht, die ich vor der nächsten Sitzung mit Laura einsehen werde.

Kommentar: Es scheint bei dieser anfänglichen gemeinsamen Erörterung der Entwicklungsproblematik sehr wichtig zu sein, dass die Untersucherin mit den Eltern eine Ebene der Verständigung findet. In meiner Erfahrung ist dabei die genaue Bobachtung und Bewertung der neurologischen und entwicklungspsychologischen Auffälligkeiten zentral, die von gut mentalisierenden Eltern, wie es hier der Fall ist, problemlos bestätigt werden können. Ich zweifle nicht an der Korrektheit der Untersuchung meiner kinderpsychiatrischen Kollegen. Klärende Mitteilungen sind aber bei den Eltern nicht angekommen. Diese haben noch keine Vorstellung, wie und von wem sie Hilfe bekommen können.

Die Dokumentation zu den Voruntersuchungen ist unvollständig und ungeordnet. Darunter befinden sich z.T. sehr schlechte Übersetzungen von Originalberichten in die Sprache der Familie, die – so wird bemerkt – sehr viel gekostet haben. Davon halte ich fest, dass vor einem Jahr ein kognitiv betonter Entwicklungsrückstand mit einem Quotient von 63 (durchschnittliche Norm 100) gemessen wurde; bei der Kontrolluntersuchung wurden ein EQ-Wert von 80 erzielt und die Vermutung geäußert, dass im vorherigen Test die Leistungen unterschätzt wurden. Die Autismus-Abklärung ergab einen Grenzwert, der eine Autismus-Diagnose im engeren Sinne ausschloss (der ADOS-2-Test ergab einen Gesamtwert von 7–8; der Autismus cut-off liegt bei 9, über 7 kann man eine Autismus-Spektrum-Störung vermuten). Stoffwechsel- und neurologische Befunde waren in Ordnung, außer der EEG-Befund, in dem zwei aktive epileptogene Fokusse festgestellt wurden. Diese würden aber nicht in Zusammenhang mit den klinischen Auffälligkeiten (z.B. den gelegentlichen Tics) stehen und würden keine Medikation begründen. Die genetischen Untersuchungen standen noch aus. Über das PANS-Syndrom[97], das als autistisches Bild mit Halluzinationen aufgrund autoimmuner Reaktionen nach Streptokokken-Infekten auftritt, konnte ich mich inzwischen informieren und die Ausführungen des ausländischen Neurologen bestätigen. Zusammenfassend unterstützen die Befunde die Annahme einer neurobiologischen Komponente des Krankheitsbildes von Laura sowie die Aussage, dass zurzeit keine medikamentöse Behandlung indiziert ist.

Zweite Sitzung mit Laura und den Eltern

Das Trennungsritual am Anfang geht wesentlich schneller. Im Spiel sind symbolische Episoden relativ kurz, Laura fällt schnell zurück in sicherheitsgebende Handlungswiederholungen oder Gegenstände-Benennen. Von Bedeutung scheinen wieder aggressive Tiere zu sein, die aber von der Katze (Selbstbild) in Schach gehalten werden. In einer bemerkenswerten Szene lässt Laura einen Schmetterling im Raum fliegen; dieser hat Angst, weil er nicht bremsen kann; dann wälzt sich Laura plötzlich wild und wortlos am Boden. Als sie beruhigt ist, frage ich, was passiert ist: »So hat sich der Schmetterling gebremst«, ist ihre Erklärung. Beim Abschied ist die Schwierigkeit, aus dem laufenden Spiel auszusteigen, noch größer als nach dem ersten Treffen. Mit den Eltern gestalten wir kleine Szenen, mit denen durch kleine Zugeständnisse und doch klare Grenzsetzung das Ausraster beim Übergang zum Weggehen verhindert werden kann.

97 Consensus Statement publ. in: Journal of Child and Adolescent Psychopharmacology (2015), 25(1), 3–13: Clinical evaluation of youth with pediatric acute-onset neuropsychiatric syndrome (PANS): recommendations from the 2013 PANS Consensus Conference. Erstbeschreibung des Syndroms 1998.

Kommentar: Lauras Spielfähigkeit ist nicht soweit, dass sie damit die emotionale Regulation schaffen kann. Darum entfaltet sich das symbolische Spiel nur beschränkt. Was könnte die Schmetterlingsszene bedeuten? Zeigt Laura damit ihre Art, sich bei zunehmender Wut zu beruhigen? Will sie ihr Entwicklungspotenzial andeuten, das sie zu gefährlichem Handeln treibt, das gestoppt werden muss? Zeigt sie zugleich ihre Hoffnung in eine gerade noch verhinderte Entwicklung? Ist es die Quittung an mich, die Bremserin, die ihr, wie angekündigt, vorerst keine weiteren Termine anbieten wird?[98] In der Abschiedsszene wird mit den Eltern gleich aufgeführt, wie sie mit ihrer Haltung dem Kind dabei helfen können, aus seiner defensiven trotzigen Haltung, in die es bei plötzlichen Frustrationen gerät, herauszukommen. Ich bestätige hier, dass das, was sie selber herausgefunden haben, nämlich einen Mittelweg zwischen entgegenkommendem Verständnis und Festhalten an den erzieherischen Vorgaben einzuschlagen, ein gutes Vorgehen ist.

Weitere Sitzungen mit Laura finden in der noch laufenden Abklärungsphase nicht statt. Das Kind hat noch einige Abklärungstermine vor sich und eine schulische Versetzung ist im Gespräch. Im Vordergrund stehen die Beruhigung der Situation im Kindergarten und die Stärkung der Eltern in ihrer orientierungsgebenden und stabilisierenden Funktion. Erst nach den Sommerferien im Heimatland kommt es zu weiteren Elterngesprächen. Die Themen, die zur Sprache kommen, zeigen auf, wie viele emotionale Auseinandersetzungen und lebenspraktische Anpassungsschritte die Familie bei der Konfrontation mit der Entwicklungsbeeinträchtigung des eigenen Kindes zu bewältigen hat.

Weitere Elterngespräche

Beim nächsten Termin nach den Ferien klagen die Eltern über die anhaltende Unruhe und dass Laura immer wieder die kleine Schwester angegriffen hat. Ihre drängenden Fragen betreffen die für sie immer noch unklare Diagnose. Ich lege anhand der Symptomatik und der Befunde dar, dass es sich um eine Entwicklungsstörung mit einer neurobiologischen Komponente handelt und gewisse Ähnlichkeiten mit dem autistischen Syndrom aufweist. Die ausgedehnte ätiologische Abklärung ist berechtigt; bisher wurden keine Hinweise auf eine zugrundeliegende Krankheit gefunden, die mit einer spezifischen Therapie behandelt werden könnte. Nach der Erörterung der mitgebrachten und von ihnen schwer interpretierbaren Texte wird allmählich klar, dass sich die involvierten Schweizer und ausländischen Mediziner auf ein gemeinsames ärztliches Wissen beziehen. In der Folge können Herr und Frau L. auf Kontrolluntersuchungen und »second opinions« in ihrem Heimatland verzichten. Des Weiteren deuten sie an, dass unter ihnen häufig Streite in Bezug auf die erzieherische

98 Ich konnte selbst keine längerfristige Begleitung und keine Psychotherapie anbieten.

Haltung ausbrechen. Der Vater ist »weich« und kommt dem Kind weit mehr entgegen als die Mutter, die häufiger das Gefühl hat, von der schlauen Laura manipuliert zu werden. Im Gespräch werden beide Haltungen gewürdigt und die Gratwanderung zwischen Verstehen und Grenzen-Setzen besprochen, die bei Kindern wie Laura besonders anspruchsvoll ist. Die Mutter wird hier und später auch durch die Sonderpädagogen in der Meinung bestärkt, dass das Kind klare Strukturen und einfache Botschaften, an denen sie sich orientieren kann, braucht, ohne dass sie sich als »böse Mutter« erleben muss.

Inzwischen wurde Laura auf Empfehlung der Schulpsychologin mangels besserer Alternativen in den Sonderkindergarten für mehrheitlich geistig behinderte Kinder versetzt. Die Eltern ließen sich auf diesen Versuch ein und vermittelten geschickt den Wechsel: Sie erklärten Laura, dass sie besondere Fähigkeiten habe und deshalb in eine kleinere Klasse mit mehr Lehrpersonen gehen dürfe. Dieser Neustart, Lauras Ehrgeiz sich zu bewähren und die störungsspezifische Pädagogik der neuen Betreuerinnen wirkten sich positiv aus. Wutanfälle wurden seltener, Zwangsrituale verschwanden, es traten keine Halluzinationen mehr auf. Die Sonderkindergärtnerinnen bekamen Freude am Austausch mit dem gewieften Mädchen. Herr und Frau L. können nun motiviert Ratschläge der Schule entgegennehmen und auch den Alltag zu Hause enger führen. Im Rückblick rekonstruieren wir, dass es Laura ab dem dritten Jahr nicht einfach immer schlechter ging, sondern dass es erkennbare Auslöser von Krisen gab, wie z. B. der Kindergartenbeginn, den sie freudig anpackte und in dem sie zunehmend wegen ihrer sozialen Unzulänglichkeit dekompensierte und depressiv wurde.

Kommentar: Auch wenn ein Kind ein Verhalten aufweist, das von Rigidität und Wut geprägt ist, darf man annehmen, dass es ein nachvollziehbares emotionales Leben hat und dass es wie nicht-beeinträchtigte Kinder mit den Herausforderungen der normalen Entwicklung konfrontiert ist. Das Eingehen auf die Einschulung, einem wichtigen normalen Sozialisationsschritt, und die besondere Herausforderung, die sie für ein autistisch veranlagtes Kind bedeutet, erlaubt es in diesem Fall, ein sinngebendes Narrativ einer Krise zu erstellen, das das fremdgewordene Kind wieder menschlicher macht und uns einen Schritt näherbringt.

Anlässlich der in den Herbstferien erneut aufgetretenen Krisensituation besprechen wir Möglichkeiten der externen Hilfe zur Entlastung der Mutter. Der Vater kontaktiert sogar entsprechende SOS-Einrichtungen und kommt zum Schluss, dass eine vorübergehende Notfallplatzierung Lauras wahrscheinlich so destabilisierend wirken könnte, dass die Familie danach würde lange büßen müssen. Somit wird der Einbezug der erweiterten Familie zum Thema: Die Großeltern werden informiert; doch bevor sie hilfreich einspringen können, muss deren Trauer aufgefangen werden. Die Mutter erzählt, dass ihr Schwiegervater, als er erstmals mit der schwierigen Tagesbetreuung Lauras konfrontiert wurde, in Tränen ausbrach; er hatte bis dahin nur ihre schöne Seiten gesehen.

Die Begleitung der Familie hat ein halbes Jahr gedauert. Die Abklärung ist abgeschlossen und die Erkenntnisse können in Anwesenheit und in Absprache mit den Eltern in einer Vernetzungskonferenz in der Schule weitergegeben werden. Laura macht ständig kleine Fortschritte. Die Schulpsychologin ist nun besser dokumentiert, um für Laura eine für ihre Bedürfnisse geeignete Primarklasse zu suchen. Im beruhigten Umfeld können jetzt zusätzliche Therapieoptionen erwogen und eingeleitet werden.

Schlussbemerkung

Es sind zurzeit Bestrebungen da, ein Netz von spezialisierten Diensten zur Abklärung des Autismus-Spektrum-Syndroms aufzubauen, die die Früherfassung der Störung in der Gesamtbevölkerung und die Einleitung früher intensiver Behandlungen bei positiver Indikation gewährleisten. Die langzeitige Betreuung der von dieser chronischen Störung Betroffenen kann noch nicht von diesen Zentren geleistet werden. Auch für alle Fälle, die nicht eine ausgeprägte Form des ASS und dennoch folgenreiche neurologisch bedingte Entwicklungsauffälligkeiten aufweisen, bleiben die psychiatrisch-psychotherapeutischen Grundversorger zuständig. In dieser Arbeit wird gezeigt, wie wichtig es ist, dass die im »infant-mental-health«-Bereich tätigen Fachleute in der Lage sind, die Phänomenologie der neurologisch bedingten Entwicklungsstörung zu erkennen und sie im Kontext der sozio-emotionalen und kognitiven Entwicklung zu verstehen. Nur auf dieser Basis ist es möglich, die notwendige therapeutische Allianz mit den Eltern einzugehen, die ihrerseits Experten im Wahrnehmen der Auffälligkeiten ihres Kindes sind und dennoch langfristig auf fachliche Begleitung und Behandlung angewiesen sind.

DC: 0-5 – Liste der Achsen und der primären Diagnosen[99]

Achse I: Klinische Störungen

Neurologisch bedingte Entwicklungsstörungen

Autismus-Spektrum-Störung
Frühe atypische Autismus-Spektrum-Störung
Aufmerksamkeitsdefizit/Hyperaktivitätsstörung
Hyperaktivitätsstörung der frühen Kindheit
Globale Entwicklungsverzögerung
Sprachentwicklungsstörung
Koordinationsentwicklungsstörung
Andere Störung der neurologischen Entwicklung der frühen Kindheit

Störungen der Wahrnehmungsverarbeitung

Störung mit sensorischer Hyperresponsivität
Störung mit sensorischer Hyporesponsivität
Andere Störung der Wahrnehmungsverarbeitung

Angststörungen

Trennungsangststörung
Soziale Angststörung (soziale Phobie)
Generalisierte Angststörung
Selektiver Mutismus
Störung mit Hemmung gegenüber Neuem
Andere Angststörung der frühen Kindheit

Affektive Störungen

Depressive Störung der frühen Kindheit
Störung mit dysregulierter Wut und Aggression in der frühen Kindheit
Andere affektive Störung der frühen Kindheit

99 Übersetzung aus dem Englischen von Fernanda Pedrina.

Zwanghafte und dazugehörige Störungen

Zwangsstörung
Tourette-Syndrom
Motorische oder vokale Ticstörung
Trichotillomanie
Störung mit Aufkratzen der Haut in der frühen Kindheit
Andere Zwangsstörung oder dazugehörige Störung

Störungen des Schlafes, des Essens sowie Exzessives Schreien

Schlafstörungen
Einschlafstörung
Durchschlafstörung
Schlafstörung mit partieller Erregung
Schlafstörung mit Albträumen in der frühen Kindheit
Essstörungen der frühen Kindheit
Essstörung mit übermässiger Nahrungsaufnahme
Essstörung mit ungenügender Nahrungsaufnahme
Atypische Essstörung
Exzessives Schreien der frühen Kindheit
Exzessives Schreien
Andere Störung des Schlafes, des Essens oder mit exzessiven Schreien der frühen Kindheit

Störungen nach Trauma, Stress und Deprivation

Posttraumatische Belastungsstörung
Anpassungsstörung
Komplexe Trauerreaktion der frühen Kindheit
Reaktive Bindungsstörung
Störung mit enthemmtem sozialem Engagement
Andere Störung mit Trauma, Stress oder Deprivation in der frühen Kindheit

Beziehungsspezifische Störung der frühen Kindheit

Beziehungsspezifische Störung der frühen Kindheit

Achse II: Beziehungskontext

Achse III: Körperliche Gesundheit

Achse IV: Psychosoziale Belastungen

Achse V: Entwicklungskompetenz

Literatur

Abelin, E.L. (1971): The role of the father in the separation-individuation process. In: J.B. McDevitt & C.F. Settlage (Hrsg.): *Separation-Individuation: Essays in honor of Margareth S. Mahler*. New York: IUP, 229–252.

Abraham, K. (1912): Ansätze zur psychoanalytischen Erforschung und Behandlung des manisch-depressiven Irreseins und verwandter Zustände. In: K. Abraham (Hrsg.): *Psychoanalytische Studien, Vol. 2.* Frankfurt a.M.: Fischer, 1971, S. 146–162.

Adamson, L.B. & Frick, J.E. (2003): The still face: a history of a shared experimental paradigma. *Infancy*, 4(4), 451–473.

Addessi, E.; Galloway, A.T.; Visalberghi, E. & Birch, L.L. (2005): Specific social influences on the acceptence of novel food in 2–5-year-old children. *Appetite*, 45, 264–271.

Ainsworth, M.D.S. (1977): Feinfühligkeit versus Unempfindlichkeit gegenüber Signalen des Babys. In: K. Grossmann (Hrsg.): *Entwicklung der Lernfähigkeit in der sozialen Umwelt.* München: Kindler, S. 98–107.

Ainsworth, M.D.S.; Blehar, M.C.; Waters, E. & Wall, S. (1978): *Patterns of attachment. A psychological study of the strange situation.* Hillsdale, NJ: Erlbaum.

Als, H.; Duffy, F.H.; McAnulty G.B. et al. (2004). Early Experience Alters Brain Function and Structure. *Pediatrics*, 113(4), 846–857.

Als, H.; Lawhon, G.; Duffy, F.H. et al. (1994): Individualized developmental care for the very low-birth-weight preterm infant. Medical and neurofunctional effects. *Journal of the American Medical Association*, 272, 853–858.

Althaus, F.; Hudelson, P.; Damenig, D.; Green, A.R. & Bodenmann, P. (2010): Transkulturelle Kompetenz in der medizinischen Praxis: Bedürfnisse, Mittel, Wirkung. *Schweizerisches Medizin-Forum*, 10(5), 79–83.

Alvarez, A. (1992): *Live company: psychoanalytic psychotherapy with autistic, borderline, deprives and abused children.* New York: Tavistock/Routledge.

Alvarez, A. (2001 [1992]). *Zum Leben wiederfinden. Psychoanalytische Psychotherapie mt autistischen, Boderline-, vernachlässigten und missbrauchten Kindern.* Frankfurt a.M.: Brandes & Apsel.

Ashman, S.B.; Dawson, G.; Panagiotides, H.; Yamada, E. & Wilkinson, C.W. (2002): Stress hormone levels of children of depressed mothers. *Development and Psychopathology*, 14(2), 333–349.

APA (1980): *Diagnostic and statistical manual of mental disorders.* Washington, D.C.: American Psychiatric Association, 3. Aufl.

APA (2013): *Desk Reference to the Diagnostic Criteria from DSM-5.* Arlington, VA: American Psychiatric Association.

AWMF-S3-Leitlinie (2016): *Autismus-Spektrum-Störungen im Kindes-, Jugend- und Erwachsenenalter. Teil I: Diagnostik.* Online unter: https://www.awmf.org/uploads/tx_szleitlinien/028-018l_S3_Autismus-Spektrum-Stoerungen_ASS-Diagnostik_2016-05.pdf.

AWMF-S3-Leitlinie (2018): *Aufmerksamkeitsdefizit-/Hyperaktivitätstörung (ADHS) im Kindes- Jugend- und Erwachsenenalter.* Online unter: https://www.awmf.org/uploads/tx_szleitlinien/028-045l_S3_ADHS_2018-06.pdf.

Barba-Müller, E.; Craddock, S.; Carmona, S. & Hoekzema, E. (2019): Brain plasticity in pregnancy and the postpartum period: links to maternal caregiving and mental health. *Archives of women's mental health*, 22 (2), 289–299.

Barrows, P. (1999): Fathers in parent-infant psychotherapy. *Infant Mental Health Journal*, 20 (3), 333–345.

Battaglia, M.; Garon-Carrier, G.; Côté, S. M.; Dionne, G.; Touchette, E.; Vitaro, F.; Tremblay, R. E. & Boivin, M. (2017): Early childhood trajectories of separation anxiety: bearing on mental health, academich achievement, and physical health from mid-childhood to preadolescence. *Depression and Anxiety*, 34 (10), 918–927.

Battaglia, M.; Touchette, E.; Garon-Carrier, G.; Dionne, G.; Côté, S. M.; Vitaro, F.; Tremblay, R. E. & Boivin, M. (2016): Distinct trajectories of separation anxiety in the preschool years: persistence at school entry and early-life associated factors. *Journal of Child Psychology and Psychiatrry*, 57 (1), 39–46.

Baumeister-Duru, A.; Hofmann, H.; Timmermann, H. & Wulf, A. (2013): *Psychoanalytische Behandlung von Kindern und Jugendlichen mit Angststörungen und Depression. Behandlungsmanual.* Frankfurt a. M.: Brandes & Apsel.

Beck, A. T. (1987): Cognitive models of depression. *Journal of cognitive psychotherapy*, 1, 5–38.

Beckett, C.; Bredenkamp, D.; Castle, J.; Groothues, C.; O'Connor, T. G.; Rutter, M. & EaRAS-Team (2002): Behavior patterns associated with institutional deprivation: a study of children adopted from Romania. *J. Dev. Behav. Pediatr.*, 23(5), 297–303.

Benedek, T. (1959): Parenthood as a developmental phase. *Journal of the American Psychoanalytic Association*, 7, 389–417.

Bernard, K. & Dozier, M. (2011): This is my baby: foster parent's feelings of commitment and displays of delight. *Infant Mental Health Journal*, 32, 251–262.

Biber, D. (2014): *Frühkindliche Dysphagien und Trinkschwäche.* Berlin Heidelberg: Springer.

Bibring, G. L.; Dwyer, T. F.; Huntington, D. S. & Valenstein, A. F. (1961): A study of the psychological processes in pregnancy and of the earliest mother-child-relationship. *The Psychoanalytic Study of the Child*, 16, 9–72.

Bion, W. R. (1962a): *Learning from experience.* London: Heinemann.

Bion, W. R. (1962b): A theory of thinking. *International Journal of Psychoanalysis*, 43 (4–5), 306–310.

Bischof-Köhler, D. (2011): *Soziale Entwicklung in Kindheit und Jugend: Bindung, Empathie, Theory of Mind.* Stuttgart: Kohlhammer.

Blanz, B. & Steiner, S. (2008): Angststörungen. In: B. Herpertz-Dahlmann, F. Resch, M. Schulte-Markwort & A. Warnke (Hrsg.): *Entwickungspsychiatrie. Biopsychologische Grundlagen und die Entwicklung psychischer Störungen.* Stuttgart: Schattauer, S. 744–770.

Blatt, S. J.; Luyten, P. & Corveleyn, L. (2005): Zur Entwicklung eines dynamischen Interaktionsmodells der Depresssion und ihrer Behandlung. *Psyche –z Psychoanal*, 59 (9–10), 864–891.

Bölte, S. & Poustka, F. (2005): Psychodiagnostische Verfahren zur Erfassung autistischer Störungen. *Zeitschrift für Kinder- und Jugendpsychiatrie und Psychotherapie*, 33(1), 5–14.

Boris, N. W. & Renk, K. (2017): Beyond reactive attachment disorder: how might attachment research inform child psychiatry practice? *Child & Adolescent Psychiatric Clinics of North America*, 26, 455–476.

Bornstein, M. H. (Hrsg.) (2010): *Handbook of cultural developmental science*. New York: Psychology Press.

Bornstein, M. H. & Cote, L. R. (2010): Immigration and Acculturation. In: M. H. Bornstein (Hrsg.): *Handbook of cultural developmental science*. New York: Psychology Press, S. 531–552.

Bornstein, M. H. & Lansford, J. E. (2010): Parenting. In: M. H. Bornstein (Hrsg.): *Handbook of cultural developmental science*. New York: Psychology Press, S. 259–278.

Borowski, D.; Bovensiepen, G.; Dammasch, F.; Hopf, H.; Staufenberg, A. & Streeck-Fischer, A. (2010): Leitlinie zu Aufmerksamkeits- und Hyperaktivitätsstörungen. *Analytische Kinder- und Jugendlichen-Psychotherapie*, 146 (2), 238–274.

Bos, K.; Zeanah, C. H.; Fox, N. A.; Drury, S. S.; McLaughlin, K. A. & Nelson, C. A. (2011): Psychiatric outcomes in young children with a history of institutionalization. *Harvard Review of Psychiatry*, 19 (1), 15–24.

Bowlby, J. (1969): *Attachment and loss. Vol. 1: Attachment*. New York: Basic Books.

Bowlby, J. (1973): *Attachment and loss. Vol 2: Separation, anxiety and anger*. New York: Basic Books.

Bowlby, J. (1980): *Attachment and loss. Vol. 3: Loss, sadness and depression*. New York: Basic Books.

Bowlby, J.; Robertson, J. & Rosenbluth, D. (1952): A two-year-old goes to hospital. *The Psychoanalytic Study of the Child*, 7, 82–94.

Bradley, B. S. (2009): Early trios: pattern of sound and movement in the genesis of meaning between infants. In: S. Malloch & C. Trevarthen (Hrsg.): *Communicative musicality: exploring the basis of human companionship*. New York: Oxford UP, S. 263–280.

Brazelton, T. B. (1973): *Neonatal behavioral assessment scale, Vol. 50*. London: Clinics in developmental medecine. Heinemann Medical Books.

Bretherton, I.; Oppenheim, D.; Buchsbaum, H. & Emde, R. (2003): MacArthur Story Stem Battery. In: R. Emde, D. Wolf & D. Oppenheim (Hrsg.): *Revealing the inner worlds of young children. The MacArthur Story Stem Battery and parent-child narratives*: Oxford UP.

Bretherton, I.; Page, T. & Gullon-Rivera, A. (2009): Das Thema Scheidung in den Bindungsgeschichten von Vorschulkindern: Bedeutung für therapeutische Interventionen in Familien nach der Scheidung. In: K. H. Brisch & T. Hellbrügge (Hrsg.): *Wege zu sicheren Bindungen in Familie und Gesellschaft*. Stuttgart: Klett-Cotta, S. 279–314.

Brisch, K. H. (1999): *Bindungsstörungen. Von der Bindungstheorie zur Therapie*. Stuttgart: Klett-Cotta.

Brummelte, S. & Galea, L. A. M. (2016): Postpartum depression: Etiology, treatment and consequences for maternal care. *Hormones and Behavior*, 77, 153–166.

Bryant-Waugh, R.; Markham, L.; Kreipe, R.E. & Walsh, B.T. (2010): Feeding and eating disorders in childhood. *International Journal of Eating Disorders,* 43 (2), 98–111.

Bufferd, S.J.; Dougherty, L.R.; Olino, T.M.; Dyson, M.W.; Carlson, G.A. & Klein, D.N. (2016): Temperament Distinguishes Persistent/Recurrent from Remitting Anxiety Disorders Across Early Childhood. *Journal of Clinical Child & Adolescent Psychology,* 1–10.

Burkhardt-Mussmann, C. (2017): Ankommende und Aufnehmende: Begegnungen mit Müttern ohne adoleszente Loslösung. *Kinder- und Jugendlichen-Psychotherapie,* 48 (3), 397–411.

Buss, C.; Entringer, S.; Moog, N.K.; Toepfer, P.; Fair, D.A.; Simhan, H.N.; Heim, C.H. & Wadhwa, P.D. (2017): Intergenerational transmission of maternal childhood maltreatment exposure: implications for fetal brain development. *Journal of the American Academy of Child and Adolescent Psychiatry,* 56 (5), 373–382.

Cabrera, N.J.; Karberg, E.; Malin, J.L. & Aldoney, D. (2017): The magic of play: low-income mothers' and fathers' playfulness and children's emotion regulation and vocabulary skills. *Infant Mental Health Journal,* 38 (6), 757–771.

Chatoor, I. (2002): Feeding disorders in infants and toddlers: diagnosis and treatment. *Child & Adolescent Psychiatric Clinics of North America,* 11, 163–183.

Cierpka, M. & Windhaus, E. (Hrsg.) (2007): *Psychoanalytische Säuglings-Kleinkind-Eltern-Psychotherapie. Konzepte – Leitlinien – Manual.* Frankfurt a.M.: Brandes & Apsel.

Colvert, E.; Rutter, M.; Beckett, C.; Castle, J.; Groothues, C.; Hawkins, A.; Kreppner, J.; O'Connor, T.G.; Stevens, S. & Sonuga-Barke, E.J. (2008): Emotional difficulties in early adolescence following severe early deprivation: findings from the English and Romanian adoptees study. *Development and Psychopathology,* 20 (2), 547–567.

Conroy, S.; Marks, M.N.; Schacht, R.; Davies, H.A. & Moran, P. (2010): The impact of depression and personality disorder on early infant care. *Social psychiatry and psychatric epidemiology,* 45 (3), 285–292.

Conroy, S.; Pariante, C.M.; Marks, M.N.; Davies, H.A.; Farrelly, S.; Schacht, R. & Moran, P. (2012): Maternal psychopathology and infant development at 18 month: The impact of maternal personality disorder and depression. *Journal of the American Academy of Child and Adolescent Psychiatry,* 51 (1), 51–61.

Cook, A.; Spinazzola, J.; Ford, J.; Lanktree, C.; Blaustein, M.; Cloitre, M.; De Rosa, R.; Hubbard, R.; Kagan, R.; Liautaud, J.; Mallah, K.; Olafson, E. & Van der Kolk, B.A. (2005): Complex trauma in children and adolescents. *Psychiatric Annals,* 35 (5), 390–398.

Cooper, P.J.; Campbell, E.A.; Day, A.; Kennerley, H. & Bond, A. (1988): Non-psychotic psychiatric disorder after childbirth. A prospective study of prevalence, incidence, course and nature. *Britisch Journal of Psychiatry,* 152, 799–806.

Corboz-Warnery, A.; Fivaz-Depeursinge, E.; Bettens, C. & Favez, N. (1993): Systemic analysis of father-mother-baby interactions: The Lausanne Triadic Play. *Infant Mental Health Journal,* 14, 298–316.

Couëtoux-Jungman, F.; Wendland, J.; Aidane, E.; Rabain, D.; Plaza, M. & Lécuyer, R. (2010): Bilinguisme, plurilinguisme et petite enfance. Interêt de la prise en compte du contexte linguistique de l'enfant dans l'évaluation et le soins des difficultés de développement précoce. *Devenir,* 22 (4), 293–307.

Cox, J.L.; Holden, J.M. & Sagovsky, R. (1987): Detection of postnatal Depression. Development of the 10-item Edinburgh Postnatal Depression Scale. *British Journal of Psychiatry*, 150, 782–786.

Coyne, J.C. (1976): Toward an interactional description of depression. *Psychiatry*, 39, 28–40.

Cramer, B. (1993): Are postpartum depressions a mother-infant relationship disorder? *Infant Mental Health Journal*, 14(4), 283–297.

Cramer, B. & Palacio-Espasa, F. (1993): *La pratique des psychothérapies mères-bébés. Etudes cliniques et techniques.* Paris: Presses Universitaires de France.

Crandell, L.E.; Patrick, M.P. & Hobson, R.P. (2003): »Still-face« interactions between mothers with bordeline personality disorder and their 2-month-old infants. *Britisch Journal of Psychiatry*, 183, 239–247.

Cross, I. & Morley, I. (2009): The evolution of music: theories, definitions and the nature of evidence. In: S. Malloch & C. Trevarthen (Hrsg.): *Communicative musicality: exploring the basis of human companionship*. New York: Oxford UP, S. 61–82.

Cuomo, A.; Maina, G.; Neal, S.M. et al. (2018): Using sertraline in postpartum and breastfeeding: balancing risks and benefits. *Expert Opinion on Drug Safety*, 17(7), 719–725.

Davanzo, R.; Copertino, M.; De Cunto, A.; Minen, F. & Amaddeo, A. (2011): Antidepressant drugs and breastfeeding: a review of the literature. *Breastfeeding Medicine*, 6(2), 89–98.

Davis, M. & Wallbridge, D. (1981): *Boundary and Space. An introduction to the work of D.W. Winnicott*. London: Karnac.

Dawson, G. (2008): Early behavioral intervention, brain plasticity, and the prevention of autism spectrum disorders. *Development and Psychopathology*, 20, 775–803.

Dawson, G.; Ashman, S.B.; Panagiotides, H.; Hessl, D.; Self, J.; Yamada, E. & Embry, L. (2003): Preschool outcomes of children of depressed mother: role of maternal behavior, contextual risk, and children's brain activity. *Child Development*, 74(4), 1158–1175.

De Bellis, M.D. (2001): Developmental traumatology: the psychobiological development of maltreated children and its implications for research, treatment, and policy. *Development and Psychopathology*, 13, 539–564.

Debray, R. (1987): *Bébés/mères en révolte. Traitements psychanalytiques conjoints des déséquilibres psychosomatiques précoces*. Paris: Le Centurion.

Deklyen, M. & Greenberg, N. (2016): Attachment and psychopathology in childhood. In: J. Cassidy & P. Shaver (Hrsg.): *Handbook of attachment. Theory, research and clinical application*. New York/London: Guilford, S. 639–666.

Denham, S.A. (1998): *Emotional development in young children*. New York: Guilford.

Déprez, A. & Antoine, C. (2011): L'effet des visites parentales chez le bébé placé: une étude exploratoire des réactions du bébé avant, pendant et après une visite médiatisée. *Devenir*, 23(3), 239–270.

Diez Grieser, M. T. & Müller, R. (2018): *Mentalisieren mit Kindern und Jugendlichen*. Stuttgart: Klett-Cotta.

Diez Grieser, M.T. & Strauss, M. (2018): Playpicknick – ein Gruppenangebot für Kleinkinder mit Essproblemen und ihre Eltern. *Frühförderung interdisziplinär*, 37, 144–150.

Dissanayake, E. (2009): Root, leaf, blossom or bole: concerning the origin and adaptive function of music. In: S. Malloch & C. Trevarthen (Hrsg.): *Communicative musicality: exploring the basis of human companionship*. New York: Oxford UP, S. 17–30.

Döpfner, M. & Görtz-Dorten, A. (2017): *Diagnostik-System für psychische Störungen nach ICD-10 und DSM-5 für Kinder und Jugendliche (DISYPS-III)*. Göttingen: Hogrefe.

Dornes, M. (1993): *Der kompetente Säugling. Die präverbale Entwicklung des Menschen*. Frankfurt a. M.: Fischer.

Dozier, M.; Albus, K. & Fisher, P. (2002): Interventions for foster parents: implications for developmental theory. *Development and Psychopathology*, 14, 843–860.

du Bois, R. & Resch, F. (2005): *Klinische Psychotherapie des Jugendalters*. Stuttgart: Kohlhammer.

Egger, H. L. & Angold, A. (2006): Common emotional and behavioral disorders in preschool children: presentation, nosology, and epidemiology. *Child Psychology and Psychiatry*, 47 (3), 313–337.

Esser, G. & Gerhold, M. (1998): Entwickllungspsychopathologie. In: H. Keller (Hrsg.): *Entwicklungspsychologie*. Bern: Huber, S. 615–646.

Fanconi, G. & Wallgren, A. (1967): *Lehrbuch der Pädiatrie*. Basel/Stuttgart: Schwabe.

Felitti, V. J.; Anda, R. F.; Nordenberg, D.; Williamson, D. F.; Spitz, A. M.; Edwards, V.; Koss, M. P. & Marks, J. S. (1998): Realtionship of childhood abuse and household dysfunction to many of the leading causes of death in adults. *American Journal of Preventive Medicine*, 14 (4), 245–258.

Field, T. (1984): Early interactions between infants and their postpartum depressed mothers. *Infant Behavior and Development*, 7, 517–522.

Field, T. (1995): Infant of depressed mothers. *Infant Behavior and Development*, 18, 1–13.

Field, T. (2010): Postpartum depression effects on early interactions, parenting, and safety practices: a review. *Infant Behavior and Development*, 33 (1), 1–6.

Field, T.; Healy, B.; Goldstein, S.; Perry, S.; Bendell, D.; Schanberg, S.; Zimmermann, E. A. & Kuhn, C. (1988): Infant of depressed mothers show »depressed« behavior even with non-depressed adults. *Child Development*, 59 (6), 1569–1579.

Fischer, G. & Riedesser, P. (2009): *Lehrbuch der Psychotraumatologie*. München: Ernst Reinhardt.

Fitzgerald, H. E.; Mann, T.; Cabrera, N.; Sarche, M. & Qin, D. (2009): Development of infants and toddlers in ethnoracial families. *Infant Mental Health Journal*, 30 (5), 425–432.

Fitzgerald, J. M.; Di Gangi, J. A. & Luan Phan, K. (2018): Functional neuroanatomy of emotion and its regulation in PTDS. *Harvard Review of Psychiatry*, 26 (3), 116–128.

Fonagy, P.; Gergely, G.; Jurist, E. L. & Target, M. (2002): *Affect regulation, mentalization and the development of the self*. New York: Other Press LLC. Dt.: (2004): *Affektregulierung, Mentalisierung und die Entwicklung des Selbst*. Stuttgart: Klett-Cotta.

Fonagy, P.; Steele, H. & Steele, M. (1991): Maternal representations of attachment during pregnancy predict the organisation of infant-mother-attachment at one year of age. *Child Development*, 62, 891–905.

Fonagy, P. & Target, M. (1996): Playing with reality: I. Theory of mind and the normal development of psychic reality. *International Journal of Psychoanalysis*, 77, 217–233.

Ford, J. (2005): Neurobiological and developmental resaearch. In: C. A. Courtois & J. Ford (Hrsg.): *Treating complex traumatic stress disorder – an evidence based guide.* New York: Guilford, S. 31–58.

Ford, J.; Blaustein, M.; Habib, M. & Kagan, R. (2013): Developmental trauma therapy models. In: J. Ford & C. A. Courtois (Hrsg.): *Treating complex traumatic stress disorders in children and adolescents. Scientific foundations and therapeutic models.* New York: Guilford, S. 261–276.

Forman, D. R.; O'Hara, M. W.; Stuart, S.; Gorman, L. L.; Larsen, K. E. & Coy, K. C. (2007): Effective treatment for postpartum depression ist not sufficient to improve the developing mother-child-relationship. *Development and Psychopathology,* 19 (2), 585–602.

Fraiberg, S. (1980): *Clinical studies in infant mental health. The first year of life.* New York: Basic Books.

Fraiberg, S. (1982): Psychological defences in infancy. *Psychoanalytic Quarterly,* 51, 612–635.

Fraiberg, S.; Adelson, E. & Shapiro, V. (1975): Ghosts in the nursery. *J. Amer. Acad. Child Psychiatry,* 14, 387–422.

Franz, L.; Angold, A.; Copeland, W.; Costello, E. J.; Towe-Goodman, N. & Egger, H. (2013): Preschool anxiety disorders in pediatric primary care: prevalence and comorbidity. *Journal of the American Academy of Child and Adolescent Psychiatry,* 52 (12), 1294–1303.

Freud, S. (1917): Trauer und Melancholie. *Int. Z. ärztl. Psychoanal.,* 4, 288–301.

Freud, S. (1920): Jenseits des Lustprinzips. *Studienausgabe, Band III.* Frankfurt a. M.: Fischer, 1975.

Fuhrmans, F.; von der Lippe, H. & Fuhrer, H. (2012): Subjektive Vaterschaftskonzepte. Eine empirische Studie zu Vätern und ihre Partnerinnen. In: H. Walter & A. Eickhorst (Hrsg.): *Der Väter-Handbuch. Theorie, Forschung, Praxis.* Gießen: Psychosozial, S. 299–324.

Gaensbauer, T. (1995): Trauma in the preverbal period. Symptoms, memories and developmental impact. *The Psychoanalytic Study of the Child,* 50, 122–149.

Gahagan, S. (2012): The development of eating behavior – biology and context. *J. Dev. Behav. Pediatr.,* 33 (3), 261–271.

Garry, C.; Martel, K.; Sorin, A.-L.; Rovira, K. & Brisson, J. (2015): Etude longitudinale des interactions prosodiques précoces entre parent et enfant ultérieurement diagnostiqué autiste. *Devenir,* 27 (4), 217–229.

Garstick, E. (2013): *Junge Väter in seelischen Krisen. Wege zur Stärkung der männlichen Identität.* Stuttgart: Klett-Cotta.

Garza-Guerrero, A. C. (1974): Culture Shock: its Mourning and the Vicissitudes of Identity. *Journal of the American Psychoanalytic Association,* 22 (2), 408–429.

Gauthier, Y.; Fortin, G. & Jéliu, G. (2004): Applications cliniques de la théorie de l'attachement pour les enfants en famille d'acceuil: importance de la continuité. *Devenir,* 16, 109–139.

Gleason, M. M. & Humphreys, K. L. (2016): Categorical Diagnosis of extreme hyperactivity, impulsivity, and inattention in very young children. *Infant Mental Health Journal,* 37 (5), 476–485.

Goodman, S. H. (2014): Commentary: The multifaceted nature of maternal depression as risk factor for child psychopathology – reflections on Sellers et al. (2014): *Journal of Child Psychology and Psychiatrry*, 55 (2), 121–123.

Goodman, S. H. & Garber, J. (2017): Evidence based interventions for depressed mothers and their young children. *Child Development*, 88 (2), 368–377.

Goodman, S. H.; Lusby, C. M.; Thompson, K.; Newport, D. J. & Stowe, Z. N. (2014): Maternal depression in association with fathers' involvement with thier infants: spillover or compensation/buffering? *Infant Mental Health Journal*, 35 (5), 495–508.

Göttken, T. & von Klitzing, K. (2015): *Psychoanalytische Kurzzeittherapie mit Kindern (PaKT). Ein Behandlungsmanual.* Stuttgart: Klett-Cotta.

Gratier, M. & Apter-Danon, G. (2009): The improvised musicality of belonging: repetition and variation in mother-infant vocal interaction. In: S. Malloch & C. Trevarthen (Hrsg.): *Comunicative musicality: exploring the basis of human companionship.* New York: Oxford UP, S. 301–327.

Grinberg, L. & Grinberg, R. (1984): *Psychoanalyse der Migration und des Exils.* München/Wien: Verlag Internationale Psychoanalyse, 1990.

Grossmann, K. E.; Becker-Stoll, F.; Grossmann, K.; Kindler, H.; Schieche, M.; Spangler, G.; Wensauer, M. & Zimmermann, P. (1997): Die Bindungstheorie. Modell, entwicklungspsychologische Forschung und Ergebnisse. In: H. Keller (Hrsg.): *Handbuch der Kleinkindforschung.* Bern: Huber, S. 51–95.

Grotta, A. & Morra, P. (2017): Diagnose und psychodynamische Ablärung in der Therapie eines autistischen Patienten: die Geschichte von Leo. In: P. Bründl & F. Pedrina (Hrsg.): *Abklärung – Diagnose – Fallbeschreibung. Forschung und Behandlungsplan.* Jahrbuch der Kinder- und Jugendlichen-Psychoanalyse, Bd. 6. Frankfurt a. M.: Brandes & Apsel, S. 177–195.

Guedeney, A. (2007): Withdrawal behavior and depression in infancy. *Infant Mental Health Journal*, 28 (4), 393–408.

Guedeney, A. & Fermanian, J. (2001): A validity and reliability study of assessment and sreening for sustained withdrawal reaction in infancy: the Alarm Distress Baby Scale. *Infant Mental Health Journal*, 22 (5), 559–575.

Guedeney, A.; Matthey, S. & Puura, K. (2013): Social withdrawal behavior in infancy: a history of the concept and a review of published studies using the Alarm Distress Baby Scale. *Infant Mental Health Journal*, 34 (6), 516–531.

Hagekull, B.; Bohlin, G. & Rydell, A.-M. (1997): Maternal sensitivity, infant temperament, and the development of early feeding problems. *Infant Mental Health Journal*, 18 (1), 92–106.

Harbarth, S.; Christiansen, H.; Neidhart, E. & Steinmayr, R. (2015): *Conners Skalen zu Aufmerksamkeit und Verhalten – Vorschulversion.* Göttingen: Hogrefe.

Hay, D.; Pawlby, S.; Sharp, D.; Asten, P.; Mills, A. & Kumar, R. (2001): Intellectual problems shown by 11-year old children whose mothers had postnatal depression. *Journal of Child Psychology and Psychiatry*, 42, 871–889.

Hebebrand, J.; Anagnostopoulos, D.; Eliez, S.; Linse, H.; Pejovic-Milovancevic, M. & Klasen, H. (2016): A first assessment of the needs of young refugees arriving in Europe: what mental health professionals need to know. *Eur. Child Adolesc. Psychiatry*, 25, 1–6.

Hédervari-Heller, E.; Pedrina, F.; Kälble, P.; Mögel, M.; Steingruber, P.; Steingruber, R. & Strauss, M. (2018): Neuere diagnostische Ansätze für die frühe Kindheit am Beispiel der Bindungsstörung. *Kinder- und Jugendlichen-Psychotherapie*, 177 (1), 109–122.

Heflinger, C. A.; Simpkins, C. G. & Combs-Orme, T. (2000): Using the CBCL to determine the clinical status of children in state custody. *Children and Youth Services Review*, 22, 55–73.

Helfer, R. E. & Kempe, C. H. (1968): *The battered child*. Chicago: Chicago UP.

Henkel, C.; Jenni, O.; Holtzt, S. & Bindt, C. (2016): Essverhalten im frühen Kindesalter. Noch normal oder schon gestört? *Monatsschrift für Kinderheilkunde*, 164, 294–300.

Herman, J. L. (1992): Complex PTDS: A syndrome in survivors of prolonged and repeated trauma. *Journal of traumatic stress*, 5, 377–391.

Herman, J. L. (2009): Foreword. In: C. A. Courtois & J. Ford (Hrsg.): *Treating complex traumatic stress disorder – an evidence-based guide*. New York: Guilford.

Herpertz-Dahlmann, B.; Resch, F.; Schulte-Markwort, M. & Warnke, A. (2008): *Entwicklungspsychiatrie. Biologische Grundlagen und die Entwicklung psychischer Störungen*. Stuttgart: Schattauer.

Hirsch, M. (Hrsg.) (2008): *Die Gruppe als Container: Mentalisierung und Symbolisierung in der analytischen Gruppenpsychotherapie*. Göttingen: Vandenhoek & Ruprecht.

Hobson, R. P.; Patrick, M. P.; Crandell, L. E.; Garcia-Pérez, R. & Lee, A. (2005): Personal relatedness and attachment in infants of mothers with borderline personality disorder. *Development and Psychopathology*, 17 (2), 329–347.

Hopf, H. (2012): Psychoanalyse und Aufmerksamkeit. *Analytische Kinder- und Jugendlichen-Psychotherapie*, 153 (1), 37–56.

Horowitz, M. (1976): *Stress response syndromes*. New York: Jason Aronson.

Huizinga, J. (2015 [1944]): *Homo ludens: vom Ursprung der Kultur im Spiel*. Reinbeck b. Hamburg: Rowohlt, 24. Aufl.

Illingworth, R. S. (1971): *Common symptoms of desease in children*. Oxford/Edinburgh: Blakwell Scientific Publications.

Jacobson, E. (1971): *Depression. Comparative studies of normal, neurotic and psychotic conditions*. New York: IUP.

Kashani, J. H. & Ray, J. S. (1983): Depressive related symtoms among preschool-age children. *Child Psychiatry & Human Development*, 13, 233–238.

Keilson, H. (1979): *Sequentielle Traumatisierung bei Kindern*. Stuttgart: Enke.

Keller, H. (2017): Culture and develoment: a systematic relationsship. *Perspectives on psychological science*, 12 (5), 833–840.

Keren, M. (2016): Eating and feeding disorders in the first year of life: revising the DC:0-3R diagnostic classification of mental health and developmental disorders of infancy and early childhood and rationale for the new DC:0-5 proposed criteria. *Infant Mental Health Journal*, 37 (5), 498–508.

Keren, M. & Tyano, S. (2006): Depression in infancy. *Child & Adolescent Psychiatric Clinics of North America*, 15, 883–897.

Kerzner, B.; Milano, K.; MacLeaan, W. C.; Glenn, B.; Stuart, S. & Chatoor, I. (2015): A pratical approach to classifying and managing feeding difficulties. *Pediatrics*, 135 (2), 344–353.

Kirmayer, L. J. (2012): Rethinking cultural competence. *Transcultural Psychiatry*, 49 (2), 149–164.

Kleinman, A. (1980): *Patients and healers in the context of culture.* Berkeley/Los Angeles: California UP.

Kudera, W. (2002): Neue Väter, neue Mütter – neue Arrangements der Lebensführung. In: H. Walter (Hrsg.): *Männer als Väter. Sozialwissenschaftliche Theorie und Empirie,* 145–186. Gießen: Psychosozial.

Laezer, K. L.; Tischer, I.; Gaertner, B. & Leuzinger-Bohleber, M. (2014): Forschungsbericht: Psychoanalytische und verhaltenstherapeutisch/medikamentöse Behandlungen von Kindern mit Desintagrationsstörungen. Ergebnisse der Frankfurter ADHS-Wirksamkeitsstudie *Analytische Kinder- und Jugendlichen-Psychotherapie*, 164 (4), 451–494.

Lafraire, J.; Rioux, C.; Giboreau, A. & Picard, D. (2016): Food rejections in children: Cognitive and social/environmental factors involved in food neophobia and picky/fussy eating behavior. *Appetite*, 96, 347–357.

Landa, R. J.; Holman, K. C. & Garrett-Mayer, E. (2007): Social and communication development in toddlers with early and later diagnosis of autism spectrum disorders. *Arch Gen Psychiatry*, 64 (7), 853–864.

Landolt, M. A. & Hensel, T. (Hrsg.) (2008): *Traumatherapie bei Kindern und Jugendlichen.* Göttingen: Hogrefe.

Lebovici, S. (1983): *Le nourrisson, la mère et le psychanalyste. Les interactions précoces.* Paris: Le Centurion.

Legare, C. H. & Harris, P. L. (2016): The ontogeny of cultural learning. *Child Development*, 87 (3), 633–642.

Lehle, H. G. (2018): *Freiräume des Spiels. Psychoanalytische Gruppentherapie mit Kindern und Jugendlichen.* Frankfurt a. M.: Brandes & Apsel.

Leikert, S. (2011): Stimme, Klang, Bedeutung. Die kinästhetische Semantik und die präverbale Ebene in der klinischen Begegnung. *Analytische Kinder- und Jugendlichen-Psychotherapie*, 42 (1), 55–70.

Leikert, S. & Scharff, J. M. (2013): *Korrespondenzen und Resonanzen. Psychoanalyse und Musik im Dialog.* Frankfurt a. M.: Brandes & Apsel.

Letourneau, N. L.; Dennis, C.-L.; Cosic, N. & Linder, J. (2017): The effect of perinatal depression treatment for mothers n parenting and child development: a systematic review. *Depression and Anxiety*, 34, 928–966.

Leuzinger-Bohleber, M. & Hettich, N. (2018): In welcher Weise kann die Psychoanalyse zur Betreuung heutiger Geflüchteter beitragen? *Kinder- und Jugendlichen-Psychotherapie*, 180 (4), 537–560.

Leuzinger-Bohleber, M. & Lebiger-Vogel, J. (2016): *Migration, frühe Elternschaft und die Weitergabe von Traumatisierungen.* Stuttgart: Klett-Cotta.

Lewinsohn, P. M.; Holm-Denoma, J. M.; Small, J. W.; Seeley, J. R. & Joiner, T. E. J. (2008): Separation anxiety disorder in childhood as risk factor for future mental illness. *Journal of the American Academy of Child and Adolescent Psychiatry*, 47 (5), 548–555.

Leyer, E. M. (1991): *Migration, Kulturkonflikt und Krankheit.* Opladen: Westdeutscher Verlag.

Lichtenberg, J. D.; Lachmann, F. M. & Fosshage, J. L. (2011): *Psychoanalysis and motivational systems: a new look.* New York: Routledge. Dt.: (2017): Das Selbst und die.

Motivationalen Systeme. Zu einer Theorie psychoanalytischer Technik. Frankfurt a. M.: Brandes & Apsel, 2. Aufl.

Lieberman, A. F. (1993): *The emotional life of the toddler*. New York: The free press.

Lieberman, A. F.; Compton, N. C.; Van Horn, P. & Ghosh Ippen, C. (2003): *Losing a parent to death in the early years*. Zero to Three Press, Washington D. C.

Lieberman, A. F.; Ghosh Ippen, C. & Van Horn, P. (2006): Child-parent psychotherapy: 6 month follow-up of a randomized controlled trial. *Journal of the American Academy of Child and Adolescent Psychiatry*, 45 (8), 913–918.

Lieberman, A. F. & Pawl, J. H. (1988): Clinical applications of attachment theory. In: J. Belsky & T. Nezworsky (Hrsg.): *Clinical implications of attachment*. Hillsdale, NJ: Erlbaum, S. 327–347.

Lieberman, A. F. & van Horn, P. (2008): *Psychotherapy with infants and young children. Repairing the effects of stress and trauma on early attachment*. New York: Guilford. Dt.: (2015): *Psychotherapie mit Babys und Kleinkindern. Die psychodynamische Behandlung der Auswirkungen von Stress und Trauma auf die frühe Bindung*. Frankfurt a. M.: Brandes & Apsel.

Lindhiem, O. & Dozier, M. (2007): Caregiver commitment to foster children: the role of child behavior. *Child Abuse & Neglect*, 31 (4), 361–374.

Luby, J. L. (2009): Early childhood depression. *American Journal of Psychiatry*, 166(9), 974–979.

Luby, J. L.; Belden, A. C.; Pautsch, J. & Spitznagel, E. (2009): The clinical significance of preschool depression: impairment in functioning and clinical markers of the disorder. *Journal of affective disorders*, 112(1–3), 111–119.

Luby, J. L.; Belden, A. C.; Sullivan, J.; Hayen, R.; McCadney, A. & Spitznagel, E. (2009): Shame and guilt in preschool depression: evidence for elevations in self-conscious emotions in depression as early as age 3. *Journal of Child Psychology and Psychiatry*, 50 (9), 1156–1166.

Luby, J. L.; Heffelfinger, H. K.; Koenig-McNaught, A. L.; Brown, K. M. & Spitznagel, E. (2004): The Preschool Feeling Checklist: a brief and sensitive screening measure for depression in young children. *Journal of the American Academy of Child & Adolescent Psychiatry*, 43 (6), 708–717.

Luby, J. L.; Heffelfinger, H. K.; Mrakotzky, C.; Hessler, M. J.; Brown, K. M. & Hildebrand, T. (2002): Preschool major depressive disorder: preliminary validation for developmentally modified DSM-IV criteria. *Journal of the American Academy of Child & Adolescent Psychiatry*, 41 (8), 928–937.

Luby, J. L.; Lenze, S. & Tillman, R. (2012): A novel early intervention for preschool depression: findings from a pilot randomized controlled trial. *Journal of Child Psychology and Psychiatry*, 53 (3), 313–322.

Luby, J. L.; Mrakotzky, C.; Heffelfinger, H. K.; Brown, K. M. & Spitznagel, E. (2004): Characteristics of depressed preschoolers with and without anhedonia: evidence for a melancholic depressive subtype in young children. *American Journal of Psychiatry*, 161 (11), 1998–2004.

Lyons-Ruth, K. (1998): Implicit relational knowing: its role in development and in psychoanalytic treatment. *Infant Mental Health Journal*, 19 (3), 282–289.

Lyons-Ruth, K. (2015): Commentary: Should we move away from an attachment framework for understanding disinhibited social engagement disorder (DSED)? A commentary on Zeanah and Gleason (2015): *Journal of Child Psychology and Psychiatry*, 56 (3), 223–227.

Lyons-Ruth, K.; Bronfman, E. & Parsons, E. (1999): Chapter IV. Maternal frightened, frightening, or atypical behavior and disorganized infat attachment patterns. *Monogaphs of the Society for Research in Child Development*, 64, 67–96.

Main, M. & Hesse, E. (1990): Parents' unresolved traumatic experiences are related to infant disorganized attaachment status: is frightened or frightening parental behavior the linking mechanism? In: M. T. Greenberg, D. Cicchetti & E. M. Cummings (Hrsg.): *Attachment in the preschool years. Theory, research and intervention,* 161–182. Chicago/London: Chicago UP.

Main, M.; Kaplan, N. & Cassidy, J. (1985): Security in infancy, childhood and adulthood: a move to the level of representation. In: I. Bretherton & E. Waters (Hrsg.): *Geowing points of attachment theory and research*, Vol. 209. Chicago: Chicago UP.

Main, M. & Salomon, J. (1986): Discovery of an insecure-disorganized/disoriented attachment pattern. In: T. B. Brazelton & M. Yogman (Hrsg.): *Affective development in infancy*. Norwood, NJ: Ablex, S. 95–124.

Malloch, S. (1999): Mothers and infants and communicative musicality. *Musicae scientiae* (special issue), 29–57.

Malloch, S. & Trevarthen, C. (2009): Musicality: communicating the vitality and interest of life. In: S. Malloch & C. Trevarthen (Hrsg.): *Communicative Musicality*. New York: Oxford UP, S. 1–15.

Martinet-Sutter, M.; Rossi-Jelidi, M.; Hüppi, P. S.; Pfister, R. E.; Sizonenko, S. & Borradori Tolsi, C. (2017): Der Nutzen der Entwicklungsfördernde Pflege für Frühgeborene. *Schw. Ärztezeitung*, 98 (50), 1672–1673.

Marwick, H. & Murray, L. (2009): The effects of maternal depression on the »musicality« of infant-directed speech and conversational engagement. In: S. Malloch & C. Trevarthen (Hrsg.): *Communicative musicality: exploring the basis of human companionship*. New York: Oxford UP, S. 281–300.

Matson, J. L.; Rieske, R. D. & Tureck, K. (2011): Additional considerations for the early detection and diagnosis of autism: review of available instruments. *Research in Autism Spectrum Disorders*, 5, 1319–1326.

Mentzos, S. (1982): *Neurotische Konfliktverarbeitung*. München: Kindler.

Mentzos, S. (1995): *Depression und Manie. Psychodynamik und Psychotherapie affektiver Störungen*. Göttingen: Vandenhoek & Ruprecht.

Meurs, P. & Hettich, N. (2018): Geflüchtete Kinder im Blick behalten… Supervision als reflexiver Raum für das Wahrnehmen kindlicher Entwicklungen und Bedürfnisse. *Kinder- und Jugendlichen-Psychotherapie*, 49 (4), 561–577.

Mian, N. D.; Godoy, L.; Briggs-Gowan, M. J. & Carter, A. C. (2012): Patterns of anxiety symptoms in toddlers and preschool-age children: Evidence of early differentiation. *Journal of anxiety disorders*, 26, 102–110.

Milrod, B. (2015): An epidemiological contribution to clinical understanding of anxiety. *American Journal of Psychiatry*, 172 (7), 601–604.

Mögel, M. (2019): *»Sie wären eine lange Familie gewesen«. Das Zugehörigkeitserleben platzierter Vorschulkinder in der MacArthur Story Stem Battery.* Universität Konstanz, Dissertation.

Möhring, P. & Apsel, R. (Hrsg.) (1995): *Interkulturelle psychoanalytische Therapie.* Frankfurt a. M.: Brandes & Apsel.

Mol Lous, A.; De Wit, C. A. M.; De Bruyn, E. E. J. & Riksen-Walraven, J. M. (2002): Depression markers in young children's play: a comparison between depressed and nondepressed 3- to 6-years-olds in various play situations. *Journal of Child Psychology and Psychiatry,* 43 (8), 1029–1038.

Moleiro, C. (2018): Culture and psychopathology: new perspectives on research, practice, and clinical training in a globalized world. *Frontiers in Psychiatry,* 9, 366. doi: https://doi.org/10.3389/ftpsyt.2018.00366.

Molinari, D. (1995): Dem Fremden begegnen: die Wiederinszenierung des Kulturschocks. In: P. Möhring & R. Apsel (Hrsg.): *Interkulturelle psychoanalytische Therapie*. Frankfurt am Main: Brandes & Apsel, S. 74–92.

Moro, M. R. (1993): La vulnérabilité psychologique de l'enfant de migrants et les modalités de prise en charge ethnopsychiatriques. In: M. Rey-von Allmen (Hrsg.): Psychologie clinique et interrogations interculturelles. Paris: l'Harmattan, S. 65–79.

Moro, M. R. (1994): *Parents en exil. Psychpathologie et migrations.* Paris: Presses Universitaires de France.

Moro, M. R. (2014): Parenthood in migration: how to face vulnerability. *Culture, Medicine & Psychiatry,* 38, 13–27.

Moulton, E.; Barton, M.; Robins, D. L.; Abrams, D. N. & Fein, D. (2016): Early characteristics of children with ASD who demonstrate optimal progress between age two and four. *Journal of autism and developmental disorders,* 46, 2160–2173.

Murray, L. (1992): The impact of postnatal depression on infant development. *Journal of Child Psychology and Psychiatry,* 33 (3), 543–561.

Murray, L. (2009): The development of children of postnatally depressed mothers: evidence from the Cambridge longitudinal study. *Psychoanalytic Psychotherapy,* 23 (3), 185–199.

Murray, L.; Cooper, P.; Creswell, C.; Schofield, E. & Sack, C. (2007): The effects of maternal social phobia on mother-infant interactions and infant social responsiveness. *Journal of Child Psychology and Psychiatry,* 48 (1), 45–52.

Murray, L.; Cooper, P. J.; Wilson, A. & Romaniuk, H. (2003): Controlled trial of the short- and long-term effects of psychological treatment of post-partum depression. *British Journal of Psychiatry,* 182, 420–427.

Murray, L.; de Rosnay, M.; Pearson, J.; Bergeron, C.; Schofield, C.; Royal-Lawson, M.; & Cooper, P. J. (2008): Intergenerational transmission of social anxiety: the role of social referencing processes in infancy. *Child Development,* 79 (4), 1049–1064.

Murray, L.; Pella, J. E.; De Pascalis, L.; Arteche, A.; Pass, L.; Percy, R.; Creswell, C. & Cooper, P. J. (2014): Socially anxious mothers' narratives to their children and their relation to child representations and adjustement. *Development and Psychopathology,* 26 (1531–1546):

Nathan, T. (1986): *La folie des autres. Traité d'ethnopsychiatrie clinique.* Paris: Dunod.

Nelson, C.A.; Fox, N.A. & Zeanah, C.H. (2014): *Romania's abandoned children: deprivation, brain development, and the struggle for recovery*. Cambridge: Harvard UP.

Newman, L. & Stevenson, C. (2008): Issues in infant-parent psychotherapy for mothers with borderline personality disorder. *Clinical Child Psychology and Psychiatry*, 13 (4), 505–514.

Nugent, J.K.; Keefer, C.H.; Minear, S.; Johnson, L.C. & Blanchard, Y. (2007): *Understanding newborn behavior & early relationships: the newborn behavioral observation (NBO) system handbook*. Baltimore, MD: Paul H. Brookes Publishing.

O'Connor, T.G.; Marvin, R.S.; Rutter, M.; Olrick, J.T.; Britner, P.A. & EaRAS-Team (2003): Child-parent attachment following early institutional deprivation. *Development and Psychopathology*, 15 (1), 19–38.

O'Hara, M.W. (2009): Postpartum depression: What we know. *Journal of Clinical Psychology*, 65 (12), 1258–1269.

Oosterman, M. & Schuengel, C. (2008): Attachment in foster children associated with caregivers' sensitivity and behavioral problems. *Infant Mental Health Journal*, 29 (6), 609–623.

OPD-Arbeitskreis (Hrsg.) (1996): *OPD: Operationalisierte psychodynamische Diagnostik. Grundlagen und Manual*. Bern: Hans Huber.

OPD-KJ-Arbeitskreis (Hrsg.) (2013 [2003]): *OPD-KJ-2: Operationalisierte psychodynamische Diagnostik im Kindes- und Jugendalter. Grundlagen und Manual*. Bern: Hans Huber.

Papaeliou, C. & Trevarthen, C. (2006): Prelinguistic pitsch patterns expressing »communication« and »apprehension«. *Journal of Child Language*, 33, 163–178.

Papousek, H. & Papousek, M. (1987): Intuitive parenting: a dialectic counterpart to the infants integrative competence. In: J.D. Osofsky (Hrsg.): *Handbook of infant development*. New York: Wiley, 2. Aufl., S. 669–720.

Papousek, M. (2004): Regulationsstörungen der frühen Kindheit: Klinische Evidenz für ein neues diagnostisches Konzept. In: M. Papousek, M. Schieche & H. Wurmser (Hrsg.): *Regulationsstörungen der frühen Kindheit: Frühe Risiken und Hilfen im Entwicklungskontext der Eltern-Kind-Beziehung*. Bern: Hans Huber, S. 77–110.

Papousek, M. & Papousek, H. (1981): Musical elements in the infant's vocalisation: their signification for communication, cognition, and creativity. *Advances in Infancy Research*, 1, 163–224.

Pass, L.; Arteche, A.; Cooper, P.; Creswell, C. & Murray, L. (2012): Doll play narratives about starting school in children of socially anxious mothers, and their relation to subsequent child school-based anxiety. *Journal of abnormal child psychology*, 40 (8), 1375–1384.

Pedrina, F. (1984): Psychotherapie mit einem Säugling. *Arbeitshefte Kinderpsychoanalyse*, 4, 90–103.

Pedrina, F. (1992): Psychotherapie mit Säuglingen und Eltern. Gedanken zu den frühen Symbolisierungsprozessen. *Kinderanalyse*, 0, 46–67.

Pedrina, F. (1994): Postpartum Depression in Native and Immigrant Families: Dynamics and Psychotherapeutic Approaches. *The Signal, Newletter of WAIMH*, 2 (3), 6–8.

Pedrina, F. (1995): Symbolisierungsstörungen im Vorschulalter im interkulturellen Kontext. In: P. Möhring & R. Apsel (Hrsg.): *Interkulturelle psychoanalytische Therapie*. Frankfurt a.M.: Brandes & Apsel, S. 46–73.

Pedrina, F. (1998): Eltern-Kind-Therapien bei postpartalen Depressionen. In: K. v. Klitzing (Hrsg.): *Psychotherapie in der frühen Kindheit.* Göttingen: Vandenhoeck & Ruprecht, S. 132–153.

Pedrina, F. (1999a): Identitätsentwicklung in einer Welt in Bewegung. Psychotherapeutische Begegnung mit einem »provisorisch aufgenommenen« Flüchtlingskind. In: F. Pedrina, V. Saller, R. Weiss & M. Würgler (Hrsg.): *Kultur Migration Psychoanalyse. Therapeutische Konsequenzen theoretischer Konzepte.* Tübingen: edition diskord, S. 45–70.

Pedrina, F. (1999b): Patriarchale Strukturen in Migrantenfamilien im Spiegel interkultureller Therapien. *Skizzen und Szenen zur Psychoanalyse, Psychoanalytisches Seminar Vorarlberg, Sonderheft.*

Pedrina, F. (2000): Gruppentherapie mit Müttern und Babys in postpartalen Krisen. Ausschnitte aus der qualitativen Auswertung eines Pilotprojektes. *Analytische Kinder- und Jugendlichen-Psychotherapie,* 108 (4), 469–484.

Pedrina, F. (2001a): Eltern und Babys im Exil. Orientierungspunkte für die therapeutische Arbeit mit Migrantenfamilien. In: F. Pedrina (Hrsg.): *Beziehung und Entwicklung in der frühen Kindheit Psychoanalytische Interventionen in interdisziplinären Kontexten.* Tübingen: edition diskord, S. 103–118.

Pedrina, F. (2001b): Postpartum crisis in migrant families: dealing with cultural differences in situations of special distress. *The Signal, Newletter of WAIMH,* 8 (4), 8–11.

Pedrina, F. (2002): Körperliche Symptome in der frühen Kindheit: zwischen elterlichen Phantasien und kindlicher Symbolisierungsfähigkeit. In: M. Hirsch (Hrsg.): *Der eigene Körper als Symbol? Der Körper in der Psychoanalyse von heute.* Gießen: Psychosozial, S. 147–164.

Pedrina, F. (2004): Group therapy with mothers and babies in postpartum crises. Preliminary evaluation of a pilot project. *Group Analysis,* 37 (1), 137–151.

Pedrina, F. (2005): Bedeutung kulturspezifischer Krankheitstheorien und Therapiehandlungen in einer psychoanalytischen Psychotherapie. In: P. Bründl (Hrsg.): *Kindheit jenseits von Trauma und Fremdheit.* Frankfurt a. M.: Brandes & Apsel, S. 82–96.

Pedrina, F. (2006): *Mütter und Babys in psychischen Krisen. Forschungsstudie zu einer therapeutisch geleiteten Mutter-Säugling-Gruppe am Beispiel postpartaler Depression.* Frankfurt a. M.: Brandes & Apsel.

Pedrina, F. (2008): Frühkindliche Entwicklungsstörungen bei postnataler Depression der Mütter. In: J. Wiesse (Hrsg.), *Psychoanalyse und Kindheit.* Göttingen: Vandenhoek & Ruprecht, S. 73–93.

Pedrina, F. (2008): Therapeutisch geleitete Gruppe mit Müttern und Babys: Zur Containingfunktion der Gruppe bei Ängsten und aggressiven Impulsen in der frühen Mutter-Kind-Beziehung. *Gruppenanalyse,* 18 (1), 5–24.

Pedrina, F. (2009): Emotionale Deprivation heute: Therapeutische Arbeit im institutionellen Kontext. *undKinder. Zeitschrift des Marie Meierhofer Institut Zürich,* 83, 89–96.

Pedrina, F. (2011): Mütter mit Persönlichkeitsstörungen und ihre Kinder: Einzeltherapie oder interaktionsorientierte Mutter-Kind-Psychotherapie? *Analytische Kinder- und Jugendlichen-Psychotherapie,* 150 (2), 203–222.

Pedrina, F. (2011): Struktur und Konflikt im Spiegel des Spieles mit entwicklungsgefährdeten Kindern. *Journal für Psychoanalyse,* 52, 68–83.

Pedrina, F. (2012): Vaterschaft im Kontext postnataler familiärer Krisen. Selbsterleben und Entwicklungsprozesse. In: H. Walter & A. Eckhorst (Hrsg.): *Das Väter-Handbuch: Theorie, Forschung, Praxis*. Gießen: Psychosozial, S. 243–264.

Pedrina, F. (2013): Posttraumatische Störungen bei Mutter und Kind: Grundlagen vernetzter Interventionen. *Babys und Kleinkinder. Praxis und Forschung im Dialog*. Jahrbuch der Kinder- und Jugendlichen-Psychoanalyse, Bd. 2. Frankfurt a. M.: Brandes & Apsel, S. 174–198.

Pedrina, F. (2016a): Säuglingszeit und frühe Kindheit (0 bis 5 Jahre). In: G. Poscheschnik & B. Traxl (Hrsg.): *Handbuch Psychoanalytische Entwicklungswissenschaft. Theoretische Grundlagen und praktische Anwendungen*. Gießen: Psychosozial, S. 263–286.

Pedrina, F. (2016b): Die psychoanalytische Arbeit mit Babys und Kleinkindern: Beratung und Therapie mit Babys/Kleinkindern und ihren Eltern oder ihrem jeweiligen Betreuungsumfeld. In: G. Poscheschnik & B. Traxl (Hrsg.): *Handbuch Psychoanalytische Entwicklungswissenschaft. Theoretische Grundlagen und praktische Anwendungen*. Gießen: Psychosozial, S. 411–436.

Pedrina, F. (2017): DC:0-5 – eine umfassende Aktualisierung der Klassifikation frühkindlicher psychischer Störungen. In: P. Bründl & F. Pedrina (Hrsg.): *Abklärung – Diagnose Fallbeschreibung. Forschung und Behandlungsplan*. Jahrbuch der Kinder- und Jugendlichen-psychoanalyse, Bd. 6. Frankfurt a. M.: Brandes & Apsel, S. 12–31.

Pedrina, F. (2019): Kreativität und Mentalisieren im therapeutischen Spiel mit Kleinkindern. In P. Bründl & H. Timmermann (Hrsg.), *Jahrbuch der Kinder- und Jugendlichen-Psychoanalyse, Bd. 8*. Frankfurt a. M.: Brandes & Apsel.

Pedrina, F. & Hauser, S. (Hrsg.) (2013): *Babys und Kleinkinder. Praxis und Forschung im Dialog*. Jahrbuch der Kinder- und Jugendlichen-Psychoanalyse, Bd. 2. Frankfurt a. M.: Brandes & Apsel.

Pedrina, F. & Mögel, M. (2014): Beziehungserleben bei Kindern mit Bindungsstörung: zwei Fallstudien. In: M. Endres & C. Salamander (Hrsg.): *Latenz: Entwicklung und Behandlung*. Jahrbuch der Kinder- und Jugendlichen-Psychoanalyse, Bd. 3. Frankfurt a. M.: Brandes & Apsel, S. 213–245.

Pedrina, F. & Mögel, M. (2016): Soziale Elternschaft: geteilte Verantwortung bei der Gestaltung von Übergängen von Kleinkindern in Pflegefamilien In: P. Bründl & S. Hauser (Hrsg.): *Elternschaft: klinische und entwicklungspsychologische Perspektiven*. Jahrbuch der Kinder- und Jugendlichen-Psychoanalyse, Bd. 5. Frankfurt a. M.: Brandes & Apsel, S. 226–249.

Pedrina, F.; Saller, V.; Weiss, R. & Würgler, M. (Hrsg.) (1999): *Migration, Kultur, Psychoanalyse. Therapeutische Konsequenzen theoretischer Konzepte*. Tübingen: edition diskord.

Pickering, J. (2015): Acoustic resonance at the dawn of life: musical fundamentals of the psychoanalytic relationship. *Journal of analytical psychology*, 60 (5), 618–641.

Prechtl, H. & Beintema, D. (1977): *The neurological examination of the full term newborn infant*. London: Spastics International Medical Publications, 2. Aufl.

Quindeau, I. (2017): Ist der Ödiuskomplex noch zeitgemäss? Psychoanalytische Konzepte zum Geschlecht. *Analytische Kinder- und Jugendlichen-Psychotherapie*, 174 (2), 207–222.

Ramsauer, B. & Achtergarde, S. (2018): Mothers with acute and chronic postpartum psychoses and impact on the mother-infant interaction. Schizophrenia Research, 197, 45–58.

Rees, J.; Channon, S. & Waters, C. S. (2019): The impact of maternal prenatal and postnatal anxiety on children's emotional problems: a systematic review. *European Child & Adolescent Psychiatry*, 28 (2), 257–280.

Reimer, D. & Wolf, K. (2008): *Partizipation als Qualitätskriterium der Pflegekinderhilfe.* Online unter: www.quality4children.ch/media/pdf/expertise %20reimer_wolf %20 partizipation.pdf.

Risholm Mothander, P. (2016): Diagnostic classification of mental health and developmental disorders of infancy and early childhood (DC:0-5): Implementation considerations and clinical remarks. *Infant Mental Health Journal*, 37 (5), 523–524.

Robins, D. L.; Fein, D.; Barton, M. L. & Green, J. A. (2001): The modified check list for autism in toddlers: An initial study inveerstigating the early detection of autism and pervasive developmental disorder. *Journal of autism and developmental disorders*, 31, 131–144.

Ross, L. E. & McLean, L. M. (2006): Anxiet disorders during pregnancy and the postpartum period: a systematic review. *Journal of Clinical Psychiatry*, 67, 1285–1298.

Roth, G., & Strüber, N. (2014): *Wie das Gehirn die Seele macht.* Stuttgart: Klett-Cotta.

Rutter, M. (2006): Die psychischen Auswirkungen früher Heimerziehung. In. K. H. Brisch & T. Hellbrügge (Hrsg.): *Kinder ohne Bindung: Deprivation, Adoption, Psychotherapie.* Stuttgart: Klett-Cotta: S. 91–137.

Rutter, M.; Andersen-Wood, L.; Beckett, C. et al. (1999): Quasi-autistic patterns following severe early global privation. English and Romanian Adoptees (ERA) Study Team. *J. Child Psychol. Psychiatry*, 40 (4), 537–549.

Rutter, M. & EaRAS-Team (1998): Developmental catch-up, and deficit, following adoption after severe early deprivation. *Journal of Child Psychology and Psychiatry*, 39 (4), 465–476.

Salomonsson, B. (2011): The music of containment: addressing the participants in mother-infant psychoanalytic treatment. *Infant Mental Health Journal*, 32 (6), 599–612. Dt.: (2013): Die Musik des containments: wie spricht der Psychoanalytiker die Beteiligten einer Mutter-Baby-Therapie an? In: F. Pedrina & S. Hauser (Hrsg.): *Babys und Kleinkinder. Praxis und Forschung im Dialog.* Jahrbuch der Kinder- und Jugendlichen-Psychoanalyse, Bd. 2. Frankfurt a. M.: Brandes & Apsel, S. 77–101.

Schechter, D. S.; Myers, M. M.; Brunelli, S. A.; Coates, S. W.; Zeanah, C. H. et al. (2006): Traumatized mothers can change their minds about their toddlers: understanding how a novel use of videofeedback supports positive change of maternal attributions. *Infant Mental Health Journal*, 27 (5), 429–447.

Schechter, D. S. & Rusconi Serpa, S. (2011): Applying clinically-relevant developmental neuroscience towards interventions that better target intergenerational transmission of violent trauma. *The Signal, Newletter of WAIMH*, 19 (3), 9–16.

Schechter, D. S. & Willheim, E. (2009a): Disturbances of attachment and parental psychopathology in early childhood. *Child and Adolescent Psychiatric Clinics of North America*, 18 (3), 665–686.

Schechter, D. S. & Willheim, E. (2009b): When parenting becomes unthinkable: intervening with traumatized parents and their toddlers. *Journal of the American Academy of Child and Adolescent Psychiatry*, 48 (3), 249–254.

Scheeringa, M. S. (2009): Posttraumatic stress disorder. In: C. H. Zeanah (Hrsg.): *Handbook of infant mental health.* New York: Guilford, S. 345–361.

Scheeringa, M. S.; Salloum, A.; Arnberger, R. A.; Weems, C. F.; Amaya-Jacksom, L. & Cohen, J. A. (2007): Feasibility and effectiveness of cognitive-behavioral therapy for posttraumatic stress disorder in preschool children: two case reports. *Journal of traumatic stress*, 20 (4), 631–636.

Scheeringa, M. S. & Zeanah, C. H. (2008): Reconsideration of Harm's Way: Onsets and Comorbidity Patterns of Disorders in Preschool Children and Their Caregivers Following Hurricane Katrina. *Journal of Clinical Child & Adolescent Psychology*, 37 (3), 508–518.

Scheeringa, M. S.; Zeanah, C. H. & Cohen, J. A. (2011): PTSD in children and adolescents: toward an empirically based algorithm. *Depression and Anxiety*, 28, 770–782.

Scheeringa, M. S.; Zeanah, C. H.; Myers, M. & Putnam, F. W. (2003): New findings on alternative criteria for PTDS in preschool children. *Journal of the American Academy of Child and Adolescent Psychiatry*, 42, 561–570.

Schmeck, K.; Felder, W. & Herbrecht, E. (2014): Frühinterventionen bei Autismus-Spektrum-Störungen. *Psychiatrie & Neurologie*, 2, 27–31.

Schnyder, U.; Bryant, R. A.; Ehlers, A.; Foa, E. B.; Hasan, A.; Mwiti, G.; Kristensen, C. H.; Neuner, F.; Oe, M. & Yule, W. (2016): Culture-sensitive psychotraumatology. *European Journal of Psychotraumatology*, 7: 31179. doi: http://dx.doi.org/10.3402/ejpt.v7.31179.

Schnyder, U; Ehlers, A.; Elbert, T.; Foa, E. B.; Gersons, B. P. R.; Resick, P. A.; Shapiro, F. & Cloitre, M. (2016): Traumatherapien: was haben sie gemeinsam? *Praxis*, 105 (7), 383–387.

Schofield, C. & Beek, M. (2005): Providing a secure base: parenting children in long-term foster family care. *Attachment & Human Development*, 7 (1), 3–25.

Schon, L. (1995): *Entwicklung des Beziehungsdreiecks Vater-Mutter-Kind.* Stuttgart: Kohlhammer.

Schwartz, S. J.; Unger, J. B.; Zamboanga, B. L. & Szapocznik, J. (2010): Rethinking the concept of acculturation: implications for theory and research. *American Psychologist*, 65 (4), 237–251.

Schweizer Bundesrat (2018): *Bericht Austismus-Spektrum-Störungen: Massnahmen für die Verbesserung der Diagnostik, Behandlung und Begleitung von Menschen mit Austismus-Spektrum-Störungen in der Schweiz.* Online unter: https://www.bsv.admin.ch/bsv/de/home/publikationen-und-service/bundesratsberichte.html.

Segal, H. (1957): Notes on symbol formation. *International Journal of Psychoanalysis*, 38, 391–397.

Selby, J. M. & Bradley, B. S. (2003): Infants in groups: a paradigm for the study of early social experience. *Human Development*, 46 (4), 197–221.

Sellers, R.; Harold, G. T.; Elam, K.; Rhoades, K. A.; Potter, R.; Mars, B.; Craddock, N.; Thapar, A. & Collishaw, S. (2014): Maternal depression and co-occurring antisocial behaviour: testing maternal hostility and warmth as madiators of risk for offspring psychopathology. *Journal of Child Psychology and Psychiatry*, 55 (2), 112–120.

Shore, B. (2002): Taking culture seriously. *Human Development*, 45, 226–228.

Siegler, R.; DeLoache, J., & Eisenberg, N. (Hrsg.): (2005): *Entwicklungspsychologie im Kindes- und Jugendalter.* München: Elsevier. Spektrum Akademischer Verlag.

Silove, D. & Rees, S. (2014): Separation anxiety disorder across the lifespan: DSM-5 lifts age restriction on diagnosis. *Asian Journal of Psychiatry*, 11, 98–101.

Silver, G.; Shapiro, T. & Milrod, B. (2013): Treatment of anxiety in children and adolescents: using the Child and Adolescent Psychodynamic Psychotherapy (CAPP) Therapy Gabrielle Silver, Theodore Shapiro, Barbara Milrod. *Child & Adolescent Psychiatric Clinics of North America*, 22 (1), 83–96.

Slade, A. (2005): Parental reflective functioning: an introduction. *Attachment & Human Development*, 7 (3), 269–281.

Slade, A.; Sadler, L.; De Dios-Kenn, C.; Webb, D.; Currier-Ezepchick, J. & Mayes, L. (2005): Minding the baby. A reflective parenting program. *Psychoanalytic Study of the Child*, 60, 74–100.

Sluzki, C. E. (1979): Migration and family conflict. *Family Process*, 18 (4), 379–390.

Smith-Nielsen, J.; Tharner, A.; Steel, H.; Cordes, K.; Mehlhase, H. & Skovgaard Vaever, M. (2016): Postartum depression and mother-infant attachment security at one year: the impact of co-morbid maternal personality disorder. *Infant Behavior & Development*, 44, 148–158.

Smyke, A. T.; Zeanah, C. H.; Gleason, M. M.; Drury, S. S.; Fox, N. A.; Nelson, C. A. & Guthrie, D. (2012): A randomized controlled trial comparing foster care and institutional care for children with signs of reactive attachment disorder. *American Journal of Psychiatry*, 169 (5), 508–514.

Sobanski, M. (2017): »Lumping or splitting?« Zur deskriptiv-behavioralen und psychodynamischen Verortung im Autismus-Spektrum. In: P. Bründl & F. Pedrina (Hrsg.): *Abklärung – Diagnose Fallbeschreibung. Forschung und Behandlungsplan.* Jahrbuch der Kinder- und Jugendlichen-psychoanalyse, Bd. 6. Frankfurt a. M.: Brandes & Apsel, S. 156–176.

Sonuga-Barke, E. J. & Halperin, J. M. (2010): Developmental phenotypes and causal pathwas in attention deficit/hyperactivity disorder: potential targets or early intervention? *Journal of Child Psychology and Psychiatry*, 51 (4), 368–389.

Sonuga-Barke, E. J.; Kennedy, M.; Kumsta, R.; Knights, N.; Golm, D.; Rutter, M.; Maughan, B.; Scholtz, W. & Kreppner, J. (2017): Child-to-adult neuro-developmental and mental health trajectories after early life deprivation: the young adult follow-up of the longitudinal English and Romanian Adoptees study. *Lancet*, 389, 1539–1548.

Soto, T.; Giserman Kiss, I. & Carter, A. S. (2016): Symptom Presentations and classification of autism spectrum disorder in early childhood: application to the Diagnostic Classification of Mental Health and Developmental Disorders og Infancy and Early Childhood (DC:0-5). *Infant Mental Health Journal*, 37 (5), 486–497.

Soulé, M. (1982): L'enfant dans la tête, l'enfant imaginaire. In: T. B. Brazelton, B. Cramer, L. Kreisler, R. Schäppi & M. Soulé (Hrsg.): *La dynamique du nourrisson.* Paris: Les Editions ESF, S. 135–175.

Spinazzola, J.; Hodgdon, H.; Liang, L.-J.; Ford, J.; Layne, C. M.; Pynoos, R. S.; Briggs, E. C.; Stolbach, B. & Kisiel, C. (2014): Unseen wounds: The contribution of psychological maltreatment to child and adolescent mental health and risk outcomes. *Psychological Trauma: Theory, Research, Practice, and Policy*, 6 (Suppl. 1), 18–28.

Spitz, R. A. (1945): Hospitalism: an inquiry into the genesis of psychiatric conditions in early childhood. *The Psychoanalytic Study of the Child*, 1.

Spitz, R. A. (1946): Anaclitic depression: an inquiry into the genesis of psychiatric conditions in early childhood, II. *The Psychoanalytic Study of the Child*, 2.

Spitz, R.A. (1965): *The first year of life. A psychoanalytic study of normal and deviant development of object relations.* New York: IUP.

Spitz, R.A. (1967): *Vom Säugling zum Kleinkind. Naturgeschichte der Mutter-Kind-Beziehungen im ersten Lebensjahr.* Stuttgart: Klett, 1965.

Staufenberg, A.M. (2011): *Zur Psychoanalyse der ADHS. Manual und Katamnese.* Frankfurt a.M.: Brandes & Apsel.

Sterba, S.; Egger, H. & Angold, A. (2007): Diagnostic specificity and nonspecificity in the dimensions of preschool psychopathology. *Journal of Child Psychology and Psychiatry,* 48 (10), 1005–1013.

Stern, D.N. (1985): *The interpersonal world of the infant. A view from psychoanalysis and developmental psychology.* New York: Basic Books. Dt.: *Lebenserfahrung des Säuglings.* Stuttgart: Klett-Cotta.

Stern, D.N. (1995): *The motherhood constellation. A unified view of parent-infant psychotherapy.* New York: Basic Books. Dt.: *Die Mutterschaftskonstelltion. Eine vergleichende Darstellung verschiedener Formen der Mutter-Kind-Psychotehrapie.* Stuttgart: Klett-Cotta.

Stern, D.N. (2004): *The present moment in psychotherapy and everyday life.* New York: Norton. Dt.: (2005): *Der Gegenwartsmoment. Veränderungsprozesse in Psychoanalyse, Psychotherapie und Alltag.* Frankfurt a.M.: Brandes & Apsel.

Stern, D.N. (2010): *Forms of vitality. Exploring dynamic experiences in psychology, the arts, psychotherapy and development.* Oxford UP. Dt. (2011): *Ausdrucksformen der Vitalität. Die Erforschung dynamischen Erlebens in Psychotherapie, Entwicklungspsychologie und den Künsten.* Frankfurt a.M.: Brandes & Apsel, 2. Aufl. 2018.

StGeorge, J. & Freeman, E. (2017): Measurement of father-child rough-and-tumble play and its relations to child behavior. *Infant Mental Health Journal,* 38 (6), 709–725.

Stone, J.; Smith, H. & Murphy, L. (Hrsg.) (1973): *The competent infant.* New York: Basic Books.

Strauss, M. (2017): Frühkindliche Essstörungen – wann beruhigen, wann intervenieren? *Kinderärzte Schweiz,* 1, 21–23.

Strawn, J.R.; Dominick, K.C.; Patino, L.R.; Doylee, C.D.; Picard, L.S. & Phan, K.L. (2014): Neurobiology of pediatric anxiety disorders. *Current Behavioral Neuroscience Reports,* 1 (3), 154–160.

Sturm, E. (2018): Behandlung in sieben Stunden? Gedanken zu analytischen Gesprächen mit einem jungen Geflüchteten. *Kinder- und Jugendlichen-Psychotherapie,* 49 (3), 383–404.

Target, M. & Fonagy, P. (1996): Playing with reality: II. The development of psychic reality from a theoretical perspective. *International Journal of Psychoanalysis,* 77, 459–479.

Taylor, S.E.; Klein, L.C.; Lewis, B.P.; Gruenewald, T.L.; Gurung, R.A.R. & Updegraff, J.A. (2000): Biobehavioral responses to stress in females: Tend-and-befriend, not fight-or-flight. *Psychological Review,* 107 (3), 411–429.

Terr, L.C. (1991): Childhood traumas: an outline and overview. *American Journal of Psychiatry,* 148, 10–20.

Thomson-Salo, F.; Paul, C.; Morgan, A.; Jones, S.; Jordan, B.; Meehan, M.; Morse, S. & Walker, A. (1999): Free to be playful: therapeutic work with infants. *The International Journal of Infant Observation and its Applications,* 3 (1), 47–62.

Tischer, I.; Laezer, K. L.; Gaertner, B. & Leuzinger-Bohleber, M. (2014): Unter der Lupe betrachtet. Eine klinische Beschreibung charakteristischer Belastungsmomente der Kinder der Frankfurter ADHS-Wirksamkeitsstudie. *Analytische Kinder- und Jugendlichen-Psychotherapie*, 164 (4), 495–520.

Tizard, B. & Rees, J. (1975): Effects of early institutional rearing on behanvior problems an affectional relationsships of 4-year-old children. *Journal of Child Psychology and Psychiatry*, 161 (1), 61–73.

Tomasello, M. (1995): Joint attention as social cognition. In: C. Moore & P. Dunham (Hrsg.): *Joint attention: its origins and role in development*. New York: Erlbaum, S. 103–130.

Tomasello, M. (1999): *The cultural origins of human cognition*. Cambridge, MA: Harvard UP.

Tomasello, M. (2016): Cultural learning redux. *Child Development*, 87 (3), 643–653.

Tomasello, M.; Kruger, A. & Ratner, H. (1993): Cultural learning. *Behavioral and brain sciences*, 16, 495–552.

Trevarthen, C. (1979): Communication and cooperation in early infancy: a description of primary intersubjectivity. In: M. M. Bullowa (Hrsg.): *Before speech: the beginnings of interpersonal communication*: Cambridge UP.

Trevarthen, C. (2001): Intrinsic motives for companionship in understanding: Their origin, development and significance for infant mental health. *International Journal of Infant Mental Health*, 22 (1–2), 95–131.

Trevarthen, C. (2006): *The communicative rhythms of infants: being intersubjective before talk, how can it fail and how to help*. Vortrag am GAIMH-Kongress (Manuscript): Luzern.

Tronick, E. Z. (2003): Stimmungen des Kindes und die Chronizität depressiver Symptome: der einzigartige schöpferische Prozess des Zusammenseins führt zu Wohlbefinden oder in die Krankheit – Teil 1. *Psychosomatische Medizin und Psychotherapie*, 49 (4), 408–424.

Tronick, E. Z. (2004): Stimmungen des Kindes und die Chronizität depressiver Symptome: der einzigartige schöpferische Prozess des Zusammenseins führt zu Wohlbefinden oder in die Krankheit – Teil 2. *Psychosomatische Medizin und Psychotherapie*, 50, 153–170.

Tronick, E. Z.; Als, H.; Adamson, L. B.; Wise, S. & Brazelton, B. (1978): The infant response to entrapment between contradictory messages in face-to-face interaction. *Journal of the American Academy of Child Psychiatry*, 17 (1), 1–13.

Tronick, E. Z. & Beeghly, M. (2011): Infants' meaning-making and the development of mental health problems. *American Psychologist*, 66 (2), 107–119.

Tustin, F. (1981): *Autistic states in children*. London: Routledge & Kegan.

Unrau, Y. (2007): Research on placement moves: seeking the perspective of foster children. *Chidren and Youth Services Review*, 29, 122–137.

Van der Kolk, B. A. (2005): Developmental trauma disorder: towards a rational diagnosis for chronically traumatized children. *Psychiatric Annals*, 35 (5), 401–408.

Van der Kolk, B. A. & Courtois, C. A. (2005): Editorial comments: Complex developmental trauma. *Journal of traumatic stress*, 18 (5), 385–388.

Van der Kolk, B. A.; Pynoos, R. S.; Cicchetti, D. & Cloitre, M. (2009): *Proposal to include a developmental trauma disorder diagnosis for children and adolescents in DSM-V*. Online unter: http://cismai.it/wp-content/uploads/2013/11/DTD_papers_Oct_095eb2.pdf.

Van der Kolk, B. A.; Roth, S.; Pelcovitz, D.; Sunday, S. & Spinazzola, J. (2005): Disorders of extreme stress: the empirical foundation of a complex adaptation to trauma. *Journal of traumatic stress*, 18 (5), 389–399.

van Ee, E.; Kleber, R. J. & Mooren, T. T. M. (2012): War trauma lingers on: associations between posttraumatic stress disorder, parent-child-interaction, and child development. *Infant Mental Health Journal*, 33 (5), 459–468.

Vasileva, M. & Peterman, F. (2018): Psychische Gesundheit von Pflegekindern im Vorschulalter: Wie stark hängt die Bewältigung traumatischer Erfahrungen von der Pflegefamilie ab? *Zeitschrift für Kinder- und Jugendpsychiatrie und Psychotherapie*, 46, 305–315.

von Hofacker, N.; Papousek, M. & Wurmser, H. (2004): Fütter- und Gedeihstörungen im Säuglings- und Kleinkindalter. In: M. Papousek, M. Schieche & H. Wurmser (Hrsg.): *Regulationsstörungen der frühen Kindheit. Frühe Risiken und Hilfen im Entwicklungskontext der Eltern-Kind-Beziehungen*. Bern: Hans Huber, S. 171–200.

von Klitzing, K.; Simoni, H.; Amsler, F. & Bürgin, D. (1999): The role of the father in early family interactions. *Infant Mental Health Journal*, 20 (3), 222–237.

Wakelyn, J. (2011): Therapeutic observation of an infant in foster care. *Journal of Child Psychotherapy*, 37 (3), 280–310.

Weinberg, M. K. & Tronick, E. Z. (1994): Beyond the face: an empirical study of infants affective configurations of facial, vocal, gestural and regulatory behaviors. *Child Development*, 65 (5), 1503–1515.

Weiner, D. A.; Schneider, A. & Lyons, J. S. (2009): Evidence based treatments for trauma among culturally diverse foster care youth: Treatment retention and outcomes. *Childern and Youth Services Review*, 31, 1199–1205.

Wendland, J. & Gauge-Finot, J. (2008): Le développement du sentiment d'affiliation des enfants placés en famille d'acceuil pendant ou après leur petite enfance. *Devenir*, 20 (4), 319–345.

Whalen, D. J.; Chad, M. S. & Luby, J. L. (2017). Depression and anxiety in preschoolers: a review of the past 7 years. *Child & Adolescent Psychiatric Clinics of North America*, 26, 503–522.

WHO (1991): *ICD-10: International Classification of Deseases, Chapter V (F)*. Dt.: Dilling, H.; Monbour, W. & Schmidt, M.H. (Hrsg.): *ICD-10: Internationale Klassifikation psychischer Störungen, Kapitel V (F). Klinisch-diagnostische Leitlinien*. Bern/Göttingen/Toronto: Hans Huber.

Wichström, L.; Berg-Nielsen, T. S.; Angold, A.; Egger, H.; Solheim, E. & Sveen, T. H. (2012): Prevalence of psychiatric disorders in preschoolers. *Journal of Child Psychology and Psychiatry*, 53 (6), 695–705.

Willoughby, M.; Pek, J.; Greenberg, M. T. & Investigators, F. L. P. (2012): Parent-reported attention deficit/hyperactivity symptomatology in preschool-aged children: factor structure, developmental change, and early risk factors. *Journal of abnormal child psychology*, 40 (8), 1301–1312.

Winnicott, D. W. (1958 [1956]): Primary maternal preoccupation. In: *Collected papers. Through pediatrics to psychoanalysis*. London: Tavistock.

Winnicott, D. W. (1958 [1941]): The observation of infants in a set situation. In: *Collected papers: through paediatrics to psycho-analysis*. London: Tavistock.

Winnicott, D.W. (1958 [1951]): Transitional objects and transitional phenomena. *Collected papers: From pediatrics to psychoanalysis*. London: Tavistock.

Winnicott, D. W. (1965 [1958]). The capacity to be alone. In D. W. Winnicott (Hrsg.): *The maturational processes and the facililitating environment*. London: Hogarth Press.

Winnicott, D.W. (1965 [1963]): The development of the capacity for concern. In: *The maturational processes and the facilitating environment*. London: Hogarth Press.

Winnicott, D.W. (1965 [1960]): The theory of the parent-infant relationship. In: *The maturational processes and the facilitating environment*. London: Hogarth Press.

Winnicott, D.W. (1971): *Playing and Reality*. London: Tavistock.

Woolgar, M. & Scott, S. (2014): The negative consequences of over-diagnosing attachment disorders in adopted children: The importance of comprehensive formulations. *Clinical Child Psychology and Psychiatry*, 19 (3), 355–366.

Zeanah, C. & Gleason, M. M. (2015): Annual research review: attachment disorders in early childhood – clinical presentation, causes, correlates and treatment. *Journal of Child Psychology and Psychiatry*, 56 (3), 207–222.

Zeanah, C. H. & Boris, N. W. (2000): Disturbances and disorders of attachment in early childhood. In: C. H. Zenah (Hrsg.): *Handbook of infant mental health*. New York: Guilford, 2. Aufl., S. 353–368, 2005.

Zeanah, C. H.; Chesher, T.; Boris, N. W.; American Academy of Child and Adolescent Psychiatry (AACAP) & Committee on Quality Issues (CQI) (2016): Practice parameter for the assessment and treatment of children and adolescents with Reactive Attachment Disorder and Disinhibited Social Egagement Disorder. *Journal of the American Academy of Child & Adolescent Psychiatry*, 55 (11), 990–1003.

Zeanah, C. H.; Egger, H. L.; Smyke, A., T.; Nelson, C. A.; Fox, N. A.; Marshall, P. J. & Guthrie, D. (2009): Institutional rearing and psychiatric disorders in Romanian preschool children. *American Journal of Psychiatry*, 166, 777–785.

Zeanah, C. H. & Gleason, M. M. (2015): Commentary: A response to Lyons-Ruth (2015): *Journal of Child Psychology and Psychiatry*, 53 (3), 227.

Zeanah, C. H.; Humphreys, K. L.; Fox, N. A. & Nelson, C. A. (2017): Alternatives for abandoned children: insights from the Bucharest Early Intervention Project. *Current Opinion in Psychology*, 15, 182–188.

Zeanah, C. H. & Lieberman, A. F. (2016): Defining relational pathology in early childhood: the diagnostic clasification of mental health and developmentaal disorders of infancy and early childhood DC:0-5 approach. *Infant Mental Health Journal*, 37 (5), 509–520.

Zeanah, C. H.; Nelson, C. A.; Fox, N. A.; Smyke, A., T.; Marshall, P.; Parker, S. W. & Koga, S. (2003): Designing research to study the effects of institutionalisation on brain and behavioral development: the Bucharest Early Intervention Project. *Development and Psychopathology*, 15 (4), 885–907.

Zehnder, D. (2008): Notfallpsychologische Interventionen. In: M. A. Landolt & T. Hensel (Hrsg.): *Traumatherapie bei Kindern und Jugendlichen*. Göttingen: Hofgrefe, S. 243–264.

ZTT, Zero to Three (1994): *DC: 0-3. Diagnostic classification of mental health and developmental disorders of infancy and early childhood*. Arlington: Zero to Three: National Center for Clinical Infant Programs. Dt.: (1999). *DC: 0-3. Diagnostische Klassifikation seelischer Gesundheit und Entwicklungsstörungen in der frühen Kindheit*. Wien, New York: Springer.

ZTT, Zero to Three (2005): *DC: 0-3/R. Diagnostic classification of mental health and developmental disorders of infancy and early childhood.* Arlington: ZTT, Zero to Three. National Center for Clinical Infant Programs.

ZTT, Zero to Three (2016): *DC:0-5. Diagnostic classification of mental health and developmental disorders of infancy and early childhood.* Washington D.C.: Zero to Three.

Die Autorinnen

Fernanda Pedrina, PD Dr. med. habil., Kinder- und Jugendpsychiaterin und -psychotherapeutin (FMH), Psychoanalytikerin (PSZ), Kinderanalytikerin (ACP). Sie hat in freier Praxis in Zürich gearbeitet und 2010 das auf die frühe Kindheit ausgerichtete Zentrum für Entwicklungspsychotherapie Zürich mitbegründet (www.babyundkleinkind.ch). Seit 2017 betreut sie keine eigenen Patienten mehr, führt weiter Supervisionen, Fortbildungen und gutachterliche Abklärungen durch. Sie ist Privatdozentin an der Universität Kassel und Lehrbeauftragte bei verschiedenen psychotherapeutischen Ausbildungsprojekten. Artikel und Buchbeiträge u. a. zur psychoanalytischen Arbeit mit Kindern im Alter 0 bis 3 Jahren und zur Psychotherapie mit Migranten. Buchpublikation zum Forschungsprojekt Mütter und Babys in psychischen Krisen, Herausgeberin versch. Publikationen. Ehem. Vorstandsmitglied der Zürcher Gesellschaft für Kinder- und Jugendpsychiatrie (ZGKJPP), ehem. Schweizer Präsidentin der GAIMH (deutschsprachige Gesellschaft für seelische Gesundheit in der frühen Kindheit).

Vor der kinderanalytischen und kinderpsychiatrischen Ausbildung, Ausbildung als Fachärztin für Pädiatrie (FMH) mit Aufenthalten in der Neonatologie, in der Intensivstation für Frühgeborenen, in der Säuglingsstation und im neurologischen Konsiliardienst des Kinderspitals Zürich; zudem Tätigkeit in der Beratungsstelle für autistische Kinder Wehrenbach.

Maria Mögel, Dr. rer. nat., ist Psychoanalytikerin und klinische Psychologin in psychotherapeutischer Praxisgemeinschaft mit dem Spezialgebiet Frühe Kindheit und am Kinderspital Zürich, Abteilung Entwicklungspädiatrie. Forschung zu Identitätsprozessen bei platzierten Vorschulkindern am Marie Meierhofer Institut Zürich. Mitbegründerin des Zentrums für Entwicklungspsychotherapie Zürich. Publikationen v. a. zu Kinderschutz und Platzierungsprozessen in der frühen Kindheit sowie Anwendungen des Geschichtenstammverfahrens MacArthur Story Stem Battery in Forschung und Klinik.

Monika Strauss, Dr. med., Kinder- und Jugendpsychiaterin (FMH), ist Oberärztin im Bereich Säuglings- und Kleinkindpsychosomatik und Leiterin des interdisziplinären Teams für frühkindliche Essstörungen und Sondenentwöhnung am Kinderspital Zürich. Arbeitet zudem in eigener Praxis, Mitbegründerin des Zentrums für Entwicklungspsychotherapie Zürich. Publikationen zu frühkindlichen Essstörungen.

Pamela Walker, lic. phil., Klinische Psychologin und psychoanalytische Psychotherapeutin. Langjährige klinische Tätigkeit an den Kinder- und Jugendpsychiatrischen Diensten St. Gallen mit leitender Position in den Bereichen frühe Kindheit und Adoleszenz. Seit 2014 zudem in psychotherapeutischer Praxis in Zürich und Mitarbeit beim Zentrum für Entwicklungspsychotherapie Zürich. Am Psychoanalytischen Seminar Zürich engagiert als Organisatorin und Dozentin im Programmbereich Kinder- und Jugendpsychoanalyse.

Dank

Zum Schluss möchte ich noch namentlich einigen Weggefährten danken, die mich bei meiner Beschäftigung mit der seelischen Gesundheit in der frühen Kindheit im Rahmen der kinder- und jugendpsychiatrischen Praxis unterstützt, mit Diskussionen herausgefordert oder mit ihren Ideen inspiriert haben. Sjef Teuns, in London ausgebildeter Psychoanalytiker, hat ab den 1970er über viele Jahre die kinderanalytische Ausbildung in Zürich geprägt, dort die Baby-Beobachtung nach Bick eingeführt und mich bei meiner ersten Behandlung eines siebenmonatigen Säugling ermutigt. Frau Prof. Hilde Kipp hat mit ihren jährlichen Workshops für Kinderanalyse in Kassel den Rahmen für die laufende fachliche Fortbildung geschaffen; dank ihr konnte ich mich später an der Universität Kassel mit meiner Forschungsarbeit zur postpartalen Depression habilitieren und als Professorin und Privatdozentin tätig werden. Claudine Bolay, Präsidentin der Zürcher Mütterhilfe, hat mir Vertrauen geschenkt und zur Finanzierung dieser Forschungsarbeit beigetragen. Peter Bründl hat mich mit der allerersten Fortbildung in Eltern-Säuglings-Therapie in Deutschland an der Münchner MAP beauftragt. Die Ärztliche Akademie München unter der Leitung von Manfred Endres hat in Zusammenarbeit mit Sybille Moisl diese Initiative zu einem zweijährigen Curriculum ausgebaut und mich als Dozentin für Diagnostik und Behandlungstechnik gewählt. In den letzten Jahren durfte ich auf Einladung von Christiane Ludwig-Körner ähnliche Kurse im Rahmen des entsprechenden Curriculum an der Internationalen Psychoanalytischen Universität in Berlin durchführen. Allen diesen Kollegen bin für die Ermöglichung meiner regelmäßigen Lehrtätigkeit, die eine wesentliche Motivation für die laufende Auseinandersetzung mit neuen Erkenntnissen bildet, zu Dank verpflichtet. Ebenso den zahlreichen Fachkollegen, die mich zu Vorträgen eingeladen haben. Die Grundlage für die Entwicklung meiner therapeutischen Vorgehensweise ist die Arbeit mit den jungen Patienten und ihrer Familien oder Pflegepersonen sowie Betreuungsinstitutionen: Ihnen allen bin ich dankbar, insbesondere den Eltern, die mir die Erlaubnis gegeben haben, ihre Fallgeschichten in anonymisierter Form als Beispiele in diesem Buch zu schildern. Wichtig war zudem die Zusammenarbeit mit meinen Kollegen und Kolleginnen in der psychoanalytischen Praxisgemeinschaft, insbesondere denjenigen, die sich ebenfalls eingehend dem Gebiet des »infant mental health« (so die schlanke englische Bezeichnung des Berufsfeldes) zugewandt haben. Maria Mögel, Daniela Molinari und Monika Strauss haben mit mir 2010 das Zentrum für Entwicklungspsychotherapie Zürich »babyUNDkleinkind«, die erste kinderpsychiatrisch-psychotherapeutische Beratungs- und Behandlungsstelle in Zürich im Bereich der frühen Kindheit gegründet. Frühere geschätzte Praxismitarbeiter waren Egon Garstick und Edi Ruggle, später hinzugestoßene Pamela Walker und Ruth Meili. Es ist nicht möglich, alle Kollegen/innen in Zürich, in der deutschsprachigen GAIMH und in der international ausgerichteten WAIMH zu erwähnen, mit denen ich einen intensiven Austausch pflegte und die zu meiner Meinungsbildung beigetragen haben. Ebenso wenig kann ich die vielen Autoren und Autorinnen aufzählen, die mir wichtige Kenntnisse beigebracht haben oder mich mit ihren Publikationen beeinflusst haben. Danke an den Verleger Roland Apsel für die Betreuung, Ermutigung und für seine Ratschläge beim Verfassen dieses Buches. Danke zuletzt an Peter Nobs und Fiora Pedrina, die meine intensive Beschäftigung mit diesem beruflichen Thema auch in der sogenannten Freizeit toleriert haben und mir immer das Gefühl eines Zuhauses gegeben haben.